供基础、临床、预防、护理、麻醉、影像、口腔等医学类专业用

病理生理学

BING LI SHENG LI XUE

主　编｜石明隽

副主编｜李丽娟　陆德琴

主　审｜郭　兵　杨　勤

编　者｜（按姓氏笔画排序）

王丽琨（贵州医科大学）　　王曜晖（遵义医学院）

石明隽（贵州医科大学）　　伍国锋（贵州医科大学）

刘佳云（遵义医学院）　　　孙　兰（贵州医科大学）

张　冬（遵义医学院）　　　李丽娟（遵义医学院）

杨　婷（贵州医科大学）　　杨　勤（贵州医科大学）

肖　瑛（贵州医科大学）　　陆德琴（贵州医科大学）

陈晓燕（遵义医学院）　　　唐薇薇（遵义医学院）

徐海燕（遵义医学院）　　　谢汝佳（贵州医科大学）

韩　冰（贵州医科大学）

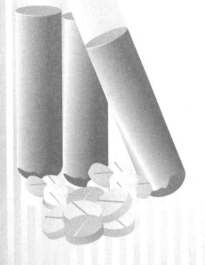

四川大学出版社

责任编辑：梁　平
责任校对：孙　云
封面设计：璞信文化
责任印制：王　炜

图书在版编目(CIP)数据

病理生理学 / 石明隽主编. —成都：四川大学出
版社，2017.7
ISBN 978-7-5690-0848-7

Ⅰ.①病…　Ⅱ.①石…　Ⅲ.①病理生理学-医学院校
-教材　Ⅳ.①R363

中国版本图书馆 CIP 数据核字（2017）第 158553 号

書名　**病理生理学**

主　　编　石明隽
出　　版　四川大学出版社
地　　址　成都市一环路南一段24号（610065）
发　　行　四川大学出版社
书　　号　ISBN 978-7-5690-0848-7
印　　刷　四川省平轩印务有限公司
成品尺寸　185 mm×260 mm
印　　张　23
字　　数　588 千字
版　　次　2017 年 7 月第 1 版
印　　次　2022 年 8 月第 7 次印刷
定　　价　55.00 元

◆ 读者邮购本书，请与本社发行科联系。
电话:(028)85408408/(028)85401670/
(028)85408023　邮政编码:610065
◆ 本社图书如有印装质量问题，请
寄回出版社调换。
◆ 网址:http://press.scu.edu.cn

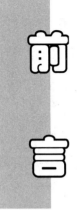

前言

为了适应高等医学教育中不同层次的教学需求，我们分别于 2008 年和 2013 年组织编写了《病理生理学》，主要以培养医科院校本科学生的综合思考能力和理论联系实际的能力为宗旨，同时也适用于专科生教学和研究生教学参考。经过长期的使用，受到了广大读者的好评。

随着医学发展和科技进步，知识不断更新，人们对疾病机制的认识取得了不少进展。因此，我们组织长期工作在病理生理学教学第一线的中青年骨干在前一版《病理生理学》教材的基础上进行了局部修改。本版教材继续保持编写内容的系统性、规范性、科学性、先进性、启发性和适用性。本次编写在每章正文前保留了内容提要，以便学生学习时抓住各章重点、总结学习内容。在每章末保留了思考题，以启发学生对某些重点问题深入思考。书末按英文字母顺序附有中英文索引，为学生学习英文专业词语提供方便。

在编写过程中，各位编者对书稿做了认真的审改，充分注意了学术的准确性、论证的严谨性、表达的流畅性，并密切与临床医学实践相联系。主审郭兵教授和杨勤教授对各章内容严格审阅，使本教材编写质量得到有力保证。张小龙做了大量的图表处理工作。丁菁承担了校对中英文索引，以及编写教材过程中的联络工作。本书的编写和出版，再次得到了贵阳医科大学和遵义医学院的领导和教务部门的热心关怀和支持。

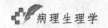

本书的再版继续得到了四川大学出版社的大力支持。在此，我们一并表示衷心感谢！

虽然尽了很大努力，但由于水平所限，书中难免有错误和不足之处，敬请使用本书的广大教师、学生和其他读者不吝批评和指正，以使下一版教材的质量进一步提高。

石明隽

2017 年 7 月

目　录

第一章 绪 论

病理生理学（pathophysiology）是一门研究疾病发生、发展和转归的规律及其机制的科学。在医学教学中，它是一门医学基础理论课，具有十分重要的作用和地位。

第一节 病理生理学的任务、地位与内容

一、任 务

病理生理学的研究范围很广，但它的主要任务在于研究疾病发生的原因和条件，研究疾病全过程中患病机体的功能、代谢的动态变化以及这些变化的发生机制，从而揭示疾病发生、发展和转归的规律，阐明疾病的本质，为疾病的防治提供理论和实验依据。

二、地 位

由于病理生理学主要探讨疾病发生、发展的规律与机制，因此它是一门理论性较强的学科，需要学习者应用正常人体中形态、功能、代谢方面的各种有关知识加以综合分析，再通过科学思维用到患病的机体，从而正确地认识疾病中出现的各种变化。因此它既和生物学、遗传学、人体解剖学、生理学、生物化学、病理学、药理学、免疫学、生物物理学、微生物学、寄生虫学等医学基础学科有关，又和许多临床医学学科有关，它在医学教学中占有特殊的重要地位，是基础医学和临床医学之间（基础医学—病理生理学—临床医学）的"桥梁"。从这个角度说，病理生理学又是一门与多学科密切相关的综合性边缘学科。

三、内 容

病理生理学既然是一门研究疾病的学科，就有责任把学生从学习正常人体的有关知识，逐渐引向对患病机体的认识。疾病种类繁多，不同的疾病可以具有一些相同的变化和共同的发病规律，而同一器官、系统的疾病，以及每一种具体疾病，又有其特殊的变化和特殊的发生、发展规律，因此病理生理学主要包括以下三部分内容。

（一）总 论

病理生理学总论又称疾病概论，主要讨论疾病的概念，疾病发生与发展中的普遍规律，病因学和发病学的一般问题。

（二）基本病理过程

基本病理过程简称病理过程，主要是指多种疾病中可能出现的共同的、成套的功能、代谢和形态变化，如水、电解质及酸碱平衡紊乱，缺氧，发热，弥散性血管内凝血

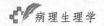

（DIC），休克，等等。

（三）各　论

病理生理学各论又称各系统器官病理生理学，主要论述体内几个主要系统的某些疾病在发生、发展过程中可能出现一些常见而共同的病理过程，临床上称其为综合征（syndrome），如呼吸衰竭、心力衰竭、肝衰竭（肝性脑病）、肾衰竭等。

第二节　病理生理学的主要研究方法

病理生理学既是一门理论性很强的学科，也是一门实验性很强的学科。为探讨疾病的发生、发展规律，必须掌握一些研究疾病的方法，因此在病理生理学教学内容中，也安排了一些动物实验。其目的在于通过具体操作和观察以及对实验结果的分析，提高学生的动手能力，独立思考和综合分析的能力。

常用的病理生理学研究方法和手段有以下几种。

一、动物实验

动物实验包括急性和慢性动物实验，是研究疾病时的主要手段。由于有关疾病的大部分实验研究不能在人体中进行，因此，首先需要在动物身上复制类似人类疾病的模型。人类疾病动物模型（animal models of human diseases）是指生物医学研究中所建立的具有人类疾病模拟性表现的动物和相关材料。人类疾病动物模型可分成以下几类：①自发性动物模型（spontaneous animal models）：是指实验动物未经任何人工处置，在自然条件下发生疾病，或由于基因突变发生异常并通过遗传育种保留下来的动物模型。如自发性高血压大鼠（spontaneously hypertensive rats，SHR）模型、糖尿病大鼠模型等。②诱发性动物模型（experimental animal models）：是指研究者通过使用物理的、化学的、生物的或复合的致病因素作用于动物，造成动物组织、器官或全身一定的损害，出现类似于人类疾病时的功能、代谢或形态结构方面的病变，即人工诱发出特定的疾病动物模型。如外科手术方法复制大鼠急性肝衰竭模型、用油酸复制呼吸窘迫综合征模型等。③基因工程动物模型：是通过转基因、基因敲除、基因替换、基因克隆等生物工程技术人为改变遗传性状所获得的模型。动物模型复制后人为地控制某些条件，以便对疾病时机体功能、代谢的变化进行深入的动态观察，并在必要时对动物疾病进行治疗，探索疗效、机制。但是由于人与动物在形态上和新陈代谢上有所不同，而且人类神经系统高度发达，具有与语言和思维相联系的第二信号系统，因此人与动物既有共通点，又有本质上的差别。人类疾病不可能都能在动物身上复制，而且在动物中所见到的反应也远比人类的简单。因此，动物实验结果不能不经分析就机械地完全用于临床，只有与临床资料相互比较、分析和综合后，动物实验结果才能供临床医学借鉴和参考，并为探讨临床疾病的病因、发病机制及防治提供依据。

二、临床观察

病理生理学是研究患病时机体的功能和代谢变化，人体是其主要的研究对象。因此，许多研究必须在对患者做周密细致的临床观察后才能得出结论，有时甚至要在对患者长期的随访中探索疾病动态发展的规律，故而应在不损害患者健康的前提下，进行一些必要的临床实验研究。

近年来循证医学（evidence based medicine，EBM）受到极大的重视。所谓循证医学主要是指一切医学研究与决策均应以可靠的科学研究成果为依据。循证医学是以证据为基础，以实践为核心的医学。医务人员应该认真地、深思熟虑地应用在临床研究中得到的、最有力的科学研究信息来对患者作出医疗决策，做到研究证据与医师的临床实践和患者需要三者之间的结合。临床医师应在仔细采集病史和体格检查的基础上，根据临床实践中需要解决的问题，进行有效的循证医学、文献检索和评价，找到最适宜和最有力的证据，经过严谨判断将最佳的诊疗方法、最精确的预后估计及安全有效的治疗方法用于每个具体患者。

三、疾病的流行病学研究

为了从宏观和微观世界中探讨疾病发生的原因和条件，疾病发生、发展的规律和趋势，为疾病的预防、控制和治疗提供依据，传染病和非传染病的群体流行病学研究和分子流行病学研究现已成为疾病研究中重要的方法和手段。

四、分子生物学实验

分子生物学作为一门新兴学科已广泛渗透到医学各学科研究之中，因此，近年来病理生理学各个领域都在主动从分子生物学中汲取营养、借鉴方法促进其发展。涉及的分子生物学技术主要有：原位杂交、PCR、Southern blot、Northern blot、Western blot，以及基因或蛋白芯片等。近年来，人们开始采用分子生物学技术研究基本病理过程和疾病发生、发展中的分子机制。

五、体外实验

动物和人组织细胞的体外（in vitro）培养被广泛用于生物医学研究，其培养方法已纳入分子生物学技术体系，充分显示了体外培养技术的突出应用价值。体外培养有三个层次：细胞培养（cell culture）、组织培养（tissue culture）和器官培养（organ culture）。利用体外培养的细胞、组织或器官作为研究对象来探索疾病发生、发展规律和机制，已成为病理生理学必不可少的研究方法和手段。

总之，病理生理学应该运用各种研究方法与手段，综合分析从群体和整体水平、器官系统水平、细胞、亚细胞和分子水平上获得的研究结果，为探讨人类疾病的发生、发展规律与机制提供理论依据。

第三节　病理生理学发展简史

病理生理学是一门比较年轻的学科，是医学科学发展和实践需要的必然产物。19世纪法国生理学家 Claude Bernard（1813—1878 年）首先创导以研究活体的疾病为主要对象的实验病理学。由于开始认识到，仅用临床观察和尸体解剖的方法无法对疾病有全面、深刻的认识，生理学家们开始在动物身上复制人类疾病的模型，用实验方法研究疾病发生的原因和条件以及疾病过程中功能、代谢的动态变化，这就是病理生理学的前身——实验病理学。病理生理学作为一门新兴的学科，一诞生就显示了其旺盛的生命力，它进一步揭示了疾病时各种临床表现和体内变化的内在联系，阐明了许多疾病发生的原因、条件、机制和规律。特别是人类基因组计划（human genome project，HGP）、功能基因组学（functional genome）的完成，以及后基因组时代蛋白质组学（proteomics）的研究，使我们对疾病的认识深入到了基因和蛋白质水平，对疾病本质的看法提高到理性认识阶段。

病理生理学在教学上作为一门独立的学科并建立教研室，最早出现在 1879 年俄国的喀山大学，后来德国、苏联、东欧及西方一些国家都纷纷开始讲授病理生理学或设立病理生理学教研室。

新中国成立以来，病理生理学得到了很大的发展。从 1956 年起，全国各高等医学院校先后成立了病理生理学教研室，普遍开设了病理生理学这门新的课程。广大病理生理学工作者在教材建设、教学改革等方面，经过反复探索，走上了具有中国特色的病理生理学发展的道路。

1961 年召开了第一次全国病理生理学术讨论会，并成立了中国生理科学会病理生理专业委员会筹委会。1963 年举办了第二届全国学术会议，大大推动了本学科的发展。1980 年成立了中国生理科学会病理生理学会。1985 年 3 月中国科协批准正式成立国家一级学会——中国病理生理学会。在科学研究方面，我国的病理生理学研究工作者在医学遗传学、免疫病理学、移植免疫学、肿瘤病因学和发病学、休克、微循环障碍、缺氧、发热、心血管疾病、血液病、内分泌系统疾病等很多方面都取得了可喜的研究成果。为加强专业对口交流，根据国内具体情况，先后成立了肿瘤、心血管疾病、动脉粥样硬化、微循环、休克、缺氧和呼吸、炎症发热和感染、实验血液学、消化、受体、免疫、中医、动物病理生理、中专病理生理及危重病医学等专业委员会。1984 年创办了病理生理学报，1986 年改为中国病理生理杂志，它在推动病理生理学术交流方面作出了重要贡献。

为了及时介绍国内外重大进展，病理生理学的专家们分别编写了各种专著，如《临床病理生理学》、《病理生理学进展》、《人体病理生理学》、《高级病理生理学》、《消化系统病理生理学》，以及医学百科全书《病理生理学》分册等，这些著作对促进病理生理学的学术交流起了重要的作用。

当前我国病理生理学的教学与科研正在不断努力与国际接轨。在教学上，吸取国外病理生理学教材中适合于我国的内容和方法。中国病理生理学会是国际病理生理学会成员，并是组建者之一。在科研上，各专业委员会纷纷与国外相应学术机构合作，迄今在国际学术组织或国际专业杂志中任职的中国病理生理学专家日益增多，参加国际病理生理学术交流学者也逐年递增。我们坚信中国病理生理学的明天更加灿烂辉煌。

（陆德琴）

参考文献

［1］郭兵. 绪论［M］//郭兵. 病理生理学. 成都：四川大学出版社，2008.

［2］杨国雄. 绪论［M］//郭兵. 病理生理学. 贵阳：贵州人民出版社，2002.

［3］金惠铭. 绪论//金惠铭，王建枝. 病理生理学［M］. 7 版. 北京：人民卫生出版社，2008.

［4］陈主初. 绪论/陈主初. 病理生理学［M］. 北京：人民卫生出版社，2005.

第二章　疾病概论

【内容提要】 疾病是与健康相对的概念，至今尚无完整的定义。世界卫生组织提出健康不仅是没有疾病和病痛，而且是一种躯体上、精神上和社会适应上的完好状态。即健康至少包含强健的体魄和健全的心理精神状态。疾病是机体在内外环境中一定致病因素的作用下，因稳态破坏而发生的内环境紊乱和生命活动过程异常。亚健康是介于健康与疾病之间的非病、非健康状态，并有可能趋向疾病。疾病发生的原因是决定疾病特异性的因素，疾病发生的条件是能影响疾病发生的各种体内外因素。疾病发生、发展过程中普遍存在一些共同的一般规律和基本机制。疾病的转归是指疾病过程的发展趋向和结局，表现为康复和死亡两种形式。脑死亡是近年来判断死亡的一个重要标志。脑死亡须根据标准谨慎判断。

疾病（disease）是相对健康（health）而言，二者是生命过程中的对立统一。至今人们对"健康与疾病"仍难以确切地定义，且二者间缺乏明确的判断界限，因此本章仅就目前的认识水平，加以阐述。

第一节　健康与疾病

一、健　康

正常生物机体的生命活动是有序及和谐的，表现为机体内部各器官系统之间以及机体与外界环境之间的相互协调。健康人除了各器官、系统相互协调及躯体与外界环境相互协调外，还需要具备良好的心理、行为方式，并与社会环境保持相互协调。世界卫生组织（World Health Organization，WHO）指出：健康不仅是没有疾病和病痛（infirmity），而且是一种躯体上、精神上和社会适应上的完好状态（state of complete well - being）。换言之，健康至少应具备强健的体魄和健全的心理精神状态。

上述关于健康的定义远远超出了传统生物－医学模式的范畴，即医疗行为不只是单纯地治愈疾病或减轻病痛，还包含了提高"生命质量"（quality of life，QOL）。所谓生命质量是个体在不同的文化背景和价值体系下，与个体目标、期望、标准以及所关心的事物有关的生存状况体验。因此，健康不仅包括维持生命、保持躯体的完好，而且强调生活的多彩、与社会的和谐，以及自身价值的实现和对社会的积极作用。

心理健康和社会适应状态与躯体的健康可相互影响。身体健康者常常精神饱满、情绪乐观、勇于克服困难、事业心强、乐于助人、人际关系良好。心理不健康、社会适应差可伤害身体，甚至引起躯体疾病。

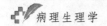

二、亚健康

20 世纪 80 年代中期，苏联学者布赫曼提出，除了健康状态和疾病状态之外，人体还存在着一种非健康非疾病的中间状态，即亚健康（sub-health）状态，又称慢性疲劳综合征（chronic fatigue syndrome，CFS）。世界卫生组织的一项调查结果表明，人群中真正健康者约占 5%，患疾病者约占 20%，而处于亚健康状态者约占 75%。调查资料显示，我国处于亚健康状态者已超过 7 亿，中年人是亚健康的高发人群。

亚健康是机体在无器质性病变情况下发生了某些功能性改变，通过所有必要的体格检查和生化检测结果均为阴性，而人体感觉到多种不适，主诉症状多种多样且不固定，表现为"三多三低"，即主诉症状多，自我感觉不适多，疲劳多；活力低，反应能力降低，适应能力降低。

亚健康可由多种原因引起。如工作、学习负荷过重致人身心疲惫，家庭、社会及个人的麻烦事过多致人烦躁、忧虑，环境污染致人体质下降，生活及工作方式不科学破坏人体正常的"生物钟"等。某些遗传性因素亦在亚健康的发生中具有作用。

亚健康状态是介于健康与疾病之间的生理功能低下的状态，此时机体非病、非健康，但有可能趋向疾病或健康，如加强自我保健，合理调整膳食结构，养成良好生活习惯，建立健康生活方式，并配合心理治疗、音乐或生物反馈疗法，亚健康状态可向健康转化。如长期忽视亚健康状态的存在，不予处理，则亚健康可向疾病状态转化。医务工作者要充分认识亚健康的危害性，重视疾病预防，促使亚健康向健康转化。

三、疾　病

医生的职责是与疾病作斗争，保障人们的健康。因此，正确地了解疾病的概念是十分重要的。

疾病的概念随着人类对疾病认识水平的不断提高以及疾病本身的发展而变化。目前一般认为，疾病是机体在内外环境中一定致病因素的作用下，因稳态（homeostasis）破坏而发生的内环境紊乱和生命活动过程异常。在多数疾病过程中，机体可对致病因素所引起的损伤产生一系列防御性的抗损伤反应。内环境紊乱，损伤与抗损伤斗争，表现为疾病过程中各种复杂的功能、代谢，以及形态、结构的病理性变化，这些变化又可使机体各器官、系统之间以及机体与外环境之间的协调关系发生障碍，从而引起各种症状、体征和社会行为的异常，特别是对环境的适应能力和劳动能力的减弱甚至丧失。

应当指出，不是所有疾病都有症状、体征和社会行为异常。例如，早期的动脉粥样硬化、早期结核病甚至早期癌症，都可以没有相应的症状和体征。这些早期疾病只是在仔细的检查时才会被发现。

第二节　病因学

病因学（etiology）主要研究疾病发生的原因和条件。

一、疾病发生的原因

疾病发生的原因简称病因，又可称为致病因素。它是指作用于机体的众多因素中，能引起疾病并赋予该疾病特征性的因素，具有决定疾病特异性的特点，一般可分成以下几大类。

（一）生物性因素

生物性因素是一类比较常见的病因，主要包括病原微生物（如细菌、病毒、真菌、立克次体等）和寄生虫。这类病因的致病作用主要与病原体致病力的强弱及其侵入宿主机体的数量、侵袭力（invasiveness）、毒力以及它逃避或抵抗宿主攻击的能力等因素有关。此类病因（特别是病原微生物）侵入机体后常构成一个传染过程。

（二）理化性因素

理化性因素包括机械力、温度（高温和低温）、大气压、电离辐射、强酸、强碱、化学毒物或动植物毒性物质等。理化性因素致病常可发生在一些突发事故、特殊环境中。

物理性因素的致病具有以下特点：①大多数物理性因素只引起疾病的发生，在疾病的进一步发展中并不继续起作用；②引起疾病的潜伏期较短，或者根本没有潜伏期，只有紫外线和电离辐射，由于能量在体内转化的关系，属于例外；③对机体各器官的作用，大都没有明显的选择性。

化学性因素的致病具有以下特点：①不少化学性因素对机体的组织、器官有一定的选择性毒性作用，如 CCl_4 主要引起肝细胞中毒等；②化学性因素在整个中毒过程中都起一定作用，一旦进入体内，它的致病性常发生改变，可被体液稀释、中和或被机体组织解毒；③化学性因素的致病作用除与毒物本身的性质、剂量等有关外，在一定程度上还取决于其作用部位和机体整体的功能状态；④除慢性中毒外，化学性因素的致病作用潜伏期一般较短。

（三）机体必需物质的缺乏或过多

机体的正常生命活动需要有充足的、合理的营养物质来保障。这类物质包括糖类（碳水化合物）、脂肪、蛋白质、维生素、无机盐、微量元素（如碘、铁、锌、铜、硒、氟、铬等）以及纤维素。营养物质的缺乏或过剩都会对机体造成损害而引发疾病。例如，长期摄入营养物质（尤其是糖类、脂肪、蛋白质）不足可引起营养不良，过量摄取可引起肥胖，从而诱发或并发其他疾病；维生素摄入不足可发生相应的维生素缺乏症，脂溶性维生素（如维生素 A、维生素 D）摄入过多可引起中毒；微量元素铁含量不足可引起缺铁性贫血，过量吸收可致肝纤维化。此外，其他维持生命活动的一些基本物质（如氧、水等）缺乏或过多也会引起机体患病。

（四）遗传性因素

遗传性因素直接致病主要是通过遗传物质基因的突变或染色体畸变发生的。基因突变引起分子病，如血友病，其遗传基因位于 X 染色体上，基因突变后造成凝血因子Ⅷ的缺失，导致凝血障碍，容易出血。由于其遗传基因在 X 染色体上，所以一般男性发病，女性为致病基因携带者。染色体畸变引起染色体病，目前已达数百种，如性染色体畸变引起的两性畸形等。

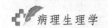

此外，通过疾病流行病学和家系分析，发现遗传易感性（genetic predisposition）在某些疾病的发生、发展中起重要作用。例如，某些家族中的成员具有易患精神分裂症、高血压、糖尿病的倾向。所谓疾病的遗传易感性是指某种遗传缺陷或某种基因多态性变异型的个体容易发生某种疾病的特征。

（五）先天性因素

先天性因素是指那些能够损害正常胚胎发育的有害因素。由先天性因素引起的婴儿出生时就已出现的疾病称为先天性疾病，如先天性心脏病，常与妇女怀孕期患风疹有关，风疹病毒可能是引起先天性心脏病的先天性因素。

（六）免疫性因素

在某些机体中免疫系统对一些抗原刺激发生异常强烈的反应，从而导致组织、细胞的损伤和生理功能障碍。这种异常的免疫反应称为变态反应或超敏反应。如异种血清蛋白（破伤风抗毒素等）、某些药物（青霉素等）在某些个体中引起过敏性休克；某些花粉、食物（虾、牛乳）也可在某些个体中引起支气管哮喘、荨麻疹等变态反应性疾病；有些个体对自身抗原发生免疫反应并引起自身组织的损害，称自身免疫性疾病（autoimmune disease），常见者如系统性红斑狼疮、类风湿关节炎、溃疡性结肠炎等。此外，还有因体液免疫或细胞免疫缺陷引起的免疫缺陷病（immunodeficiency disease）。

（七）精神、社会因素

近年来随着生物－医学模式向生物－心理－社会医学模式的转换，精神（心理）、社会因素引起的疾病越来越受到重视，因此，如应激性疾病、变态人格、身心疾病等逐渐增多。社会因素与疾病的发生有密切关系，因为人不仅是生物领域内的动物，更重要的是社会范畴内的生物。因此社会因素与疾病发生密切相关。

综上所述，疾病发生的原因是多种多样的。每种疾病都有病因，没有病因就不可能发生相关疾病。因此，了解病因可进行病因学的预防和治疗。然而，目前医学领域中还有不少已经存在的疾病或新发现的疾病的病因不明，但这只是一种暂时现象，相信随着医学科学的发展，这些疾病的病因最终都会得到阐明。

二、疾病发生的条件

疾病发生的条件主要是指那些能影响疾病发生的各种机体内外因素。它们本身虽不能引起疾病，但可以左右病因对机体的影响或者直接作用于机体，促进或阻碍疾病的发生。例如，营养情况很差、居住条件恶劣、过度疲劳、曾经患病等都可以削弱机体的抵抗能力，这时如有少量不足以引起正常人发病的结核分枝杆菌（结核杆菌）进入机体，就可以引起结核病。与此相反，充分的营养、良好的生活条件、适量的体育活动等，都能增强机体对病原微生物的抵抗力，此时如有结核分枝杆菌侵入，也可以不发生结核病。因此，在有些疾病的病因学预防中，考虑条件的作用是很重要的。

此外，年龄和性别因素也可作为某些疾病发病的条件。例如，小儿易患呼吸道和消化道传染病，这可能与小儿呼吸道、消化道的解剖生理特点和防御功能不够完善有关。妇女易患胆石病、癔症以及甲状腺功能亢进症等疾病，而男子则易患动脉粥样硬化、胃癌等疾病，但是对于性别与疾病的具体关系，目前尚不清楚。

必须强调，疾病发生、发展中原因与条件是相对的，它是针对某个具体的疾病来说的，对于不同的疾病，同一个因素可以是某一个疾病发生的原因，也可以是另一个疾病发生的条件。例如，寒冷是冻伤的原因，但也是感冒、肺炎、关节炎等疾病发生的条件。因此要阐明某一个疾病发生的原因和条件以及认识它们在疾病发生中的作用，必须进行具体分析和研究。

诱因是诱发因素（precipitating factor）的简称，是指能加强病因作用而促进疾病发生、发展的因素。诱因也是疾病发生的一种条件，如肝硬化患者因曲张的食管静脉破裂而发生上消化道大出血时，血氨浓度突然增高而诱发肝性脑病。

当发现某一因素与疾病明显相关，但尚分不清其是原因还是条件时，称其为危险因素（risk factor），如高血脂、高血压、吸烟等是动脉粥样硬化的危险因素。

第三节　发病学

发病学（pathogenesis）主要研究疾病发生、发展过程中的一般规律和共同机制。从时间过程来看，病因学和发病学的关系是病因在前、发病在后。病因学回答的问题是疾病"因何发生"，发病学则回答疾病是"如何"发生和发展的。

一、疾病发生、发展的一般规律

（一）稳态的破坏

正常机体内环境的理化性质、各器官乃至整个机体的各种功能和代谢活动，都在不断变化着的内、外环境中保持着动态平衡，这就是稳态。稳态的维持，是各种生物系统内存在着的自我调节（self-regulation）机制发挥作用的结果。稳态的维持是整个机体正常生命活动所必需的，也是保持健康的先决条件。

疾病发生、发展的一个基本环节是病因通过对机体的损害性作用而使体内稳态的某一方面遭到破坏，从而引起相应的功能和代谢的障碍。例如下丘脑-垂体病变引起尿崩症（diabetes insipidus）时，由于血管升压素（抗利尿激素）的合成和释放减少，肾远曲小管和集合管对水的通透性降低，水的重吸收减少，因而排出大量的低密度尿，使水平衡受到严重破坏。

在稳态的维持中，反馈（feed-back）机制起着重要作用。当机体内负反馈调节不足以维持稳态，或正反馈调节加剧平衡破坏时，可导致疾病发生。例如，当甲状腺激素分泌过多时，可反馈地抑制下丘脑促甲状腺激素释放激素（thyrotropin-releasing hormone，TRH）和腺垂体促甲状腺激素（thyrotropic hormone，TSH）的分泌，这样就可使甲状腺激素的分泌量回降至正常水平。当遗传性的酶缺陷使甲状腺激素的合成不足时，上述的反馈机制就不能发挥作用，TSH的过度分泌就会使甲状腺实质细胞大量增生而导致甲状腺肿。

（二）损伤与抗损伤

损伤与抗损伤的斗争贯穿于疾病的始终，两者间相互联系又相互斗争，这是构成疾病

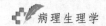

各种临床表现，推动疾病发展的基本动力。在疾病中损伤与抗损伤作用常常同时出现，不断变化（图2-1）。以烧伤为例，高温引起的皮肤、组织坏死，大量血浆从创面渗出引起循环血量减少、血压下降等变化，但是体内同时又出现一系列其他变化，如白细胞增加、微动脉收缩、心率加快、心排血量增加等抗损伤反应。如果损伤较轻，则通过各种抗损伤反应和适当的治疗，机体即可恢复健康；反之，如损伤过重，抗损伤的各种措施无法抗衡损伤反应，又无适当而及时的治疗，则病情恶化。由此可见，损伤与抗损伤反应的斗争以及它们间的力量对比常影响着疾病的发展方向和转归。应当注意的是，有的损伤与抗损伤反应之间并无严格的界限，它们之间可以互相转化。例如，烧伤早期，小动脉、微动脉的收缩有助于动脉血压的维持，但收缩时间过久，就会加剧组织器官的缺血、缺氧，甚至造成细胞、组织的坏死和器官功能障碍。因此，正确区分疾病过程中损伤和抗损伤的变化，对疾病的有效治疗十分重要。在临床的疾病防治中，原则上应尽量支持和保护抗损伤反应而消除或减轻损伤反应，一旦发现抗损伤反应转变为损伤反应，应及时消除或减轻这种变化，以使病情好转。

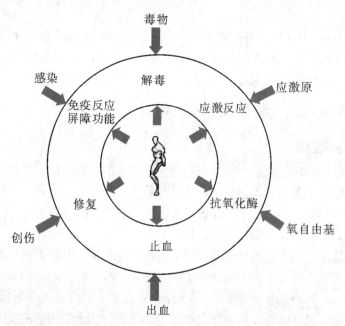

图2-1　疾病发生、发展过程中机体的损伤与抗损伤

（三）因果转化

因果转化是疾病发生、发展中的一个基本规律。原始病因引起的结果是机体某一部分的损害，而这种损害又可作为发病学原因（pathogenetic cause）而引起新的变化。这种原因和结果不断转换，就形成了一个链式发展的病理过程。在某些疾病或病理过程因果转换的链式发展中，某几种变化又可互为因果，周而复始，形成环式运动，而每一次循环都使病情进一步恶化。这就是恶性循环（vicious circle）。即使原因已不存在，不断的因果转化仍推动疾病过程继续发展。如果善于揭露各种病理现象之间的因果联系，就可以掌握疾病的发展趋向和发病的主导环节，并加以有效的治疗。

例如，作为原始病因的暴力，只是短暂地作用于机体，但由它引起的疾病却可以通过因果转换而发展起来：外伤使血管破裂引起大出血，大出血使心排血量减少和动脉血压下降，血压下降和外伤引起的疼痛又可反射性地引起交感神经兴奋，其结果是皮肤、腹腔内器官等部位的小动脉、微动脉、微静脉发生收缩，血管收缩引起组织缺氧，持续的缺氧使大量的血液淤滞在微循环内，不能参加有效循环，导致回心血量锐减，心排血量进一步减少和动脉血压进一步降低，组织的缺氧就更加严重，于是有更多的血液淤积在微循环中，回心血量也随之更加减少。可见组织缺氧、微循环淤血、回心血量减少、动脉血压下降几个环节互为因果，循环不已，在疾病的链式发展中构成了恶性循环（图2-2）。如果对这样的患者及时采取补充血容量等正确的治疗措施，就可以在某一环节上打断因果交换和疾病的链式发展，特别是可以预防或阻断恶性循环，使疾病向着有利于康复的方向发展。

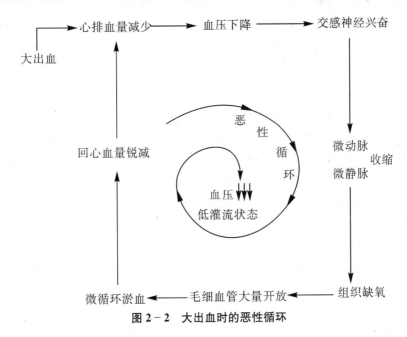

图 2-2 大出血时的恶性循环

（四）局部与整体

任何疾病基本上都是整体疾病，而各组织器官和致病因素作用部位的病理变化，均是全身性疾病的局部表现。局部的病变可以通过神经-体液途径影响整体，而机体的全身功能状态也可以通过这些途径影响局部病变的发展和病程。以局部的疖（毛囊炎）为例，它在局部引起充血、水肿等炎症反应，但是严重时局部病变也可以通过神经-体液途径影响全身，从而引起白细胞数增高、发热、寒战等全身表现。反之有时疖看似局部病变，给予单纯的局部治疗，效果不佳，如仔细追查，结果发现局部的疖仅是全身代谢障碍性疾病——糖尿病的局部表现，只有治疗糖尿病后局部疖才会得到控制。因此，在研究疾病过程中整体与局部的关系时，应该认识到在每一个疾病过程中，局部和整体之间的关系都有其各自的特征，而且随病情的发展两者的联系又不断发生变化，同时还可以发生彼此间的因果转化，此时究竟是全身还是局部占主导地位，应做具体分析。

二、疾病发生的基本机制

疾病发生的基本机制（mechanism）是指参与很多疾病发病的共同机制，因此它不同

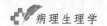

于个别疾病的特殊机制。近年来由于医学基础理论的飞速发展，各种新方法新技术的应用，不同学科中的横向联系，使疾病基本机制的研究逐渐从系统水平、器官水平、细胞水平逐步深入到分子水平。下面从神经－体液机制、细胞机制、分子机制等方面进行叙述。

（一）神经－体液机制

正常机体维持内环境的稳定是通过神经－体液调节来实现的，神经机制与体液机制是密切联系的。在许多疾病中存在体液调节紊乱，这主要通过内分泌激素起作用，而内分泌的功能活动又是受神经机制调节的。如部分人群受精神或心理的刺激可引起大脑皮质和皮质下中枢（主要是下丘脑）的功能紊乱，使调节血压的血管运动中枢的反应性增强，交感神经兴奋，去甲肾上腺素释放增加，导致小动脉紧张性收缩。同时，由于交感神经活动亢进，刺激肾上腺髓质兴奋而释放肾上腺素，使心率加快，心排血量增加，并且因肾小动脉收缩，促使肾素释放，引起血管紧张素－醛固酮系统激活，血压升高，这就是高血压发病中的一种神经－体液机制。

（二）细胞机制

致病因素作用于机体后可以直接或间接作用于组织、细胞，造成某些细胞功能、代谢障碍，从而引起细胞的自稳调节紊乱。某些病因如外力、高温等，可直接无选择性地损伤组织、细胞；但另一些病因又可直接有选择性地损伤组织、细胞，如肝炎病毒侵入肝细胞，疟原虫侵犯红细胞等。致病因素引起的细胞损伤除直接的破坏外，主要表现为细胞膜功能障碍和细胞器功能障碍。细胞膜功能障碍中目前对膜上的各种离子泵（如钠泵即 Na^+-K^+-ATP 酶，钙泵即 $Ca^{2+}-Mg^{2+}-ATP$ 酶）较为重视，当这些担负离子主动转运的泵功能失调时，细胞内外离子分布失衡，造成细胞内 Na^+、Ca^{2+} 大量积聚，细胞水肿甚至坏死，这是导致有关器官功能障碍的重要机制。细胞器的功能障碍中尤以线粒体最重要，在有关病因作用下，线粒体功能障碍主要表现为氧化还原电位下降，辅酶Ⅱ不能再生，各种酶系统受抑制，特别是丙酮酸脱氢酶系统催化过程发生障碍，阻碍丙酮酸脱氢、脱羧生成乙酰辅酶 A，抑制葡萄糖、脂肪及酮体进入三羧酸循环，此时因能量不足，造成严重的细胞功能障碍。此外，ATP 生成减少还可以明显抑制腺苷酸环化酶，影响 cAMP 生成，使依赖 cAMP 作为第二信使的激素不能发挥其调节作用，最终导致细胞死亡。

（三）分子机制

随着医学科学的发展，分子生物学的崛起，从分子水平研究生命现象和疾病的发生机制受到了极大的重视，使我们对疾病本质的认识进入了一个新的阶段。因此近年来出现了分子病理学（molecular pathology）。广义的分子病理学研究所有疾病的分子机制，狭义的分子病理学则是研究生物大分子物质特别是核酸、蛋白质和酶受损所致的疾病。所谓分子病（molecular disease）是指由于 DNA 遗传性变异引起的一类以蛋白质异常为特征的疾病。它主要分成以下四大类：

1. 酶缺失所致的疾病

酶缺失所致的疾病主要是由于 DNA 遗传变异所致的疾病引起的酶蛋白异常。如Ⅰ型糖原沉积病，是由于编码 6－磷酸葡萄糖的基因发生突变，造成该酶缺乏，因此 6－磷酸葡萄糖无法酶解为葡萄糖，反而经可逆反应转化为糖原，并沉积于肝。

2. 血浆蛋白质和细胞蛋白缺陷所致的疾病

血浆蛋白质和细胞蛋白缺陷所致的疾病，如镰刀细胞性贫血，它是由于血红蛋白的珠蛋白分子中 β-肽链 N 端（氨基端）第 6 位谷氨酸被缬氨酸异常取代，由于谷氨酸具有亲水特征而缬氨酸具有疏水性，因此发生异常取代后使血红蛋白光面的亲水性降低，血红蛋白的稳定性破坏。在氧分压降低情况下，异常血红蛋白形成棒状晶体，从而使红细胞扭曲呈镰刀状并易被破坏。

3. 受体病

受体病是由于受体基因突变使受体缺失、减少或结构异常所致的疾病。它又可分为遗传性受体病和自身免疫性受体病两种，前者如由于编码低密度脂蛋白（LDL）受体的基因结构发生改变，以至 LDL 受体缺乏、功能异常所致的家族性高胆固醇血症；后者如由于编码乙酰胆碱能受体基因异常所致的重症肌无力等。

4. 膜转运障碍所致的疾病

这是一类由于基因突变引起特异性载体蛋白缺陷而造成膜转运障碍的疾病。目前了解较多的是肾小管上皮细胞的转运障碍，表现为肾小管重吸收功能失调。例如，胱氨酸尿症，该症患者的肾小管上皮细胞对胱氨酸、精氨酸、鸟氨酸与赖氨酸转运发生障碍，这四种氨基酸是经同一载体转运的。因此，当此转运系统的载体蛋白发生遗传性缺陷时，靠其转运的氨基酸就不能被肾小管重吸收，而随尿排出，形成胱氨酸尿症。

近年来，随着基因研究的深入，人类基因组计划已于 2000 年 6 月 26 日宣布全部完成，30 亿个人类基因密码已全部破译，这为检测特异性致病基因的研究开创了新纪元。目前已发现五千多种疾病是由于基因异常、基因受损所致。某些疾病（如糖尿病、高血压等）相关基因（disease-associated gene）或易感基因（susceptibility gene）的寻找也已取得进展，因此出现了基因病（gene disease）的新概念。所谓基因病主要是指基因本身突变、缺失或表达调控障碍引起的疾病，如果由一个致病基因引起的基因病称单基因病（monogene disease or single gene disorder），如多囊肾，主要是由于染色体 16p13.3 处存在有缺陷的等位基因 PKD1 所引起的显性遗传。如果由多个基因共同控制其表现型性状的疾病称为多基因病（polygenic disease or multigene disease）。此时多个基因的作用可以相加、协同或相互抑制。由于这些基因的作用也受环境因素的影响，因此多基因病也称为多因子疾病（multifactorial disease）。高血压、冠状动脉粥样硬化性心脏病（以下简称冠心病）、糖尿病等均属此类疾病。

总之，从分子医学角度看，疾病时形态和功能的异常，是某些特定蛋白质结构或功能的变异，而这些蛋白质又是细胞核中相应基因对细胞受体和受体信号转导做出应答反应的产物，因此基因及其表达调控状况是决定身体健康或疾病的基础。

第四节　疾病的转归

疾病都有一个发生、发展过程，大多数疾病发展到一定阶段后终将结束。疾病的转归（prognosis）是指疾病过程的发展趋向和结局，表现为康复和死亡两种形式。疾病的转归如何，主要取决于致病因素作用于机体后发生的损伤与抗损伤反应的力量对比，正确而及

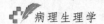

时的治疗可影响疾病的转归。

一、康　复

根据健康的程度，可将康复（recovery）分为完全康复（complete recovery）和不完全康复（incomplete recovery）两种。完全康复是指疾病时所发生的损伤性变化完全消失，机体自稳调节恢复正常，某些感染性疾病还可使机体获得特异性免疫力。不完全康复是指疾病时的损伤性变化得到控制，主要症状消失，机体通过代偿机制维持相对正常的生命活动，但基本病理变化尚未完全消失，有时可遗留后遗症。

二、死　亡

死亡（death）是个体生命活动的终止，是生命的必然规律。长期以来一直把心脏搏动、呼吸永久性停止作为死亡的标志。根据传统的观念，死亡是一个过程，包括濒死期、临床死亡期与生物学死亡期。但是近年来随着复苏（resuscitation）技术的普及与提高、器官移植的开展，对死亡有了新的认识。目前认为死亡是指机体作为一个整体的功能永久停止，但并不意味着各器官、组织同时死亡，因此提出了脑死亡（brain death）的概念。目前一般认为脑死亡是枕骨大孔以上的全脑死亡。一旦出现脑死亡，就意味着人的实质性死亡，机体作为一个整体的功能永久停止。因此脑死亡成了近年来判断死亡的一个重要标志。

判断脑死亡的标准是：

（1）心脏搏动和呼吸停止，特别是自主呼吸停止（进行 15 分钟人工呼吸仍无自主呼吸）。因为心肌有自发的收缩能力，在脑干死亡后的一段时间内还有微弱的心脏搏动，而呼吸必须人工维持，因此把自主呼吸停止作为临床判断脑死亡的首要指标。

（2）不可逆性深昏迷。无自主性肌肉运动，对外界刺激毫无反应，但此时脊髓反射仍存在。

（3）脑干神经反射（如瞳孔对光反射、角膜反射、咳嗽反射、吞咽反射等）消失。

（4）瞳孔散大或固定。

（5）脑电图消失。

（6）脑血液循环完全停止（经脑血管造影或颅脑多普勒超声诊断）。

在没有条件做脑血管造影、脑电图以及用人工呼吸机进行抢救时，一般可根据心脏搏动、呼吸的永久性停止来诊断脑死亡，因为它能导致全脑功能永久性丧失。

脑死亡一旦确立，意味着在法律上已经具备死亡的合法依据，它可协助医务人员判断死亡时间和确定终止复苏的界限，同时也为器官移植创造了良好的时机和合法的依据。因为脑死亡者借助呼吸、循环辅助装置，在一定时间内维持器官、组织低水平的血液循环，可为器官移植手术提供良好的供者，用此种器官移植给受者，效果较佳。用脑死亡作为死亡的标准是社会发展的需要，但是宣告脑死亡一定要慎重。

【思考题】

1. 什么是疾病？什么是健康？
2. 举例说明遗传性因素，环境因素及社会心理因素在疾病发生中的作用。

3. 举例说明疾病过程中的损伤与抗损伤。

4. 以大失血为例，说明疾病发生、发展过程中的因果转化规律。

5. 试述脑死亡的判断标准及判断脑死亡的意义。

（陆德琴）

参考文献

［1］郭兵. 疾病概念［M］∥郭兵. 病理生理学. 成都：四川大学出版社，2008.

［2］杨国雄. 疾病概论［M］∥郭兵. 病理生理学. 贵阳：贵州人民出版社，2002.

［3］陈主初. 疾病的病因发病学［M］∥陈主初. 病理生理学. 北京：人民卫生出版社，2005.

［4］金惠铭. 疾病概论［M］∥金惠铭，王建枝. 病理生理学. 7 版. 北京：人民卫生出版社，2008.

［5］Cathebras P. What is disease［J］. Rev Med Interne，1997，18（10）：809.

第三章 水、电解质代谢与水、电解质代谢紊乱

【内容提要】水和电解质的动态平衡是维持机体内环境相对稳定的重要因素。许多疾病或病理过程以及某些医源性因素常可导致细胞内外水的容量、分布、电解质浓度及渗透压等发生变化而引起水和电解质代谢紊乱。常见的水和电解质代谢紊乱有低容量性低钠血症（低渗性脱水）、低容量性高钠血症（高渗性脱水）、正常血钠性体液容量减少（等渗性脱水）、正常血钠性体液容量增多（水肿）、高容量性低钠血症（水中毒）、低钾血症、高钾血症、低镁血症和低钙血症等。水和电解质代谢紊乱可对机体造成不同程度的损害，常可引起机体功能、代谢，甚至形态、结构的改变，严重时还可危及生命。鉴于水和电解质代谢紊乱在临床上十分常见，故理解其发生、发展以及对机体的影响，对临床防治具有十分重要的意义。

水是组成人体组织细胞的主要成分，水与溶解于其中的电解质、低分子有机化合物以及蛋白质等构成了人体的体液（body fluid）。水和电解质广泛分布于细胞内外体液中，分布于细胞内的液体称细胞内液（intracellular fluid，ICF）；浸润在细胞周围的是组织间液（interstitial fluid），其与血浆（血管内液）共同构成细胞外液（extracellular fluid，ECF）。细胞内外液参与体内许多重要生理功能和代谢活动，对正常生命活动的维持起着非常重要的作用。因此，体液的容量、分布、渗透压、pH 值、电解质含量和比例的相对恒定及电中性是维持正常生命活动的基本条件。体内水和电解质主要在神经－内分泌系统的调节下，通过脑、神经、肾、肺、消化道、皮肤等器官组织的共同调节，在一定范围内保持动态平衡。

许多器官、系统的疾病和一些全身性或局部性的病理过程，以及临床上某些医源性因素如药物使用不当等常引起体液的容量、分布、电解质的浓度和渗透压等发生改变，继而引起水和电解质代谢紊乱（disturbances of water and electrolyte metabolism）。本章节主要介绍的水、钠、钾、镁、钙和磷代谢紊乱均属于此范畴，理解这些紊乱常常需要先了解其正常代谢。当这些紊乱得不到及时纠正时，将使全身各器官系统特别是循环系统、神经系统、消化系统等的生理功能和机体的物质代谢发生相应障碍，严重时常可危及生命。

第一节 正常水、钠代谢

一、体液的容量和分布

前已提及，体液主要由水和溶解于其中的电解质、低分子有机化合物以及蛋白质等组成，其广泛分布于细胞内外液中。体液中，细胞内液的容量和成分与细胞的代谢和生理功能密切相关；细胞外液被认为是人体的内环境，是沟通组织细胞之间和机体与外界环境之

间的媒介。为保证新陈代谢的正常进行和各种生理功能的发挥，维持内环境相对稳定是必需的。体液的容量和分布正常对维持细胞内外液功能的发挥具有重要意义。

成人体液总量占体重的60%，其中细胞内液约占体重的40%，细胞外液约占体重的20%，细胞外液中的血浆约占体重的5%，约15%为组织间液。组织间液中有极少的一部分分布于一些密闭的腔隙（如胸膜腔、腹膜腔、心包腔、关节囊及颅腔等）中，为一特殊部分，也称第三间隙液。由于这一部分是由上皮细胞分泌产生的，故又称为跨细胞液（transcellular fluid）或透（穿）细胞液（占体重1%～2%）。不同年龄体液的容量和分布如表3-1所示。

表3-1　不同年龄体液的容量和分布
（占体重百分比）

	成人	儿童	婴儿	新生儿
体液总量	60%	65%	70%	80%
细胞内液	40%	40%	40%	35%
组织间液	15%	20%	25%	40%
血浆	5%	5%	5%	5%

体液总量的分布可因年龄、性别、胖瘦而不同。从婴儿到老年人，体液量占体重的比例逐渐减少。新生儿体液量约占体重的80%，婴儿约占70%，学龄儿童约占65%，成年人约占60%，老年人占40%～50%。老年人由于体液总量占体重的比例少，因此对缺水性疾病较难耐受。另外，体液总量随脂肪的增加而减少，脂肪组织含水较少（为10%～30%），而肌组织的水分含量较多（可高达75%～80%）。此外，由于雌激素可促进皮下脂肪的沉积，对体重相近的女性和男性而言，女性因拥有较多的脂肪组织而具有较少的体液总量。不同年龄、性别、胖瘦等人体体液与体重的关系见表3-2。

表3-2　不同年龄、性别、胖瘦等人体体液占总体重比例

体型	成年男性	成年女性	学龄儿童	婴儿	新生儿
正常	60%	50%	65%	70%	70%～80%
瘦	70%	60%	50%～60%	80%	
胖	50%	42%	50%	60%	

二、体液的渗透压

无论是晶体液还是胶体液，溶液的渗透压取决于溶质的分子或离子的数目，而与颗粒的大小、电荷及质量无关。体液起渗透作用的溶质主要是电解质。血浆和组织间液的渗透压90%～95%来源于单价离子Na^+、Cl^-和HCO_3^-，剩余的5%～10%由其他金属离子、葡萄糖、氨基酸、尿酸以及蛋白质等构成。由Na^+、K^+等离子（晶体颗粒）形成的渗透压，称为晶体渗透压（crystalloid osmotic pressure）；由蛋白质等大分子（胶体颗粒）形成的渗透压，称为胶体渗透压（colloid osmotic pressure）。血浆总的渗透压为血浆晶体渗透压与胶体渗透压之和。通常血浆渗透压在280～310 mmol/L，在此范围内称等渗，低于

280 mmol/L 称低渗，高于 310 mmol/L 称高渗。由于血浆与细胞间液中 Na^+ 浓度几乎相同，故由 Na^+ 产生的晶体渗透压对水在血浆与细胞间液之间的运动不起重要作用。虽血浆蛋白质所产生的渗透压极少，仅占血浆总渗透压的 1/200，其与血浆晶体渗透压相比微不足道，但由于其不能自由通过毛细血管壁，故其对维持血管内外液体的交换和血容量恒定具有十分重要的作用。比如，血浆蛋白减少即成为水肿发生的重要机制之一。

维持细胞内液渗透压的离子主要是 K^+ 与 HPO_4^{2-}，尤其是 K^+。细胞内液的电解质若以 mmol/L 为单位计算，与细胞外液的渗透压基本相等。

水可以自由通过细胞膜，细胞膜两侧液体渗透压不等时，主要依靠水的移动维持细胞内、外液的渗透压平衡。当细胞外液渗透压升高时，细胞内水转移至细胞外，引起细胞皱缩；当细胞外液渗透压降低时，水转入细胞内，继而引起细胞肿胀。细胞内外渗透作用原理如图 3-1 所示。

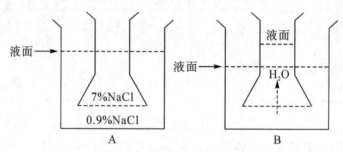

图 3-1　渗透作用原理示意图

A. 小烧杯内 Na^+ 浓度高于大烧杯内 Na^+ 浓度（注：小烧杯底部为半透膜，其类似于细胞膜）；

B. 通过渗透作用，大烧杯内部分 H_2O 转移至小烧杯内，两烧杯内液面高度不等，但 Na^+ 浓度相等。

三、水、钠平衡及调节

（一）水、钠平衡

1. 水平衡

（1）水的来源：正常人每天水的摄入和排出处于动态平衡。水的来源有饮水、食物含水及代谢水。成人每天饮水量波动于 1 000~1 500 ml，食物水含量约为 700 ml。糖类、脂肪、蛋白质等营养物质在体内氧化生成水称为代谢水，每天约为 300 ml（每 100 g 糖类氧化时产生 60 ml，每 100 g 脂肪可产生 107 ml，每 100 g 蛋白质可产生 41 ml）。每 1 kg 肌肉破坏时可释放水约 850 ml，故在严重创伤如挤压综合征时大量组织破坏可使体内迅速产生大量内生水。

（2）水的去路：机体排出水分的途径有四个，即消化道（粪便）、皮肤（显性汗和非显性汗）、肺（呼吸蒸发）和肾（尿液）。每天由皮肤蒸发的水分（非显性汗）约为 500 ml，通过呼吸蒸发的水分约为 350 ml。前者仅含少量电解质，而后者几乎不含电解质，故这两种不断蒸发排出的水分可以当作纯水看待。在显性出汗时汗液是一种低渗溶液，含 NaCl 约为 0.2%，并含有少量的 K^+。因此，在炎夏或高温环境下活动导致大量出汗时，会伴有电解质的丢失。健康成人每日经粪便排出的水分约为 150 ml，由尿排出的水分为 1 000~1 500 ml。必须指出，正常成人每天至少排出 500 ml 尿液才能清除体内的代谢废物。因成人每日尿液中的固体物质（主要是蛋白质代谢终产物及电解质）一般不少于35 g，而尿液最大浓度为60~80 g/L，所以每天排出 35 g 固体溶质的最低尿量为 500 ml。再加上非显性汗、呼吸蒸发以及粪便排水量，则每天最低排出的水量为 1 500 ml。要维持水分出入量的平衡，每天需水 1 500~2 000 ml，此称日需要量。对无尿液的患者，每天进水量应不少于 700 ml，否则将出现水的负平衡。在正常情况下每日的出入量保持平衡（表 3-3）。尿量则视水分的摄入情况和其他途径排水的多少而增减。需要注意的是，婴幼儿需水量比成人高 2~3 倍（为 120~160 ml/kg），这与婴幼儿的生理特点有关，如生长迅速、组织细胞生长时需蓄积水分、尿浓缩能力较差（肾小管重吸收功能尚未完善）、新陈代谢旺盛、经尿排出的代谢废物相对较多等。

2. 钠平衡

Na^+ 是保持细胞外液容量、调节酸碱平衡及维持正常渗透压的重要因素，在维持正常生理功能方面具有重要作用。正常成人体内含钠总量为 40~50 mmol/kg 体重，其中约 60% 是可以交换的，约 40% 是不可交换的（主要结合于骨骼的基质）。总钠的 50% 左右存在于细胞外液，10% 左右存在于细胞内液。血清 Na^+ 浓度的正常范围是 130~150 mmol/L，细胞内液中的 Na^+ 浓度仅为 10 mmol/L 左右。成人每天饮食摄入钠 100~200 mmol。天然食物中含钠甚少，故人们摄入的钠主要来自食盐。摄入的钠几乎全部由小肠吸收，Na^+ 主要经肾随尿排出。摄入多，排出亦多；摄入少，排出亦少；若完全停止钠摄入时，肾脏排钠量可趋于零（多食多排、少食少排、不食不排）。正常情况下摄钠和排钠量几乎相等。此外，随着汗液的分泌也可排出少量的 Na^+，Na^+ 的排出通常也伴有 Cl^- 的排出。

表 3-3　正常成人每日水的摄入量和排出量

摄入途径	摄入量（ml）	排出途径	排出量（ml）
饮水	1 000~1 500	尿液	1 000~1 500
食物水	700	皮肤蒸发	500
代谢水	300	呼吸蒸发	350
		粪便水	150
水的总摄入量	2 000~2 500	水的总排出量	2 000~2 500

（二）水、钠的生理功能

1. 水的生理功能

水是机体尤其体液中含量最多的组成部分，是维持人体正常生理活动的重要营养物质之一。水具有多方面的生理功能。

（1）促进物质代谢。水既是一切生化反应的场所，又是良好的溶剂，能使物质溶解，加速化学反应，有利于营养物质的消化、吸收、运输和代谢废物的排泄。水本身也参与水解、水化、加水等重要反应。

（2）调节体温。水的比热大，能吸收代谢过程中产生的大量热能而使体温不至于升高。水的蒸发热大，1 g 水在 37 ℃完全蒸发需要吸收 2 406 J 热量，所以蒸发少量的汗就能散发大量的热量。水的流动性大，能随血液迅速分布全身，而且三部分体液中水的交换非常迅速，使得物质代谢中产生的热量能够在体内迅速分布。由于水有这些特点，因而水可通过维持产热和散热的平衡对体温进行调节。

（3）润滑作用。例如，泪液可防止眼球干燥而有利于眼球转动，唾液可保持口腔和咽部湿润而有利于吞咽，关节囊的滑液有利于关节转动，胸膜和腹膜腔的浆液可减少组织间的摩擦，这些均是水的润滑作用。

（4）形成结合水。体内的水有相当大的一部分以结合水的形式存在（其余以自由水形式存在）。这些结合水与蛋白质、糖胺聚糖（黏多糖）和磷脂等结合，发挥其复杂的生理功能。各种组织器官含自由水和结合水的比例不同，因而坚实程度各异。心脏含水 79%，比血液仅少 4%（血液含水 83%），但由于心脏主要含结合水，故它的形态坚实柔韧，而血液则循环流动。

2. 钠的生理功能

（1）维持细胞内、外液的容量与渗透压平衡。Na^+ 是细胞外液中的主要阳离子，约占阳离子总量的 90%，故其产生的渗透压是细胞外液渗透压形成的重要构成部分。另外，K^+ 的主动运转，需由 Na^+-K^+-ATP 酶驱动，使 Na^+ 主动从细胞内排出，以维持细胞内外液渗透压平衡。此外，钠在细胞内液中同样也参与形成渗透压，并参与维持细胞内液的稳定。因此，钠含量的平衡，被认为是维持细胞内、外液容量与渗透压平衡的基本条件之一。

（2）维持体液的酸碱平衡。正常人细胞外液（以血浆为代表）的 pH 值为 7.35~7.45，在缓冲系统、肺和肾脏的共同调节下，pH 值维持相对的稳定。在缓冲系统中，以 $NaHCO_3$ 与 H_2CO_3 组成的缓冲对最为重要，因为它含量高、缓冲能力强。另外，Na^+ 在肾小管重吸收时可与 H^+ 交换，清除体内酸性代谢产物，共同参与维持体液的酸碱平衡。

（3）参与维持神经、肌肉、心肌细胞静息电位和动作电位的形成。Na^+-K^+-ATP 酶活性的正常对细胞内外 Na^+ 和 K^+ 的分布有重要意义，钾是神经、肌肉、心肌细胞静息电位形成的重要离子。而神经、肌肉、心肌细胞动作电位 0 期除极化常由 Na^+ 内流形成。因此，保持 Na^+ 浓度平衡，对维护神经肌肉的应激性是必需的。血浆 Na^+ 浓度增加，神经、肌肉兴奋性增加；反之则下降。

（4）参与新陈代谢和生理功能活动。例如，Na^+ 参与 ATP 的生成和利用；肾小管管腔膜上存在 Na^+- 葡萄糖同向转运体和 Na^+- 氨基酸同向转运体，Na^+ 介导肾小管对葡萄糖和氨基酸的重吸收；在肾髓质，Na^+ 还参与外髓至内髓部渗透浓度梯度的形成和尿液浓缩。

（三）水、钠平衡的调节

水、钠的平衡受神经－内分泌系统的调节，这种调节又主要是通过改变肾脏对水和钠的影响而实现的。因此，正常水、钠的平衡主要受以下几个方面调节。

1. 抗利尿激素和醛固酮的调节作用

渗透压感受器主要分布在下丘脑视上核和室旁核。正常渗透压感受器阈值一般为 280 mmol/L，当成人细胞外液渗透压有 1%~2% 变动时，就可以影响抗利尿激素（antidiuretic hormone，ADH）的释放。非渗透性刺激，即血容量和血压的变化可通过左心房和胸腔大静脉处的容量感受器，以及颈动脉窦、主动脉弓的压力感受器而影响 ADH 的分泌（图 3-2）。在一般情况下，不会因饮水和摄取钠的多少而使细胞外液渗透压发生显著的改变。

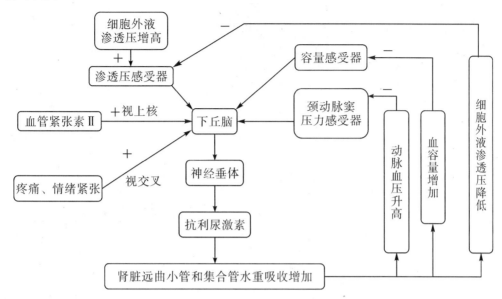

图 3-2 抗利尿激素分泌的调节及作用示意图

当体内水分不足或摄钠较多而使细胞外液渗透压升高时，将促使 ADH 的分泌增多，促进肾远曲小管和集合管对水的重吸收，减少水的排出；同时抑制醛固酮（aldosterone）的分泌（图 3-3），减弱肾小管对 Na^+ 的重吸收，增加 Na^+ 的排出，降低 Na^+ 在细胞外液的浓度，使已升高的细胞外液渗透压降至正常。其他因素，如精神紧张、疼痛、创伤以及某些药物和体液因子，如氯磺丙脲、长春新碱、环磷酰胺、血管紧张素Ⅱ等也能促使 ADH 分泌或增强 ADH 的作用。

反之，当体内水分过多或钠摄入不足而使细胞外液渗透压降低时，一方面通过抑制 ADH 的分泌，减弱肾远曲小管和集合管对水的重吸收，使水分排出增多；另一方面促进醛固酮的分泌，加强肾小管对 Na^+ 的重吸收，减少 Na^+ 的排出，从而使细胞外液中的 Na^+ 浓度增高，结果使降低的细胞外液渗透压增至正常。在正常条件下，尿量具有较大的变动范围（500~2 000 ml），说明肾在调节水平衡上有很大潜力。只有在肾功能严重障碍时，对水的总平衡才有较大影响。实验证明，细胞外液容量的变化可以影响机体对渗透压变化的敏感性。许多血容量减少的疾病，其促使 ADH 分泌的作用远超过血浆晶体渗透压降低对 ADH 分泌的抑制，说明机体优先维持血容量的平衡。

2. 心房钠尿肽的调节作用

心房钠尿肽（atrial natriuretic polypeptide，ANP）也称心房利钠因子（atrial natriuretic factor，ANF）、心房肽（atriopeptin）或心钠素（cardionatrin），是一组由心房肌细胞产生的多肽，由 21~33 个氨基酸组成。心房钠尿肽是影响水、钠代谢的重要体液因素。当心房扩张、血容量增加、血 Na^+ 增高或血管紧张素增多时，将刺激心房肌细胞合成释放 ANP。ANP 释放入血后，主要从四个方面影响水、钠代谢，即减少肾素的分泌、抑制醛固酮的分泌、对抗血管紧张素的缩血管效应，以及拮抗醛固酮的滞 Na^+ 作用。

3. 水通道蛋白的调节作用

水通道蛋白（aquaporin，AQP）是一组构成水通道与水通透有关的细胞膜转运蛋白，

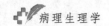

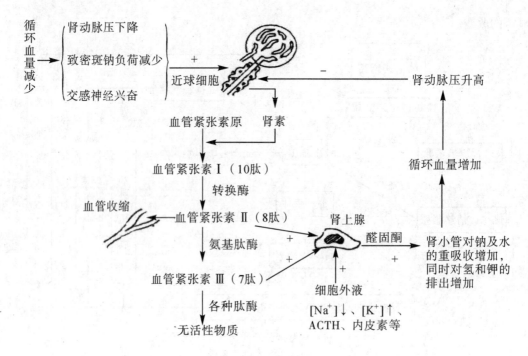

图 3-3 醛固酮分泌的调节及作用示意图

广泛存在于动物、植物及微生物界。目前已经发现的 AQP 家族有 10 个成员，其中 AQP0、AQP1、AQP2、AQP4、AQP5、AQP6、AQP8 对水有选择性，AQP3、AQP7、AQP9 则是水、甘油、尿素等小分子的共同通道。每种 AQP 有其特异性的组织分布。不同的 AQP 在肾脏和其他器官的水吸收和分泌过程中有着不同的作用和调节机制。

ADH 调节集合管重吸收水而浓缩尿液的过程与 ADH 受体 V_2R（集合管有多种 VR，但参与水转运的主要是 V_2R）和 AQP2 关系密切。当 ADH 释放入循环后，与集合管主细胞管周膜上的 V_2R 结合，并通过耦联的三磷酸鸟苷结合蛋白（GTR-binding protein），激活腺苷酸环化酶，使细胞内 cAMP 增高，再次激活 cAMP 依赖的蛋白激酶 A（protein kinase A，PKA）。PKA 使主细胞细胞质囊泡中的 AQP2 发生磷酸化，触发含 AQP2 的细胞质囊泡向管腔膜转移并融合嵌入管腔膜，致管腔膜上 AQP2 密度增加，对水的通透性提高，继而通过胞饮作用，将水摄入细胞质。由存在于管周膜上持续活化的 AQP3 或 AQP4 在髓质渗透压梯度的驱使下将水转运到间质，再由直小血管带走。ADH 和 V_2R 解离后，管腔膜上的 AQP2 重新回到细胞质囊泡。如果 ADH 水平持续增高（数小时或更长）可使 AQP2 基因活化、转录及合成增加，从而提高集合管 AQP2 的绝对数量。

AQP 的发现对水代谢的研究有重要意义。随着对 AQP 研究的深入，人们对全身水代谢的生理过程和水平衡紊乱的机制将会有更多新的认识。

4. 渴感中枢的调节作用

当体内水分不足或摄入较多的食盐而使细胞外液的渗透压升高时，可刺激下丘脑的视上核渗透压感受器和侧面的渴感中枢产生兴奋，反射性引起口渴的感觉，机体主动饮水而补充水的不足。

此外，有研究证实，水、钠的调节还与体内鸟苷素调节肽及肾上腺髓质素等浓度变化相关，其浓度增高时均可促使机体利尿、利钠增强。

第二节　水、钠代谢紊乱

一、水、钠代谢紊乱的分类

水、钠代谢紊乱是临床上最常见的水和电解质平衡紊乱，其常导致体液容量和渗透压改变。患者水和钠的摄入或者排出超过一定限度时，即会影响体液容量平衡，导致细胞内、外液过量或不足。若患者水和钠的得失比例与血浆基本相当，血钠浓度不会改变；患者水和钠的得失比例与其在血浆中的比例差别较大，将使血钠浓度发生改变而发生低钠血症（hyponatremia）或高钠血症（hypernatremia）。由于 Na^+ 是细胞外液中最重要的晶体颗粒，血钠浓度异常常会导致渗透压平衡发生紊乱。

渗透压平衡紊乱与体液中溶质的浓度有关，即使仅丢失或仅补充水也会导致细胞外液中溶质颗粒浓度发生改变。低渗状态通常由水过量和钠缺失而引起；高渗则因水减少或钠过量所致。在绝大多数病例，低渗与低钠血症有关，高渗与高钠血症有关。一个明显的例外是糖尿病引起的高血糖（高渗而不高钠）。

水、钠代谢紊乱往往是同时或相继发生，并且相互影响，两者关系密切，故临床上常将二者同时考虑。在分类时，一般根据体液渗透压或者血钠的浓度及体液容量来进行，常见的分类方法有以下两种。

（一）根据体液的渗透压分类

根据体液的渗透压可将水、钠代谢紊乱分为以下几类：

(1) 低渗性脱水（hypotonic dehydration）；

(2) 高渗性脱水（hypertonic dehydration）；

(3) 等渗性脱水（isotonic dehydration）；

(4) 低渗性水过多，也称为水中毒（water intoxication）；

(5) 高渗性水过多，也称为盐、水中毒（salt and water intoxication）；

(6) 等渗性水过多，也称为水肿（edema）。

（二）根据血钠的浓度和体液容量分类

1. 低钠血症根据体液容量分类

低钠血症根据体液容量可分为以下几类：

(1) 低容量性低钠血症（hypovolemic hyponatremia）；

(2) 高容量性低钠血症（hypervolemic hyponatremia）；

(3) 等容量性低钠血症（isovolemic hyponatremia）。

2. 高钠血症根据体液容量分类

高钠血症根据体液容量可分为以下几类：

(1) 低容量性高钠血症（hypovolemic hypernatremia）；

(2) 高容量性高钠血症（hypervolemic hypernatremia）；

(3) 等容量性高钠血症（isovolemic hypernatremia）。

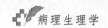

3. 正常血钠性水紊乱根据体液容量分类

正常血钠性水紊乱根据体液容量可分为以下几类：

（1）正常血钠性体液容量减少（等渗性脱水）；

（2）正常血钠性体液容量过多（水肿）。

近年来由于血钠测定的普遍开展，血钠浓度的高低易于明确，不少人以血钠浓度的改变对水、钠代谢紊乱进行分类。然而，同为低钠血症或高钠血症，血容量不足或血容量过多时，临床处理原则截然不同。为便于理解和更为接近临床，本节主要以体液容量和血钠浓度改变来共同探讨水、钠代谢紊乱。

二、体液容量减少

（一）低容量性低钠血症——低渗性脱水

1. 特　点

Na^+ 和水都丢失，但失 Na^+ 多于失水，使血清 Na^+ 浓度低于 130 mmol/L，血浆渗透压低于 280 mmol/L，伴有细胞外液量的减少，也可称为低渗性失水，但常被称为低渗性脱水。

2. 原因和机制

因丢失钠和水的途径不同，如因丢失大量的液体后其尿液中 Na^+ 浓度不同而将其原因分为经肾丢失和肾外丢失。钠和水丢失后因处理措施不当，如只补给不足量水而未补钠即可导致低容量性低钠血症发生。

（1）经肾丢失：

1）多见于长期连续使用高效利尿药而又低盐饮食者，如使用呋塞米（速尿）、依他尼酸（利尿酸）、噻嗪类利尿药等，这些利尿剂能抑制髓襻升支对 Na^+ 的重吸收。

2）肾上腺皮质功能不全：由于醛固酮分泌不足，肾小管对钠的重吸收减少。

3）肾实质性疾病：如慢性间质性肾疾病可使髓质正常间质结构破坏，使肾髓质不能维持正常的浓度梯度，以及髓襻升支功能受损，肾小管对醛固酮反应性降低，均可使 Na^+ 随尿排出增加。

4）肾小管酸中毒（renal tubular acidosis，RTA）：是一种以肾小管排酸障碍为主的疾病。其主要发病环节是集合管泌 H^+ 功能降低，$H^+ - Na^+$ 交换减少，导致 Na^+ 随尿排出增加。

（2）肾外丢失：

1）丧失大量消化液而只补充不足量水分：这是最常见的原因。如发生呕吐、腹泻、胃肠吸引术丢失消化液后。

2）液体在第三间隙积聚：如胸膜炎形成大量胸膜腔积液（胸水），腹膜炎、胰腺炎形成大量腹膜腔积液（腹水），经大量或反复抽放胸水或腹水后。

3）经皮肤丢失：大量出汗、大面积烧伤可导致液体和 Na^+ 的大量丢失。汗液虽为低渗液，但大量出汗也可伴有明显的钠丢失（每小时可丢失 30～40 mmol 的钠）。

由此可见，低容量性低钠血症的发生，往往与治疗措施不当（如失钠失水后只补不足量水分而不补充钠）有关。但是，也必须指出，即使没有这些不适当的措施，大量体液丢失本身也可以使有些患者发生低容量性低钠血症。这是因为大量体液丢失所致的细胞外液容量的显著减少，可通过对容量感受器的刺激而引起 ADH 分泌增多，结果是肾脏重吸收水增加，因而引起细胞外液低渗。

3. 对机体的影响

（1）细胞外液减少，易发生休克。低容量性低钠血症主要特点是细胞外液量减少（图3－4）。由于丢失的主要是细胞外液，严重者细胞外液量将显著下降。同时，由于细胞外液处于低渗状态，水可从细胞外液向渗透压相对较高的细胞内转移，从而进一步减少细胞外液量，并且因为液体的转移，致使血容量进一步减少，故容易发生低容量性休克。患者外周循环衰竭出现较早，可有直立性眩晕、血压下降、四肢厥冷、脉搏细速等表现。同时，由于细胞内液容量有所增加，可发生细胞内水肿，严重时可引起脑功能障碍。

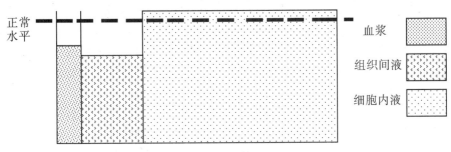

图3－4　低容量性低钠血症时体液容量变化示意图

（2）有明显失水体征。由于血容量减少，可使血液浓缩，血浆胶体渗透压升高，使组织间液向血管内转移以补充血容量，因此，在低容量性低钠血症时，组织间液减少更为显著，因而患者皮肤弹性减退，眼窝和婴幼儿囟门凹陷。

（3）血浆渗透压降低，无口渴感，饮水减少，故机体虽失水，但却不思饮，难以自觉经口服补充液体。同时，由于血浆渗透压降低，抑制渗透压感受器，使 ADH 分泌减少，远曲小管和集合管对水的重吸收也相应减少，导致多尿和低密度尿。但晚期血容量显著降低时，ADH 释放增多，肾远曲小管和集合管对水的重吸收增加，可出现少尿。

（4）经肾失钠的低钠血症患者，尿钠含量增多（>20 mmol/L）。但如果是肾外因素所致者，则可因低血容量所致的肾血流量减少激活肾素－血管紧张素－醛固酮系统，使肾小管对钠的重吸收增加，结果导致尿 Na^+ 含量减少（<10 mmol/L）。

4. 防治原则

（1）防治原发病，去除病因。

（2）原则上给予等渗液以恢复细胞外液容量。若血钠浓度低于 120 mmol/L 时可给高渗盐水，使血钠浓度达 120 mmol/L 左右即可。因血钠浓度提升太快可造成心、脑损伤。病情严重，如出现休克时，要按休克的处理方式积极抢救。

（二）低容量性高钠血症——高渗性脱水

1. 特　点

Na^+ 和水都丢失，但失水多于失 Na^+，使血清 Na^+ 浓度高于 150 mmol/L，血浆渗透压高于 310 mmol/L。细胞外液和细胞内液量均减少，也可称为高渗性失水，但常被称为高渗性脱水。

2. 原因和机制

(1) 水摄入减少。多见于水源断绝、进食或饮水困难等情况；某些中枢神经系统损害的患者、严重疾病或年老体弱的患者也因无口渴感而造成摄水减少。一天不饮水，丢失水大约1 200 ml（约为体重的2%）。婴儿一天不饮水，失水可达体重的10%，对水丢失更为敏感，故临床上更需特别注意。

(2) 水丢失过多。

1) 经呼吸道失水：任何原因引起的过度通气（如癔症和代谢性酸中毒等）都会使呼吸道黏膜不显性蒸发加强，如果持续时间过长且未及时得到水分的补充，则由于其损失的都是不含电解质的水分，故可引起低容量性高钠血症。

2) 经皮肤失水：高热、大量出汗和甲状腺功能亢进时，均可通过皮肤丢失大量低渗液体。如发热时，体温每升高 1.5 ℃，皮肤的不显性蒸发每天约增加 500 ml。

3) 经肾失水：中枢性尿崩症时因 ADH 产生和释放不足，肾性尿崩症时肾远曲小管和集合管对 ADH 缺乏反应及肾浓缩功能不良，肾排出大量低渗性尿液，使用大量脱水剂如甘露醇、葡萄糖等高渗溶液，以及昏迷的患者鼻饲浓缩的高蛋白，均可因产生渗透性利尿而导致失水过多。

4) 经胃肠丢失：呕吐、腹泻及消化道引流等可导致等渗或含钠量低的消化液丢失。

以上情况在口渴感正常的人，能够得到水喝和能够喝水的情况下，很少引起低容量性高钠血症。因为水分丢失的早期，血浆渗透压稍有升高就会刺激渴感中枢，在饮水以后，血浆渗透压即可恢复。但如果没有及时得到水分的补充，且随着皮肤和呼吸道蒸发丧失单纯水分，体内水的丢失可大于钠的丢失，则可发生低容量性高钠血症。

3. 对机体的影响

(1) 口渴。由于细胞外液高渗，通过渗透压感受器刺激渴感中枢，引起口渴感；由循环血量减少及因唾液分泌减少引起的口干舌燥，也是引起口渴感的原因。这是重要的保护机制。但是，在衰弱的患者和老年人，口渴反应可不明显。

(2) 细胞外液含量减少。由于丢失的是细胞外液，所以细胞外液容量减少（图3-5）。同时，因失水大于失钠，细胞外液渗透压升高，可通过刺激渗透压感受器引起 ADH 分泌增加，加强肾远曲小管和集合管对水的重吸收，因而尿液减少而尿密度增高。

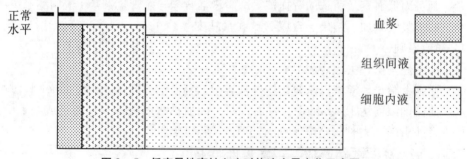

图 3-5　低容量性高钠血症时体液容量变化示意图

(3) 细胞内液向细胞外液转移。由于细胞外液高渗，可使渗透压相对较低的细胞内液向细胞外转移。这有助于部分循环血量的恢复，但同时也引起细胞脱水而使细胞皱缩。

(4) 血液浓缩。由于血容量下降，可反射性地引起醛固酮分泌增加，但在早期由于血容量变化不明显，醛固酮分泌可不增多。一般在液体丢失达体重4％时可引起醛固酮分泌增加，醛固酮增强肾小管对Na^+的重吸收，它与ADH一起有助于维持细胞外液容量和循环血量，使其不至于下降太多。ADH的分泌增多促使水重吸收增多，加上细胞内液向细胞外液转移，均使细胞外液得到水分的补充。此调节既有助于渗透压回降，又使血容量得到恢复。故在低容量性高钠血症时，细胞外液及血容量的减少均没有低容量性低钠血症时明显，因而这类患者血液浓缩、血压下降及氮质血症等情况一般比低容量性低钠血症轻。

（5）严重的患者，由于细胞外液高渗使脑细胞严重失水，可引起一系列中枢神经系统功能障碍，包括嗜睡、肌肉抽搐、昏迷，甚至死亡。脑体积因失水而显著缩小时，颅骨与脑皮质之间的血管张力增大，因而可导致静脉破裂而出现局部脑出血和蛛网膜下腔出血。

此外，严重的病例，尤其是小儿，由于细胞外高渗而使汗腺细胞内水分减少，使经汗腺细胞蒸发的水分减少而使散热受到影响，最终导致体温升高。此在临床常被称为"脱水热"。

4. 防治原则

（1）防治原发病，去除病因。

（2）补给体内缺少的水分，不能经口进食者可由静脉滴入5％～10％葡萄糖注射液。但要注意，输入不含电解质的葡萄糖注射液过多有引起水中毒的危险，输入过快则可加重心脏负担。

（3）补给适当的Na^+，虽然患者血Na^+升高，但体内总钠是减少的，只不过是由于失水多于失Na^+而已。故在治疗过程中，待失水情况得到一定程度纠正后，应适当补Na^+，可给予0.9％氯化钠（生理盐水）与5％～10％葡萄糖混合液。

（4）适当补K^+，由于细胞内脱水，K^+也同时从细胞内释出，引起血K^+升高，肾排K^+也多。尤其当患者醛固酮增加时，补液若只补给盐水和葡萄糖注射液，则由于K^+转运至细胞内以及肾排钾增加，易出现低钾血症，所以应适当补K^+。

（三）正常血钠性体液容量减少——等渗性脱水

1. 特点

水与钠按其在正常血浆中的浓度成比例丢失时，可引起正常血钠性体液容量减少。其也常被称为等渗性脱水。即使不按比例丢失，但脱水后经过机体调节，血钠浓度可维持在130～150 mmol/L，渗透压仍保持在280～310 mmol/L者，亦属正常血钠性体液容量减少。

2. 原因和机制

任何等渗体液大量丢失所造成的细胞外液减少，在短期内均属于等渗性失水，主要见于：

（1）大量抽放胸、腹水，大面积烧伤，剧烈呕吐、腹泻或胃、肠引流术后；

（2）麻痹性肠梗阻时，大量消化液潴留于肠腔内。

3. 对机体的影响

等渗性脱水时主要丢失细胞外液，血浆容量及组织间液量均减少，但细胞内液量变化不大。细胞外液的大量丢失造成细胞外液容量缩减，血液浓缩，但与此同时，机体通过调节使ADH和醛固酮分泌增强，使肾脏对钠和水的重吸收增强，细胞外液容量得到部分补

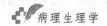

充。患者尿量减少，尿内 Na^+、Cl^- 减少。若细胞外液容量明显减少，则可发生血压下降、休克甚至肾衰竭等。

4. 防治原则

防治原发病，输注低渗的氯化钠溶液，以等渗溶液渗透压的 1/2～2/3 为宜。发生正常血钠性体液容量减少时如不及时处理，则可通过不感蒸发继续丢失水分而转变为低容量性高钠血症（高渗性脱水）；如只补充不足量的水分而不补钠盐，又可转变为低容量性低钠血症（低渗性脱水）。因此，正常血钠性体液容量减少临床上较少见。

三、体液容量不变

（一）等容量性低钠血症

1. 特 点

血钠下降且血清 Na^+ 浓度低于 130 mmol/L，血浆渗透压低于 280 mmol/L。一般不伴有血容量的明显改变，或仅有轻度升高。等容量性低钠血症尽管存在低钠血症，但有些患者体钠总量正常或接近正常，细胞外液容量可轻度升高。因此，有些资料将其归纳入高容量性低钠血症内容中一并进行论述。

2. 原因和机制

等容量性低钠血症主要见于 ADH 分泌异常综合征（syndrome of inappropriate ADH secretion，SIADH）。

（1）恶性肿瘤：多见于肺燕麦细胞癌、胰腺肿瘤、十二指肠癌、输尿管癌、前列腺癌、淋巴瘤、白血病以及胸腺间皮瘤等；

（2）中枢神经系统疾病：如脑组织创伤、感染、肿瘤、血卟啉病等；

（3）肺部疾病：结核病、肺炎、真菌感染、肺脓肿等；

（4）某些药物：如机体使用氯磺丙脲、环磷酰胺、长春新碱等。

除 ADH 分泌异常综合征外，妊娠、某些精神病、糖皮质激素缺乏以及甲状腺功能减低等也在一定程度上引起 ADH 分泌。

等容量性低钠血症虽名为等容，实际上其体液容量可以扩张。当容量增加到一定限度时，可通过利 Na^+ 作用增加尿 Na^+ 的排出（尽管存在低钠血症），使水、钠处于一个稳定的状态，可防止水肿的形成。

尿 Na^+ 排出增加的机制可能是多方面的，首先是由于容量的扩张引起 ANP 的释放，ANP 则通过提高肾小球滤过率和抑制肾小管对 Na^+ 的重吸收而增加 Na^+ 的排出。其次，容量的扩张也可减少近曲小管 Na^+ 和尿酸的吸收。此外，由于等容性低钠血症时细胞外液渗透压低于细胞内，水向细胞内转移，所滞留的水约 2/3 分布在细胞内液，约 1/3 分布在细胞外液，只有仅约 1/12 的液体分布在血管内，故血容量变化不明显。

3. 对机体的影响

轻度等容量性低钠血症对机体无明显影响，也无明显的临床表现。当低钠血症比较明显且有较多的水从细胞外液进入细胞内时，会引起脑细胞水肿所致的一系列中枢神经系统临床表现，如恶心、呕吐、抽搐、昏迷等。

4. 防治原则

（1）防治原发病。

（2）轻度患者可限制水的摄入。

（3）重度患者出现抽搐、昏迷时，应立即静脉输入甘露醇等渗透性利尿剂或呋塞米等强利尿剂，以减轻脑细胞水肿和促进体内水分排出。3%～5%高渗氯化钠溶液滴注可迅速缓解体液的低渗状态。但须密切注意，若 Na^+ 过多可使细胞外液容量增大而加重心脏负荷。

（二）等容量性高钠血症

1. 特 点

血钠升高且血清 Na^+ 浓度高于 150 mmol/L，血浆渗透压高于 310 mmol/L，血容量无明显改变。

2. 原因和机制

等容量性高钠血症为原发性高钠血症，病变部位可能在下丘脑。可能由于下丘脑受损，其渗透压感受器阈值升高、渗透压调定点上移，渴感中枢和渗透压感受器对渗透性刺激不敏感，对正常水平的渗透压无反应性感受，因此，渴感缺乏或减退。只有当渗透压明显高于正常时，才能刺激 ADH 的释放。然而，这类患者对口渴、ADH 释放以及 ADH 作用的调节是正常的。因此，当渗透压升高超过正常时，仍能引起口渴感和 ADH 的释放，产生抗利尿作用，以恢复渗透压。故其尽管有高钠血症存在，但血容量是正常的。这类钠代谢紊乱可以是先天性的，也可以是获得性的。

3. 对机体的影响

本型高钠血症体液容量无明显改变，只是由于细胞外的高渗状态可引起脑细胞脱水皱缩，甚至扯破脑静脉而致脑局部和蛛网膜下腔出血，进而可引起中枢神经系统功能障碍。

4. 防治原则

（1）防治原发病；

（2）补充水分（可给予 5%葡萄糖注射液）以降低血钠。

四、体液容量过多

（一）高容量性低钠血症——水中毒

1. 特 点

血钠下降且血清 Na^+ 浓度低于 130 mmol/L，血浆渗透压低于 280 mmol/L，但体钠总量正常或增多，患者有水潴留使体液量明显增多。高容量性低钠血症也可称为低渗性水过多，但常被称为水中毒。

2. 原因和机制

高容量性低钠血症的主要原因是由于过多的低渗性体液在体内潴留造成细胞内、外液都增多，可引起重要器官功能严重障碍。

（1）水的摄入过多：如过多无盐水灌肠，精神性饮水过量，也见于静脉输入含盐少或不含盐的液体过多、过快。这些原因若引起水的摄入超过肾脏的排水能力，将导致水中毒的发生。

（2）水排出减少：充血性心力衰竭、肝硬化及肾病综合征等是引起高容量性低钠血症的常见原因。其发生与 ADH 分泌增多、肾素－血管紧张素－醛固酮系统激活有关。此外，ADH 分泌增多也见于恐惧、疼痛、失血、休克、外伤等情况，其发生目前认为与交感神经兴奋解除了副交感神经对 ADH 分泌的抑制有关。

在肾功能良好的情况下，一般不易发生水中毒。因此，水中毒最常发生于肾功能不全少尿期或尿毒症的患者且又输液不恰当时。

3. 对机体的影响

（1）细胞外液量增加，血液稀释。实验室检验可见血浆蛋白、血红蛋白浓度和血细胞比容（红细胞压积）降低，早期尿量增加（肾功能障碍者例外），尿密度下降。

（2）细胞内水肿：血 Na^+ 浓度降低，细胞外液呈低渗状态，水自细胞外向细胞内转移，造成细胞内水肿。由于细胞内液容量大于细胞外液，过多的水分大部分可积聚在细胞内。因此，早期潴留在细胞间液中的水分尚不足以使皮肤在按压时产生凹陷，在晚期或重度患者则可出现凹陷。

（3）中枢神经系统：细胞内、外液容量增大将对中枢神经系统产生严重影响。因中枢神经系统被限制在一定体积的颅腔和椎管中，脑细胞的肿胀和脑组织水肿使颅内压增高，脑脊液压力也增加。此时可引起各种中枢神经系统受压表现，如头痛、恶心、呕吐、记忆力减退、意识淡漠、思维混乱、失语、嗜睡、视神经乳头水肿等，严重病例可发生枕骨大孔疝或小脑幕裂孔疝而导致呼吸和心脏搏动停止。轻度或慢性病例，临床表现常不明显，多被原发病所掩盖。一般当血 Na^+ 浓度降低至 120 mmol/L 以下时即可出现较明显的临床表现。

4. 防治原则

（1）防治原发病：肾功能不全少尿阶段、尿毒症及心力衰竭等患者，应严格限制水的摄入，以预防高容量性低钠血症的发生；

（2）轻症患者，只需停止或限制水分摄入，造成水的负平衡，病情即可自行逐渐恢复；

（3）重症或急症患者，除严格限制进水外，尚应给予高渗盐水，以迅速纠正脑细胞水肿，或静脉给予甘露醇等渗透性利尿剂，或呋塞米等强利尿剂以促进体内水分的排出。

（二）高容量性高钠血症——盐、水中毒

1. 特 点

血容量和血钠均增高，血清 Na^+ 浓度高于 150 mmol/L，血浆渗透压高于 310 mmol/L。高容量性高钠血症可称为高渗性水过多，但常被称为盐、水中毒。

2. 原因和机制

高容量性高钠血症的主要原因是医源性盐摄入过多及机体发生原发性钠潴留。

（1）医源性盐摄入过多：在治疗低容量性低钠血症时，为了纠正细胞外液的低渗状态，给予过多高渗盐溶液；或等渗性失水患者，没有严格控制高渗溶液的输入。如肾本身疾病所致低容量性低钠血症，在给机体补充过多高渗盐溶液时，就有可能导致高容量性高钠血症。又如，在抢救心脏搏动和呼吸骤停的患者时，为了对抗乳酸中毒，常常给予高浓度的碳酸氢钠，若掌握不当，亦可造成高容量性高钠血症。

（2）原发性钠潴留：原发性醛固酮增多症和 Cushing 综合征患者，由于醛固酮的持续超常分泌，致远曲小管和集合管对 Na^+、水的重吸收增加，可引起体钠总量和血钠含量

的增加，同时伴有细胞外液量的增多。

3. 对机体的影响

虽细胞外液增多，但高钠血症时细胞外液呈高渗状态，可使液体自细胞内向细胞外转移而致细胞失水，严重者引起中枢神经系统功能障碍。

4. 防治原则

（1）防治原发病；

（2）肾功能正常者可用强效利尿剂，如呋塞米，以去除过量的钠；

（3）肾功能低下或对利尿剂反应差者，或血清 Na^+ 浓度高于 200 mmol/L 的患者，可进行腹膜透析，但需要连续监测血浆电解质水平，以免透析过度。

（三）正常血钠性体液容量过多——水肿

1. 水肿的概念

水肿（edema）是指体液在组织间隙或体腔中积聚过多的病理过程。它是多种疾病中可能出现的临床体征。体腔中过多的体液积聚称为积水（hydrops）或积液，如腹膜腔积液（腹水）、心包积液、胸膜腔积液、脑室积水等。在组织间隙或体腔中积聚过多的体液称为水肿液。由于水肿液来自血浆，所以它的成分与血浆相近，因而水肿是等渗液的积聚，故水肿也可称为正常血钠性体液容量增多，但通常情况下仍称为水肿。

需要指出的是，某些原因（如高容量性低钠血症所致低渗液体积聚时）可引起细胞水肿。细胞水肿又称细胞水化或细胞水合（cellular hydration），是指细胞内液过多的积聚。它与上述水肿的概念不同，其发生机制也不同。但某些类型水肿的概念中也包括了细胞水肿，如脑水肿就包括了神经细胞及神经胶质细胞的水肿。

2. 水肿的分类

临床对水肿的分类方法较多，常见的有以下几种：

（1）按发病原因分类：可分为心性水肿、肾性水肿、肝性水肿、营养不良性水肿、炎症性水肿、过敏性水肿、中毒性水肿、内分泌性水肿等。此外，对原因不明的则称为"特发性水肿"。

（2）按水肿发生的部位分类：可分为皮下水肿、肺水肿、脑水肿、喉头水肿、视神经乳头水肿等。

（3）按水肿波及的范围分类：可分为局部性水肿（local edema）和全身性水肿（general edema，anasarca）。前者指水肿局限于某个组织或器官，水肿部位常与疾病的主要病变部位一致，如静脉阻塞性、炎症性、淋巴性、变态反应性、血管性水肿，以及肺水肿、脑水肿等；后者指水肿液分布于全身各处组织间隙，并可伴不同程度的体腔积液，如心性水肿、肾性水肿等。

目前临床上主要采用按水肿发生原因和部位进行分类，但在实际应用中也常混合使用，如心性肺水肿、静脉阻塞性脑水肿等。

3. 水肿的原因和机制

正常人组织液容量和体液容量相对恒定，这种恒定依赖于血管内外液体交换平衡及机体对体内外液体交换平衡的完善调节。尽管各种水肿都有其各自的发生机制，但均可由上述两种平衡失调所致。当平衡失调时，就为水肿的发生奠定了基础。血管内外液体交换失衡导致组织液生成多于回流，以致体液在组织间隙积聚，此时细胞外液不一定增多。体内

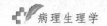

外液体交换失衡导致细胞外液总量增多以致液体在组织间隙或体腔积聚。两者单一发生或同时发生均可促进水肿的形成。

（1）血管内外液体交换失衡——组织液生成多于回流。正常时组织液从毛细血管的动脉端不断地产生，又经毛细血管的静脉端及淋巴管不断地回流入血液循环，使组织液的生成和回流保持动态平衡。这种动态平衡主要是受血管内外促使组织液生成的压力（即毛细血管血压、组织间液的胶体渗透压）与促使组织间液回流入血的压力（即血浆胶体渗透压、组织间液的流体静压）两组压力的力量对比；同时也受毛细血管壁通透性及淋巴液回流等因素的影响（图3-6）。

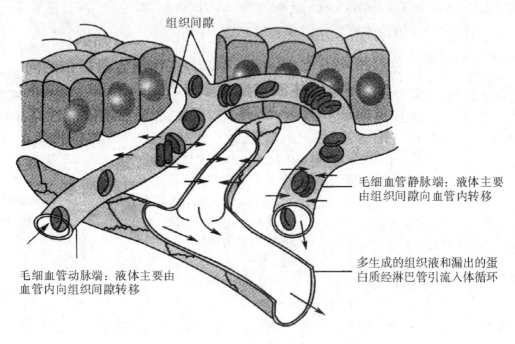

图3-6 正常组织间液的生成与回流示意图

驱使组织液生成的压力是有效流体静压，在毛细血管，其平均血压为2.33 kPa（17.50 mmHg），组织间液的流体静压为-0.87 kPa（-6.50 mmHg），两者之差即为有效流体静压，约为3.20 kPa（24 mmHg）。促使液体回流至毛细血管内的力量是有效胶体渗透压，正常人血浆胶体渗透压约为3.72 kPa（28.00 mmHg），组织间液的胶体渗透压约为0.67 kPa（5.00 mmHg），两者之差即为有效胶体渗透压，约为3.05 kPa（23.00 mmHg）。有效流体静压与有效胶体渗透压的差值即为平均实际滤过压，约为0.15 kPa（1.00 mmHg）。可见正常的组织间液生成略大于回流。多生成的组织液则通过淋巴回流入血液循环，同时也可把从毛细血管漏出的蛋白质以及一些细胞代谢产物回吸收入血液循环。由于淋巴回流及其代偿作用，机体不易出现组织液积聚过多的情况。但是，当上述一个或多个因素同时或先后失调，都可能导致组织液生成明显大于回流，增多的组织液积聚于组织间隙或体腔即可形成水肿。

1）毛细血管流体静压增高：主要原因是静脉压升高。静脉压升高可逆向传递到微静脉和毛细血管静脉端，从而使后者的流体静压增高，有效流体静压便随之升高，使组织液的生成增多。当组织液生成超过淋巴回流的代偿限度时，便可引起水肿。充血性心力衰竭时静脉压增高是全身性水肿的重要原因之一。而肿瘤压迫静脉也可导致毛细血管的流体静压增高，从而引起局部水肿。肝硬化可引起肝静脉回流受阻和门静脉高压，也可造成毛细血管流体静压增高，从而成为腹水形成的重要因素之一。在炎性水肿的发生、发展中，动脉充血导致毛细血管流体静压增高，也是引起炎性水肿的重要因素之一。

2）血浆胶体渗透压降低：血浆胶体渗透压主要取决于血浆清蛋白（白蛋白）的浓度。当血浆清蛋白含量减少时，血浆胶体渗透压下降，导致有效胶体渗透压下降，组织液的生成增加，当超过淋巴代偿能力时即可导致水肿的发生。引起血浆清蛋白含量下降的原因常见于：①用于产生或合成蛋白质的食物摄入不足，如食物缺乏、禁食、胃肠消化吸收障碍等（由这些原因引起的水肿称为营养不良性水肿）；②蛋白质丢失过多，如肾病综合征时大量蛋白质从尿中丢失，严重烧伤、创伤使血浆蛋白从创面大量丢失等；③蛋白质合成障碍，如肝硬化或严重营养不良时；④蛋白质分解代谢增加，见于慢性消耗性疾病，如慢性感染、恶性肿瘤等。

需要指出的是，血浆蛋白浓度下降可以是相对的，如在多数全身性水肿的发展中，由于大量的钠、水滞留可使血浆被稀释，从而导致血浆蛋白浓度相对降低。另外，由于电解质能自由通过毛细血管壁，故由其产生的晶体渗透压对血管内外液体的交换影响不大。

3）微血管壁通透性增高：正常毛细血管壁只允许微量血浆蛋白滤出，而微血管的其他部位几乎没有蛋白质透过，因而在毛细血管内外可形成较大的胶体渗透压梯度。当微血管壁通透性增高时，血浆蛋白从毛细血管和微静脉壁滤出，于是毛细血管静脉端和微静脉内的胶体渗透压下降，而组织间液的胶体渗透压上升，最终导致有效胶体渗透压明显下降，促使溶质及水分滤出。此时，如果淋巴引流不足以将蛋白质等溶质及水分输送回血液循环，即可导致水肿的发生。常见于感染、烧伤、冻伤、化学性损伤以及昆虫叮咬等。这些因素可直接损伤微血管壁或通过释放组胺、激肽类等炎性介质的作用而使微血管壁的通透性增高。此型水肿液中所含蛋白质较高，可达 30～60 g/L。

4）淋巴回流受阻：正常的淋巴回流不仅能把正常情况下生成的组织液及其所含蛋白质回收到血液循环，而且在组织液生成增多时，还能代偿回流，因而具有重要的抗水肿作用。但在某些病理情况下，当淋巴回流受阻时，含蛋白质的水肿液可在组织间隙积聚，从而形成淋巴性水肿（lymph edema）。发生这种水肿时，液体可由毛细血管回收，而蛋白质却可滞积，因此其含量可达 30～50 g/L，使组织间液胶体渗透压增高，促进水肿的形成。常见的原因有：恶性肿瘤细胞侵入并堵塞淋巴管；乳腺癌根治术等摘除主干通过的淋巴结所致相应部位的水肿；丝虫病时，主要的淋巴管道被虫体阻塞，可引起下肢水肿（象皮肿）和阴囊的慢性水肿；此外，淋巴管或淋巴结的炎症、肿瘤或瘢痕压迫等也可导致淋巴回流受阻而引起水肿。

血管内外液体交换失衡所致水肿的常见原因和机制见表3-4。

（2）体内外液体交换失衡——钠、水潴留。钠、水潴留是指血浆及组织间液中钠与水成比例积聚过多，是引起全身性水肿的重要机制。钠、水潴留可引起血容量增加，从而引起组织液增多，产生全身性水肿。

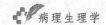

表 3 - 4　血管内外液体交换失衡所致水肿的常见原因和机制

常见原因	发生机制
充血性心力衰竭、静脉血栓形成、缩窄性心包炎等	静脉压升高
妊娠、严重贫血等	血容量增加
急性炎症等	动脉充血
	（以上可致毛细血管流体静压增高）
肝硬化或严重营养不良等	清蛋白合成障碍
肾病综合征、严重烧伤、创伤等	大量蛋白尿致清蛋白丢失过多
慢性消耗性疾病，如慢性感染、恶性肿瘤等	蛋白质分解代谢增加
	（以上可致血浆胶体渗透压降低）
烧伤、创伤、缺氧、酸中毒等	血管内皮、基膜等受损
感染及过敏等	炎性扩血管介质如组胺等释放增加
	（以上可致微血管壁通透性增高）
肿瘤、感染如丝虫感染等	淋巴管道狭窄或阻塞
	（以上可致淋巴回流受阻）

正常人钠、水的摄入量和排出量处于动态平衡，从而保持体液量的相对恒定。这种平衡的维持依赖于排泄器官正常结构和功能以及体内的容量及渗透压调节。肾脏对钠、水的调节起重要作用，在摄入较多钠盐情况下而不致发生钠、水潴留和水肿。这说明肾小球的滤过与肾小管的重吸收功能正常情况下保持平衡。正常时经肾小球滤过的钠、水总量只有 0.5%～1%排出体外，99%～99.5%被肾小管重吸收。肾小球滤过量发生变动时，近曲小管总是重吸收滤过量的 65%～70%，即球 - 管平衡 (glomerulo-tubular balance)。而远曲小管和集合管对钠、水的重吸收则主要受激素调节。

若某些因素导致近曲小管重吸收钠、水的功能不能与肾小球滤过的量保持平衡（即球 - 管平衡失调）以及远曲小管和集合管对钠、水的重吸收增多时，将导致钠、水潴留和细胞外液量增多。

1) 肾小球滤过率降低：单位时间内（每分钟）双肾生成的超滤液量称为肾小球滤过率 (glomerular filtration rate, GFR)。其主要取决于肾小球的有效滤过压、滤过膜的通透性和滤过膜面积。任何一方面发生障碍，都可导致 GFR 降低，在不伴肾小管重吸收相应减少时，将会导致钠、水潴留。

①肾血流量减少及肾小球滤过压下降：急性充血性心力衰竭、肝硬化、肾病综合征等使有效循环血量明显减少、肾血流量下降，以及继发于此的交感 - 肾上腺髓质系统兴奋和肾素 - 血管紧张素 - 醛固酮系统活性增强，使入球小动脉收缩，肾血流量进一步减少，造成 GFR 下降而引起体内钠、水潴留。肾脏对钠、水排出减少的调节本是以恢复血容量为目的，但血容量的增多却造成病理性的钠、水潴留，从而成为促使水肿发生的重要因素。

②肾小球滤过膜通透性降低和面积减少：肾小球广泛病变，如急性肾小球肾炎时，毛细血管内皮细胞肿胀及炎性渗出物的挤压使肾小球滤过膜的通透性降低，GFR 下降。慢性肾小球肾炎肾单位严重破坏时，肾小球滤过膜面积明显减少也会导致 GFR 显著下降。

2) 肾小管、集合管重吸收钠、水增多：

①近曲小管重吸收钠水增多：当有效循环血量减少时，近曲小管可通过以下两方面使

钠、水的重吸收增加。

肾小球滤过分数（filtration fraction，FF）增高：滤过分数＝肾小球滤过率/肾血浆流量，正常时约有20％肾血浆流量经肾小球滤过。当GFR轻度降低时，近曲小管可相应地减少重吸收，使球－管保持平衡。但发生心力衰竭或肾病综合征等时，由于出球小动脉比入球小动脉收缩更为明显，故肾血浆流量的减少比GFR的下降更显著，GFR相对增高，滤过分数随之增加。此时血浆中的非胶体部分从肾小球毛细血管中滤出较多，结果通过肾小球后，流经肾小管周围的毛细血管内的血流其胶体渗透压相对增高，而流体静压则相对降低。这两个因素均使近曲小管重吸收钠、水增多，导致钠、水潴留。

心房钠尿肽（ANP）分泌减少：正常时，循环血液中有低浓度的ANP存在。当血容量增加使心房的牵张感受器受兴奋性刺激，或使用提高心房压的血管收缩剂以及高盐饮食等时，均可使ANP由心肌细胞储存的颗粒中释放入血增多，从而发挥其显著的利钠、利尿作用。其作用的发挥主要是通过抑制近曲小管对钠的主动重吸收及抑制醛固酮的分泌实现的。如慢性充血性心力衰竭后期，由于心房的长时间淤血、缺氧可使心房肌代谢障碍，致使ANP分泌减少，近曲小管对钠、水的重吸收增加，从而导致或促进水肿的发生。此外，肾病综合征、肝硬化腹水使有效循环血量下降、心房容量感受器的刺激减弱以致ANP分泌减少。

②远曲小管和集合管重吸收钠、水增多：远曲小管和集合管重吸收钠、水主要受醛固酮和抗利尿激素（ADH）调节。

醛固酮分泌增多：醛固酮具有促进远曲小管和集合管重吸收钠、水的作用，当其分泌增多时可引起钠、水潴留。有效循环血量下降或其他原因使肾血流减少（如充血性心力衰竭、肾病综合征及肝硬化腹水等）时，一方面肾血管灌注压下降，可刺激入球小动脉壁的牵张感受器；另一方面，GFR降低使流经致密斑的钠量减少。这两方面均可使近球细胞分泌肾素增加。于是肾素－血管紧张素－醛固酮系统被激活，血液中醛固酮浓度增加。另外，肝功能严重损害时，肝对醛固酮的灭活减少，也可引起血浆中醛固酮浓度增加。

需要注意的是，醛固酮的增多与水肿形成的关系并不恒定。多数进行性钠、水潴留的患者，血浆醛固酮浓度往往增高，而处于平稳状态的水肿患者，其浓度可在正常范围内。此外，单独醛固酮增多不一定导致持久的钠、水潴留。有实验结果表明，连续每天使用醛固酮使细胞外液容量扩大时，开始时排钠减少，但几天后排钠回升到对照水平，出现所谓的"钠逃逸"或"醛固酮逃逸"现象。这与细胞外液容量扩大到一定程度后，刺激ANP分泌增加，使近曲小管重吸收钠减少，直至与醛固酮的作用达平衡等有关。

ADH分泌增加：ADH具有促进远曲小管和集合管对水重吸收的作用，是引起钠、水潴留的重要原因之一。如在充血性心力衰竭时，由于有效循环血量减少，使得左心房壁和胸腔大血管的容量感受器所受刺激减弱，反射性地引起ADH分泌增加。另外，当肾素－血管紧张素－醛固酮系统被激活后，血液中血管紧张素Ⅱ生成增多，后者可致下丘脑－神经垂体分泌和释放ADH增加。同时，由于醛固酮分泌增加可使肾小管对钠的重吸收增多，引起血浆渗透压增高，通过刺激下丘脑渗透压感受器，使ADH的分泌与释放增加。此外，肝功能障碍时，肝对ADH的灭活减少也可引起血浆中ADH浓度增加。

③肾血流重新分布：正常时约有90％的肾血流分布在肾皮质，其余分布在肾髓质。皮质肾单位（浅表肾单位）约占肾单位总数的85％，这些肾单位的髓襻短，不进入髓质

高渗区，对钠、水重吸收功能相对较弱。而约占15%的近髓肾单位（髓旁肾单位），由于其髓襻很长，深入髓质高渗区，对钠、水重吸收功能较强。当有效循环血量减少时，可发生肾血流重新分布，即通过皮质肾单位的血流量明显减少，而较多的血流转入近髓肾单位。其结果是使钠、水重吸收增加，球－管失平衡导致水肿形成。至于引起血流重新分布的机制可能与皮质肾单位血管发生强烈收缩有关。由于肾皮质交感神经丰富，同时肾素含量也较高，因而形成的血管紧张素Ⅱ也较多，易于引起小血管的收缩。

体内外液体交换失衡致钠、水潴留引起水肿的常见原因和机制见表3-5。

表3-5　体内外液体交换失衡所致水肿的常见原因和机制

常见原因	发生机制
急性充血性心力衰竭、肝硬化、肾病综合征 等急、慢性肾小球肾炎	肾血流量减少及肾小球滤过压下降 肾小球滤过膜通透性降低和面积减少 （以上可致肾小球滤过率降低）
心力衰竭或肾病综合征等	肾小球滤过分增高
慢性充血性心力衰竭后期、肝硬化、肾病 综合征等	ANP分泌减少 （以上可致近曲小管重吸收钠水增多）
充血性心力衰竭，肾病综合征及肝硬化等	醛固酮分泌增多、ADH分泌增加、肾血流重新分布 （以上可致远曲小管和集合管重吸收钠、水增多）

总之，水肿是一个复杂的病理过程，往往由许多因素共同参与（图3-7）。对临床常见的水肿，通常是多种因素先后或同时发挥作用。同一因素在不同类型水肿发病机制中所处地位也不同。在临床实践中必须具体问题具体分析，方能正确选择适宜的处理措施。

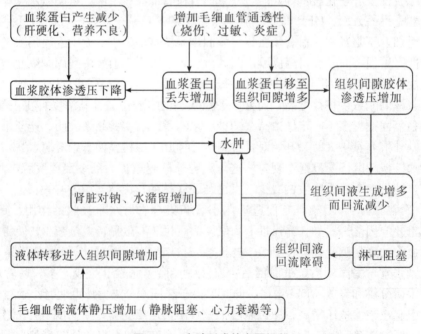

图3-7　水肿形成的主要机制

4. 水肿的特点及对机体的影响

（1）水肿的特点：

1）水肿液的性状：水肿液含血浆的全部晶体成分，包含无机盐、葡萄糖、肌酐、尿素、氨基酸及其他可溶性物质。而蛋白质的量与比例则视水肿的原因而定，其取决于微血管通透性增高程度。通透性越高，蛋白质渗出越多，水肿液中蛋白质含量就越多，加之渗出的细胞也多，致使水肿液的密度也越大。根据水肿液的密度、蛋白质和细胞含量分为漏出液（transudate）和渗出液（exudate）。

①漏出液的特点：水肿液的相对密度低于 1.015，蛋白质的含量低于 25 g/L，细胞数少于 5 000 个/升。

②渗出液的特点：水肿液的相对密度高于 1.018，蛋白质含量可达 30～50 g/L，白细胞较多，细胞数多于 5 000 个/升。渗出液常指炎性渗出液，常因毛细血管通透性增高所致，如胸膜炎造成的胸膜腔积液。但也有例外，如淋巴水肿，虽微血管通透性不增高，但因不能将微血管滤出的微量蛋白质转运至血液循环内，蛋白质积聚增多后含量亦可高于 25 g/L 以上，因而其水肿液相对密度可不低于渗出液。

2）水肿的皮肤特点：皮下水肿是全身或躯体局部水肿的重要体征。当皮下组织有过多的液体积聚时，皮肤可表现为肿胀、弹性差、皱纹变浅，用手指按压时可有凹陷。若凹陷不能立即恢复者，称为凹陷性水肿（pitting edema），又称为显性水肿（frank edema）。实际上，全身性水肿患者在出现凹陷性水肿之前已有组织液的增多，并可达原体重的 10%，此称为隐性水肿（recessive edema）。这是因为分布在组织间隙中的胶体网状物（主要化学成分是透明质酸、胶原及糖胺聚糖等）对液体有强大的吸附能力和膨胀性。若组织中游离液体低于原体重 10%，这些水分可被胶体网状物吸附；当液体的积聚超过胶体网状物的吸附能力时可形成游离液体。后者在组织间隙中具有高度的移动性，当液体积聚到一定量时，用手指按压该部位皮肤，游离的液体从按压点向周围散开，形成凹陷，一段时间后凹陷可自然平复。

3）水肿的分布特点：水肿的分布对病因诊断具有重要意义。局限于一侧下肢、上肢或双侧上肢的水肿常常是静脉和/或淋巴管阻塞的结果。低蛋白血症性水肿的典型表现为全身性水肿，但是在组织非常疏松的部位如眼睑、颜面常常比较明显。由于夜间睡眠时为卧位，故眼睑、颜面水肿晨起时最严重。单侧水肿有时由中枢神经系统病变影响一侧机体的血管运动神经所致。最常见的全身性水肿是心性水肿、肾性水肿和肝性水肿。这些水肿出现的部位各不相同，心性水肿首先出现在低垂部位，肾性水肿先表现为眼睑或面部水肿，肝性水肿则以腹水较为多见。这些特点与下列因素有关。

①重力效应：毛细血管流体静压受重力影响，距心脏水平面垂直距离越远的部位，外周静脉压与毛细血管流体静压越高。例如，右心衰竭时体静脉回流障碍，首先表现为下垂部位的流体静压增高与水肿。

②组织结构特点：一般来说，组织结构疏松、皮肤伸展度大的部位容易容纳水肿液。组织结构致密的部位，如手指和脚趾等由于皮肤较厚而伸展度小，不易发生水肿。例如，肾性水肿由于不受重力的影响，故水肿首先发生在组织疏松的眼睑部。

③受局部血流动力学因素影响：以肝性水肿的发生为例，肝硬化时由于肝内广泛的结缔组织增生，以及再生肝细胞结节的压迫，肝静脉回流受阻，进而使肝静脉压和毛细血管

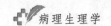

流体静压增高，成为肝硬化时易伴发腹水的原因。

（2）水肿对机体的影响：

1）水肿的有利影响：炎性水肿时，水肿液可以稀释毒素，同时水肿液中的大分子物质能吸附有害物质以阻碍其进入血液；水肿液还可把抗体或药物送至炎症灶；水肿液中的纤维蛋白可在组织间隙中形成网状物，或者通过阻塞淋巴管而阻碍细菌扩散。另外，水肿的出现可避免因血容量的迅速增加造成心血管系统意外，在延缓心力衰竭等的发展中可能有一定意义。

2）水肿的不利影响：水肿对机体的不利影响是十分明显的，其影响的大小主要与水肿发生的部位、程度，以及水肿发生的速度和持续时间有关。一般而言，其不利效应主要表现在以下两方面：

①细胞营养障碍：大量的水肿液在组织间隙中积聚，使组织间隙扩大，导致细胞与毛细血管的距离加大，从而增加了营养物质向细胞弥散的距离，使组织细胞利用营养物质发生障碍；受骨壳或坚实的包膜限制的器官或组织，当急速发生重度水肿时，可因压迫微血管使营养血流减少，使组织细胞发生严重的营养障碍；慢性水肿可促进水肿区纤维化，也有压迫血管作用。由此导致的细胞营养不良容易使皮肤发生溃疡，伤口不易修复，水肿区对感染的抵抗力也将下降。

②器官组织功能活动障碍：取决于水肿发生的速度及程度。急速发展的重度水肿因来不及适应与代偿，可引起比慢性水肿严重的功能障碍，尤其是重要生命活动器官发生水肿，则可造成更为严重的后果。如脑水肿引起颅内压升高，可因脑疝而致死；喉头水肿可引起呼吸道阻塞，导致窒息而死亡。此外，各种器官组织发生水肿时，将引起各自特殊功能的活动紊乱或减弱，如肠黏膜水肿引起消化吸收障碍和腹泻等。

第三节　钾代谢与钾代谢紊乱

一、正常钾代谢

（一）钾的含量与分布

K^+（potassium）是体内最重要的无机阳离子之一。正常成人体内的含钾量为 $50\sim55$ mmol/kg，其中 98% 存在于细胞内，仅约 2% 存在于细胞外液中（图 3-8）。细胞内液的 K^+ 浓度为 $140\sim160$ mmol/L，是细胞内最主要的阳离子。细胞外液的 K^+ 浓度为 $3.5\sim5.5$ mmol/L。细胞内、外液中的 K^+ 浓度之所以有如此大的差别，主要由于细胞膜上 Na^+-K^+-ATP 酶的作用所致。

（二）钾平衡

正常膳食中通常都含有较丰富的钾，健康成人饮食中钾的摄入量约为 100 mmol/d（波动于 $50\sim150$ mmol/d），进食后数分钟几乎全部吸收的钾均首先转移至细胞内，其后数小时内主要经由尿排出体外（90 mmol/d），其余小部分（约为 10 mmol/d）随粪便及汗液排出体外。机体最低的排钾量（尿、粪）在 10 mmol/d 以上。

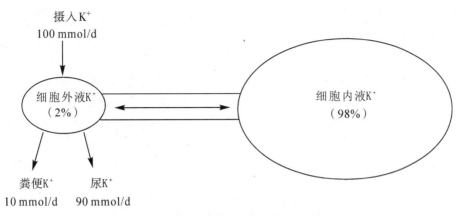

图 3 – 8　钾的摄入与排出及其在细胞内、外液的分布

（三）钾平衡的调节

血钾浓度的相对恒定由其在细胞内、外液之间的分布及其摄入与排出之间的相对平衡维持，主要通过钾的跨细胞转移及肾进行调节。

1. 钾的跨细胞转移

调节钾跨细胞转移的基本机制被称为泵 – 漏（Pump – leak）机制。泵指钠 – 钾泵，即 $Na^+ – K^+ – ATP$ 酶将钾逆浓度差摄入细胞内；漏指 K^+ 顺浓度差通过各种 K^+ 通道进入细胞外液。血浆钾浓度虽然仅为 4.5 mmol/L 左右，但它与静息膜电位及许多重要生命功能密切相关。因此，机体对快速变动的钾负荷的首要调节目标即是维持血浆钾浓度的恒定。这主要依靠细胞内外 K^+ 的转移来实现。由于细胞内液含有丰富的 K^+，并具有迅速吸纳大量 K^+ 的储备能力，因此，通过 K^+ 在细胞内外的转移可迅速、准确地维持细胞外液的钾浓度。影响钾的跨细胞转移的主要因素包括：

（1）细胞外液 K^+ 浓度：低钾血症时 K^+ 从细胞内移出以维持血钾浓度，细胞外液 K^+ 浓度升高可直接激活 $Na^+ – K^+ – ATP$ 酶的活动，促进细胞摄 K^+。较长期接受高钾负荷的动物，其细胞 $Na^+ – K^+ – ATP$ 酶活性升高，甚至可耐受足以使正常动物致死的静脉内快速给钾。

（2）酸碱平衡状态：酸中毒促进 K^+ 移出细胞，而碱中毒作用相反。一个非常粗略的估计是每 0.1 单位的 pH 值变动大约引起 0.6 mmol/L 的血浆钾变动。该作用不能以简单的 $H^+ – K^+$ 跨细胞交换来解释，如代谢性酸中毒时 pH 值从 7.4 降为 7.3，H^+ 浓度增加约为 10 nmol/L，而 K^+ 浓度的变动量为 0.6 mmol/L。其可能的机制是酸碱平衡紊乱引起细胞膜对钾通透性的改变。

（3）胰岛素：胰岛素可直接刺激 $Na^+ – K^+ – ATP$ 酶活性，促进细胞摄钾，且该作用可不依赖于葡萄糖的摄取。血清钾浓度的升高也可直接刺激胰岛素的分泌，从而促进细胞摄钾。

（4）儿茶酚胺：儿茶酚胺对 K^+ 分布的影响因受体不同而异。兴奋 α 受体，能降低细胞对 K^+ 的摄取。刺激 β 受体，可与胰岛素一样，通过激活细胞膜上的 $Na^+ – K^+ – ATP$ 酶促进细胞摄 K^+。肾上腺素由于具有激活 α 和 β 两种受体的活性，其作用表现为首先引起一个短暂（1~3 分钟）的高钾血症，继之出现一个较持续的血清钾浓度的轻度下降。α 受体激动剂去氧肾上腺素（苯福林）则可引起持续而明显的血清钾升高。

（5）渗透压：细胞外液渗透压的急性升高促进 K^+ 自细胞内移出。这可能是因细胞外液高渗引起水向细胞外移动时将钾也带出，且高渗引起的细胞失水使细胞内钾浓度升高也促进 K^+ 外移。

（6）运动：反复的肌肉收缩使细胞内钾外移，而细胞外液的钾浓度升高可促进局部血管扩张，增加血流量，这有利于肌肉的活动。运动所引起的血清钾升高通常是轻度的，但在极剧烈运动时，血清钾升高也可非常迅速而明显。如在极限量运动时，血清 K^+ 浓度可在1分钟内升高至 7 mmol/L。

（7）物质代谢：细胞在摄取葡萄糖合成糖原、摄取氨基酸合成蛋白质时，伴有一定量的 K^+ 进入细胞内。而在糖原和蛋白质分解过程中，可由细胞内释出相应量的 K^+。

（8）机体总钾量：机体总钾量的不足或增高也可引起机体钾跨细胞分布的改变。一般来说，机体总钾量不足时，细胞外液钾浓度的下降比例大于细胞内液的钾浓度下降比例。须注意的是，从绝对量上，细胞内钾丢失量仍明显大于细胞外液的失钾量，但从相对量上比，细胞外液钾浓度下降更显著。因此，K_e/K_i 减小，使静息膜电位的负值增大，甚至出现骨骼肌兴奋性的超极化阻滞。反之，体内总钾量过多时，通常也表现为细胞外液钾浓度相对较明显的升高。

此外，某些药物、毒物以及由其他一些原因所导致的细胞膜损伤等病理性因素亦会对 K^+ 的跨细胞转移产生明显影响。

2. 肾对钾排泄的调节

肾是排钾的最重要器官，其排钾特点是多食多排、少食少排、不食也排。因此，临床上低钾血症比高钾血症更为多见。肾排钾的过程可大致分为三个部分，即肾小球的滤过、近曲小管和髓襻对钾的重吸收、远曲小管和集合管对钾排泄调节。

钾可自由通过肾小球滤过膜，通常情况下，肾小球的滤过作用不会对钾的平衡产生影响，除非发生肾小球滤过率的明显下降。近曲小管和髓襻重吸收滤过钾量的 90%～95%，该吸收比通常也无无调节作用，即无论机体缺钾或钾过多，该段肾小管对钾的重吸收率始终维持在滤过钾量的 90%～95%。对不断变动的钾摄入量，机体主要依靠远曲小管和集合管对钾的分泌和重吸收进行调节来维持钾的平衡。

（1）远曲小管、集合管调节钾平衡的机制：根据机体的钾平衡状态，这两段小管既可向小管液中分泌排出钾，在极端高钾膳食的情况下，分泌排泄的钾量甚至可超过肾小球滤过的排钾量；也可重吸收小管液中的钾，最低可使终尿中的钾排出量降至肾小球滤过量的 1% 以下。

1）远曲小管、集合管的钾分泌机制：正常情况下，大约 1/3 的尿钾由远曲小管和集合管分泌。钾的分泌由该段小管上皮的主细胞（principal cells，占上皮细胞的 90% 左右）完成。主细胞基膜面的 Na^+-K^+ 泵将 Na^+ 泵入小管间液，而将小管间液的 K^+ 泵入主细胞内，因主细胞的管腔面细胞膜对 K^+ 具有高度的通透性，故由此形成的主细胞内 K^+ 浓度升高驱使 K^+ 被动弥散入小管腔中。影响主细胞钾分泌的因素：①主细胞基膜的 Na^+-K^+ 泵活性；②管腔面细胞膜对 K^+ 的通透性；③从血管内到小管腔内的钾电化学梯度。

2）集合管对钾的重吸收：由于正常膳食含有较丰富的钾，一般情况下，远曲小管和集合管对钾平衡的主要功能是泌钾。在摄钾量明显不足的情况下，远曲小管和集合管才显示出对钾的净吸收。该段小管对钾的重吸收主要由集合管的闰细胞（intercalated cells）

执行。闰细胞的管腔面分布有 $H^+ - K^+ - ATP$ 酶，也称质子泵，向小管腔中泌 H^+ 而重吸收钾。缺钾时，闰细胞肥大，管腔面细胞膜增生，对钾的重吸收能力增强。

（2）影响远曲小管、集合管排钾的调节因素：

1）细胞外液的钾浓度：细胞外液的钾浓度升高可明显增加远曲小管和集合管的泌钾速率，因其对主细胞泌钾的三个调节机制都有促进作用。即细胞外液钾浓度升高可刺激 $Na^+ - K^+$ 泵的活性；增大管腔面细胞膜对钾的通透性；降低肾间质液与小管细胞内液钾浓度的差，从而减少小管细胞内液 K^+ 向肾间质的返漏，明显增加泌钾速率。

2）醛固酮：醛固酮具显著的促排钾功效，它可使 $Na^+ - K^+$ 泵的活性升高，并增加肾小管上皮细胞管腔膜上 K^+ 通道开放的数量，有利于肾小管上皮细胞内的 K^+ 进入管腔。

3）远曲小管、集合管的尿液流速：远曲小管原尿流速增大可促进钾的排泄，因加快的流速可迅速移去从小管细胞泌出的钾，降低小管腔中的钾浓度，这有利于 K^+ 的进一步泌出。

4）酸碱平衡状态：H^+ 浓度升高可抑制主细胞的 $Na^+ - K^+$ 泵，使主细胞的泌 K^+ 功能受阻。因此，急性酸中毒时肾排钾减少，碱中毒则肾排钾增多。但慢性酸中毒患者却常显示尿钾增多，其原因系慢性酸中毒可使近曲小管的水、钠重吸收受抑制，从而使远曲小管的原尿流速增大，该作用可超过 H^+ 对远曲小管集合管主细胞 $Na^+ - K^+$ 泵的抑制作用，从而出现慢性酸中毒时肾排钾反而增多的现象。

3. 结肠的排钾功能

正常时，摄入钾的90%经肾排出，约10%的钾由肠道排出，该部分钾主要由结肠上皮细胞以类似于远曲小管上皮主细胞泌 K^+ 的方式向肠道分泌。因此，结肠泌钾量亦受醛固酮的调控。在肾衰竭，肾小球滤过率明显下降的情况下，结肠泌 K^+ 量平均可达到摄入量的1/3（34%），成为一重要排钾途径。

此外，汗液中也含有少量的钾，平均约为 9 mmol/L。经汗的排钾量通常很少。但在炎热环境、重度的体力活动情况下，也可经皮肤丢失相当数量的钾。

（四）钾的生理功能

1. 维持细胞新陈代谢

钾参与多种新陈代谢过程，与糖原和蛋白质的合成有密切关系。细胞内一些与糖代谢有关的酶类，如磷酸化酶和含巯基酶等必须有高浓度钾存在才具有活性。糖原合成时有一定量钾进入细胞内，分解时则释出，蛋白质合成亦需一定量的钾。

2. 保持细胞静息膜电位并参与动作电位的形成

钾是维持神经和肌细胞膜静息电位的物质基础。静息膜电位主要取决于细胞膜对钾的通透性和膜内外钾浓度差。由于安静时细胞膜基本只对钾有通透性，随着细胞内钾向膜外的被动扩散，由此造成细胞内负外正的极化状态，形成了静息电位。此电位对神经、肌组织的兴奋性是不可缺少的。另外，在细胞动作电位暴发过程中钾离子是参与复极化过程的主要离子之一。

3. 调节细胞内、外液的渗透压和酸碱平衡

K^+ 是维持细胞内液容量与渗透压的主要离子，也是维持酸碱平衡的重要离子之一。血钾浓度的改变常可引起酸碱平衡紊乱，酸碱平衡紊乱也常影响血钾浓度。

二、钾代谢紊乱

钾代谢紊乱通常根据血钾浓度的高低分为低钾血症（hypokalemia）和高钾血症（hyperkalemia）。测定血钾可取血浆或血清，血清 K^+ 浓度通常比血浆 K^+ 浓度约高 0.4 mmol/L（凝血过程中血小板释放一定数量的钾所致）。正常血清 K^+ 浓度为 3.5~5.5 mmol/L。

钾代谢紊乱另一类问题是细胞内钾的不足或过多。前者常产生于总体的钾缺乏即缺钾，但由于钾的跨细胞分布的调节，缺钾患者可表现为低钾血症，但也可表现出正常的血清钾浓度。细胞内钾过高通常不成为实质性的临床问题，因为在可测知的细胞内钾过多出现以前，细胞外液的钾过高（高钾血症）已经危及到了患者的生命。因此，一般把钾代谢紊乱分为低钾血症和缺钾与高钾血症两大类。

（一）低钾血症和缺钾

低钾血症指血清钾离子浓度低于 3.5 mmol/L。缺钾（potassium deficiency）指机体总钾量的缺失，也包括细胞内钾的缺失。低钾血症和缺钾通常同时发生，但也可分别发生。缺钾时往往伴有低钾血症，而低钾血症发生时并不一定出现缺钾。因此，该部分主要阐述低钾血症的原因、机制及对机体影响等内容，对缺钾不作过多探讨。

1. 原因和机制

按照钾代谢的正常生理平衡途径，低钾血症可由于钾摄入不足、丢失过多和跨细胞分布异常引起。

（1）钾摄入不足：单纯因摄入钾不足造成的低钾血症和缺钾通常并不严重且比较少见，只有在胃肠梗阻或昏迷不能进食、胃肠手术后禁食、胃肠外补充营养物质时未补钾或补钾不够才会导致缺钾和低钾血症。另外，也可见于神经性厌食患者，偶见于刻意节食减肥的正常人。

（2）钾丢失过多：这是缺钾和低钾血症最主要的病因，可分为经肾过度丢失和肾外途径过度丢失。

1）经肾过度丢失：肾是排钾的主要器官，经肾丢失钾是成人失钾最重要的原因。①利尿剂：临床上使用的利尿剂，除螺内酯（安体舒通）、三氨蝶呤外，基本上都是排钾类利尿药。其排钾的机制包括：利尿剂引起的远端尿液流速的增加；利尿后容量减少引起的继发性醛固酮分泌增多；利尿引起的氯缺失，氯缺失时远端肾单位的钾分泌持续增多。②肾小管性酸中毒：肾小管性酸中毒可由遗传性因素、肾实质疾病或药物导致肾损害所引起，分Ⅰ型和Ⅱ型。Ⅰ型又称远曲小管性酸中毒，系集合管质子泵（H^+ 泵）功能障碍使 H^+ 排泄和 K^+ 重吸收受阻，致酸潴留而钾丢失。药物损害（如两性霉素 B）还可导致小管上皮对 H^+ 的通透性增加，致使管腔液中的 H^+ 反流回血液中，加重酸中毒。Ⅱ型又称近曲小管性酸中毒，系近曲小管重吸收 K^+ 障碍所致。若再合并其他物质的重吸收障碍，如 HCO_3^-、葡萄糖、氨基酸以及磷酸盐等重吸收障碍而随尿排出增加，则称为 Fanconi 综合征。③盐皮质激素过多：见于原发和继发性醛固酮增多症，也有部分糖皮质激素过多患者出现低钾血症。其机制为醛固酮（样）排钾作用导致钾丢失过多。④镁缺失：镁缺失和钾缺失常合并发生。单纯镁缺失对钾代谢的影响可能与 Na^+-K^+-ATP 酶的功能障碍有关，因 Mg^{2+} 是该酶的激活剂。缺镁时，肌细胞的 Na^+-K^+-ATP 酶功能低下，可在正常血钾浓度下出现细胞内缺钾，这可能也是同时发生镁、钾缺乏的患者单纯补钾不易纠正缺钾的机制。此外，髓襻升支重吸收钾也有赖于 $Na^+ - K^+ - ATP$ 酶的活性，缺镁时，此段小管的钾重吸收减少，尿钾丢失增多。

2）肾外途径过度丢失：由于消化液中所含钾浓度均高于或接近于血钾浓度，故经胃肠大量丢失消化液是临床上常见的缺钾原因，也是小儿低钾血症的最常见原因之一。肾外途径的过度失钾见于严重腹泻、频繁呕吐、胃肠减压、肠瘘、输尿管乙状结肠吻合术后以及久用缓泻剂或灌肠剂等。另外，大量丢失消化液的同时，由于有效循环血量的减少可使醛固酮分泌增多而促进肾排钾增加。

此外，经皮肤大量失钾亦可导致低钾血症，见于过量发汗时，如部队在炎热环境下的剧烈体力活动，其排汗量可达每日 10 L 以上，其累计失钾量可在 7~10 天达到500 mmol，为机体总钾量的 $1/7 \sim 1/8$。

（3）钾的跨细胞分布异常：钾向细胞内转移导致低钾血症，此时，体内钾总量并不减少。主要见于：

1）碱中毒：H^+ 从细胞内转移出来，而 K^+ 转移到细胞内。需要强调的是，碱中毒导致的低钾血症一般并不严重。代谢性碱中毒伴有低钾血症，主要是由于代谢性碱中毒的原因中呕吐、利尿剂、高醛固酮血症等均能引起 H^+ 与 K^+ 丢失。

2）某些药物：β受体激动剂如肾上腺素和沙丁胺醇（舒喘宁），糖尿病患者使用的外源性胰岛素等。它们通过对前述的钾跨细胞转移使细胞外 K^+ 进入细胞内增加。

3）某些毒物：如钡中毒、粗制棉籽油中毒（主要毒素为棉酚），它们可引起钾通道的阻滞，使细胞内 K^+ 外流受阻。

4）低钾性周期性麻痹（hypokalemic periodic paralysis）：是一种少见的常染色体显性遗传性疾病，发作时出现低钾血症和骨骼肌瘫痪，常从肢体远端向躯干逐步进展，不经治疗可在 6~24 小时自行缓解。其机制与骨骼肌膜上电压依赖型钙通道的基因位点突变有关，导致一个组氨酸被精氨酸取代，使钙内流受阻而致肌肉的兴奋 - 收缩耦联障碍，出现瘫痪。补钾治疗有助于纠正瘫痪，但导致低钾血症的机制尚不清楚。此外，部分甲状腺功能亢进患者可出现与低钾性周期性麻痹相似的临床表现，此类患者的低钾性麻痹是由于甲状腺素过度激活 $Na^+ - K^+ - ATP$ 酶，使细胞摄钾过多所致。

低钾血症原因、机制及 K^+ 转移方向小结见表 3 - 6。

2. 对机体的影响

低钾血症和缺钾对机体的主要影响与钾的生理功能密切相关，可引起多种功能和代谢变化，即由于低钾血症导致的膜电位异常引发的一系列障碍，缺钾所致的细胞代谢障碍引发的损害，缺钾、低钾血症引起的酸碱异常。需要指出的是，低钾血症对机体的影响与血钾降低的程度有关，但更取决于血钾降低的速率。

（1）与膜电位异常相关的障碍：神经、肌肉等可兴奋组织的细胞兴奋性由静息膜电位（E_m）与阈电位（E_t）之间的距离决定。静息膜电位除了与细胞内、外的 K^+ 绝对浓度有关外，更取决于细胞内、外 K^+ 浓度的比值（$[K^+]_i / [K^+]_e$），即

$$E_m = -61 \lg \frac{r[K^+]_i + 0.01[Na^+]_i}{r[K^+]_e + 0.01[Na^+]_e} \qquad \text{（Nernst 方程式）}$$

式中，$r = 3 : 2$，系 $Na^+ - K^+ - ATP$ 酶的主动转运比；0.01 为 Na^+ 与 K^+ 的相对膜通透性。血钾与血钠浓度均正常时，静息膜电位为：

表 3-6　低钾血症原因、机制及 K^+ 转移方向

原　因	主要机制	K^+ 转移方向
K^+ 摄入不足		
昏迷、胃肠梗阻、胃肠手术后不能进食	K^+ 未能补充	体外 K^+ 不能移入体内
胃肠外补充营养物质未补钾或补钾不够	K^+ 补充不足	体外 K^+ 移入体内量少
神经性厌食患者、节食减肥的正常人	K^+ 补充不足	体外 K^+ 移入体内量少
K^+ 丢失过多		
肾过度丢失		
利尿剂	K^+ 排出增加，醛固酮促 K^+ 外排	体内 K^+ 移出体外
肾小管性酸中毒	H^+ 排泄和 K^+ 重吸收受阻	体内 K^+ 移出体外
盐皮质激素过多	醛固酮促 K^+ 外排	体内 K^+ 移出体外
镁缺失	Na^+-K^+-ATP 酶功能障碍	体内 K^+ 移出体外
肾外途径过度丢失		
胃肠大量丢失消化液	丢失 K^+ 增多，醛固酮促 K^+ 外排	体内 K^+ 移出体外
皮肤大量失 K^+	丢失 K^+ 增多	体内 K^+ 移出体外
K^+ 的跨细胞分布异常		
碱中毒	H^+-K^+ 交换 K^+ 入细胞内	细胞外 K^+ 移入细胞内
	病因致 K^+ 丢失	体内 K^+ 移出体外
某些药物：β受体激动剂、外源性胰岛素	激活钠泵，细胞摄 K^+ 过多	细胞外 K^+ 移入细胞内
某些毒物：如钡中毒、粗制棉籽油中毒	钾通道阻滞，细胞内 K^+ 外出受阻	细胞内 K^+ 不能移出细胞外
甲状腺功能亢进	过度激活钠泵，细胞摄 K^+ 过多	细胞外 K^+ 移入细胞内
低钾性周期性麻痹	K^+ 从细胞外移入细胞内增多（机制不清）	K^+ 从细胞外移入细胞内

$$E_m = -61\ \lg \frac{3/2[150]_i + 0.01[12]_i}{3/2\ [4.5]_e + 0.01[145]_e} = -88(mV)$$

按 Nernst 方程，急性低钾血症时，$[K^+]_e$ 急剧降低，而细胞内的 K^+ 在短时间内尚未外逸，细胞内、外 K^+ 浓度差增大，$[K^+]_i / [K^+]_e$ 增高，静息膜电位增大（负值增大），静息膜电位与阈电位之间的距离（$E_m - E_t$）变大（图 3-9），使组织细胞的兴奋性降低。

这种变化发生于不同组织可有不同的表现：

1) 中枢神经系统：早期精神萎靡、神情淡漠、倦怠，低钾血症明显时则出现反应迟钝、定向力减弱、嗜睡甚至昏迷。这些表现与脑细胞兴奋性降低有关，也与缺钾影响糖代谢，使 ATP 生成减少以及 Na^+-K^+-ATP 酶活性下降有关。

2) 骨骼肌：四肢软弱无力，甚至出现松弛性瘫痪，通常下肢重于上肢。轻者丧失劳动力，重者累及躯干，甚至导致呼吸肌麻痹。后者是低钾血症患者死亡的主要原因，但较为少见。急性低钾血症时，$[K^+]_e$ 急剧降低，$[K^+]_i / [K^+]_e$ 比值增大，静息膜电位的绝对值增大，与阈电位之间的距离（$E_m - E_t$）加大，需要刺激增强才能引起兴奋，骨骼肌细胞的兴奋性降低，严重时甚至不能兴奋，导致骨骼肌松弛无力甚至麻痹，称之为超极化阻滞（hyperpolarized blocking）。除兴奋性降低外，骨骼肌松弛无力甚至麻痹还与低钾使丙酮酸激酶和 ATP 酶活性降低、能量的产生和利用障碍以及骨骼肌收缩力减弱等有关。

3) 胃肠：胃肠运动功能减退，轻者食欲缺乏、消化不良、恶心、呕吐、便秘，严重

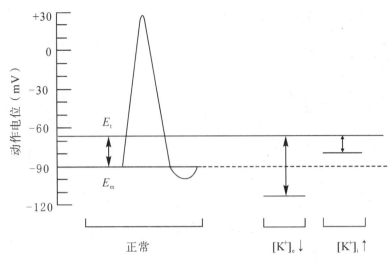

图 3-9　细胞外液 K^+ 浓度对可兴奋组织细胞静息膜电位及兴奋性的影响

者可出现麻痹性肠梗阻。与平滑肌细胞超极化阻滞、ATP 产生和利用障碍，导致兴奋性降低、收缩力减弱有关。

4）心血管系统：

①对心肌生理特性的影响：

(a) 兴奋性：[K^+]$_e$ 明显降低时，由于心肌细胞膜内外 K^+ 浓度差增大，心肌细胞静息膜电位按 Nernst 方程式计算应该增大，但实际所见静息膜电位是降低的，这是由于细胞外液 K^+ 浓度降低时，心肌细胞膜的钾电导（potassium conductance）降低（膜电导是膜阻的倒数，在恒定的 E_m 和离子浓度时，膜通透性与膜电导有着直接的比例关系，一般来说，两者含义是一致的，即钾电导降低，膜对 K^+ 通透性减弱），K^+ 随化学浓度差移向细胞外的力受膜的阻挡，达到电化学平衡所需电位差相应减小，即静息膜电位的绝对值减小（$|E_m|↓$），与阈电位（E_t）的差距减小，则兴奋性升高。同时由于钾电导降低所致复极化 3 期钾外流减慢，超常期延长，加上细胞外液低钾对 2 期 Ca^{2+} 内流的抑制作用减弱，Ca^{2+} 内流加速，复极化 2 期缩短，有效不应期变短，故低钾血症患者容易出现期前收缩（早搏）。

(b) 传导性：传导性与动作电位 0 期去极化（除极）速度和幅度有关，而 0 期去极化速度又受静息膜电位大小的影响。低钾血症时 $|E_m|$ 降低，0 期去极化速度降低，传导性下降。

(c) 自律性：自律性的产生依赖于自律细胞在舒张期的自动除极化，即在动作电位第 4 期，须有一净内向电流使细胞逐步去极化，而使细胞发生兴奋。低钾血症时，细胞膜对钾的通透性下降，钾外流减少，形成相对的内向 Na^+ 电流增大，自动除极化速度加快，自律性升高。

(d) 收缩性：急性低钾血症时，细胞膜对钙的通透性升高，Ca^{2+} 内流加速使兴奋-收缩耦联增强，收缩性升高。严重缺钾时，由于缺钾所导致的细胞代谢障碍，收缩性反而降低。

严重而持久的低钾血症，心肌细胞内也有钾的缺失及缺钾导致的细胞代谢障碍使心肌收缩性减弱，故易于发生以心率加快、节律不整为基本特征的心律不齐。由于阻力血管收缩不良，可能发生直立性低血压。

②心肌电生理特性改变的心电图表现：低钾血症心电图改变与心肌细胞在低钾时的电生理特性变化密切相关（图3-10）。其典型表现有：

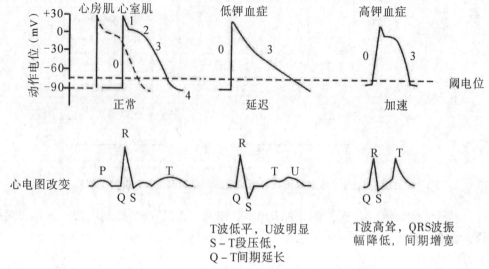

图3-10 血钾浓度对心肌细胞膜电位及心电图的影响

（a）T波低平：T波反映心室肌的3期复极化，3期复极化的主要离子电流是K^+外流，低K^+血症造成细胞膜对K^+的通透性下降，该过程延缓则T波降低、平坦。

（b）U波增高：U波据认为与浦肯野（普肯耶，purkinje）纤维的复极化有关，一般情况下被心室肌的复极化波掩盖而不明显。低钾血症对浦肯野纤维的影响大于对心室肌的影响，使浦肯野纤维的复极化过程延长大于心室肌的复极化过程，则浦肯野纤维的复极化过程得以显现，出现U波增高。

（c）ST段下降：ST段反映动作电位2期平台期，此期的跨膜基本电流为Ca^{2+}内流和K^+外流，两者皆系慢通道，其内、外向电流基本平衡，因此，膜电位维持稳定无升降。在心电图上则回到基线成ST段。低钾血症使细胞膜对K^+的通透性下降，出现Ca^{2+}内向电流的相对增大使ST段不能回到基线而呈下移表现。

（d）心率增快和异位心律：由自律性升高所致。

（e）QRS波增宽：QRS波反映心室的去极化过程，传导性降低使心室肌去极化过程减慢，QRS波可轻度增宽。

另外，心电图还可出现P波轻微的缩小，P-R间期轻微延长，其变化主要认为与心肌静息膜电位减小和传导性降低有关。

③心肌功能损害的具体表现：低钾血症对心肌生理特性的影响表现出的较典型损害为心律失常和对洋地黄类强心药物毒性的敏感性增加。

（a）心律失常：由于自律性增加，可出现窦性心动过速；异位起搏的插入而出现期前收缩、阵发性心动过速等。再加上兴奋性升高，3期复极化延缓所致的超常期延长更易化了心律失常的发生。

（b）对洋地黄类强心药物毒性的敏感性增高：洋地黄是治疗心力衰竭的主要强心药，

而心力衰竭患者常因 K^+ 摄入不足或使用利尿剂等引起缺钾和低钾血症。低钾血症时，洋地黄与 $Na^+ - K^+ - ATP$ 酶的亲和力增高会明显增大洋地黄致心律失常的毒性作用，明显降低其治疗效果。

应该指出的是，慢性低钾血症发展缓慢，细胞内 K^+ 逐渐外移，使细胞内、外 K^+ 浓度均有所降低，但比值仍在正常范围，静息电位无明显变化，对神经、肌肉的影响不明显。

（2）与细胞代谢障碍有关的损害：由于 K^+ 是细胞内的主要阳离子，与细胞代谢密切相关，缺钾可引起细胞结构和功能的明显损害，比较典型的表现在骨骼肌和肾脏。

1）骨骼肌损害：当血清 K^+ 浓度低于 3 mmol/L 时即可见血清肌酸磷酸激酶活性升高，提示肌细胞损伤。当其低于 2 mmol/L 时，则会出现明显的肌细胞坏死，被称为横纹肌溶解，这主要发生于缺钾患者伴有较剧烈的肌肉活动时。其机制主要与缺钾时运动所诱发的舒血管反应丧失，造成肌肉缺血有关；此外，缺钾时肌肉的糖原合成减少，能源储备不足；缺钾时 $Na^+ - K^+$ 泵活性降低使细胞内 Na^+ 增多，与 Na^+ 伴随的物质转运活动也受到损害。

2）肾损伤：缺钾所造成的肾损害在形态学上比较典型的表现在髓质集合管，出现小管上皮的肿胀、增生、细胞质内颗粒形成等，长时间的严重缺钾可波及各段肾小管甚至肾小球，出现间质性肾炎样表现。在功能上的主要损害表现为尿浓缩功能的障碍，出现多尿、低密度（比重）尿，这与集合管对 ADH 反应性降低和髓襻升支受损对 Na^+、Cl^- 的重吸收减少有关。

此外，低钾血症时胰岛素分泌抑制，影响糖原合成和糖的利用，糖耐量降低，易致高血糖；缺钾可引起负氮平衡，成为儿童生长障碍的原因之一。

（3）对酸碱平衡的影响：缺钾和低钾血症在人类倾向于诱发代谢性碱中毒。其主要机制是低钾血症时 H^+ 向细胞内转移增多，其次是肾在缺钾时排 NH_4^+（排 H^+）增多，这两个方面的因素可使细胞外液呈碱性而尿液呈酸性，出现反常性酸性尿（paradoxical aciduria）。需要指出的是，低钾血症患者的酸碱平衡状态因原发疾病或引起低钾血症的原因不同而有所变化，如肾小管性酸中毒、腹泻导致缺钾时，则常伴有代谢性酸中毒。

3. 防治原则

（1）防治原发病：去除引起缺钾的原因，如停用某些排钾利尿药。

（2）低钾血症和缺钾时的补钾原则：

1）口服补钾能见效时尽量口服补钾。

2）必须静脉补钾时须避免引起高钾血症。故静脉补钾必须遵循"补钾四不宜"原则：浓度不宜过高、速度不宜过快、量不宜过大、无尿不宜补钾。

3）严重缺钾时（细胞内 K^+ 明显不足）补钾须持续一段时间，因缺钾后细胞内外液的钾恢复完全平衡较慢，操之过急又易导致高钾血症。若无其他影响钾跨细胞转移的因素存在（如酸中毒等），则可通过观察血清 K^+ 浓度的恢复情况，估计缺 K^+ 的补足程度。

4）纠正水和其他电解质代谢紊乱：引起低钾血症的原因中，有些可同时引起水和其他电解质如钠、镁等的丧失，应及时检查，一经发现须积极处理。如低钾血症是由缺镁引起的，不补镁单纯补钾往往很难奏效。

（二）高钾血症

血清 K^+ 浓度大于 5.5 mmol/L 称之为高钾血症（hyperkalemia）。

1. 原因和机制

按照钾代谢的正常生理平衡途径，高钾血症可由于钾摄入过多，排出受阻和跨细胞分布异常引起。

（1）摄钾过多：肾功能正常者因高钾饮食引起高钾血症极为罕见。经胃肠摄钾过多一般不会发生高钾血症，因高浓度的钾摄入会引起呕吐、腹泻，且肠道的吸收也有限，仅有的报道为自杀性大量摄入高钾溶液时导致的高钾血症。但静脉途径补充钾过快或浓度过高则容易引起高钾血症。

（2）肾排钾障碍：是引起高钾血症的主要原因。经肾排钾是机体的最主要排钾途径，其基本的排钾过程包括肾小球的滤过和远曲小管、集合管的分泌。任何一方受到影响时，均可引起高钾血症的发生。

1）肾小球滤过率（GFR）显著下降，这主要见于急性肾衰竭少尿期，慢性肾衰竭的末期（尿毒症），或因失血、休克等使血压显著下降时，皆可引起 GFR 的明显下降，从而使钾滤出受阻，血 K^+ 浓度升高。

2）远曲小管、集合管的泌钾功能受阻，该段小管的泌钾主要受醛固酮的调节，各种遗传性和获得性的醛固酮分泌不足或该段小管对醛固酮的反应不足皆可导致钾排出减少而致血 K^+ 浓度升高。常见的原因有：肾上腺皮质功能不全（Addison 病），醛固酮的合成障碍（先天性酶缺乏），某些药物［如吲哚美辛（消炎痛）］或疾病（如糖尿病、间质性肾炎等）所引发的继发性醛固酮不足，或该段小管对醛固酮的反应不足（如假性低醛固酮症、少数系统性红斑狼疮、肾移植后早期等）。

3）大量使用保钾利尿剂时，可因其竞争性阻断醛固酮排钾保钠的作用或抑制远曲小管和集合管对 K^+ 的分泌，可引起钾在体内潴留而导致高钾血症。

4）使用洋地黄过量时，洋地黄可抑制 $Na^+ - K^+ - ATP$ 酶，导致肾小管泌钾障碍并使组织细胞摄钾减少，而致血 K^+ 浓度升高。

（3）钾的跨细胞分布异常：出现显著的细胞内 K^+ 移出，超过了肾代偿排出能力时，血 K^+ 浓度升高。主要见于：

1）大量细胞破坏：如血型不合的输血导致大量溶血，挤压综合征患者大量肌组织损伤，使细胞内大量 K^+ 逸出。

2）组织缺氧：ATP 生成不足，细胞膜 $Na^+ - K^+ - ATP$ 酶功能障碍，Na^+ 滞留于细胞内，细胞外液中的 K^+ 不易进入细胞。

3）酸中毒：如前所述，酸中毒可使钾漏出增多，粗略的关系是 pH 值每降低 0.1，血清 K^+ 浓度约升高 0.6 mmol/L。这在高氯性代谢性酸中毒时表现比较明显，而在有机酸增多的代谢性酸中毒或呼吸性酸中毒时血 K^+ 浓度升高相对较弱。

4）高血糖合并胰岛素不足：主要见于糖尿病。在正常人，高血糖刺激胰岛素分泌反可使血 K^+ 浓度降低。但在糖尿病，由于胰岛素缺乏，高血糖造成的高渗状态和糖尿病常常伴随的酮体增高性酸中毒都促进 K^+ 外移，使血 K^+ 浓度升高。

5）某些药物：如 β 受体阻滞剂通过干扰 $Na^+ - K^+$ 泵的功能妨碍细胞摄钾。骨骼肌松弛剂氯化琥珀胆碱则可增大骨骼肌细胞膜的 K^+ 通透性，钾外漏增多。

6) 高钾性周期性麻痹（hyperkalemic periodic paralysis）：这也是一种少见的常染色体显性遗传性疾病，肌肉麻痹发作时常伴血钾升高，骨骼肌静息膜电位负值减小。但血钾升高与骨骼肌麻痹的因果关系尚未确定，可能与肌细胞膜异常、剧烈运动和应激后 K^+ 从细胞内释出有关。

(4) 假性高钾血症：是指测得的血清 K^+ 浓度增高而实际上体内的血浆 K^+ 或血清 K^+ 浓度并未增高的情况。最常见的原因为采集血样时发生溶血，红细胞内的 K^+ 大量释放所致，但肉眼很容易发现血清带红色。此外，当血小板数超过 $1\times10^{12}/L$ 时，在形成血清过程中血小板释放的 K^+ 可使血清 K^+ 浓度明显超过血浆 K^+ 浓度。当白细胞计数超过 $2\times10^{11}/L$ 时，也可因取血后血样放置期间白细胞的 K^+ 释放使血清 K^+ 或血浆 K^+ 浓度升高。

高钾血症原因、机制及 K^+ 转移方向小结见表 3-7。

表 3-7　高钾血症原因、机制及 K^+ 转移方向

原　因	主要机制	K^+ 转移方向
K^+ 摄入过多		
静脉途径输 K^+ 过快或浓度过高	K^+ 补充过多	体外 K^+ 移入体内
自杀性大量摄入高 K^+ 溶液	K^+ 摄入太多	体外 K^+ 移入体内
肾排 K^+ 障碍		
急性肾衰少尿期，慢性肾衰竭的末期	GFR 明显下降，K^+ 滤出受阻	体内 K^+ 移出体外受阻
失血、休克	GFR 明显下降，K^+ 滤出受阻	体内 K^+ 移出体外受阻
原发或继发性醛固酮不足	醛固酮减少致肾排 K^+ 减少	
大量使用保 K^+ 利尿剂	竞争性阻断醛固酮排 K^+	体内 K^+ 移出体外受阻
	抑制远曲小管、集合管泌 K^+	
使用洋地黄过量	抑制钠泵致肾小管泌 K^+ 障碍	体内 K^+ 移出体外受阻
	组织细胞摄 K^+ 减少	细胞外 K^+ 移入细胞内受阻
K^+ 的跨细胞分布异常		
大量细胞破坏	肌组织损伤致细胞内大量 K^+ 逸出	细胞内 K^+ 移至细胞外
组织缺氧	ATP 不足致细胞膜钠泵功能障碍	细胞外 K^+ 移入细胞内受阻
酸中毒	H^+-K^+ 交换使 K^+ 由细胞内移出增多	细胞内 K^+ 移至细胞外
某些药物：β 受体阻滞剂、洋地黄中毒	干扰钠泵的功能妨碍细胞摄 K^+	细胞外 K^+ 移入细胞内受阻
骨骼肌松弛剂氯化琥珀胆碱	增大骨骼肌膜 K^+ 通透性致 K^+ 外漏多	细胞内 K^+ 移至细胞外
高钾性周期性麻痹	K^+ 从细胞内释出增多（机制不清）	细胞内 K^+ 移至细胞外
假性高钾血症	红细胞、血小板、白细胞释放 K^+ 增多	细胞内 K^+ 释放至细胞外

2. 对机体的影响

高钾血症对机体的影响主要表现在因膜电位异常引发的障碍（图 3-9），以心肌和骨骼肌的表现最为典型。

(1) 高钾血症对心肌的影响：

1) 对心肌生理特性的影响：高钾血症对心肌细胞静息膜电位的影响与低钾血症不同，这主要是因高钾血症时静息期心肌细胞对钾已处于最大通透状态，高钾血症虽可使心肌细胞膜钾电导增大，但其作用已因通透达最大状态而不能显现出来。因此，细胞静息膜电位

的大小仍主要取决于细胞内外的钾电化学梯度，此时钾对心肌细胞静息膜电位的影响仍按 Nernst 方程式来计算。高钾血症对心肌生理特性的影响主要体现在以下几个方面：

①心肌兴奋性：轻度高钾血症时（K^+ 浓度达 5.5~7.0 mmol/L）$[K^+]_e$ 增高，而 $[K^+]_i$ 变化不大，$[K^+]_i/[K^+]_e$ 比值降低，按 Nernst 方程静息膜电位负值减小，与阈电位的差距缩小，兴奋性升高。高钾血症进一步加重时（达 7.0~9.0 mmol/L），静息膜电位可达到 -55~-60 mV，此时，快 Na^+ 通道失活，而致兴奋性下降，被称为"去极化阻滞"（depolarized blocking）。

②传导性：由于静息膜电位的绝对值减小，故 0 期去极化的速度降低，传导性下降。且当快 Na^+ 通道失活，而由 Ca^{2+} 内流来完成动作电位的 0 期去极化时，传导性下降会相当严重。

③自律性：细胞外液 K^+ 浓度升高，使膜对 K^+ 的通透性升高，因此，4 期的 K^+ 外向电流增大，延缓了 4 期的净内向电流的自动除极化效应，则自律性下降。

④收缩性：细胞外液 K^+ 浓度升高干扰 Ca^{2+} 内流，Ca^{2+} 内流延缓，兴奋-收缩耦联受到一定影响，心肌收缩性下降。

2）心肌电生理特性改变的心电图表现（图 3-10）：

① T 波高尖：高钾血症时心肌细胞膜对 K^+ 的通透性升高，动作电位中对应于心电图 T 波的 3 期钾外向电流加速，使 T 波突出，表现为高尖状。这在高钾血症早期，血清 K^+ 浓度超过 5.5 mmol/L 时即可出现。

② P 波和 QRS 波振幅降低，间期增宽，S 波增深：这主要由于传导性明显下降所致。心房去极化的 P 波因传导延缓变得低平，严重时无法辨认。心室去极化的 QRS 波群则压低、变宽，出现宽而深的 S 波。严重高血钾时 S 波与后面的 T 波相连成正弦状波，此时，心室停搏或心室颤动（又称心室纤颤，简称室颤）已迫在眼前。

③ 多种类型的心律失常：由于自律性降低，可出现窦性心动过缓，窦性停搏；由于传导性降低，出现各种类型的传导阻滞，如房室、房内、室内传导阻滞等；以及因传导性、兴奋性异常等的共同影响可出现心室颤动。

3）功能损害的具体表现：主要是可出现各种类型的心律失常，已如上述。特别是一些致死性的心律失常，如心脏停搏、心室颤动成为高钾血症对机体的主要威胁。

（2）高钾血症对骨骼肌的影响：慢性高钾血症进展缓慢，通过机体代偿使 $[K^+]_i/[K^+]_e$ 比值变化不大，很少出现表现异常。对于急性高钾血症，随着 K^+ 浓度的上升，如同心肌的兴奋性一样，骨骼肌的兴奋性随血 K^+ 浓度逐步升高亦经历先升高后降低的过程，如轻度高钾血症可出现肌肉轻度震颤，手足感觉异常，但不明显，常被原发病掩盖而被忽视。重度高钾血症因去极化阻滞四肢软弱无力，腱反射减弱甚至消失，出现迟缓性麻痹，常先累及四肢，然后向躯干发展，甚至波及呼吸肌。

应该指出，高钾血症对骨骼肌的影响较为次要，因骨骼肌出现麻痹以前，患者往往已因致命性的心律失常或心搏骤停而死亡。但在高钾血症周期性瘫痪患者，血 K^+ 浓度有时不到 5.5 mmol/L 便出现肌无力或肌麻痹，可能与肌细胞膜功能异常有关。

（3）高钾血症对酸碱平衡的影响：高钾血症在人类倾向于诱发代谢性酸中毒。其主要机制是高钾血症时 H^+ 向细胞外转移增多，其次是肾在高钾时排钾增多而排 NH_4^+（排 H^+）减少。这两个方面的因素可使细胞外液呈酸性而尿液呈碱性，出现反常性碱性尿

(paradoxical alkaline urine) 的现象。

3. 防治原则

因高钾血症可导致致命性的心搏骤停，对机体的危害较低钾血症更大。

（1）防治原发疾病：针对轻度高钾血症应去除引发高钾的原因，积极治疗原发病，并限制高钾饮食。

（2）治疗重症高钾血症：应采取紧急措施降低血 K^+ 浓度以保护心脏。主要从以下两个方面入手：

1）对抗高钾的心肌毒性作用：可在心电图监测下缓慢静脉注射 10％葡萄糖酸钙提高血钙，使 $E_m - E_t$ 电位差接近正常，恢复心肌细胞的兴奋性、增强心肌收缩性；亦可静脉注射氯化钠提高血 Na^+ 浓度，促进去极化的 Na^+ 内流，使心肌传导性恢复正常。

2）降低血 K^+ 浓度，其中最有效的措施为血液透析或腹膜透析排出过多的钾。无透析条件或病情尚不十分紧急者，可用阳离子交换树脂口服或灌肠，在肠内通过 Na^+- K^+ 交换，促进钾的排出。亦可静脉注射 $NaHCO_3$ 纠正酸中毒，葡萄糖和胰岛素同时静脉注射，促使 K^+ 向细胞内转移。

（3）纠正其他电解质代谢紊乱：在引起高钾血症的原因中，有些也可同时引起高镁血症，应及时检查并给予相应的处理。

第四节　镁代谢与镁代谢紊乱

一、正常镁代谢

（一）镁的体内分布

镁（magnesium）是人体内不可缺少的重要元素，成人体内镁总量为 20～30 g，其含量在阳离子中仅次于钠、钾和钙，居第四位。人体内 99％的镁分布于细胞内，细胞内镁的含量仅次于钾而居第二位。

镁在不同组织细胞内的分布：骨骼占 60％～65％，骨骼肌占 20％～30％，其他细胞占 6％～7％、以肝脏为最高，细胞外液低于 1％，红细胞内镁浓度约为 2.5 mmol/L，血清为 0.75～1.25 mmol/L。细胞内镁 80％～90％是结合型（主要结合到核酸、ATP、负电荷的磷脂和蛋白质），游离部分仅 10％在细胞内，含核糖体的微粒体和内质网含量最高，其次是线粒体和细胞核。细胞内的游离镁与结合镁可互相交换保持动态平衡。心、肝、肾中镁的交换远大于骨骼肌、红细胞和脑。

体内的镁仅约 1％分布在细胞外，有三种存在形式：约 55％为游离的 Mg^{2+}，具有重要的生物学活性；约 32％与蛋白质（主要是清蛋白，又称白蛋白）结合，少量与球蛋白非特异结合；13％与 HCO_3^-、HPO_4^{2-} 和 SO_4^{2-} 等阴离子形成化合物。

（二）镁的正常代谢

镁主要存在于绿叶蔬菜、谷类、干果、蛋、鱼、肉、乳中。正常饮食，机体一般不会缺镁。人体镁最低需要量为 10～12 mmol/d，推荐镁摄入量为 15～20 mmol/d。

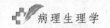

1. 吸　收

镁摄入后主要由小肠吸收，小部分由结肠吸收。膳食中磷酸盐、乳糖含量，肠腔镁浓度及肠道功能状态，均影响镁的吸收。镁在肠道内吸收是主动过程，与钙互相竞争。氨基酸可增加难溶性镁盐的溶解度而促进镁吸收，纤维则降低镁的吸收。

2. 排　泄

健康成人食物供应的镁 60%～70% 随粪便排出；肾是调节体内镁平衡的主要器官，肾阈高低取决于血清镁浓度。血浆中镁从肾小球滤出后，大部分被肾小管重吸收，正常仅 2%～10% 随尿排出，通过滤过和重吸收保持镁的平衡；显性汗液中亦含少量镁。

（三）镁平衡的调节

镁平衡的调节主要依赖于消化道的吸收和肾脏的排泄两个方面进行。镁摄入量少，食物含钙少、含蛋白质多、活性维生素 D 多等可使肠道吸收镁增加；反之，吸收减少。肾小管镁重吸收的主要部位是皮质亨利髓襻升支粗段（cortical thick ascending limb of the loop of Henle），可达滤过量的 65%。顶膜（apical membrane）的 $Na^+ - K^+ - Cl^-$ 联合转运体（cotransporter）和 K^+ 通道开放产生的腔内跨上皮细胞正电位（lumen - positive transepithelial potential）是镁吸收的主要驱动力。远曲小管和近曲小管对镁的重吸收均为 10%～15%。影响肾小管镁重吸收的因素很多，其中血镁浓度影响最大。在低镁血症时，刺激甲状旁腺分泌甲状旁腺激素（parathyroid hormone，PTH），使肾小管对镁的重吸收增加；高镁血症时重吸收明显减低。多肽激素，例如，PTH、胰高血糖素（glucagon）、降钙素（calcitonin，CT）和血管升压素（vasopressin，即抗利尿激素）等可增加重吸收。维生素 D 可加强肽类激素的作用。

（四）镁的生理功能

镁具有较多的生理作用，主要体现在以下几个方面：

1. 维持酶的活性并参与机体代谢

镁是许多酶系的辅助因子或激动剂，可启动体内 300 多种酶，包括己糖激酶、$Na^+ - K^+ - ATP$ 酶、羧化酶、丙酮酸脱氢酶、肽酶、胆碱酯酶等，参与体内许多重要代谢过程，包括蛋白质、脂肪、糖类（碳水化合物）及核酸的代谢，氧化磷酸化，离子转运，神经冲动的产生和传递，肌肉收缩等，几乎与生命活动的各个环节有关。

2. 维持可兴奋细胞的兴奋性

镁离子对中枢神经系统、神经、肌肉和心肌等，均起抑制作用。对于神经、肌肉应激性，Mg^{2+} 与 Ca^{2+} 是协同的，对于心肌又是拮抗的。以下列举了几种影响机体神经、骨骼肌及心肌的主要应激性离子：

神经、肌肉应激性 $\propto [K^+] \cdot [Na^+] \cdot [OH^-] / [Ca^{2+}] \cdot [Mg^{2+}] \cdot [H^+]$

心肌应激性 $\propto [Ca^{2+}] \cdot [Na^+] \cdot [OH^-] / [K^+] \cdot [Mg^{2+}] \cdot [H^+]$

3. 维持细胞的遗传稳定性

镁是 DNA 相关酶系中的主要辅助因子（essential cofactor）和决定细胞周期以及凋亡的细胞内调节者。在细胞质中，它可维持细胞膜的完整性，增强对氧化应激的耐受力，调节细胞增殖、分化和凋亡；在细胞核则可维持 DNA 结构、DNA 复制的保真度，启动 DNA 的修复过程，包括核苷切除修复（nucleotide excision repair，NER）、碱基切除修复

(base excision repair，BER）和错配修复（mismatch repair，MMR），并刺激微管装配（microtubulin assembly）。

二、镁代谢紊乱

机体对镁的调节发生障碍常可导致镁的代谢发生紊乱。其是引起机体细胞外液中镁缺乏或镁过多的主要因素。临床上根据镁离子的浓度变化常将镁代谢紊乱分为低镁血症和高镁血症。

（一）低镁血症

血清 Mg^{2+} 浓度低于 0.75 mmol/L，称为低镁血症（hypomagnesemia）。

1. 原因和机制

（1）镁摄入不足 。一般膳食含镁较多，且肾具有保镁功能，所以正常进食不至于缺镁。但长期禁食、厌食、经静脉输注无镁的肠外营养液等，可引起镁摄入不足。

（2）吸收障碍。广泛小肠切除、吸收不良综合征、脂肪痢（镁和脂肪酸形成镁皂）、胃瘘、肠瘘、急性胰腺炎等，可导致镁吸收不良，而仍随尿排出少量镁，故可发生低镁血症。

（3）镁排出过多。

1）经胃肠排出过多：如严重呕吐、腹泻和持续胃肠引流等。

2）经肾排出过多：①利尿药如呋塞米、依他尼酸等抑制髓袢对镁的重吸收；甘露醇、尿素或葡萄糖所致渗透性利尿，也抑制镁的重吸收。②高钙血症：钙与镁在肾小管中重吸收呈竞争作用，故任何原因所致高钙血症（如甲状旁腺功能亢进、维生素 D 中毒）均可使肾小管重吸收镁减少。PTH 有促进肾小管镁重吸收的作用，但这种作用可被高钙血症所抵消。③严重甲状旁腺功能减退：PTH 减少可使肾小管重吸收镁减少。④原发性和继发性醛固酮增多症：醛固酮能抑制肾小管重吸收镁。⑤糖尿病酮症酸中毒：酸中毒可妨碍肾小管重吸收镁，高血糖可产生渗透性利尿作用。⑥酒精中毒：酒精能抑制肾小管对镁的重吸收，慢性者常伴营养不良和腹泻等。⑦洋地黄类强心苷、促肾上腺皮质激素和糖皮质激素：可促进肾排镁。⑧庆大霉素：可造成肾小管损害，使肾保镁功能发生可复性缺陷。⑨肾疾病：急性肾小管坏死多尿期、慢性肾盂肾炎、肾小管性酸中毒、肾积水和硬化等，可产生渗透性利尿和肾小管功能受损。⑩甲状腺功能亢进：过多的甲状腺素可抑制肾小管重吸收镁。

3）透析失镁：尿毒症等发生时使用大量无镁透析液可引起镁的丢失。

4）汗液失镁：运动员在剧烈运动时可以通过汗液失镁，但极为少见。

（4）细胞外液镁转入细胞过多。胰岛素治疗糖尿病酮症酸中毒时，因糖原合成需要镁，可使细胞外镁转入细胞内过多。

（5）其他原因：

1）低钾血症，常伴有低镁血症，是低钾血症难以纠正的一个原因。

2）肝硬化、充血性心力衰竭和心肌梗死。

2. 对机体的影响

（1）对神经、肌肉和中枢神经系统的影响：低镁血症时，神经、肌肉和中枢神经系统应激性增高，表现为肌肉震颤、手足搐搦、Chvostek 征和 Trousseau 征阳性、共济失调，有时听觉过敏、幻觉，严重时会出现癫痫发作、谵妄、精神错乱、定向力失常，甚至惊厥、昏迷等。正常时，运动神经末梢在动作电位去极化影响下，轴突膜上 Ca^{2+} 通道开放，促使囊泡向轴突膜移动并出泡，将乙酰胆碱释至神经、肌肉接头间隙。低镁血症导致应激性增高的机制：

1）使 Mg^{2+} 竞争性抑制 Ca^{2+} 进入轴突作用减弱，乙酰胆碱释放增多；

2）使 Mg^{2+} 抑制终板膜上乙酰胆碱能受体敏感性的作用减弱；

3）减弱了 Mg^{2+} 对神经和骨骼肌应激性的抑制作用；

4）导致能量代谢障碍；

5）使 Mg^{2+} 阻滞中枢兴奋性 $N-$ 甲基 $-D-$ 天冬氨酸受体的作用减弱。另外，Mg^{2+} 对平滑肌也有抑制作用，故低镁血症时平滑肌兴奋，可导致呕吐或腹泻。

（2）对心血管的影响：

1）心律失常：镁可通过两种不同方式改变各种离子通道活性。①直接进入通道并降低相关离子通过通道的速度。②改变细胞膜的极化而影响某些离子通道。低镁血症时，常出现心动过速、房性期前收缩、室性期前收缩、室上性心动过速、室性心动过速，甚至发生心室颤动。其可能机制是：镁缺失时 Na^+-K^+ 泵失灵，导致心肌细胞静息电位负值显著变小和相对除极化，心肌兴奋性升高；低镁血症时，镁对 Na^+ 阻断作用减弱而内流相对加速，因而心肌快反应自律细胞的自动去极化加速，自律性增高；缺镁通过引起低钾血症，间接使心肌兴奋性和自律性增高，有效不应期缩短，超常期延长。

2）高血压和动脉粥样硬化：低镁血症患者，半数血压升高，手足搐搦发作时尤明显。流行病学和实验研究证实，镁和血压高低呈负相关。原发性高血压是一种多基因控制下复杂的多因素疾病。精确病因尚不清楚。其血流动力学异常主要表现为动脉壁增厚、异常血管张力和内皮功能紊乱所致的外周阻力增加。

低镁血症导致血压升高的机制：低镁血症时离子泵失灵，细胞内钠、钙增加，钾减少。内皮细胞通透性增大，血管平滑肌细胞增生和重构，血管中层增厚、僵硬。出现胰岛素抵抗和氧化应激增强。增加血管活性的内皮素和儿茶酚胺的产生，扩张血管的前列环素等产生减少。上述功能和结构的改变，导致外周阻力增大。

血清镁水平降低可加速动脉粥样硬化形成，其发生机制：低镁血症可导致内皮功能紊乱，使核因子 $-\kappa B$（nuclear factor-kappa B，$NF-\kappa B$）、黏附分子［如血管黏附分子 -1（vascular adhesion molecule -1，VCAM -1）］、细胞因子［如单核细胞趋化蛋白 -1（mononuclear chemoattractant protein -1，MCP -1）］、生长因子、血管活性介质、凝集蛋白的产生增加；同时内皮氧化电位增大，氧化型低密度脂蛋白（oxidized Low density lipoprotein，ox $-$ LDL）修饰增强。单核细胞趋化、迁移至动脉壁，摄取 ox $-$ LDL，并释放血小板源性生长因子和白细胞介素 -1 等促进炎症，导致动脉粥样硬化斑块的形成。

3）冠心病：镁是许多酶系必需的辅助因子，严重缺镁可引起心肌细胞代谢障碍和冠状血管痉挛，从而导致心肌坏死。通过电子显微镜观察，可见心肌细胞线粒体肿胀、形成空泡，肌原纤维紊乱和断裂，肌膜断裂，核仁消失和空泡变性。死于心肌梗死者心肌镁含量降低，而死于慢性心脏病者心肌镁含量却并不减少。因此，认为心肌含镁降低是心肌梗死患者易发猝死的一个因素。

（3）对代谢的影响：

1）低钙血症：中度至重度低镁血症，常伴低钙血症。其机制是：镁缺乏使腺苷酸环化酶活性下降，导致甲状旁腺腺体细胞分泌 PTH 减少，同时靶器官对 PTH 的反应也减弱，肠道吸收钙、肾小管重吸收钙和骨钙动员均发生障碍。

2）低钾血症：镁缺乏时 Na^+-K^+-ATP 酶活性降低，肾保钾功能减退，故常伴低钾血症。此时若只补钾不补镁，低钾血症难以纠正。

3. 防治原则

除积极防治原发病外，应视缺镁的程度选择不同的补镁途径和剂量，轻者可口服或肌内注射补镁；严重低镁血症有抽搐、癫痫和心律失常等表现，应及时静脉补镁。静脉补镁应谨慎进行，不仅要防止镁对肾功能的损害，同时要注意镁使外周血管扩张而导致血压降低。对肾功能受损者更要小心，防止因补镁过快而转变为高镁血症。

（二）高镁血症

血清镁浓度高于 1.25 mmol/L，称为高镁血症（hypermagnesemia）。

1. 原因和机制

（1）镁摄入过多：静脉内补镁过快、过多，尤其肾功能受损患者更易发生。用较多镁盐治疗孕妇子痫时，可引起胎儿发生高镁血症。过量应用抗酸剂和缓泻剂（通常为镁制剂）有时也可引起高镁血症。

（2）肾排镁过少：正常时肾排镁功能很强，故口服或注射较多的镁盐在肾功能正常者不至于引起高镁血症。肾排镁减少是高镁血症最重要的原因，主要见于：

1）肾衰竭伴有少尿或无尿；

2）严重失水伴有少尿；

3）甲状腺功能减低（甲状腺素抑制肾小管重吸收镁）；

4）Addison 病（醛固酮抑制肾小管重吸收镁）；

5）糖尿病酮症酸中毒昏迷患者治疗前（可因多尿、呕吐、饮水减少而发生严重失水和少尿）。

（3）细胞内镁外移过多：Mg^{2+} 是细胞内含量占第二位的阳离子，严重糖尿病酮症酸中毒、烧伤、创伤和横纹肌溶解等各种原因导致细胞严重损伤或分解代谢亢进，在发生高钾血症的同时，出现高镁血症。

2. 对机体的影响

血清镁浓度不超过 2 mmol/L 时，临床上很难觉察高镁血症对机体的影响。

（1）对神经、肌肉和中枢神经系统的影响：镁能抑制神经、肌肉接头处的兴奋传递和中枢神经系统的突触传递。高镁血症患者，可出现肌无力，甚至弛缓性麻痹，膝腱反射减弱或消失，嗜睡或昏迷，有类似箭毒所造成的现象，严重者可因呼吸肌麻痹而死亡。

（2）对心血管的影响：高镁能抑制房室和心室内传导，并降低心肌兴奋性，故可引起传导阻滞和心动过缓。血清镁浓度高于 7.5 mmol/L 可发生心脏停搏。心电图 P－R 间期延长和 QRS 综合波增宽，T 波增高。

细胞外镁升高，导致延迟外向钾电流（delayed rectifier potassium current，IK）、内

向整流钾电流（inward rectifier potassium current，IK_1）、ATP 依赖性钾电流（K_{ATP}）和乙酰胆碱门控钾电流（IK_{Ach}）的抑制，引起动作电位延长。细胞外镁对钙通道的抑制，可使心率减慢和动力减弱。K^+ 通道在保持心肌细胞静息电位和复极化过程发挥重要作用。细胞内镁负责钾通道的内向整流，产生对 K^+ 向外移动的阻滞。镁以电压依赖方式显著阻断 K^+ 外流。β受体阻断剂、腺苷酸环化酶活性增加和蛋白激酶 C 启动，可使 K^+ 运动增加。细胞内镁也可调节氯离子的跨膜运动。

（3）对平滑肌的影响：高镁可抑制血管平滑肌和血管运动中枢。可使小动脉、微动脉等扩张，从而导致外周阻力降低和动脉血压下降。对内脏平滑肌的抑制可引起恶心、呕吐、嗳气、便秘、尿潴留等表现。

3. 防治原则

防治原发病，注意改善肾功能，警惕镁过多，适当利尿增加肾排镁。若肾功能低下，可用透析排出过多的镁。若病情紧急可静脉注射葡萄糖酸钙拮抗高 Mg^{2+}。另外，因高镁常伴高钾，故有高钾血症时应积极给予治疗。

第五节　钙、磷代谢与钙、磷代谢紊乱

一、正常钙、磷代谢

（一）钙、磷的含量和分布

钙（calcium）和磷（phosphorus）是人体内含量最丰富的无机元素。正常成年人，钙总量为 700~1 400 g，磷总量为 400~800 g。体内约 99% 的钙和 86% 的磷以羟磷灰石形式存在于骨和牙齿，其余呈溶解状态分布于体液和软组织中。

绝大多数骨钙不参与细胞外液钙浓度的日常调节，主要提供对身体的结构性支持。血钙指血清中所含的总钙量，正常成年人为 2.1~2.6 mmol/L，儿童稍高。血钙分为非扩散钙（indiffusible calcium）和可扩散钙（diffusible calcium）。非扩散钙是指与血浆蛋白质（主要为清蛋白）结合的钙（约占血浆总钙的 40%），不易透过毛细血管壁。可扩散钙主要为游离 Ca^{2+}（45%）及少量与柠檬酸、重碳酸根等形成的不解离钙（15%）。发挥生理作用主要为游离 Ca^{2+}。血清游离 Ca^{2+} 浓度为 1.1~1.3 mmol/L。非扩散钙与离子钙可互相转化。血液偏酸时，游离 Ca^{2+} 浓度升高；血液偏碱时，蛋白结合钙增多，游离 Ca^{2+} 浓度下降。

血浆中钙、磷浓度关系密切。正常时，两者的乘积（$[Ca^{2+}] \times [HPO_4^-]$）为 3~4 mg/L。如超过 4 mg/L，则钙、磷以骨盐形式沉积于骨组织；若低于 3.5 mg/L，则骨骼钙化障碍，甚至骨盐溶解。

血液中的磷以有机磷和无机磷两种形式存在。有机磷酸酯和磷脂存在于血细胞和血浆中，含量大。血磷通常是指血浆中的无机磷，正常人为 0.8~1.6 mmol/L，婴儿为 1.3~1.9 mmol/L。血浆无机磷酸盐的 80%~85% 以 HPO_4^{2-} 形式存在。

（二）钙、磷的平衡

体内钙、磷均由食物供给。正常人每日摄取钙约为 1 g、磷约为 0.8 g。儿童、孕妇需要量增加。牛奶、乳制品，以及水果、蔬菜中含钙较高。食物钙必须转变为游离 Ca^{2+}，才能被肠道吸收。肠道 pH 偏碱时，减少钙吸收；偏酸时促进钙吸收。钙的吸收部位在小肠，吸收率约为 30％；磷在空肠吸收最快，吸收率达 70％。当食物中缺乏或生理需要量增加时，两者的吸收率增高。

Ca^{2+} 由肠腔进入黏膜细胞内是顺浓度梯度的被动扩散或易化转运，因微绒毛对 Ca^{2+} 的通透性极低，故需钙结合蛋白（calcium binding protein，CaBP）作为特殊转运载体。磷伴随 Na^+ 的吸收进入黏膜细胞内，又随 Na^+ 的泵出而至细胞外液（血管侧），称为"继发性主动转运（secondary active transport）"。食物中的有机磷酸酯，在肠管内被磷酸酶分解为无机磷酸盐后被肠道吸收。

人体钙约 20％经肾排出，80％随粪便排出。肾小球滤过的钙，95％以上被肾小管重吸收。血钙升高，则尿钙排出增多。肾是排磷的主要器官，肾排出的磷占总磷排出量的70％，余 30％随粪便排出。肾小球滤过的磷，85％～95％被肾小管（主要为近曲小管）重吸收。

日常钙、磷的摄入与排出虽经常变动，但人体细胞内液和细胞外液中钙、磷的浓度却相对恒定。

（三）钙、磷代谢的调节

1. 体内钙、磷稳态调节

体内钙、磷代谢，主要由甲状旁腺激素（PTH）、1,25 - 二羟维生素 D_3 和降钙素（CT）三个激素作用于肾、骨骼和小肠三个靶器官进行调节（表 3 - 8）。

表 3 - 8　PTH、CT、1,25 - 二羟维生素 D_3 对钙、磷代谢的影响

激素	肠钙吸收	溶骨作用	成骨作用	肾排钙	肾排磷	血钙	血磷
PTH	↑	↑↑	↓	↓	↑	↑	↓
CT	↓（生理剂量）	↓	↑	↑	↑	↓	↓
1,25 - 二羟维生素 D_3	↑↑	↑	↑	↓	↓	↑	↑

（注：↑为升高，↑↑为显著升高，↓为降低。）

（1）甲状旁腺激素（PTH）：是由甲状旁腺主细胞合成并分泌的一种单链多肽激素，具有升高血钙、降低血磷和酸化血液等作用。PTH 在血液中半衰期仅为数分钟，在甲状旁腺细胞内储存亦有限。血钙是调节 PTH 的主要因素。低血钙的即刻效应是刺激贮存的PTH 释放，持续作用主要是抑制 PTH 的降解速度。此外，1,25 - 二羟维生素 D_3 增多时，PTH 分泌减少；降钙素则可促进 PTH 分泌。

PTH 作用于靶细胞膜，活化腺苷酸环化酶，增加细胞质内 cAMP 及焦磷酸盐浓度。cAMP 能促进线粒体 Ca^{2+} 转入细胞质；焦磷酸盐则作用于细胞膜外侧，使细胞膜外侧 Ca^{2+} 进入细胞，结果可引起细胞质内 Ca^{2+} 浓度增加，并激活细胞膜上的"钙泵"，将 Ca^{2+} 主动转运至细胞外液，导致血钙升高。

1）对骨的作用：PTH 有促进成骨和溶骨的双重作用。小剂量 PTH 刺激骨细胞分泌胰岛素样生长因子（insulin-like growth factor，IGF），促进胶原和基质生成，有助于成骨；大剂量 PTH 能将前破骨细胞和间质细胞转化为破骨细胞，后者数量和活性增加，分

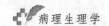

泌各种水解酶和胶原酶，并产生大量乳酸和柠檬酸等酸性物质，促进骨基质及骨盐溶解。

2）对肾脏的作用：PTH 增加肾近曲小管、远曲小管和髓襻上升段对 Ca^{2+} 的重吸收，抑制近曲小管和远曲小管对磷的重吸收，结果尿钙减少，尿磷增多。

3）对小肠的作用：PTH 通过激活肾 1α - 羟化酶，促进 $1,25$ - 二羟维生素 D_3 的合成，间接促进小肠吸收钙、磷。此效应出现较缓慢。

（2）$1,25$ - 二羟维生素 D_3 [$1,25$ - $(OH)_2$ - VD_3]：是一种具有生理活性的激素，皮肤中的胆固醇代谢中间产物，在紫外线照射下先转变为前维生素 D_3（previtamin D_3），随后自动异构化为维生素 D_3（VD_3）。皮肤转化生成的及肠道吸收的维生素 D_3 入血后，首先在肝细胞微粒体中 25 - 羟化酶催化下，转变为 25 - 羟维生素 D_3 [25 - (OH) - VD_3]，再在肾近曲小管上皮细胞线粒体内 1α - 羟化酶作用下，转变成 $1,25$ - 二羟维生素 D_3，其活性比维生素 D_3 高 $10\sim15$ 倍。PTH 能促进 1α - 羟化酶合成。$1,25$ - 二羟维生素 D_3 的生理作用如下：

1）促进小肠对钙、磷的吸收和转运：$1,25$ - 二羟维生素 D_3 与肠黏膜上皮细胞特异受体结合后，直接作用于刷状缘，改变膜磷脂的结构与组成（增加磷脂酰胆碱和不饱和脂肪酸含量），从而增加钙的通透性；与受体结合，进入细胞核，加快 DNA 转录 mRNA，促进与 Ca^{2+} 转运有关的蛋白质（钙结合蛋白，Ca^{2+} - ATP 酶）的生物合成；刺激基膜腺苷酸环化酶的活化，Ca^{2+} 向血液转运是在 Ca^{2+} - ATP 酶作用下的主动耗能过程。这样，进入细胞的 Ca^{2+} 和 cAMP 都作为第二信使，发挥其调节作用。

2）具有溶骨和成骨的双重作用：$1,25$ - 二羟维生素 D_3 既能刺激破骨细胞和加速破骨细胞的生成，又能刺激成骨细胞分泌胶原等促进骨的生成。钙、磷供应充足时，主要促进成骨。当血钙降低、肠道钙吸收不足时，主要促进溶骨，使血钙升高。

3）促进肾小管上皮细胞对钙、磷重吸收：其机制是增加细胞内钙结合蛋白的生物合成。此作用较弱，只是在骨骼生长、修复或钙、磷供应不足时作用增强。

（3）降钙素（CT）：是由甲状腺滤泡旁细胞（C 细胞）所分泌的一种单链多肽类激素。血钙升高可刺激 CT 的分泌。血钙降低则抑制其分泌。CT 的生理功能有：

1）直接抑制破骨细胞的生成和活性，抑制骨基质分解和骨盐溶解；加速破骨细胞、间质细胞转化为成骨细胞，增强成骨作用，降低血钙、血磷浓度。

2）直接抑制肾小管对钙、磷重吸收，从而使尿磷、尿钙排出增多。

3）抑制肾 1α - 羟化酶而间接抑制小肠钙、磷的吸收。

在正常人体内，机体通过 PTH、CT、$1,25$ - 二羟维生素 D_3 三者的相互制约，相互协调，以适应环境变化，保持血钙浓度的相对恒定。

2. 细胞内、外钙的调节

正常情况下，细胞内钙浓度为 $1\times10^{-8}\sim1\times10^{-7}$ mol/L，细胞外钙浓度为 $1\times10^{-3}\sim1\times10^{-2}$ mol/L。约 44% 细胞内钙存在于细胞内钙库（线粒体和内质网），细胞内游离钙仅为细胞内钙的 0.005%。上述电化学梯度的维持，取决于生物膜对钙的不自由通透性和转运系统的调节（图 $3-11$）。

（1）Ca^{2+} 进入细胞液的途径：Ca^{2+} 进入细胞液是顺浓度梯度的被动过程。一般认为，细胞外钙跨膜进入是细胞内钙释放的触发因素，细胞内 Ca^{2+} 增加主要取决于内钙释放。

1）细胞膜钙通道：①电压依赖性钙通道（voltage dependent calcium channel,

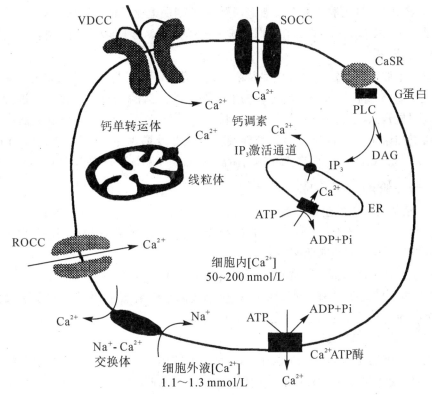

图 3-11　细胞钙稳态调控的跨膜通路和细胞器示意图

VDCC：电压依赖性钙通道；ROCC：受体操纵性钙通道；SOCC：钙库操纵性钙通道；
CaSR：钙敏感受体；ER：内质网。

VDCC）可分为 L 型、T 型、N 型等亚型；②受体操纵性钙通道（receptor operated calcium channel，ROCC），亦称配体门控性钙通道（ligand gated calcium channel，LGCC），此类受体由多个亚基组成，与激动剂结合后，通道开放。

2）细胞内钙库释放通道：钙库释放通道（calcium release channel）属于受体操纵性钙通道，包括三磷酸肌醇（inositol triphosphate，IP_3）操纵的钙通道（IP_3 受体通道）、二氢嘧啶受体（ryanodine receptor，RYR）敏感的钙通道。IP_3 介导的 Ca^{2+} 释放依赖于一定浓度的细胞内 Ca^{2+} 浓度。RYR 调控 Ca^{2+} 释放则是当电压门控钙通道开放后，使小量 Ca^{2+} 内流，Ca^{2+} 与 RYR 结合后触发内质网/肌浆网释放 Ca^{2+}，即 Ca^{2+} 诱发 Ca^{2+} 释放。耦联于横小管和肌浆网的 RYR 钙通道同时开放，产生局部游离钙浓度升高——"钙火花"（Ca^{2+} spark）。自发性钙火花是细胞内钙释放的基本单位，它成为引发钙振荡（calcium oscillation）和钙波（calcium wave）的位点，构成了心肌细胞兴奋-收缩耦联的基础。

（2）Ca^{2+} 离开细胞液的途径：Ca^{2+} 离开细胞液是逆浓度梯度、耗能的主动过程。

1）钙泵的作用：钙泵即 $Ca^{2+}-Mg^{2+}-ATP$ 酶，它存在于细胞膜、内质网膜和线粒体膜上。当 $[Ca^{2+}]_i$ 升高到一定程度，该酶被激活，水解 ATP 供能，将 Ca^{2+} 泵出细胞或泵入内质网及线粒体，使细胞内 Ca^{2+} 浓度下降。

2）Na^+-Ca^{2+} 交换：Na^+-Ca^{2+} 交换蛋白是一种双向转运方式的跨膜蛋白，通过一种产电性电流（以 3 个 Na^+ 交换 1 个 Ca^{2+}）。Na^+-Ca^{2+} 交换主要受跨膜 Na^+ 梯度调节。生理条件下，Na^+ 顺着电化学梯度进入细胞，而 Ca^{2+} 则逆电化学梯度移出细胞。

3）$Ca^{2+} - H^+$ 交换：$[Ca^{2+}]_i$ 升高时，被线粒体摄取，H^+ 则排至细胞外液。

3. 血磷的调节

血磷浓度不如血钙稳定，文献中血磷浓度正常范围不一。血磷浓度日常的变化幅度可达 50%，是由肠的吸收与尿的排出之间的平衡调节的。磷的吸收主要在空肠进行，进食后血磷浓度明显升高，过多的磷在 PTH 的调节下经肾排出，PTH 能抑制近曲小管对磷的摄取，而增加尿中磷的排出。血磷浓度及其组成亦受酸碱平衡状态的影响，pH 值为 7.4 时 HPO_4^{2-} 与 $NaHPO_4^-$ 两者之和约占游离有机磷的 85%，$H_2PO_4^-$ 约占 15%。

（四）钙、磷的生理功能

1. 钙、磷共同参与的生理功能

（1）成骨：绝大多数钙、磷存在于骨骼和牙齿中，起支持和保护作用。骨骼为调节细胞外液游离钙、磷恒定的钙库和磷库。

（2）凝血：钙、磷共同参与凝血过程。血浆 Ca^{2+} 作为血浆凝血因子Ⅳ，在激活因子Ⅸ、Ⅹ、Ⅻ和凝血酶原等过程中不可缺少；血小板因子 3 和凝血因子Ⅲ的主要成分是磷脂，它们为凝血过程几个重要链式反应提供"舞台"。

2. Ca^{2+} 的其他生理功能

（1）调节细胞功能的信使：细胞外 Ca^{2+} 是重要的第一信使，通过细胞膜上的钙通道（电压依赖性或受体门控性）或钙敏感受体（calcium sensing receptor，CaSR）发挥重要调节作用。CaSR 是 G 蛋白耦联受体超家族 C 家族的成员，它存在于各种细胞膜上，细胞外 Ca^{2+} 是其主要配体和激动剂。两者结合后，通过 G 蛋白激活磷脂酶 C（phospholipase C，PLC）- IP_3 通路及酪氨酸激酶丝裂原蛋白激酶（mitogen - activatedproteinkinase，MAPK）通路，引起肌浆网或内质网释放 Ca^{2+}，以及细胞外 Ca^{2+} 经钙库操纵性钙通道（store operated calcium channel，SOCC）内流，使细胞内 Ca^{2+} 浓度增加。细胞内 Ca^{2+} 作为第二信使，例如，肌肉收缩的兴奋收缩耦联因子，激素和神经递质的刺激-分泌耦联因子，体温调节中枢调定点的主要调控介质等在信号传递中发挥重要的调节作用。研究结果表明，CaSR 参与维持钙和其他金属离子稳态，调节细胞分化、增殖、凋亡及基因表达等。Ca^{2+} 作为细胞内信使参与了细胞运动、分泌、代谢、增殖、分化及淋巴细胞的激活等多种生理功能。

（2）调节酶的活性：Ca^{2+} 是许多酶（如脂肪酶、ATP 酶等）的激活剂，Ca^{2+} 还能抑制 1α - 羟化酶的活性，从而影响有关代谢。

（3）维持神经、肌肉的兴奋性：与 Mg^{2+}、Na^+、K^+ 等共同维持神经、肌肉的正常兴奋性。血浆 Ca^{2+} 浓度降低时，神经、肌肉的兴奋性增高，可引起抽搐。

（4）调节心肌的收缩功能：Ca^{2+} 是心肌的兴奋 - 收缩耦联因子，在动作电位形成的过程中，细胞外 Ca^{2+} 经 T 型钙通道内流，同 Na^+ 内流一起参与构成动作电位的 0 期除极；Ca^{2+} 经 L 型钙通道内流，则参与动作电位的 2 期复极（即 2 期平台）的组成。Ca^{2+} 的内流诱导肌浆网对 Ca^{2+} 的释放，两者使细胞内 Ca^{2+} 浓度达到心肌收缩的阈值后，通过 Ca^{2+} 与肌钙蛋白亚单位结合而启动心肌收缩。心肌舒张时，Ca^{2+} 与肌钙蛋白亚单位解离并回到肌浆网和细胞外。

（5）其他：Ca^{2+} 可降低毛细血管和细胞膜的通透性，防止渗出，控制炎症和水肿。

3. 磷的其他生理功能

（1）调控生物大分子的活性：酶蛋白及多种功能性蛋白质的磷酸化与脱磷酸化是机体调控机制中最普遍且重要的调节方式，与细胞分化、增殖的调控有密切的关系。

（2）参与机体能量代谢的核心反应：$ATP \rightleftharpoons ADP + Pi \rightleftharpoons AMP + Pi$。

（3）生命重要物质的组成成分：磷是构成核酸、磷脂、磷蛋白等遗传物质之一，也是生物膜结构及重要蛋白质（各种酶类等）基本组成成分的必需元素。

（4）其他：磷酸盐（$HPO_4^{2-}/H_2PO_4^-$）是血液缓冲体系的重要组成成分，细胞内的磷酸盐参与许多酶促反应如磷酸基转移反应、加磷酸分解反应等。2,3 - DPG 在调节血红蛋白与氧的亲和力方面起重要作用。

二、钙、磷代谢紊乱

血钙与血磷浓度异常会导致生命活动过程出现一系列紊乱。由于 ［Ca］× ［P］之乘积等于一常数。因此，血钙与血磷之一浓度异常，另一方必然受到影响。

（一）低钙血症

当血清蛋白质浓度正常时，血钙浓度低于 2.1 mmol/L，或血清游离 Ca^{2+} 浓度低于 1.1 mmol/L，称为低钙血症（hypocalcemia）。

1. 病因和机制

（1）维生素 D 代谢障碍：①维生素 D 缺乏，食物中维生素 D 缺少或紫外线照射不足；②肠吸收障碍，如梗阻性黄疸、慢性腹泻、脂肪泻等；③维生素 D 羟化障碍，如肝硬化、肾衰竭、遗传性 1α - 羟化酶缺乏症等。活性维生素 D 减少，引起肠钙吸收减少和尿钙增多，导致血钙降低。

（2）甲状旁腺功能减低（hypoparathyroidism）：①PTH 缺乏，如甲状腺手术误切除甲状旁腺，遗传性因素或自身免疫导致甲状旁腺发育障碍或损伤；②PTH 抵抗，如假性甲状旁腺功能低下患者，PTH 的靶器官受体异常。此时，破骨减少，成骨增加，造成一时性低钙血症。

（3）慢性肾衰竭：①肾排磷减少，血磷升高，因血液钙、磷乘积为一常数，故血钙降低；②肾实质破坏，1,25 - 二羟维生素 D_3 生成不足，肠钙吸收减少；③血磷升高，肠道分泌磷酸根增多，与食物钙结合成难溶的磷酸钙而随粪便排出；④肾毒物损伤肠道，影响肠道钙、磷吸收；⑤慢性肾衰时，骨骼对 PTH 敏感性降低，骨动员减少。

（4）低镁血症：使 PTH 分泌减少，PTH 靶器官对 PTH 反应性降低，骨盐 $Mg^{2+} - Ca^{2+}$ 交换障碍。

（5）急性胰腺炎：机体对 PTH 的反应性降低，胰高血糖素和 CT 分泌亢进，胰腺炎症和坏死释放出的脂肪酸与钙结合成钙皂而影响肠吸收。

（6）其他：如氟中毒、低清蛋白血症（肾病综合征）、妊娠、大量输血等。

2. 对机体的影响

（1）对神经、肌肉的影响：低血钙时神经、肌肉兴奋性增加，可出现肌肉痉挛、手足搐搦、喉鸣与惊厥。

（2）对骨骼的影响：维生素 D 缺乏引起的小儿佝偻病可表现为囟门闭合延迟、方头、鸡胸、念珠胸、手镯、O 形或 X 形腿等；成年人可表现为骨质软化、骨质疏松和纤维性骨炎等。

（3）对心肌的影响：低血钙对 Na^+ 内流的膜屏障作用减小，心肌兴奋性和传导性升高。但因膜内外 Ca^{2+} 的浓度差减小，Ca^{2+} 内流减慢，致动作电位平台期延长，不应期亦延长。心电图表现为 Q－T 间期和 ST 段延长，T 波低平或倒置。

（4）其他：婴幼儿缺钙时，免疫力低下，易发生感染。慢性缺钙，可致皮肤干燥、脱屑、指甲易脆和毛发稀疏等。

（二）高钙血症

当血清蛋白质浓度正常时，血钙浓度大于 2.6 mmol/L，或血清 Ca^{2+} 浓度大于 1.3 mmol/L，称为高钙血症（hypercalcemia）。

1. 原因和机制

（1）甲状旁腺功能亢进：原发性甲状旁腺功能亢进常见于甲状旁腺腺瘤、增生或腺癌，这是引起高血钙的最主要原因。继发性甲状旁腺功能亢进见于维生素 D 缺乏或慢性肾衰等所致的长期低血钙，刺激甲状旁腺代偿性增生。PTH 过多，促进溶骨、肾重吸收钙和维生素 D 活化，引起高钙血症。

（2）恶性肿瘤：恶性肿瘤（白血病、多发性骨髓瘤等）和恶性肿瘤骨转移是引起血钙升高的最常见原因。65％的乳腺癌患者有骨转移，多发性骨髓瘤和 Burkitt 淋巴肉瘤亦多有骨转移。这些肿瘤细胞可分泌破骨细胞激活因子，这种多肽因子能激活破骨细胞。肾癌、胰腺癌、肺癌等即使未发生骨转移亦可引起高钙血症。这与前列腺素（尤其是前列腺素 E_2）的增多导致溶骨作用有关。

（3）维生素 D 中毒：治疗甲状旁腺功能低下或预防佝偻病而长期服用大量维生素 D 可造成维生素 D 中毒，所致高钙、高磷血症可引起头痛、恶心等一系列症状及软组织和肾的钙化。

（4）甲状腺功能亢进：甲状腺素具有溶骨作用，中度甲状腺功能亢进患者约 20％伴高钙血症。

（5）其他：肾上腺功能不全、维生素 A 摄入过量、类肉瘤病，以及应用使肾对钙重吸收增多的噻嗪类药物等常可引起高血钙。

2. 对机体的影响

（1）对神经、肌肉的影响：高钙血症可使神经、肌肉兴奋性降低。轻度表现为记忆力减退、抑郁、易疲劳；严重者失忆、极度衰弱、精神障碍甚至精神分裂，以致木僵和昏迷。外周方面主要有四肢肌肉松弛、张力减退，腱反射抑制等。

（2）对心血管的影响：Ca^{2+} 对心肌细胞 Na^+ 内流具有竞争抑制作用，称为膜屏障作用。高血钙时膜屏障作用增强，心肌兴奋性和传导性降低，表现为心动过缓。Ca^{2+} 内流加速，致动作电位平台期缩短，复极加速，易致心律不齐，严重者可发生致命性心律失常。心电图表现为房室传导阻滞，Q－T 间期缩短，但严重者 Q－T 间期延长、T 波变宽。值得注意的是，高血钙患者即使肾功能正常也常有高血压，提示高血钙可导致外周血管阻力增高。此外，钙有正性肌力的作用，使心排血量增高。

（3）肾损害：肾对高钙血症相当敏感，主要损伤肾小管，表现为肾小管水肿、坏死、基膜钙化等改变。早期表现为浓缩功能减退，出现多尿、夜尿。晚期发展为肾衰竭，可见肾小管纤维化、肾钙化、肾结石，钙化的管型可阻塞肾小管而导致无尿，严重者甚至发展为尿毒症。

（4）其他：多处异位钙化灶可在血管壁、关节、肾、软骨、胰腺、鼓膜等部位形成，从而引起相应组织器官功能损害。

血清钙浓度大于 4.5 mmol/L，可发生高钙血症危象，表现为多饮、多尿、严重脱水、高热、心律失常、意识不清等，患者易死于心搏骤停、坏死性胰腺炎和肾衰等。

（三）低磷血症

血清无机磷浓度小于 0.8 mmol/L，称为低磷血症（hypophosphatemia）。应该指出的是，血清磷浓度波动较大，并不是一个灵敏而特异的反映机体磷平衡的指标。

1. 病因和机制

（1）小肠磷吸收减低：饥饿、吐泻、1,25 - 二羟维生素 D_3 不足、吸收不良综合征、结合磷酸的抗酸剂（如氢氧化铝凝胶、碳酸铝、氢氧化镁等）等可使小肠对磷吸收减低。因正常膳食中含磷足够多，故摄入减少而导致低磷血症者甚为少见。

（2）尿磷排泄增加：急性乙醇中毒、甲状旁腺功能亢进症（原发性、继发性）、肾小管性酸中毒、Fanconi 综合征、维生素 D 抵抗性佝偻病、代谢性酸中毒、糖尿病、糖皮质类固醇和利尿剂等可使尿磷排泄增加。

（3）磷向细胞内转移：应用促进合成代谢的胰岛素、雄激素和糖类（静脉注射葡萄糖、果糖、甘油）、营养恢复综合征、呼吸性碱中毒（激活磷酸果糖激酶促使葡萄糖和果糖磷酸化）等可使磷向细胞内转移。

2. 对机体的影响

低磷血症主要引起 ATP 合成不足和红细胞内 2,3 - DPG 减少。轻者通常无特异临床表现，严重低磷血症可使红细胞功能发生障碍，有时导致溶血。细胞内 2,3 - DPG 和 ATP 缺乏在其发生中起重要作用。2,3 - DPG 使氧解离曲线右移，有利于组织对氧的利用；细胞内 2,3 - DPG 减少则影响向组织供氧。红细胞内 ATP 水平降低，可能不足以维持细胞膜结构而导致溶血。严重低磷血症的长期后果是：患者可能发生肌无力，累及膈肌可引起呼吸衰竭。严重缺磷亦可导致充血性心力衰竭和中枢神经系统功能紊乱，表现为过度兴奋、软弱无力、感觉异常、反应迟钝、癫痫发作及昏迷，也可出现骨痛、佝偻病、病理性骨折等表现。

（四）高磷血症

成年人血清磷浓度大于 1.6 mmol/L，儿童血清磷浓度大于 1.9 mmol/L，称高磷血症（hyperphosphatemia）。

1. 病因和机制

（1）急、慢性肾功能不全：急、慢性肾衰竭是引起高磷血症最常见的原因。肾小球滤过率在 30 ml/min 以下时，肠道吸收的磷超出肾排出磷的能力，导致肾排磷减少，血磷上升。

（2）甲状旁腺功能低下：甲状旁腺功能低下，包括原发性甲状旁腺功能低下、继发性甲状旁腺功能低下和假性甲状旁腺功能低下，均可导致尿排磷减少，血磷继而增高。

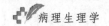

（3）维生素 D 中毒：维生素 D 中毒可促进小肠及肾对磷的重吸收。

（4）磷由细胞内移出：急性酸中毒、骨骼肌破坏、高热、恶性肿瘤（化疗）、淋巴细胞白血病等时可使细胞内磷移出。

（5）其他：如甲状腺功能亢进促进溶骨；肢端肥大症活动期生长激素增多，可促进肠钙吸收和减少尿磷排泄；使用含磷缓泻剂及磷酸盐静脉注射。

2. 对机体的影响

严重急性高磷血症可抑制肾 1α - 羟化酶和骨的重吸收导致低钙血症。常发生迁移性钙化（metastatic calcification），累及肾、心脏浦肯野纤维、肺泡膜、皮下组织、胃肠，以及小动脉、小静脉，导致心律失常、心力衰竭、低血压、休克、肾衰、急性多发性关节痛、肢端坏死等。

（五）钙、磷代谢紊乱的防治

1. 低血钙、高血磷的防治

（1）病因防治：针对病因防患于未然，如佝偻病、软骨病给予维生素 D，甲状腺手术避免损伤甲状旁腺。

（2）补充钙剂：低血钙者予以补钙，有 PTH 抵抗仅给维生素 D 无效者可用 1,25 - 二羟维生素 D_3。

（3）降低肠对磷的吸收：可口服氢氧化铝凝胶与磷形成不易吸收的复合物。肾衰竭所致的高血磷必要时可用透析治疗。

2. 高血钙、低血磷的防治

（1）一般治疗：可限制钙的摄入，大量输液以纠正水、电解质平衡紊乱，促进钙的排出。

（2）病因治疗：针对不同病因积极控制原发病，如维生素 D 中毒者停用维生素 D，手术治疗原发甲状旁腺功能亢进。但高血钙患者易发生麻醉意外，故选择外科手术治疗前宜先行内科治疗，降低血钙后再行手术。

（3）降钙治疗：有多种方法可供选择，如应用依他尼酸、呋塞米等髓襻性利尿剂，降钙素，糖皮质激素，无机磷，以及血液透析或腹膜透析等。

低血磷通常无特异性表现，易被原发病的临床表现所掩盖，故应保持警惕，及时识别并处理。

【思考题】

1. 水、钠平衡发生异常时 ADH 及醛固酮是如何实现其调节作用的？

2. 低容量性低钠血症与低容量性高钠血症对机体的影响有何异同？

3. 低钾、高钾血症对心肌的电生理特性有何影响？其主要机制是什么？

4. 试述轻度高钾血症、低钙血症和低镁血症引起神经、肌肉兴奋性增高的电生理机制。

5. 什么是水肿？水肿和积水（积液）有何区别？影响水肿发生的机制主要有哪些？

6. 试述临床上常见水肿类型的特点及其主要发生机制。

（刘佳云）

参考文献

［1］Kaufman C E，Mckee P A．Essential of Pathophysiology［M］．Philadelphia：Lippincott Williams & wilkins，2002．

［2］郭恒怡．水、电解质代谢紊乱［M］//陈主初，郭恒怡，王树人．病理生理学．北京：人民卫生出版社，2005．

［3］陆大祥，王万铁，李树清．水、电解质代谢紊乱［M］//金惠铭，王建枝．病理生理学．7 版．北京：人民卫生出版社，2008．

［4］王迪浔，金惠铭．人体病理生理学［M］．3 版．北京：人民卫生出版社，2008．

［5］刘佳云．水、电解质代谢紊乱，水肿［M］//郭兵．病理生理学．成都：四川大学出版社，2008．

［6］李志超．水、电解质代谢紊乱［M］//李桂源．病理生理学．2 版．北京：人民卫生出版社，2010．

第四章　酸碱平衡与酸碱平衡紊乱

【内容提要】 正常人体代谢过程中不断地产生酸性和碱性物质，但通过血液和组织细胞缓冲、肺和肾的调节，可以使体内酸碱度维持动态平衡。临床常用血液 pH 值等指标来反映机体酸碱平衡状况，其中 $PaCO_2$ 为反映呼吸因素的指标，而 AB、BB、BE、AG 等为反映代谢性因素的指标。当各种病因引起体内酸、碱物质量过多或过少，超出机体的缓冲和调节能力，或调节系统功能异常时，均可发生酸碱平衡紊乱。酸碱平衡紊乱的基本类型有代谢性酸中毒、呼吸性酸中毒、代谢性碱中毒和呼吸性碱中毒四种，各型的酸碱平衡紊乱对机体的影响各有特点。各型酸碱平衡紊乱可以单独发生，也可能两种或两种以上酸碱平衡紊乱并存。在诊断和处理酸碱平衡紊乱时，一定要联系病史，动态监测血液 pH 值、$PaCO_2$ 及其他指标的变化，才能及时作出正确诊断和适当治疗。

内环境的相对稳定是组织细胞正常生命活动的必要条件，体液酸碱度的相对恒定是内环境稳定的一个重要方面。机体代谢过程中不断地产生酸性物质（如碳酸、乳酸、磷酸、硫酸等）和碱性物质（如 HCO_3^-、HPO_4^{2-}、NH_3 等），或从食物中摄取相当数量的酸性或碱性物质，使体液酸碱度不断地受到影响而发生变动。但是，由于机体有相当完善的酸碱调节机制，能将体液酸碱度的变动控制在一定范围内。机体这种调节酸碱物质的含量和比例，以维持体液酸碱度相对稳定的现象称为酸碱平衡（acid-base balance）。由于机体各部分组织细胞代谢和功能的特点不同，各部分组织细胞或体液的酸碱度也有所不同，如细胞内液 pH 值稍低于细胞外液 pH 值，静脉血 pH 值稍低于动脉血 pH 值。但人体血液的 pH 值保持在 $7.35\sim7.45$，平均值为 7.40。

尽管机体对酸碱负荷有强大的缓冲能力和有效的调节功能，当各种原因引起酸碱负荷过度、不足或调节机制障碍时可导致体液酸碱度的稳定性受到破坏，称为酸碱平衡紊乱（acid－base disturbance）。酸碱平衡紊乱常常是某些疾病或病理过程的继发变化，而酸碱平衡紊乱一旦发生，会使病情更加严重和复杂。因此，及时发现和正确处理酸碱平衡紊乱往往关系到临床治疗的成败。

本章重点讨论血浆（细胞外液）酸碱平衡的调节，酸碱平衡紊乱的类型、原因、发病机制及防治原则等。

第一节　概　述

一、酸与碱的概念

化学反应中，凡是能释放 H^+ 的化学物质统称为酸，如 H_2CO_3、HCl、H_2SO_4、

NH_4^+ 等；反之，凡是能接受 H^+ 的化学物质则称为碱，如 HCO_3^-、OH^-、NH_3 等。当一个酸性物质释放出 H^+ 时，必然形成一个对应的碱性物质；同理，当一个碱性物质接受 H^+ 时，必然形成一个对应的酸性物质。我们把在这个过程中相对应的酸和碱称为一个酸碱共轭体。例如：

$$H_2CO_3 \rightleftharpoons H^+ + HCO_3^-$$
$$HCl \rightleftharpoons H^+ + Cl^-$$
$$NH_4^+ \rightleftharpoons H^+ + NH_3$$
$$HPr \rightleftharpoons H^+ + Pr^-$$

　　　　　酸　　　　　　　　　　碱

二、酸、碱物质的来源

体液中的酸和碱主要是细胞内物质在分解代谢过程中产生的。食物中也含有酸性或碱性物质，但量不多。在普通膳食条件下，机体新陈代谢过程中不断地产生酸性物质和碱性物质，但酸性物质的数量远远超过碱性物质。

（一）酸的来源

1. 挥发酸

糖类、脂肪和蛋白质等营养物质在体内分解代谢的最终产物为 CO_2 和水，二者在碳酸酐酶的作用下生成碳酸（H_2CO_3）。碳酸具有释放 H^+ 的能力，又可离解产生 CO_2 而经肺排出体外，因而称之为挥发酸（volatile acid）。

$$CO_2 + H_2O \rightleftharpoons H_2CO_3 \rightleftharpoons H^+ + HCO_3^-$$

由于糖类、脂肪和蛋白质三大物质是机体能量代谢的主要来源，因此它们代谢的最终产物 CO_2 生成的碳酸即成为体内酸性物质的主要来源。正常成年人每天生成 $300\sim400$ L CO_2，如果全部 CO_2 都与水结合生成碳酸，其释放的 H^+ 有 $13\sim15$ mol。虽然 CO_2 是体内酸的巨大潜在来源，但大部分 CO_2 由红细胞携带至肺排出体外；即使运动时随着代谢率的增加而使 CO_2 生成增加，但通过呼吸运动的加强，CO_2 的排出也增多，这就是酸碱的呼吸性调节。

2. 固定酸

与碳酸相对，体内不能变成气体的酸性物质，称为固定酸（fixed acid），又称非挥发性酸。固定酸总量不及碳酸那样多，也不能由肺呼出，但可以经肾以尿液的形式排出，称为酸碱的肾调节。

正常人摄入混合性膳食时，每天产生 $50\sim100$ mmol 的固定酸，如乳酸、磷酸、硫酸、丙酮酸等。这些酸的主要来源是：①含硫氨基酸分解代谢产生硫酸；②含磷有机物（如磷蛋白、核酸、核苷酸及磷脂等）分解产生磷酸；③糖酵解产生乳酸、丙酮酸和甘油酸；④脂肪分解产生 β-羟丁酸和乙酰乙酸等；⑤食物中某些不能代谢的酸，如苹果酸等。

总体来说，体内固定酸主要来自蛋白质的分解代谢，固定酸的产生量与食物中蛋白质的含量成正比。

3. 酸性物质进入体内

酸性物质的另一来源是直接摄入某些酸性食物或药物（如氯化铵、苹果酸、稀盐酸

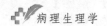

等），以及给予含有氨基酸等酸性物质的营养液。

（二）碱的来源

机体在代谢过程中产生的碱性物质很少，主要是蔬菜、瓜果等食物中含有的有机酸盐，如柠檬酸盐、苹果酸盐、草酸盐等，这些有机酸盐在体内代谢过程中与 H^+ 起反应，分别转化为柠檬酸、苹果酸和草酸，而 Na^+ 或 K^+ 则可与 HCO_3^- 结合生成碱性盐。总之，人体碱的生成量少于酸的生成量（图 4-1）。

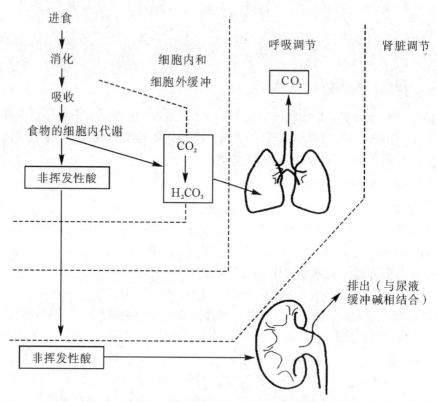

图 4-1 酸碱的生成、缓冲与调节

三、机体对酸碱平衡的调节

机体正常情况下不断生成或摄取酸性物质的量远远多于碱性物质，但体液的 pH 值却无明显变化，这是由于机体对酸碱负荷有强大的缓冲和调节能力，以维持体内酸碱的稳态。机体对酸碱平衡的调节主要是通过体液的缓冲以及肺和肾的调节来实现的。

（一）血液的缓冲系统

1. 缓冲系统的组成

血液缓冲系统由弱酸（缓冲酸）及其对应的共轭碱（缓冲碱）组成，可分成碳酸氢盐缓冲系统和非碳酸氢盐缓冲系统（磷酸盐缓冲系统、血浆蛋白质缓冲系统、血红蛋白缓冲系统和氧合血红蛋白缓冲系统），详见表 4-1。

表 4-1　血液缓冲系统的组成

缓冲酸		缓冲碱
H_2CO_3	$\rightleftharpoons$	$H^+ + HCO_3^-$
$H_2PO_4^-$	$\rightleftharpoons$	$H^+ + HPO_4^{2-}$
HPr	$\rightleftharpoons$	$H^+ + Pr^-$
HHb	$\rightleftharpoons$	$H^+ + Hb^-$
$HHbO_2$	$\rightleftharpoons$	$H^+ + HbO_2^-$

　　(1) 碳酸氢盐缓冲系统：细胞外液碳酸氢盐缓冲系统由 $NaHCO_3 - H_2CO_3$ 构成，而细胞内液由 $KHCO_3 - H_2CO_3$ 构成。其作用特点是：①只缓冲固定酸和碱，不能缓冲挥发酸；②开放性缓冲：通过肺和肾对 H_2CO_3 和 HCO_3^- 的调节使缓冲物质易于补充或排出，缓冲潜力大；③缓冲能力强，是细胞外液含量最多的缓冲系统，其缓冲固定酸的能力占全血缓冲总量的 53%（表 4-2）；④是决定血液 pH 值高低的主要缓冲对，血浆 pH 值主要取决于血浆 HCO_3^- 与 H_2CO_3 的浓度比。

表 4-2　血液缓冲系统对酸负荷的缓冲

缓冲系统	占全血缓冲能力（%）
碳酸氢盐缓冲系统	53
血浆	35
红细胞	18
非碳酸氢盐缓冲系统	47
血红蛋白缓冲系统	35
血浆蛋白质缓冲系统	7
磷酸盐缓冲系统	5

　　根据 Henderson - Hasselbalch 方程，

$$pH = pK_a + \log [HCO_3^-] / [H_2CO_3]$$

式中 pK_a 为 H_2CO_3 电离常数的负对数值，38 ℃ 时为 6.1。血浆 HCO_3^- 浓度为 24 mmol/L，血浆 H_2CO_3 浓度为 1.2 mmol/L，代入上式为 pH = 6.1 + log24/1.2 = 6.1 + log20/1 = 6.1 + 1.3 = 7.4，即使两者的绝对浓度已经发生变化，但只要其浓度比维持在 20/1，血浆 pH 值就不会发生变动。

　　(2) 非碳酸氢盐缓冲系统：血液非碳酸氢盐缓冲系统包括磷酸盐缓冲系统、蛋白质缓冲系统和血红蛋白缓冲系统。

2. 缓冲系统的作用

　　当体液中酸性或碱性物质的含量发生变动时，缓冲系统通过接受 H^+ 或释放 H^+，中和酸性或碱性物质以维持血液 pH 值的相对恒定，以减轻体液 pH 变动的程度。

　　现以碳酸氢盐缓冲系统为例，说明缓冲系统对酸碱平衡的调节作用。

$$HCl + NaHCO_3 \longrightarrow NaCl + H_2CO_3$$

　　盐酸是一种强酸，当其进入血液后首先与缓冲系统中的碱发生反应，生成氯化钠和碳酸，从而将强酸转变成弱酸，再通过肺将碳酸排出，使血液的 pH 值不会发生明显变化。

$$NaOH + H_2CO_3 \longrightarrow H_2O + NaHCO_3$$

氢氧化钠是一种强碱，入血后与缓冲系统中的弱酸发生反应，生成水和碳酸氢钠，从而将强碱转化成弱碱，再经肾排出。

（二）肺的调节

肺通过改变 CO_2 的排出量调节血液中碳酸的浓度，从而调节 $[HCO_3^-]/[H_2CO_3]$，以维持血浆 pH 值的相对恒定。

1. 呼吸运动的中枢调节

延髓呼吸中枢的化学感受器对动脉血二氧化碳分压（$PaCO_2$）的变化非常敏感，$PaCO_2$ 升高可以增加脑脊液 H^+ 的含量，从而兴奋呼吸中枢使肺泡通气量增加。当 $PaCO_2$ 超过 5.32 kPa（40 mmHg）时，肺通气量可增加 2 倍；若增加到 8.3 kPa（62.4 mmHg）时，肺通气量可增加 10 倍，使 CO_2 排出量明显增加。但是，当 $PaCO_2$ 超过 10.7 kPa（80 mmHg）时，因 CO_2 浓度过高而使中枢神经系统受到损伤，如呼吸中枢抑制等，称为二氧化碳麻醉（CO_2 narcosis）。

2. 呼吸运动的外周调节

主动脉体和颈动脉体的外周化学感受器可感受动脉血 $PaCO_2$、pH 值和氧分压（PaO_2）的变化。当 $PaCO_2$ 升高或 pH 值降低时，通过外周化学感受器反射性兴奋呼吸中枢，使呼吸运动加深、加快，从而增加 CO_2 排出量，使 $PaCO_2$ 降低和 pH 值升高。

反之，当血液 $PaCO_2$ 降低或 pH 值升高时，呼吸中枢抑制，呼吸运动变浅、变慢，CO_2 排出量减少，使血液 $PaCO_2$ 回升，pH 值下降。

正常情况下，中枢化学感受器的调节作用强于外周化学感受器的调节作用。

肺的调节作用很快，数分钟即可达到高峰，但其调节作用是有限的。因为呼吸运动除受 pH 值和 $PaCO_2$ 的影响外，还受 PaO_2 的影响。例如，血液 pH 值升高时，呼吸中枢受抑，呼吸变浅、变慢，结果使 $PaCO_2$ 升高和 PaO_2 降低，$PaCO_2$ 升高对呼吸中枢有兴奋作用，PaO_2 降低也可通过外周化学感受器兴奋呼吸。因此在原来抑制呼吸的基础上出现了兴奋呼吸的因素，使得呼吸抑制的程度不能与 pH 值升高的程度相平行，反之也是如此。很多情况下，肺对酸碱的调节往往不能使血液 pH 值完全恢复到正常水平。

（三）肾的调节

机体代谢过程中，不断地产生大量酸性物质，消耗了大量 HCO_3^- 和其他缓冲碱，肾能通过不断地排 H^+ 和重吸收 HCO_3^- 来维持血液 pH 值在正常范围。肾的调节作用主要通过肾小管的 H^+-Na^+ 交换实现的，主要有以下三种方式：

1. 肾小球滤液中 HCO_3^- 的重吸收

HCO_3^- 可自由通过肾小球，肾小球滤液中 HCO_3^- 的含量与血浆相等。每天从肾小球滤过的 HCO_3^- 超过 4 000 mmol，如果都随尿丢失必将导致体液容量的严重减少和酸碱平衡紊乱。因此，肾小管对 HCO_3^- 的重吸收对机体有着重要意义。

（1）近端小管对 HCO_3^- 的重吸收：正常情况下肾小球滤液中的 HCO_3^- 有 85% ～ 90% 在近曲小管重吸收。其过程如下：肾小管滤液中的 Na^+ 与肾小管细胞分泌的 H^+ 交换，H^+ 进入管腔后与肾小管内的 HCO_3^- 结合成 H_2CO_3，后者在碳酸酐酶的作用下分解成 H_2O 和 CO_2。H_2O 随尿排出，而脂溶性的 CO_2 顺浓度梯度迅速扩散，回到肾小管细胞内。在碳酸酐酶的催化下，CO_2 又与细胞内 H_2O 结合成 H_2CO_3 并解离成 H^+ 和 HCO_3^-，H^+ 继续与肾小管内 Na^+ 进行交换。重吸收入肾小管细胞内的 Na^+ 经基侧膜的 $Na^+ - K^+ - ATP$ 酶转运入血，HCO_3^- 则顺电化学梯度被动扩散进入组织间液而返回血浆。如此，肾可以源源不断地分泌 H^+ 而完成对 HCO_3^- 的重吸收（图 4-2）。

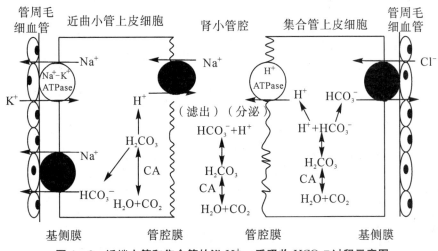

图 4-2 近端小管和集合管的泌 H^+、重吸收 HCO_3^- 过程示意图
○示主动转运，●示继发性主动转运，CA 为碳酸酐酶。

（2）远端小管和集合管对 HCO_3^- 的重吸收：经近曲小管重吸收后，原尿中剩余的 $10\%\sim15\%$ 的 HCO_3^- 继续在远曲小管和集合管处通过 $H^+ - Na^+$ 交换和 $K^+ - Na^+$ 交换的方式重吸收；同时由管腔膜上的 $H^+ - ATP$ 酶主动分泌 H^+，并由位于基侧膜上的 $Cl^- - HCO_3^-$ 载体将 HCO_3^- 转运入血。

以上过程中肾小管重吸收的 HCO_3^- 并不是从肾小球滤过的，而是在肾小管上皮细胞内重新生成的；近曲小管分泌的 H^+ 在肾小管腔内与 HCO_3^- 结合后最终以 H_2O 的形式排出，近曲小管内无 H^+ 的净排泄；近曲小管排 H^+ 的主要方式是 $H^+ - Na^+$ 交换，而远端小管和集合管的排 H^+ 方式主要是 $H^+ - ATP$ 酶主动分泌。

肾小管泌 H^+ 和重吸收 HCO_3^- 受血液 pH 值、$PaCO_2$、血 K^+ 浓度、血容量和醛固酮等因素的影响。上皮细胞内 pH 值是管腔膜上 $H^+ - Na^+$ 交换的重要决定因素。凡是降低细胞内 pH 值的因素（如 $PaCO_2$ 升高等）皆可刺激近曲小管对 $NaHCO_3$ 的重吸收。反之，凡是升高细胞内 pH 值的因素（如 $PaCO_2$ 降低等），则可抑制近曲小管对 $NaHCO_3$ 的重吸收。另外，当肾小管管腔内 pH 值和 HCO_3^- 浓度降低时，H^+ 的分泌和 $NaHCO_3$ 重吸收速率也降低。反之，当管腔内 pH 值和 HCO_3^- 浓度升高时，H^+ 的分泌和 HCO_3^- 的重吸收速率就加快。

2. 肾小管内磷酸盐的酸化

肾小管内磷酸盐的酸化主要指肾小球滤液中的碱性磷酸盐（Na_2HPO_4）在远曲小管内生成酸性磷酸盐（NaH_2PO_4）的过程。

正常人血浆中 $[Na_2HPO_4] / [NaH_2PO_4]$ 为 $4:1$，近曲小管滤液中磷酸盐比例与血浆相同，故肾小球滤过的原尿中主要为碱性的 Na_2HPO_4。通过肾远曲小管及集合管上皮细胞的氢泵作用,排出的 H^+ 将碱性 Na_2HPO_4 转变成酸性 NaH_2PO_4,同时,交换回肾小管细胞的 Na^+ 与 HCO_3^- 结合成新的 $NaHCO_3$ 而返回血浆(图 4-3)。

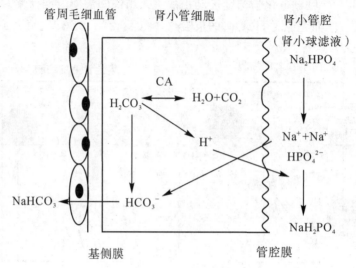

图 4-3 肾小管内磷酸盐的酸化

3. NH_4^+ 的排泄

肾小管上皮细胞内氨基酸分解过程和谷氨酰胺在谷氨酰胺酶的催化下可产生氨 (NH_3),谷氨酰胺→NH_3+谷氨酸,谷氨酸→NH_3+α-酮戊二酸。脂溶性的 NH_3 生成后顺浓度差自由弥散进入肾小管腔,与肾小管上皮细胞分泌的 H^+ 结合成 NH_4^+。NH_4^+ 为水溶性,不易通过细胞膜返回细胞内,可以与肾小管腔内 Cl^-、SO_4^{2-} 等形成铵盐随尿液排出体外。同时,α-酮戊二酸代谢生成的 HCO_3^- 与重吸收的 Na^+ 在上皮细胞内经同向转运生成新的 $NaHCO_3$ 回流入血(图 4-4)。

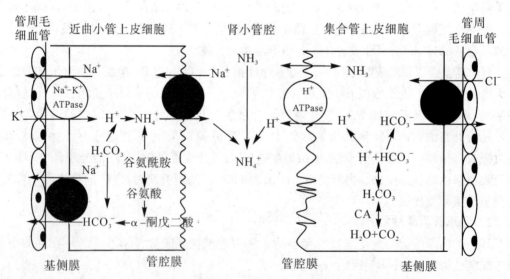

图 4-4 氨的分泌示意图

○示主动转运,●示继发性主动转运,CA 为碳酸酐酶。

氨的分泌是肾排酸保碱的重要环节。肾小管液 pH 值越低，NH_3 的分泌就愈快，NH_4^+ 排出也越多，也意味着 H^+ 的排出和 HCO_3^- 的重吸收增多。

肾对酸碱平衡的三种调节机制中，$H^+ - Na^+$ 交换是基本步骤。肾小管上皮细胞在不断分泌 H^+ 的同时，将肾小球滤过的 HCO_3^- 重吸收入血，防止细胞外液 HCO_3^- 的丢失。若细胞外液 HCO_3^- 浓度仍然不能维持，机体则通过磷酸盐的酸化和泌 NH_4^+ 作用生成新的 HCO_3^-，从而维持血液 HCO_3^- 浓度的相对恒定。酸中毒时，肾小管细胞内的碳酸酐酶活性增强，H^+ 的分泌增多，重吸收 HCO_3^- 增强，排出酸性尿，尿液的 pH 值可降到 4.5；反之，碱中毒或体内 HCO_3^- 含量过高时，肾可减少 HCO_3^- 的生成和重吸收，从而增加排出量，使血浆 HCO_3^- 浓度降低。

（四）组织细胞的调节

除以上三大调节系统以外，组织细胞（红细胞、肌细胞和骨组织等）对酸碱平衡也有一定的缓冲作用。细胞的缓冲作用主要是通过 $H^+ - K^+$ 交换、$H^+ - Na^+$ 交换等离子交换进行的。酸中毒时，细胞外液 H^+ 浓度增加而弥散入细胞内，细胞内的 K^+ 和 Na^+ 则移出细胞外；反之，碱中毒时，H^+ 移出细胞外而 K^+ 和 Na^+ 则移入细胞内。这种离子交换能缓冲细胞外液 H^+ 浓度的变化以维持 pH 值的相对恒定，但同时也可影响血 K^+ 浓度。酸中毒时，血 K^+ 浓度往往升高而出现高血钾；碱中毒时，血 K^+ 浓度则降低而出现低血钾。此外，细胞内外还存在 $Cl^- - HCO_3^-$ 交换，Cl^- 和 HCO_3^- 是可以自由交换的阴离子，当细胞外 HCO_3^- 发生变动时，可以通过 $Cl^- - HCO_3^-$ 交换起到一定的缓冲作用。

上述四大调节系统共同维持体液酸碱度的相对稳定，但它们在作用时间及调节强度上又各有特点，相互配合与补充，以保持 $[HCO_3^-] / [H_2CO_3]$ 为 20/1。血液缓冲系统的反应最快，一旦有酸性或碱性物质入血，缓冲物质就立即与其反应，将强酸或强碱中和成弱酸或弱碱，同时缓冲系统自身被消耗，故缓冲作用不易持久。肺的调节亦很迅速，通过改变肺泡通气量来控制血浆 H_2CO_3 浓度的高低，但仅对 CO_2 有调节作用，不能缓冲固定酸。细胞内液的缓冲作用强于细胞外液，在 2～4 小时后开始发挥调节作用，主要通过细胞内外离子的转移来维持酸碱平衡，但常可引起血钾浓度的改变。肾的调节作用比较缓慢，常在酸碱平衡紊乱发生后数小时发挥作用，但持续时间较久，功能强大，特别是固定酸的排出和 HCO_3^- 含量的恢复最终要靠肾来完成。

第二节　酸碱平衡紊乱的类型及常用检测指标

一、酸碱平衡紊乱的分类

尽管机体对酸碱负荷有强大的缓冲能力和有效的调节功能，但在病理情况下，许多因素仍可以使体液酸碱度稳定性受到破坏而发生酸碱平衡紊乱。

血液 pH 值的高低取决于血浆 $[HCO_3^-] / [H_2CO_3]$。根据其变化可以将酸碱平衡紊乱分为两大类，pH 值降低称为酸中毒（acidosis），亦称酸血症（acidemia）；pH 值升高称为碱中毒（alkalosis），亦称碱血症（alkalemia）。血浆 HCO_3^- 含量主要受代谢性因素的影响，因此由 HCO_3^- 浓度原发性降低或增高引起的酸碱平衡紊乱，称为代谢性酸中毒（metabolic acidosis）或代谢性碱中毒（metabolic alkalosis）。而 H_2CO_3 含量主要受呼吸性因素的影响，由 H_2CO_3 浓度原发性增高或降低引起的酸碱平衡紊乱，称为呼吸性酸中毒（respiratory acidosis）或呼吸性碱中毒（respiratory alkalosis）。另外，在单纯型酸中毒或碱中毒时，在机体的调节作用下，虽然体内酸性或碱性物质的含量已经发生改变，但是血液 pH 值尚在正常范围之内，称为代偿性酸中毒或代偿性碱中毒。如果血液 pH 值高于或低于正常范围，则称为失代偿性酸中毒或失代偿性碱中毒。因此，血液 pH 值变动的范围可以反映机体酸碱平衡紊乱的严重程度。

临床上，同一患者可能只发生单一类型的酸碱平衡紊乱（simple acid-base disturbance），称单纯型酸碱平衡紊乱，也可能有两种或两种以上的酸碱平衡紊乱并存，称为混合型酸碱平衡紊乱（mixed acid－base disturbance）。

二、反映血液酸碱平衡的常用指标

（一）pH 值和 H^+ 浓度

溶液的酸碱度取决于其中 H^+ 的浓度。由于血液 H^+ 浓度很低，约为 40 nmol/L，故采用 H^+ 浓度的负对数 pH（power of hydrogen）来表示溶液的酸碱度。

正常人动脉血的 pH 值维持在 7.35～7.45，平均为 7.40。静脉血 pH 值略低于动脉血。pH 值的变化反映了酸碱平衡紊乱的性质及严重程度，pH 值低于 7.35 表明有酸中毒，高于 7.45 表明有碱中毒。

血浆 pH 值正常也不能排除酸碱平衡紊乱。有时由于病因作用使血浆〔HCO_3^-〕和〔H_2CO_3〕的数值已经发生改变，但通过机体的调节，〔HCO_3^-〕／〔H_2CO_3〕仍可维持或接近 20/1，使血浆 pH 值保持在正常范围内，这种情况称为代偿性酸中毒或碱中毒。此外，在某些类型的混合型酸碱平衡紊乱时，血浆的 pH 值也可正常。但是仅凭血浆 pH 值的升高或降低，不能区分酸碱平衡紊乱是代谢性还是呼吸性的。要区分酸碱平衡紊乱是代谢性或呼吸性，需要知道〔H_2CO_3〕或〔HCO_3^-〕的原发变化情况。例如，血浆〔HCO_3^-〕原发性降低，导致 pH 值下降，即为失代偿性代谢性酸中毒；若血浆〔H_2CO_3〕原发性升高而致 pH 值下降，则为失代偿性呼吸性酸中毒。

（二）动脉血二氧化碳分压

动脉血二氧化碳分压（arterial partial pressure of CO_2，$PaCO_2$）是指物理溶解在动脉血浆中的 CO_2 分子所产生的压力（张力）。

$PaCO_2$ 的正常范围为 4.4～6.25 kPa（33～46 mmHg），平均为 5.32 kPa（40 mmHg）。$PaCO_2$（mmHg）乘以 CO_2 的溶解系数等于血浆 H_2CO_3 浓度（mmol/L），即 $40×0.03=1.2$（mmol/L）。

由于 CO_2 通过肺泡膜的弥散速度很快，所以 $PaCO_2$ 与肺泡内的二氧化碳分压（P_ACO_2）基本相同，$PaCO_2$ 是反映呼吸性酸碱平衡紊乱的重要指标。原发性 $PaCO_2$ 升高表示有 CO_2 潴留，见于呼吸性酸中毒；原发性 $PaCO_2$ 降低表示肺通气过度，见于呼吸性碱中毒。在代谢性酸、碱中毒时，由于机体的代偿调节，$PaCO_2$ 可继发性降低或升高。

（三）标准碳酸氢盐和实际碳酸氢盐

标准碳酸氢盐（standard bicarbonate，SB）是指全血标本在标准条件下〔即温度为

38 ℃和血红蛋白完全氧合的条件下，用 PCO_2 为 5.32 kPa（40 mmHg）的气体平衡］所测得的血浆 HCO_3^- 浓度。因已排除了呼吸性因素的影响，故 SB 为判断代谢性因素的指标。

实际碳酸氢盐（actual bicarbonate，AB）是指隔绝空气的血液标本，在实际 PCO_2 和血氧饱和度条件下测得的血浆 HCO_3^- 浓度。AB 受呼吸和代谢两方面因素的影响。AB 与 SB 的差反映了呼吸因素对酸碱平衡的影响。

正常人 AB＝SB，正常值为 22～27 mmol/L，平均为 24 mmol/L。

SB 在代谢性酸中毒时降低，代谢性碱中毒时升高。呼吸性酸、碱中毒时，由于肾的代偿作用，SB 可继发性增高或降低。

代谢性酸中毒时，两者都降低；代谢性碱中毒时，两者都升高。在呼吸性酸碱平衡紊乱时，AB 高于 SB 表示有 CO_2 潴留，可见于呼吸性酸中毒；反之，AB 低于 SB 则表示 CO_2 呼出过多，可见于呼吸性碱中毒。

（四）缓冲碱

缓冲碱（buffer base，BB）指血浆中一切具有缓冲作用的碱性物质的总和，全血缓冲碱包括 HCO_3^-、Hb^-、HPO_4^{2-}、Pr^- 等，通常以氧饱和的全血在标准条件下测定。正常值为 45～51 mmol/L，平均为 48 mmol/L。BB 值是反映代谢性因素的指标，不受呼吸因素的影响。全血 BB 值反映血液碱的总和。代谢性酸中毒时，BB 值减少；代谢性碱中毒时，BB 值增加。慢性呼吸性酸碱平衡紊乱时，由于肾的代偿调节，BB 值可出现继发性升高或降低。

（五）碱剩余

碱剩余（base excess，BE）是指标准条件下用酸或碱将全血标本滴定到 pH 值为 7.4 时所用的酸或碱的量，正常值为（0±3）mmol/L。测定 BE 时，此全血标本已用 PCO_2 为 5.32 kPa（40 mmHg）的气体平衡，排除了血液 PCO_2 升高或降低的影响，所以它主要是反映代谢性酸碱平衡紊乱的指标。如需用酸滴定，表明受测血样缓冲碱增多，BE 用正值（＋BE）表示，见于代谢性碱中毒；如需用碱滴定，表明受测血样缓冲碱减少，BE 用负值（－BE）表示，见于代谢性酸中毒。在慢性呼吸性酸碱平衡紊乱时，由于肾的代偿作用，BE 亦可出现代偿性升高或降低。BE 也可由全血 BB 和正常值（NBB）算出：

$$BE＝BB－NBB＝BB－48$$

（六）阴离子间隙

阴离子间隙（anion gap，AG）是指血浆中未测定的阴离子（undetermined anion，UA）与未测定的阳离子（undetermined cation，UC）的差值，即 AG＝UA－UC（图 4-5）。

血浆中阴离子和阳离子总量相等，均为 151 mmol/L，从而维持电荷的平衡。Na^+ 占血浆阳离子总量的 90%，称为可测定阳离子。HCO_3^- 和 Cl^- 占血浆阴离子总量的 85%，称为可测定阴离子。血浆未测定阳离子包括 K^+、Ca^{2+} 和 Mg^{2+} 等。血浆未测定阴离子包括 Pr^-、HPO_4^{2-}、SO_4^{2-} 和有机酸阴离子。血浆阴阳离子平衡可表示为：

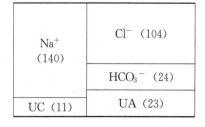

图 4-5 血浆 AG 示意图
（单位：mmol/L）

$$[Na^+] ＋UC＝[Cl^-]＋[HCO_3^-]＋UA$$

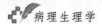

$$AG = UA - UC$$
$$= [Na^+] - ([Cl^-] + [HCO_3^-])$$
$$= 140 - (104 + 24) = 12 \ (mmol/L)$$

故 AG 的平均值为 12 mmol/L，正常范围为 10~14 mmol/L。

AG 实质上是反映血浆中固定酸含量的指标，当 HPO_4^{2-}、SO_4^{2-} 和有机酸阴离子增加时，AG 增大。AG 的测定对区分不同类型的代谢性酸中毒和诊断某些混合型酸碱平衡紊乱有重要意义。

在上述各项指标中，反映血浆酸碱平衡紊乱的性质和程度的指标是 pH 值；反映血浆 H_2CO_3 含量的指标是 $PaCO_2$；SB 和 AB 虽各有特点，但都是反映血浆 HCO_3^- 含量的变化；BB 和 BE 的高低反映的是血液缓冲碱的总量。在临床工作中并不是每个患者都需要测定全部指标，因血浆的酸碱度取决于血浆 HCO_3^- 与 H_2CO_3 的浓度比，故有选择地测定反映血浆 pH，H_2CO_3、HCO_3^- 或缓冲碱浓度变化的相应指标，就可以分析和判断酸碱平衡紊乱的原因和类型。

第三节　单纯型酸碱平衡紊乱

一、代谢性酸中毒

代谢性酸中毒（metabolic acidosis）是指由于细胞外液 H^+ 增加和/或 HCO_3^- 丢失而引起的以血浆 [HCO_3^-] 原发性减少为特征的酸碱平衡紊乱。根据 AG 变化可将代谢性酸中毒分为两类（图 4 - 6），即 AG 增大型代谢性酸中毒（血氯正常型）和 AG 正常型代谢性酸中毒（血氯增高型）。

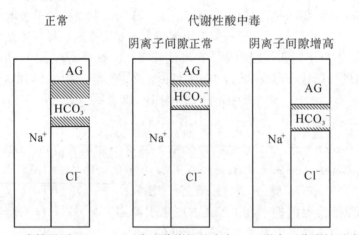

图 4 - 6　正常和代谢性酸中毒时阴离子间隙

（一）原因和机制

1. AG 增大型代谢性酸中毒

AG 增大型代谢性酸中毒的特点是血液中固定酸增多，AG 增大，血氯正常。

（1）固定酸生成过多：①乳酸酸中毒，常见于各种原因引起的缺氧，糖酵解增强，乳酸生成过多。如休克、严重贫血、肺水肿、心脏停搏，以及严重肝病（乳酸利用障碍）等。②酮症酸中毒，见于糖尿病、乙醇中毒和严重饥饿等，其特征是酮体在血液中堆积。酮体是脂肪分解的中间产物，主要在肝细胞线粒体中由乙酰辅酶 A 缩合生成。胰岛素缺乏时，由于糖代谢严重紊乱，脂肪被大量分解，由此产生的大量酮体超过了肝外组织的氧化能力，而引起血液酮体增多。酮体中的乙酰乙酸和 β- 羟丁酸均为酸性物质，二者在血浆中离解为 H^+ 和负离子，引起 AG 增大。

（2）固定酸排出减少：急性肾衰和慢性肾衰晚期，当肾小球滤过率严重下降到正常值的 25% 以下时，机体代谢产生的 HPO_4^{2-}、SO_4^{2-} 等不能充分排出，引起血液中固定酸增加。

（3）固定酸摄取过多：包括酸性药物服用过多或酸性物质中毒等，如过量服用阿司匹林等水杨酸制剂后，经血浆 HCO_3^- 缓冲后有机酸阴离子增加。

2. AG 正常型代谢性酸中毒

AG 正常型代谢性酸中毒的特点是 AG 正常，血氯增加。

（1）消化道丢失 HCO_3^-：肠液、胰液和胆汁中的 $[HCO_3^-]$ 均高于血浆中 $[HCO_3^-]$。因此，腹泻、肠吸引术、肠瘘等可造成 HCO_3^- 大量丢失引起 AG 正常的高血氯性代谢性酸中毒。

（2）肾泌 H^+ 功能障碍：

1）各种原因引起的肾功能障碍，在肾小球滤过率下降到正常值的 25% 以上时，HPO_4^{2-}、SO_4^{2-} 等还可充分排出，但因肾小管的泌 H^+ 和重吸收 HCO_3^- 的减少可引起 AG 正常型代谢性酸中毒。

2）肾小管性酸中毒：肾小管可由于遗传缺陷或铅、汞等重金属及磺胺类药物等因素作用，引起排酸功能障碍。正常人经肾小球滤过的 HCO_3^- 约 90% 由近曲小管重吸收；近端肾小管性酸中毒的患者，由于近曲小管重吸收 HCO_3^- 减少，可造成 HCO_3^- 随尿丢失，而血浆 $[HCO_3^-]$ 降低。远端肾小管性酸中毒患者由于远曲小管细胞泌 H^+ 功能障碍，尿液酸化异常，H^+ 在体内潴留，血浆 $[HCO_3^-]$ 因缓冲消耗而降低。

3）过量应用碳酸酐酶抑制剂：如乙酰唑胺等药物可抑制肾小管上皮细胞内碳酸酐酶活性，使 H_2CO_3 的生成减少，从而影响肾小管的泌 H^+ 和重吸收 HCO_3^- 功能。

（3）含氯的酸性药物摄入过多：长期、过量服用盐酸精氨酸、氯化铵和含氯的酸性药物可引起 AG 正常型代谢性酸中毒。此类药物代谢过程中可生成盐酸，如 $2NH_4Cl + CO_2 \rightarrow (NH_2)_2CO + H_2O + 2HCl$，盐酸解离后产生大量 H^+ 和 Cl^-。

（4）大量输入 0.9% 氯化钠注射液：因 0.9% 氯化钠注射液中 Cl^- 浓度远远高于血浆，大量输入 0.9% 氯化钠注射液可造成体内 HCO_3^- 被稀释和 Cl^- 增多，从而引起高血氯性代谢性酸中毒。

（二）机体的代偿调节

机体发生代谢性酸中毒时，体液缓冲系统、肺、细胞内外离子交换和肾充分发挥作用进行代偿调节。

1. 血液的缓冲作用

代谢性酸中毒时，血液中增多的 H^+ 立即被血浆缓冲系统缓冲，HCO_3^- 及其他缓冲

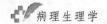

碱不断被消耗，最终生成的 CO_2 可由肺排出。

$$H^+ + HCO_3^- \longrightarrow H_2CO_3 \longrightarrow CO_2 + H_2O$$

$$H^+ + Buf^- \longrightarrow HBuf$$

2. 肺的代偿调节

代谢性酸中毒时，血液中 $[H^+]$ 升高、pH 值降低可通过对外周化学感受器特别是颈动脉体化学感受器的刺激反射性地兴奋延髓呼吸中枢，从而使呼吸加深、加快。肺通气量增加，引起 CO_2 排出增多，$[H_2CO_3]$ 随之降低，从而使 $[HCO_3^-]$ / $[H_2CO_3]$ 接近 20/1，pH 值保持相对恒定。肺的这种代偿作用数分钟内即可出现并很快达到高峰。一般来说，血浆 $[HCO_3^-]$ 每降低 1 mmol/L，肺的代偿调节可使 $PaCO_2$ 下降 0.16 kPa（1.2 mmHg），其下降的极限为 1.3~2.0 kPa（10~15 mmHg）。

3. 细胞内外离子交换和细胞内缓冲

细胞内外离子交换和细胞内缓冲作用多在酸中毒 2~4 小时后发生，增多的 H^+ 通过细胞膜 $H^+ - K^+$ 交换进入细胞后被细胞内缓冲系统缓冲，而 K^+ 从细胞内向细胞外转移，以维持细胞内外电平衡，故酸中毒容易引起高钾血症。

4. 肾的代偿调节

除肾功能异常引起的代谢性酸中毒外，其他原因引起的代谢性酸中毒，都可通过肾发挥强大的排酸保碱功能来代偿。酸中毒时，肾小管上皮细胞内的碳酸酐酶和谷氨酰胺酶活性增强，肾小管泌 H^+ 和重吸收 HCO_3^- 增加，近端小管的 $H^+ - Na^+$ 交换增强使原尿中的 $NaHCO_3$ 充分吸收，而且肾小管内磷酸盐酸化和泌 NH_4^+ 作用也增强。由于 $H^+ - Na^+$ 交换增强，使肾小管内 $[H^+]$ 增加，这样虽然使肾小管上皮细胞继续排 H^+ 受限，但却使 NH_4^+ 的生成和排出加快，从而增加 HCO_3^- 的重吸收。通过以上反应，肾加速酸性物质的排泄和碱性物质的补充，从而使 $[HCO_3^-]$ / $[H_2CO_3]$ 接近 20/1，pH 值保持相对恒定。由于肾排酸和 HCO_3^- 重吸收增多，患者尿液一般呈酸性。同时，由于肾小管上皮细胞排 H^+ 增多，排 K^+ 减少，可引起高钾血症。

若为高钾血症引起的代谢性酸中毒，因肾小管上皮细胞 K^+ 增多，使 $K^+ - Na^+$ 交换增加而 $H^+ - Na^+$ 交换减少，尿液中 H^+ 减少，尿呈碱性，称为反常性碱性尿，这是一种特殊情况。

肾的调节作用一般在酸中毒持续数小时后开始，3~5 天内发挥最大效应，持续时间可达数周或数月，排酸量可较正常时提高 10 倍。尿液 pH 值最低可降至 4.0。肾排酸保碱功能的加强，在酸中毒时起着十分重要的作用。但是，当酸中毒是由肾功能障碍所引起时，肾就难以发挥代偿作用，故酸中毒也特别严重。

（三）酸碱指标变化特点

通过机体的各种代偿调节，若能使 $[HCO_3^-]$ / $[H_2CO_3]$ 接近 20/1，则血浆 pH 值可维持在正常范围，称为代偿性代谢性酸中毒；如果通过代偿后，$[HCO_3^-]$ / $[H_2CO_3]$ 仍低于 20/1，则血浆 pH 值下降，称为失代偿性代谢性酸中毒。代谢性酸中毒时，反映酸碱平衡的其他指标变化是：血浆 $[HCO_3^-]$ 原发性降低，引起血浆 SB、AB、BB 降低，BE 负值增大；通过呼吸代偿，肺排出 CO_2 增多，$PaCO_2$ 继发性下降，AB 低于 SB。

（四）对机体的影响

1. 心血管系统

血浆［H^+］增高时可引起下列变化：①心肌收缩力减弱，心排血量减少。酸中毒时，［H^+］增高可引起心肌代谢障碍，H^+ 抑制细胞外 Ca^{2+} 内流、减少肌浆网释放 Ca^{2+} 和竞争性抑制 Ca^{2+} 与肌钙蛋白结合，使心肌收缩性减弱；②心律失常。细胞外［H^+］增高，引起细胞内 K^+ 外移和肾小管上皮细胞排钾减少，导致高钾血症，从而引起心脏传导阻滞和心室颤动等心律失常。③血管对儿茶酚胺的反应性降低。［H^+］增高引起毛细血管前括约肌和微动脉对儿茶酚胺的反应性降低，阻力血管扩张，回心血量减少，血压下降。

2. 中枢神经系统

严重酸中毒时，中枢神经系统功能抑制，患者常表现为乏力、反应迟钝、嗜睡，严重者可出现意识障碍和昏迷。其发生与下列因素有关：①酸中毒抑制细胞生物氧化酶的活性，使氧化磷酸化过程减弱，ATP 生成减少，脑组织能量供应不足；②酸中毒使脑内谷氨酸脱羧酶活性增强，谷氨酸脱羧生成 γ - 氨基丁酸增多，从而使中枢神经系统功能抑制。

3. 骨骼系统

慢性肾衰竭或肾小管性酸中毒等慢性代谢性酸中毒时，由于 H^+ 不断进入骨骼细胞内缓冲，使骨骼不断释放出碳酸钙和磷酸钙等钙盐，从而影响骨骼代谢，可引起小儿佝偻病或成人纤维性骨炎等。

（五）防治原则

1. 积极治疗原发病

去除引起代谢性酸中毒的病因是治疗的根本原则和措施。如纠正水、电解质代谢紊乱，恢复有效循环血量，改善组织血流灌注和改善肾功能等。

2. 必要时给予碱性药物

对严重的代谢性酸中毒患者可给予一定剂量的碱性药物。$NaHCO_3$ 可以直接补充缓冲碱，快速有效，为临床最常用。乳酸钠可通过肝脏代谢转化为 HCO_3^- 和乳酸，但作用较慢，对肝功能不良或乳酸酸中毒者不宜使用。三羟甲基氨基甲烷（tromethamine，THAM）是不含钠的有机胺碱性药，在体内的作用机制是 $THAM + H_2CO_3 \rightarrow THAM \cdot H^+ + HCO_3^-$，由上式可见 THAM 不仅可缓冲挥发酸，而且还可产生 HCO_3^- 缓冲固定酸。因此，THAM 既可以治疗代谢性酸中毒又可以治疗呼吸性酸中毒。其缺点是对呼吸中枢有抑制作用，故治疗时要注意输入的速度。

二、呼吸性酸中毒

呼吸性酸中毒（respiratory acidosis）是指由于 CO_2 排出障碍或吸入过多引起的以血浆 H_2CO_3 浓度原发性升高为特征的酸碱平衡紊乱。

（一）原因和发病机制

1. CO_2 排出减少

各种原因引起的肺泡通气量减少，使 CO_2 排出受阻，均可引起 CO_2 潴留。

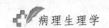

（1）呼吸中枢抑制：常见于颅脑损伤、脑炎、脑血管意外、镇静剂和麻醉剂用量过大或乙醇中毒等。由于呼吸中枢抑制，肺泡通气量减少，引起急性呼吸性酸中毒。

（2）呼吸道阻塞：常见于喉头痉挛或水肿、溺水、气管异物堵塞等，严重呼吸道阻塞常引起急性呼吸性酸中毒。而慢性阻塞性肺部疾病（chronic obstructive pulmonary disease，COPD）常常引起慢性呼吸性酸中毒。

（3）呼吸肌麻痹：常见于急性脊髓灰质炎、脊神经根炎、有机磷中毒、重症肌无力、家族性周期性麻痹及重度低钾血症等。由于呼吸动力不足而致肺泡扩张受限，CO_2 排出障碍。

（4）胸廓病变：常见于胸部创伤、气胸或大量胸膜腔积液（胸水）、严重胸廓畸形等。由于胸廓活动受限，影响通气功能。

（5）肺部疾病：常见于肺炎、肺水肿、肺气肿、肺间质纤维化等。因肺通气障碍而发生呼吸性酸中毒。

（6）呼吸机使用不当：由于呼吸机通气量设置过小，使 CO_2 排出减少。

2. CO_2 吸入过多

CO_2 吸入过多的情况较少见，主要见于矿井塌陷等意外事故时由于通风不良，空气中 CO_2 浓度增高；或闭式气体吸入麻醉时 CO_2 未被充分吸收，使吸入气中 CO_2 浓度过高等情况。

（二）分　类

呼吸性酸中毒按病程进展情况分为急性呼吸性酸中毒和慢性呼吸性酸中毒。

1. 急性呼吸性酸中毒

急性呼吸性酸中毒常见于急性呼吸道阻塞、急性心源性肺水肿、溺水、呼吸中枢抑制或呼吸肌麻痹等引起的呼吸暂停，一般指 $PaCO_2$ 在 24 小时内急剧升高的情况。

2. 慢性呼吸性酸中毒

慢性呼吸性酸中毒见于呼吸道及肺部慢性炎症引起的 COPD 及肺广泛纤维化或肺不张等，指 $PaCO_2$ 持续增高达 24 小时以上者。

（三）机体的代偿调节

呼吸性酸中毒时，由于血浆碳酸氢盐缓冲系统不能缓冲挥发酸，血浆其他缓冲碱由于量少对碳酸的缓冲能力有限，而呼吸性酸中毒主要是由于肺通气功能障碍引起的，故呼吸系统往往不能起代偿作用。因此，呼吸性酸中毒的代偿主要依靠细胞内外离子交换、细胞内缓冲和肾代偿。

1. 细胞内外离子交换和细胞内缓冲

细胞内外离子交换和细胞内缓冲是急性呼吸性酸中毒的主要代偿方式。急性呼吸性酸中毒时，CO_2 潴留使血浆 $[H_2CO_3]$ 不断升高，进而解离为 H^+ 和 HCO_3^-。H^+ 与细胞内的 K^+ 进行交换。进入细胞的 H^+ 可被细胞内蛋白质所缓冲，同时，血浆 $[K^+]$ 升高。H_2CO_3 解离时生成的 HCO_3^- 则留在细胞外液中，可起一定代偿作用。此外，血浆 CO_2 又可通过弥散进入红细胞，并在碳酸酐酶的催化下生成 H_2CO_3，H_2CO_3 又解离为 H^+ 和 HCO_3^-。由于 CO_2 不断进入红细胞，故下列可逆反应向右进行：

$$CO_2 + H_2O \longrightarrow H_2CO_3 \longrightarrow H^+ + HCO_3^-$$

$$H^+ + Hb^- (Pr^-) \longrightarrow HHb (HPr)$$

这样，H^+ 不断与 Hb^-（Pr^-）结合，生成的 HCO_3^- 则自红细胞进入血浆而与血浆中的 Cl^- 进行交换。结果使血浆 $[HCO_3^-]$ 有所增高而血浆 $[Cl^-]$ 降低（图 4-7）。

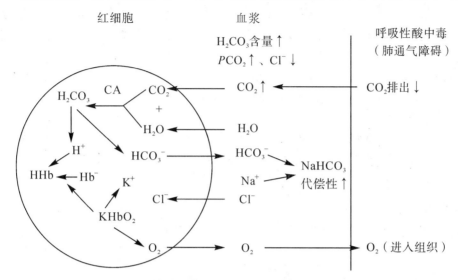

图 4-7　呼吸性酸中毒时红细胞内外离子交换和细胞内缓冲

2. 肾的代偿

肾的代偿是慢性呼吸性酸中毒的主要代偿方式。由于肾对酸碱的调节较慢，需在 CO_2 潴留数小时后才发挥作用，3～5 天达到最大效应。呼吸性酸中毒时肾的代偿也表现为泌 NH_4^+、泌 H^+ 和重吸收 HCO_3^- 增强，从而使大量 H^+ 随尿排出，血浆 $[HCO_3^-]$ 增高。

通过代偿，若能使 $[HCO_3^-]$／$[H_2CO_3]$ 为 20/1，血浆 pH 值维持在正常范围，即为代偿性呼吸性酸中毒；若代偿后血浆 $[HCO_3^-]$／$[H_2CO_3]$ 仍然小于正常，则 pH 值下降，即为失代偿性呼吸性酸中毒。

（四）酸碱指标变化特点

急性呼吸性酸中毒时，血浆 CO_2 浓度在短期内剧增，肾往往来不及代偿，血浆 $[HCO_3^-]$／$[H_2CO_3]$ 常小于正常，pH 值降低，为失代偿性呼吸性酸中毒。反映酸碱平衡指标的变化特点是：由于 CO_2 潴留，$PaCO_2$ 增高，H_2CO_3 浓度增高，AB 大于 SB；$PaCO_2$ 每增高 10 mmHg，HCO_3^- 的浓度可代偿性升高 1 mmol/L，故 BB、BE 变化不大。

慢性呼吸性酸中毒时，也有 CO_2 潴留，但通过肾代偿，HCO_3^- 浓度升高，使血浆 $[HCO_3^-]$／$[H_2CO_3]$ 尽量维持或接近 20/1，血液 pH 值保持正常或略有降低。酸碱指标表现为：$PaCO_2$ 增高，H_2CO_3 浓度增高，AB 大于 SB；$PaCO_2$ 每增高 10 mmHg，HCO_3^- 的浓度可代偿性升高 3.5 mmol/L，故 AB、SB、BB 均增高，BE 正值加大，血浆 K^+ 浓度升高。

（五）对机体的影响

呼吸性酸中毒对心血管系统的影响与代谢性酸中毒相似，对中枢神经系统的影响则取决于 CO_2 潴留的程度、速度和酸中毒的严重性。

1. 中枢神经系统

急性呼吸性酸中毒对中枢神经系统的影响往往比代谢性酸中毒的影响更严重。这是由于：①中枢酸中毒更严重。脂溶性的 CO_2 能迅速通过血-脑脊液屏障，使脑内 H_2CO_3 浓度明显增高。而 HCO_3^- 为水溶性，通过血-脑脊液屏障极为缓慢，脑脊液内 HCO_3^- 浓度的代偿性增高需要更长时间。因此脑脊液 pH 值的下降程度比代谢性酸中毒时更为明显。②脑血管扩张。高浓度 CO_2 可使脑血管明显扩张，脑血流量增加，引起颅内压增高，从而引起一系列神经、精神症状。

严重失代偿性呼吸性酸中毒可出现 CO_2 麻醉，早期症状有头痛、视物模糊、乏力等，若酸中毒持续则出现精神错乱、震颤、谵妄或嗜睡等。

2. 心血管系统

呼吸性酸中毒与代谢性酸中毒相似，也可由于血浆 $[H^+]$ 增高和高钾血症引起心肌收缩力减弱、心律失常和外周血管扩张等变化。

（六）防治原则

1. 改善肺泡通气

积极治疗原发病，尽快改善肺泡通气功能是防治呼吸性酸中毒的根本措施。如解除呼吸道梗阻或支气管痉挛，使用呼吸中枢兴奋剂或呼吸机等；慢性阻塞性肺疾病者应积极控制感染、解痉和祛痰，以纠正缺氧和减轻 CO_2 潴留。

2. 慎用碱性药物

对 pH 值显著下降的呼吸性酸中毒可适当给予三羟甲基氨基甲烷（THAM）等碱性药物，但应慎重。慢性呼吸性酸中毒时，由于肾的代偿，使 HCO_3^- 含量增高。HCO_3^- 与 H^+ 结合生成的 H_2CO_3 需经肺排出。在通气未改善前，使用碱性药，可使呼吸性酸中毒病情加重。

三、代谢性碱中毒

代谢性碱中毒（metabolic alkalosis）是指细胞外液碱增多或 H^+ 丢失而引起的以血浆 $[HCO_3^-]$ 原发性增多为特征的酸碱平衡紊乱类型。

（一）原因和发病机制

1. H^+ 丢失过多

（1）经胃丢失：多见于频繁呕吐或胃液引流等原因引起富含 HCl 的胃液丢失。正常胃黏膜壁细胞分泌 H^+ 时，有等量的 HCO_3^- 返回血浆；同时肠黏膜上皮细胞分泌 HCO_3^- 入肠腔时也有等量的 H^+ 返回血浆。含有盐酸的胃液进入肠内与肠液中的 HCO_3^- 中和，然后由肠黏膜吸收回血，返回血浆的 HCO_3^- 则与 H^+ 中和，从而使血液保持正常水、电解质和酸碱平衡。胃液大量丢失时，上述平衡遭到破坏，来自胃壁和肠液中的 HCO_3^- 未有足够的 H^+ 中和而回到血液，导致血液中 HCO_3^- 含量增加而发生碱中毒。

此外，大量胃液丢失引起代谢性碱中毒还与下述因素有关：①胃液大量丢失时，不仅 H^+ 大量丢失，而且 Cl^- 也大量丢失，所引起的低氯血症也是代谢性碱中毒的原因之一；②胃液大量丢失常伴有钾的丢失，而缺钾也可引起代谢性碱中毒；③大量胃液丢失使细胞外液容量减少也可导致代谢性碱中毒（图 4-8）。

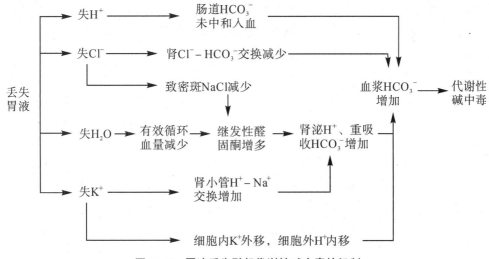

图 4-8 胃液丢失引起代谢性碱中毒的机制

（2）经肾丢失：使用髓袢利尿剂（呋塞米）或噻嗪类利尿剂可通过减少细胞外液容量和增加肾排 H^+ 引起代谢性碱中毒。利尿剂可抑制肾髓袢升支对 Cl^- 的主动重吸收，使 Na^+ 的被动重吸收减少，到达远曲小管的尿液流量增加，$NaCl$ 含量增高，促进远曲小管和集合管细胞泌 H^+、泌 K^+ 增加，以加强对 Na^+ 的重吸收，Cl^- 以氯化铵形式随尿排出。另外，由于肾小管远端流速增加，也有冲洗作用，使肾小管内 H^+ 浓度急剧降低，促进了 H^+ 的排泌。H^+ 经肾大量丢失使 HCO_3^- 大量被重吸收，以及因丧失大量含 Cl^- 的细胞外液引起低氯性碱中毒。

肾上腺皮质增生或肿瘤可引起原发性肾上腺皮质激素分泌增多；细胞外液容量减少、创伤等刺激可引起继发性醛固酮分泌增多。醛固酮和糖皮质激素能促进肾远曲小管和集合管对 H^+ 和 K^+ 的排泌，也可通过刺激集合管泌氢细胞的 H^+-ATP 酶（氢泵）促进 H^+ 排泌，从而导致 H^+ 丢失和 HCO_3^- 重吸收增加，引起代谢性碱中毒和低钾血症。

2. 碱性物质摄入过多

碱性物质摄入过多常为医源性，如消化道溃疡病患者服用过多的 $NaHCO_3$ 或矫正代谢性酸中毒时滴注过多的 $NaHCO_3$ 等；摄入乳酸钠、乙酸钠或大量输入含柠檬酸盐抗凝剂的库存血后，这些有机酸盐在体内氧化产生 $NaHCO_3$（1 L 库存血所含的柠檬酸盐可产生 30 mmol HCO_3^-）；脱水时丢失 H_2O 和 $NaCl$ 造成浓缩性碱中毒（contraction alkalosis）。以上因素均可引起血浆 $NaHCO_3$ 浓度升高。

应指出，肾具有较强的排泄 $NaHCO_3$ 的能力，正常人每天摄入 1 000 mmol 的 $NaHCO_3$，两周后血浆 HCO_3^- 浓度只是轻度上升。但如给肾功能受损的患者骤然输入或长期使用碳酸氢盐时，则可发生明显的代谢性碱中毒。

3. H^+ 向细胞内转移

低钾血症时，细胞内 K^+ 外移以代偿血 K^+ 降低，而细胞外 H^+ 移入细胞；同时，肾小管上皮细胞内缺 K^+ 可导致 K^+-Na^+ 交换减少、H^+-Na^+ 交换增多，使 H^+ 排出增多和 HCO_3^- 重吸收增强。以上原因促使缺钾性代谢性碱中毒的发生。

4. 有效循环血量减少

呕吐和利尿引起的细胞外液容量减少，使有效循环血量不足，是引起肾对 HCO_3^- 潴

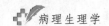

留的主要刺激因素。其主要机制是：有效循环血量减少，使肾小球滤过率降低，经肾小球滤过的 HCO_3^- 减少；有效循环血量减少可激活肾素－血管紧张素－醛固酮系统，继发性醛固酮增加，促进远曲小管对 HCO_3^- 的重吸收。

（二）分　类

目前通常按给予 0.9% 氯化钠注射液后代谢性碱中毒能否得到纠正而将其分为盐水反应性碱中毒（saline－responsive alkalosis）和盐水抵抗性碱中毒（saline－resistant alkalosis）两类。

1. 盐水反应性碱中毒

盐水反应性碱中毒主要见于胃液丢失及应用利尿剂等，由于有效循环血量减少，并伴有低钾和低氯，影响肾排出 HCO_3^-，使碱中毒得以维持。由于 0.9% 氯化钠注射液的 Cl^- 含量明显高于血浆，给予等张或半张的盐水可扩充血容量和补充 Cl^-，以促进过多的 HCO_3^- 经肾排出而使碱中毒得到纠正。

2. 盐水抵抗性碱中毒

盐水抵抗性碱中毒常见于原发性醛固醇增多症、全身性水肿、严重低血钾及 Cushing 综合征等，维持因素是醛固醇增多和低 K^+，给予盐水无效。

（三）机体的代偿调节

1. 血浆缓冲系统

细胞外液 $[H^+]$ 降低时，$[OH^-]$ 升高，OH^- 可被血浆缓冲系统的弱酸所中和。如：$OH^- + H_2CO_3 \rightarrow HCO_3^- + H_2O$。因为大多数缓冲系统的组成成分中，碱性成分远多于酸性成分，因此细胞外液对碱性物质增多的缓冲能力有限。

2. 肺的代偿调节

代谢性碱中毒时血液 $[HCO_3^-]$ 原发性增高，$[H^+]$ 减少，pH 值升高，通过中枢和外周化学感受器使呼吸抑制，肺泡通气量减少，从而使血浆 $[H_2CO_3]$ 上升，以使 $[HCO_3^-] / [H_2CO_3]$ 接近 20/1，但这种代偿是有限的。因为肺通气量减少还可引起 PaO_2 降低，PaO_2 降低可通过外周化学感受器对呼吸中枢产生兴奋作用，从而限制血浆 $[H_2CO_3]$ 进一步升高。

3. 细胞内外离子交换

细胞外液 $[H^+]$ 降低时，细胞内 H^+ 外移，细胞外 K^+ 内移，引起细胞外液 $[K^+]$ 降低，故碱中毒常伴有低钾血症。

4. 肾的代偿调节

血浆 $[H^+]$ 降低和 pH 值升高抑制肾小管上皮细胞内碳酸酐酶与谷氨酰胺酶活性，肾泌 H^+、泌 NH_4^+ 减少，重吸收 HCO_3^- 减少，从而使血浆 $[HCO_3^-]$ 降低。由于随尿排出的 H^+ 减少而 HCO_3^- 增加，患者尿液呈碱性。但低钾血症引起的碱中毒，因肾小管上皮细胞缺钾使 $K^+ - Na^+$ 交换减少而 $H^+ - Na^+$ 交换增强，使得尿液中 H^+ 增多，尿呈酸性，故称为反常性酸性尿，这是缺钾性碱中毒的一个特点。

通过上述代偿调节，如能使 $[HCO_3^-] / [H_2CO_3]$ 维持 20/1，则血浆 pH 值仍在正常范围内，称为代偿性代谢性碱中毒；如果通过代偿调节后，$[HCO_3^-] / [H_2CO_3]$ 仍大于 20/1，则血浆 pH 值升高，称为失代偿性代谢性碱中毒。

（四）酸碱指标变化特点

根据原发疾病的程度和机体的代偿情况，血浆〔HCO_3^-〕/〔H_2CO_3〕可正常或升高，使血液 pH 值在正常范围的上限或增加，出现代偿性或失代偿性代谢性碱中毒。

代谢性碱中毒时血浆〔HCO_3^-〕原发性升高，血浆 SB、AB、BB 均升高，BE 正值增大，血〔K^+〕降低；由于呼吸代偿，肺通气量下降，$PaCO_2$ 继发性升高，AB 大于 SB。

（五）对机体的影响

轻度代谢性碱中毒患者通常无症状，或多被原发疾病掩盖。急性或严重代谢性碱中毒则可出现许多功能代谢变化。

1. 神经肌肉应激性增高

正常情况下，血清钙是以游离钙和结合钙形式存在的，pH 值可影响两者之间的相互转变。Ca^{2+} 能稳定细胞膜电位，对神经、肌肉细胞的应激性有抑制作用。急性代谢性碱中毒时，血清总钙量可无变化，但游离钙减少，使神经、肌肉应激性增高，表现为面部和肢体肌肉抽动、腱反射亢进及手足搐搦等。如伴有明显缺钾时，则可出现肌肉无力或麻痹，腹胀甚至麻痹性肠梗阻。

2. 对中枢神经系统的影响

血浆 pH 值升高时，脑内 γ-氨基丁酸转氨酶活性增高而谷氨酸脱羧酶活性降低，使 γ-氨基丁酸分解增强而生成减少。γ-氨基丁酸含量降低，对中枢神经系统的抑制作用减弱，患者可出现烦躁不安、精神错乱、谵妄等中枢神经系统功能紊乱的表现。

3. 血红蛋白氧离曲线左移

碱中毒使血红蛋白与 O_2 的亲和力增加，在组织内 HbO_2 不易释放 O_2，血红蛋白氧离曲线左移，可发生组织缺氧。由于脑组织对缺氧特别敏感，因而可出现神经、精神症状，严重时可发生昏迷。

4. 低钾血症

代谢性碱中毒时往往伴有低钾血症。碱中毒时，细胞外液〔H^+〕降低，细胞内 H^+ 外逸而细胞外 K^+ 内移；同时肾小管上皮细胞 H^+-Na^+ 交换减少，而 K^+-Na^+ 交换加强，引起排 H^+ 减少、排 K^+ 增多，导致低钾血症。低钾血症除可引起神经、肌肉症状外，还可引起心律失常等心血管系统症状。

（六）防治原则

1. 治疗原发病

积极去除引起代谢性碱中毒的病因和维持因素，如补 Cl^-、补 K^+、停止使用利尿剂等。

2. 针对发病类型治疗

（1）盐水反应性代谢性碱中毒：0.9％氯化钠注射液的 Cl^- 含量高于血浆，给予等张或半张的盐水可扩充血容量和补充 Cl^-，以促进过多的 HCO_3^- 经肾排出而纠正碱中毒。

检测尿 pH 值和尿 Cl^- 浓度可以判断治疗效果。排酸性尿患者治疗前因肾排 H^+ 增加使尿 pH 值多在 5.5 以下；补充 0.9％氯化钠注射液后，则开始排出过剩的 HCO_3^-，尿 pH 值可达 7.0 以上。除利尿剂引起的碱中毒外，多数情况下 Cl^- 随尿排出不多，尿 Cl^-

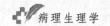

浓度常在 15 mmol/L 以下。因此，给予 0.9％氯化钠注射液后尿 pH 值及尿 Cl^- 浓度增高说明治疗有效。

（2）盐水抵抗性碱中毒：碳酸酐酶抑制剂乙酰唑胺可抑制醛固酮的作用，通过抑制肾小管上皮细胞内碳酸酐酶活性促进泌 H^+ 和重吸收 HCO_3^-，并增加 Na^+ 和 HCO_3^- 排出，可达到治疗碱中毒的目的。盐水抵抗性碱中毒同盐水反应性碱中毒一样，也可以用尿 pH 值来判断治疗效果。

也可使用 KCl、盐酸精氨酸和盐酸赖氨酸治疗碱中毒。对伴有游离钙减少的患者可以补充 $CaCl_2$，既可改善症状又可加速 HCO_3^- 排出。

四、呼吸性碱中毒

呼吸性碱中毒（respiratory alkalosis）是指肺通气过度引起的血浆 H_2CO_3 浓度原发性降低为特征的酸碱平衡紊乱。

（一）原因和发病机制

任何引起肺泡通气量过度增加的原因均可引起呼吸性碱中毒。

1. 低氧血症

各种原因引起的低张性缺氧，可由于通气过度使 CO_2 排出增加，血浆〔H_2CO_3〕降低而导致呼吸性碱中毒。见于初入高原，胸廓和肺部疾病以及某些先天性心脏病（如室间隔缺损等）患者。

2. 呼吸中枢受刺激

精神性通气过度见于癔症发作时过度通气；中枢神经系统疾病如脑血管意外、脑炎、脑外伤及肿瘤等，均可刺激呼吸中枢引起过度通气；水杨酸或含氨药物可直接兴奋呼吸中枢致通气过度；高热、甲状腺功能亢进、革兰阴性杆菌脓毒症等因体温升高、机体分解代谢亢进和炎症刺激等，引起呼吸中枢兴奋而使肺通气过度。

3. 呼吸机使用不当

若呼吸机通气量过大可导致通气过度而使 CO_2 排出增加，引起呼吸性碱中毒。

（二）分 类

呼吸性碱中毒也可按病情进展分为急性呼吸性碱中毒和慢性呼吸性碱中毒两类。

1. 急性呼吸性碱中毒

急性呼吸性碱中毒见于呼吸机通气量过大、高热和低氧血症等，一般指 $PaCO_2$ 在 24 小时内急剧下降。

2. 慢性呼吸性碱中毒

慢性呼吸性碱中毒见于慢性颅脑疾病、肺部疾病、肝脏疾病、缺氧和含氨药物等兴奋呼吸中枢而引起的 $PaCO_2$ 持久下降，时间超过 24 小时以上。

（三）机体的代偿调节

呼吸性碱中毒时，虽然 $PaCO_2$ 降低对呼吸中枢有抑制作用，但只要刺激肺通气过度的原因持续存在，肺的代偿调节作用就不明显。

1. 细胞内外离子交换和细胞内缓冲

细胞内外离子交换和细胞内缓冲是急性呼吸性碱中毒的主要代偿方式。急性呼吸性碱中毒时，血浆〔H_2CO_3〕迅速降低，〔HCO_3^-〕相对增高。此时机体的代偿调节为：①H^+逸出细胞。细胞内血红蛋白、磷酸和蛋白质等非碳酸氢盐缓冲物释放 H^+，H^+逸出细胞，并与细胞外液的 HCO_3^- 结合形成 H_2CO_3，使血浆 HCO_3^- 浓度有所下降，H_2CO_3浓度有所回升。细胞外 K^+ 内移以维持电平衡，故血液 K^+ 浓度降低。②血浆 HCO_3^- 进入红细胞。部分血浆 HCO_3^- 可进入红细胞，与细胞内 H^+ 生成 H_2CO_3，再分解成 CO_2 和 H_2O，CO_2 逸出红细胞以提高 $PaCO_2$；在 HCO_3^- 进入红细胞时，有等量 Cl^- 从红细胞进入血浆，故血液 Cl^- 浓度可增高。但由于细胞内缓冲碱的数量有限，上述代偿作用是极为有限的（图 4－9）。

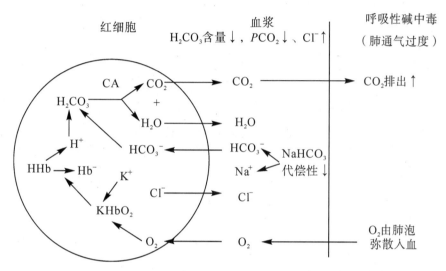

图 4－9　呼吸性碱中毒时红细胞内外离子交换和细胞内缓冲

2. 肾代偿

肾的代偿作用缓慢，故只对慢性呼吸性碱中毒有意义。慢性呼吸性碱中毒时，肾充分发挥其调节能力，表现为肾小管上皮细胞泌 H^+ 减少，泌 NH_4^+ 减少，重吸收 HCO_3^- 减少，尿液呈碱性。通过肾的调节，血浆〔HCO_3^-〕降低，以使〔HCO_3^-〕/〔H_2CO_3〕接近 20/1，使 pH 值趋于正常。

通过上述代偿调节，如能维持〔HCO_3^-〕/〔H_2CO_3〕于 20/1，则为代偿性呼吸性碱中毒，血浆 pH 值接近正常值的上限；如果二者的比值大于 20/1，血浆 pH 值升高，为失代偿性呼吸性碱中毒。

（四）酸碱指标变化特点

急性呼吸性碱中毒时，由于血液和细胞内缓冲系统代偿能力较弱以及肾来不及发挥代偿，常为失代偿性。表现为 $PaCO_2$ 原发性降低，pH 值升高，AB 小于 SB；$PaCO_2$ 每降低 10 mmHg，血浆〔HCO_3^-〕可代偿性降低 2 mmol/L，BB 与 BE 基本不变。

慢性呼吸性碱中毒时，根据肾的代偿程度，血浆 pH 值可在正常范围的上限或升高，可为代偿性或失代偿性呼吸性碱中毒。酸碱指标变化为：$PaCO_2$ 原发性降低，AB 小于 SB；$PaCO_2$ 每降低 10 mmHg，血浆〔HCO_3^-〕可代偿性降低 4 mmol/L，因此 SB、AB、BB 等代谢性指标继发性降低，BE 负值增大。

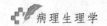

（五）对机体的影响

慢性呼吸性碱中毒由于机体充分代偿，血浆 pH 值维持正常范围或接近正常，患者通常无症状。

急性呼吸性碱中毒对机体的损伤作用与代谢性碱中毒相似，亦可引起感觉异常、意识障碍、抽搐、低钾血症及组织缺氧等。但中枢神经系统功能障碍往往比代谢性碱中毒更明显，这除与碱中毒对脑细胞的损伤有关外，还与脑血流量减少有关。$PaCO_2$ 降低可使脑血管收缩，脑血流量减少。

（六）防治原则

首先应积极治疗原发病和去除引起通气过度的原因，大多数呼吸性碱中毒可自行缓解。对病因不易很快去除或严重呼吸性碱中毒者，可吸入含 5% CO_2 的混合气体或用纸袋罩于患者口鼻，使其反复吸入呼出的 CO_2 以提高血浆 H_2CO_3 浓度。对精神性通气过度患者可用镇静剂。有手足搐搦者可静脉注射葡萄糖酸钙进行治疗。

单纯型酸碱平衡紊乱的特点总结于表 4 - 3。

表 4 - 3　单纯型酸碱平衡紊乱的特点

类型	pH	$PaCO_2$	SB	AB	BB	BE	Cl^-	K^+
代谢性酸中毒	↓（N）	↓	↓	↓	↓	↓	↑（N）	↑
代谢性碱中毒	↑（N）	↑	↑	↑	↑	↑	↓	↓
呼吸性酸中毒								
急性	↓	↑	↑（N）	↑（N）	（N）	（N）	↓	↑
慢性	↓（N）	↑	↑	↑	↑	↑	↓	↑
呼吸性碱中毒								
急性	↑	↓	↓（N）	↓（N）	（N）	（N）	↑	↓
慢性	↑（N）	↓	↓	↓	↓	↓	↑	↓

第四节　混合型酸碱平衡紊乱

混合型酸碱平衡紊乱（mixed acid - base disturbances）是指同一患者有两种或两种以上酸碱平衡紊乱同时存在。当两种原发紊乱使 pH 值向同一方向移动时，pH 值显著偏离正常，称为酸碱一致型或相加性酸碱平衡紊乱。如果是酸中毒与碱中毒合并存在，使 pH 值向相反方向移动时，称为酸碱混合型或相消性酸碱平衡紊乱。此时，血浆 pH 值由主要的酸碱平衡紊乱来决定。如果两种酸碱平衡紊乱对 pH 值的效应正好互相抵消，则血浆 pH 值可以正常。

一、双重性酸碱平衡紊乱

（一）呼吸性酸中毒合并代谢性酸中毒

1. 原　因

双重性酸碱平衡紊乱为临床较常见的一类混合型酸碱平衡紊乱，多见于严重的通气障碍引起 CO_2 潴留同时伴持续缺氧的情况。如慢性阻塞性肺疾病并发心力衰竭或休克，糖尿病并发严重肺部感染等。

2. 特　点

由于代谢性和呼吸性因素均使体内 $[H^+]$ 升高，pH 值显著下降；呼吸障碍使 $PaCO_2$ 升高，AB 大于 SB；乳酸或酮体增加使血浆 $[HCO_3^-]$ 降低，AG 增大。

（二）呼吸性酸中毒合并代谢性碱中毒

1. 原　因

呼吸性酸中毒合并代谢性碱中毒可见于：①慢性阻塞性肺疾病合并呕吐，由于慢性呼吸功能障碍引起 CO_2 潴留，肾代偿使血浆 $[HCO_3^-]$ 继发性升高，呕吐引起 H^+、K^+、Cl^- 丢失和血容量减少均易引起代谢性碱中毒。②慢性阻塞性肺疾病接受排钾利尿剂治疗时，可出现呼吸性酸中毒合并代谢性碱中毒。

2. 特　点

由于酸中毒与碱中毒合并存在，血浆 pH 值向相反方向移动，血浆 pH 值的变动取决于酸中毒与碱中毒的程度。血浆 pH 值可正常、轻度升高或降低，血浆 $[HCO_3^-]$ 和 $PaCO_2$ 显著升高。

（三）呼吸性碱中毒合并代谢性碱中毒

1. 原　因

呼吸性碱中毒合并代谢性碱中毒可见于：①高热伴呕吐患者，高热可刺激呼吸中枢引起过度通气，引发呼吸性碱中毒；呕吐则使胃液丢失而引起代谢性碱中毒。②肝功能不全患者，由于氨的刺激引起过度通气而发生呼吸性碱中毒时，合并利尿剂治疗不当则引起代谢性碱中毒。

2. 特　点

此种混合型酸碱平衡紊乱时血浆 pH 值明显升高，$PaCO_2$ 降低，血浆 $[HCO_3^-]$ 可增高，血 $[K^+]$ 降低。

（四）呼吸性碱中毒合并代谢性酸中毒

1. 原　因

呼吸性碱中毒合并代谢性酸中毒可见于：①肾衰竭合并感染。肾排酸保碱障碍出现代谢性酸中毒；感染引起体温升高，刺激呼吸中枢引起过度通气，产生呼吸性碱中毒。②肝功能障碍合并感染。由于氨和高热刺激引起过度通气而发生呼吸性碱中毒时，肝功能障碍可引起乳酸分解代谢障碍而增多，引起代谢性酸中毒。③水杨酸中毒。水杨酸增多直接引起代谢性酸中毒；同时可刺激呼吸中枢，引起通气过度，导致呼吸性碱中毒。

2. 特　点

同理，由于酸中毒与碱中毒合并存在，血浆 pH 值向相反方向移动，血浆 pH 值的变

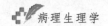

动取决于酸中毒与碱中毒的程度。血浆 pH 值可以正常、轻度下降或升高；$PaCO_2$ 和血浆 [HCO_3^-] 显著降低且超过彼此的代偿范围。

（五）代谢性酸中毒合并代谢性碱中毒

1. 原　因

代谢性酸中毒合并代谢性碱中毒可见于肾衰竭患者频繁呕吐或胃液引流，或剧烈呕吐伴腹泻者。

2. 特　点

根据两种代谢紊乱的严重程度，血浆 pH 值、[HCO_3^-]、$PaCO_2$ 都可在正常范围，或偏高、偏低。

因为同一患者不可能同时发生 CO_2 过多和过少，故呼吸性酸中毒和呼吸性碱中毒不会同时发生。

二、三重性酸碱平衡紊乱

某些患者还可能发生三重性酸碱平衡紊乱，有以下两种形式：

（一）呼吸性碱中毒、代谢性酸中毒合并代谢性碱中毒

呼吸性碱中毒、代谢性酸中毒合并代谢性碱中毒主要见于：①迁延性呕吐患者，由于呕吐发生代谢性碱中毒；因呕吐致低血容量性休克而发生乳酸酸中毒；因休克致呼吸增强而发生呼吸性碱中毒。②外科患者，可因疼痛、低氧血症或机械性通气过度发生呼吸性碱中毒；胃引流、大量输血可发生代谢性碱中毒；因急性肾衰竭或乳酸酸中毒而出现代谢性酸中毒。

此时因各种紊乱出现的时间和强度不同，血浆 pH 值、[HCO_3^-]、$PaCO_2$ 的变化很不规律。

（二）呼吸性酸中毒、代谢性酸中毒合并代谢性碱中毒

呼吸性酸中毒、代谢性酸中毒合并代谢性碱中毒可见于阻塞性肺疾病发生慢性呼吸性酸中毒，因使用强利尿剂而发生代谢性碱中毒，或因脓毒症、低血压或低氧血症而合并代谢性酸中毒。

总之，混合型酸碱平衡紊乱的情况比较复杂，大多是在严重复杂的原发疾病基础上发生的并发症，也可以是由于治疗措施不当而出现的。

需要指出的是，无论单纯型还是混合型酸碱平衡紊乱，都不是一成不变的，随着病情的发展和治疗措施的影响，原有的酸碱平衡紊乱可被纠正，也可能发生转变或合并其他类型的酸碱平衡紊乱。因此，在诊断和处理酸碱平衡紊乱时，一定要密切联系病史，观测血液 pH 值、$PaCO_2$ 及 [HCO_3^-] 的动态变化，综合分析，才能及时作出正确诊断和适当治疗，取得满意疗效。

第五节　酸碱平衡紊乱诊断的病理生理基础

对酸碱平衡紊乱的判断，首先应根据临床资料，判断患者可能出现什么类型的酸碱平

衡紊乱，然后根据血气检查结果进行分析，在对肺和肾代偿能力进行估计后，再对酸碱平衡紊乱类型作出最后诊断。

一、根据 pH 值的变化判断酸碱平衡紊乱的性质及程度

血液 pH 值、$PaCO_2$ 和 $[HCO_3^-]$ 这三个参数可充分反映体液酸碱度的变化情况。pH 值可反映酸碱平衡紊乱的性质及程度；$PaCO_2$ 反映呼吸性因素的变化；$[HCO_3^-]$ 则反映代谢性因素的变化。

(1) pH 值小于 7.35，一定是失代偿性酸中毒。

(2) pH 值大于 7.45，一定是失代偿性碱中毒。

(3) pH 值正常，可以是酸碱平衡正常、代偿性或混合型酸碱平衡紊乱。若 pH 值、$PaCO_2$ 和 $[HCO_3^-]$ 这三个参数都正常，可为酸碱平衡正常或混合型酸碱平衡紊乱（代谢性酸中毒并代谢性碱中毒）；若 pH 值正常而 $PaCO_2$ 和 $[HCO_3^-]$ 异常则为代偿性单纯型酸碱平衡紊乱或混合型酸碱平衡紊乱。

但是，pH 值的变化不能判定酸碱平衡紊乱的类型。

二、根据临床资料判断酸碱平衡紊乱的类型

临床资料包括病史、症状、体征、临床诊断、实验室检验及临床用药情况等。根据临床资料，可以找出引起酸碱平衡紊乱的原发性因素。

例如，患者有呼吸系统病史，临床表现为呼吸困难，可能为呼吸性酸中毒。若血气检查为 pH 值降低，$PaCO_2$ 升高，BB、BE 无显著变化，可判断为失代偿性呼吸性酸中毒；若 pH 值正常，$PaCO_2$ 和 $[HCO_3^-]$ 均升高，BB、BE 增高，则可判断为代偿性呼吸性酸中毒。根据病史，可判断 $PaCO_2$ 升高是原发性变化，而 $[HCO_3^-]$ 升高是肾代偿的结果。

临床凡是胃、肠、肾、内分泌或代谢性疾病时出现的酸碱平衡紊乱，一般为代谢性酸碱平衡紊乱，此时若有 $PaCO_2$ 升高，多为呼吸代偿的结果。

三、根据代偿情况判断单纯型酸碱平衡紊乱或混合型酸碱平衡紊乱

酸碱平衡紊乱时，机体的代偿调节有一定的方向性、一定的代偿范围（代偿预计值）和代偿的最大限度。代偿规律是代谢性酸碱平衡紊乱主要靠肺代偿，而呼吸性酸碱平衡紊乱主要靠肾代偿。单纯型酸碱平衡紊乱的继发性代偿变化与原发性失衡同向，但继发性代偿变化一定小于原发性变化。符合以上规律者为单纯型酸碱平衡紊乱，不符合规律者为混合型酸碱平衡紊乱。

（一）代偿调节的方向性

1. $PaCO_2$ 与 $[HCO_3^-]$ 变化方向一致

$PaCO_2$ 与 $[HCO_3^-]$ 变化方向一致者为单纯型酸碱平衡紊乱或混合型酸碱平衡紊乱。单纯型酸碱平衡紊乱时，原发性变化与代偿性调节的变化方向一致。例如，呼吸性因素引起 $PaCO_2$ 原发性降低或升高时，通过缓冲系统和肾的调节，$[HCO_3^-]$ 代偿性地降低或升高；反之，当代谢异常引起 $[HCO_3^-]$ 原发性降低或升高时，通过 pH 值升高对呼

的刺激，$PaCO_2$ 代偿性地降低或升高。虽然代偿后 $[HCO_3^-]$ / $[H_2CO_3]$ 可能不再维持 20/1，但二者的变化方向是一致的。

一种酸中毒与一种碱中毒并存的混合型酸碱平衡紊乱，$PaCO_2$ 与 $[HCO_3^-]$ 变化方向也是一致的。例如，呼吸性酸中毒合并代谢性碱中毒的患者，因肺通气功能障碍 $PaCO_2$ 原发性升高，通过肾的调节，$[HCO_3^-]$ 代偿性升高。此时，如使用利尿剂不当或出现呕吐，血浆 $[HCO_3^-]$ 亦有继发性升高，较易出现呼吸性酸中毒合并代谢性碱中毒。此时，患者 $PaCO_2$ 与 $[HCO_3^-]$ 均明显升高，而 pH 值无显著变化，而单靠 pH 值、病史及 $PaCO_2$ 与 $[HCO_3^-]$ 的变化已难以区别患者是单纯型还是混合型酸碱平衡紊乱，需要从代偿预计值和代偿限度来进一步分析判断。

2. $PaCO_2$ 与 $[HCO_3^-]$ 变化方向相反者

$PaCO_2$ 与 $[HCO_3^-]$ 变化方向相反者为酸碱一致型混合型酸碱平衡紊乱。在两种酸中毒并存或两种碱中毒并存的酸碱一致型酸碱平衡紊乱，除血浆 pH 值发生显著变化外，$PaCO_2$ 急剧升高，引起呼吸性酸中毒，而代谢紊乱引起的乳酸堆积，使 $[HCO_3^-]$ 明显降低，引起代谢性酸中毒。因此，发现患者 $PaCO_2$ 与 $[HCO_3^-]$ 呈相反方向变化时，应考虑为酸碱一致型混合型酸碱平衡紊乱。

（二）代偿预计值和代偿限度

代偿公式亦是简便有效的区别单纯型与混合型酸碱平衡紊乱的手段。单纯型酸碱平衡紊乱时，机体的代偿变化应在一个适宜的范围内，如超过代偿范围即为混合型酸碱平衡紊乱。

例如，一位肾衰竭患者因无尿放置了导尿管，两天后出现低血压和发热，尿中含有大量的白细胞和细菌。血气检查为：pH 值为 7.32、$PaCO_2$ 为 2.67 kPa（20 mmHg）、$[HCO_3^-]$ 为 10 mmol/L。该患者为肾衰竭继发泌尿道感染（尿路感染），分析其酸碱平衡紊乱的类型。从血气变化来看，pH 值降低，$PaCO_2$ 与 $[HCO_3^-]$ 均降低。根据 pH 值为 7.32 可判断为酸中毒，引起 pH 值降低的原发因素可以是 $PaCO_2$ 升高或 $[HCO_3^-]$ 降低。该患者有肾衰竭及 $[HCO_3^-]$ 降低，故可判断为代谢性酸中毒。根据单纯型酸碱平衡紊乱的代偿公式，$[HCO_3^-]$ 每降低 1 mmol/L，$PaCO_2$ 降低 1.2 mmHg。该患者 $[HCO_3^-]$ 降低 24−10=14 mmol/L，$PaCO_2$ 应降低 14×1.2±2=(16.8±2) mmHg，患者如果是单纯型代谢性酸中毒，其 $PaCO_2$ 应为 (40−16.8)±2=21.2～25.2 mmHg，此患者 $PaCO_2$ 为 20 mmHg，低于代偿预计值，表明患者是代谢性酸中毒合并呼吸性碱中毒，为混合型酸碱平衡紊乱。

单纯型酸碱平衡紊乱的代偿预计范围详见表 4−4。

机体对单纯型酸碱平衡紊乱的代偿能力并不是无限的，会受到多种因素的综合制约。例如，代谢性碱中毒时，代偿性呼吸抑制使 $PaCO_2$ 升高，但 $PaCO_2$ 升高到一定限度（如 55 mmHg）就不再上升，这是因为呼吸抑制引起的 $PaCO_2$ 升高和缺氧均可刺激呼吸中枢，从而使呼吸代偿受限。因此，在单纯型酸碱平衡紊乱时，机体的代偿反应不会超过代偿限值。

表4-4　单纯型酸碱平衡紊乱的代偿预计范围

酸碱平衡失调类型	原发性变化	继发性代偿	预计代偿公式	代偿时限	代偿极限
代谢性酸中毒	$[HCO_3^-]\downarrow$	$PaCO_2\downarrow$	$\Delta PaCO_2\downarrow=1.2\times\Delta[HCO_3^-]\pm2$	12～24 小时	10 mmHg
代谢性碱中毒	$[HCO_3^-]\uparrow$	$PaCO_2\uparrow$	$\Delta PaCO_2\uparrow=0.7\times\Delta[HCO_3^-]\pm5$	12～24 小时	55 mmHg
呼吸性酸中毒	$PaCO_2\uparrow$	$[HCO_3^-]\uparrow$			
急性			$\Delta[HCO_3^-]\uparrow=0.1\times\Delta PaCO_2\pm1.5$	几分钟	30 mmol/L
慢性			$\Delta[HCO_3^-]\uparrow=0.35\times\Delta PaCO_2\pm3$	3～5 天	45 mmol/L
呼吸性碱中毒	$PaCO_2\downarrow$	$[HCO_3^-]\downarrow$			
急性			$\Delta[HCO_3^-]\downarrow=0.2\times\Delta PaCO_2\pm2.5$	几分钟	18 mmol/L
慢性			$\Delta[HCO_3^-]\downarrow=0.5\times\Delta PaCO_2\pm2.5$	3～5 天	15 mmol/L

四、根据 AG 值判断代谢性酸中毒的类型及混合型酸碱平衡紊乱

AG 值是区分代谢性酸中毒类型的标志，也是判断单纯型或混合型酸碱平衡紊乱的重要指标。对病情较为复杂的患者，计算 AG 值能将潜在的代谢性酸中毒显露出来。

例如，某肺源性心脏病（以下简称肺心病）、呼吸衰竭合并肺性脑病患者，用利尿剂、激素等治疗，血气及电解质检查结果为：pH 值为 7.43，$PaCO_2$ 为 61 mmHg，$[HCO_3^-]$ 为 38 mmol/L，$[Na^+]$ 为 140 mmol/L，$[Cl^-]$ 为 74 mmol/L，$[K^+]$ 为 3.5 mmol/L。该患者 $PaCO_2$ 原发性增高，为慢性呼吸性酸中毒，计算 $[HCO_3^-]$ 代偿预计值应为（31.4 ±3）mmol/L，实测值为 38 mmol/L，表示有代谢性碱中毒存在。计算 AG 值，AG=140 −38−74=28，明显升高（超过 14 mmol/L），提示患者还有代谢性酸中毒存在。故可判断该患者为三重性酸碱平衡紊乱。

【思考题】

1. 正常机体维持酸碱平衡的主要机制有哪些？各有什么特点？

2. 简述血液缓冲系统的组成及其特点。

3. 简述肾在调节酸碱平衡中的作用。

4. 简述反映酸碱平衡状况的常用指标、各自的正常范围以及临床意义。

5. 动脉血 pH 值正常能否说明机体酸碱平衡状况正常？为什么？

6. 简述代谢性酸中毒对机体的影响。

7. 试述呼吸性酸中毒对中枢神经系统的影响。

8. 举例说明水、电解质代谢与酸碱平衡紊乱之间的相互关系。

（陈晓燕　张　冬）

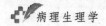病理生理学

参考文献

[1] 吴立玲. 酸碱平衡紊乱 [M] // 吴其夏，余应年，卢建. 病理生理学. 2版. 北京：中国协和医科大学出版社，2003.

[2] 殷莲华. 酸碱平衡紊乱 [M] // 金惠铭，王建枝. 病理生理学. 6版. 北京：人民卫生出版社，2004.

[3] 杨勤. 酸碱平衡紊乱 [M] // 郭兵. 病理生理学. 贵阳：贵州人民出版社，2002.

第五章　缺　氧

【内容提要】缺氧是指当组织供氧不足或用氧障碍时，组织细胞的代谢、功能和形态结构发生异常变化的病理过程。临床上常用血氧分压、血氧含量、血氧容量和血氧饱和度等血氧指标反映机体的携氧、运氧及用氧能力。氧的供给和利用是多环节参与的复杂过程。根据缺氧发生的环节，将缺氧分为四种类型：低张性缺氧、血液性缺氧、循环性缺氧及组织性缺氧。由于发病的原因及环节不同，各型缺氧的血氧指标及机体的临床表现也各有特点。缺氧对机体的影响取决于缺氧发生的速度、程度、持续时间和机体的功能代谢状态等，主要涉及呼吸系统、循环系统、血液系统、中枢神经系统及组织细胞的功能代谢变化。缺氧的治疗原则主要是消除病因和纠正缺氧。在临床上治疗缺氧的常用手段为氧疗。

氧是生命活动中不可缺少的物质。成年人在静息状态下的需氧量约为 250 ml/min，而体内储存的氧仅约 1.5 L，所以机体必须不断地从外界摄取氧，以满足机体的代谢需要。当组织供氧不足或用氧障碍时，组织细胞的代谢、功能和形态结构发生异常变化的病理过程称为缺氧（hypoxia）。缺氧是临床上多种疾病共有的病理过程，也是多种疾病引起死亡的重要原因。

第一节　常用的血氧指标

反映组织供氧量和摄氧量的血氧指标有血氧分压、血氧容量、血氧含量及血氧饱和度等。

一、血氧分压

血氧分压（partial pressure of oxygen，PO_2）是指以物理状态溶解在血液中的氧分子产生的张力或压力。正常成人动脉血氧分压（arterial partial pressure of oxygen，PaO_2）约为 13.3 kPa（100 mmHg），主要取决于吸入气氧分压和外呼吸功能状况。静脉血氧分压（venous partial pressure of oxygen，PvO_2）正常约为 5.33 kPa（40 mmHg），主要取决于组织摄氧和利用氧的能力，反映内呼吸状况。

二、血氧容量

血氧容量（oxygen binding capacity，CO_{2max}）是指标准条件下［38 ℃，氧分压为 20.0 kPa（150 mmHg），二氧化碳分压为 5.3 kPa（40 mmHg）］100 ml 血液中的血红蛋白被氧充分饱和时的最大携氧量。正常成人血红蛋白约为 150 g/L，在氧充分饱和时 1 g 血红蛋白可结合 1.34 ml 的氧，故血氧容量正常值≈1.34 ml/g×150 g/L＝200 ml/L。血氧容量的高低取决于血红蛋白的质（与 O_2 结合的能力）和量（每 100 ml 血液所含的血红蛋白的数量），反映血液携带氧的能力。

三、血氧含量

血氧含量（oxygen content，CO_2）是指 100 ml 血液的实际携氧量，包括与血红蛋白结合的氧量和溶解于血液的氧量。血氧含量取决于血氧分压和血氧容量。由于以物理状态溶解在血液中的氧仅约为 3 ml/L，故血氧含量主要指血红蛋白所结合的氧量。动脉血氧分压明显降低、血红蛋白结合氧的能力降低或血红蛋白的数量减少等，都可能使血氧含量降低。

正常动脉血氧含量（CaO_2）约为 190 ml/L，静脉血氧含量（CvO_2）约为 140 ml/L。两者之差称为动-静脉血氧含量差，即 $CaO_2 - CvO_2$，正常值约为 50 ml/L，它取决于组织从单位容积血液内摄取氧的多少，反映组织的摄氧量。

四、血氧饱和度与 P_{50}

血氧饱和度（oxygen saturation of hemoglobin，SO_2），简称氧饱和度，是指血红蛋白与氧结合的百分数。计算公式如下：

$$SO_2 = （血氧含量 - 物理溶解氧量）/血氧容量 \times 100\%$$

正常动脉血氧饱和度（SaO_2）为 95%～97%，静脉血氧饱和度（SvO_2）为 70%～75%。血氧饱和度的高低主要取决于血氧分压，两者的关系可以用氧合血红蛋白解离曲线（简称氧离曲线）表示。氧离曲线呈"S"形。在肺内，一旦 PaO_2 达到 8.0 kPa（60 mmHg）以上，氧离曲线即进入 S 形的平直段，血氧饱和度可达到 89% 以上，血红蛋白与氧气结合趋于饱和。而在组织中，细胞的氧分压为 0.7～5.3 kPa（5～40 mmHg），位于氧离曲线的陡直部分，有利于血红蛋白释放氧。当红细胞内的 2,3-二磷酸甘油酸（2,3-diphosphoglyceric acid，2,3-DPG）增多、酸中毒、体温升高、CO_2 增多时，血红蛋白与氧的亲和力降低，以至在相同氧分压下血氧饱和度降低，氧离曲线右移；反之，氧离曲线则左移（图 5-1）。

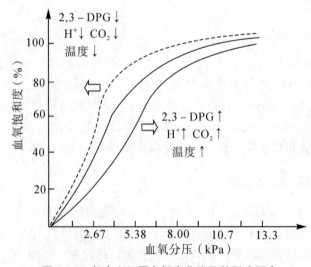

图 5-1　氧合血红蛋白解离曲线及其影响因素

P_{50} 为反映 Hb 与 O_2 的亲和力的指标，是指在血液 PCO_2 为 5.3 kPa（40 mmHg）、pH 值为 7.4、温度为 38 ℃ 的条件下，血氧饱和度为 50％ 时的氧分压。其正常值为 3.5～3.6 kPa（26～27 mmHg）。氧离曲线右移时，P_{50} 值增大，血红蛋白与氧的亲和力减小；氧离曲线左移时，P_{50} 值变小，血红蛋白与氧的亲和力增大。

第二节　缺氧的类型、原因和发生机制

氧气经呼吸系统从外界摄入后弥散入血，经循环系统运输至全身组织细胞，供组织细胞利用氧。整个呼吸过程主要涉及"肺部摄氧—血液携氧—循环运氧—组织用氧"四个环节，其中任何一个环节发生障碍都可能导致缺氧。根据缺氧的原因和发病环节不同，通常将缺氧分为低张性缺氧、血液性缺氧、循环性缺氧和组织性缺氧四种类型。

一、低张性缺氧

低张性缺氧（hypotonic hypoxia）又称为乏氧性缺氧（hypoxic hypoxia），其主要特点为 PaO_2 降低，使 CaO_2 减少，组织供氧不足。

（一）原因和机制

1. 吸入气氧分压过低

吸入气氧分压过低多见于海拔 3 000 m 以上的高原或高空（表 5-1），也可发生于通风不良的矿井、坑道，以及吸入被惰性气体或麻醉药过度稀释的空气时。此型缺氧称为大气性缺氧（atmospheric hypoxia）。由于空气中 PO_2 低，氧含量少，使肺泡气和动脉血氧分压也随之降低，血液中的氧向组织弥散的速度减慢，从而引起组织细胞缺氧。

表 5-1　不同海拔高度的大气压（PB）、吸入气氧分压（P_iO_2）、肺泡气氧分压（P_AO_2）和血氧饱和度（SO_2）

海拔高度（km）	PB（mmHg）	P_iO_2（mmHg）	P_AO_2（mmHg）	SO_2（％）
0	760	159	105	95
1	680	140	90	94
2	600	125	70	92
3	530	110	62	90
4	460	98	50	85
5	405	85	45	75
6	366	74	40	70
7	310	65	35	60
8	270	56	30	50

注：1 mmHg=0.133 kPa。

2. 外呼吸功能障碍

由于肺通气功能障碍可引起肺泡气氧分压降低，肺换气功能障碍使经肺泡弥散到血液

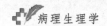

中的氧减少，动脉血氧分压和动脉血氧含量不足。此型缺氧又称为呼吸性缺氧（respiratory hypoxia）。（详见第十三章呼吸功能不全）

3. 静脉血分流入动脉

静脉血分流入动脉多见于先天性心脏病，如法洛四联症。因室间隔缺损伴有肺动脉狭窄或肺动脉高压，导致右心的压力高于左心，出现右向左分流，未经氧合的静脉血直接掺入左心的动脉血中，导致 PaO_2 降低。

（二）特　点

（1）动脉血氧分压降低。氧摄入不足使动脉血氧分压降低，这是低张性缺氧的基本特征。动脉血氧分压一般要降至 8.0 kPa（60 mmHg）以下才会引起组织缺氧。这是因为氧分压在 8.0 kPa 以上时，氧离曲线处于"S"形的平直段，氧分压的变化对血氧饱和度的影响很小。例如在海拔 2 000 m 的高原上，随着大气压的降低，肺泡气氧分压可降到 10.7 kPa（80 mmHg）左右，但血氧饱和度却仅减少 2%。又如轻度呼吸功能不全的患者，肺泡气氧分压若不低于 8.0 kPa，血氧饱和度仍能维持在 90% 以上，从而保证了全身组织细胞氧的供应。然而，当氧分压低于 8.0 kPa 时，氧离曲线坡度转向陡直，此时氧分压只要略有降低，血氧饱和度、血氧含量就会显著下降。

（2）血氧容量正常。低张性缺氧时，血红蛋白的质和量无异常变化，故血氧容量正常。但慢性缺氧患者，可因红细胞和血红蛋白代偿性增加而使血氧容量增加。

（3）血氧饱和度降低。低张性缺氧时，动脉血氧分压降低，则血氧饱和度降低。

（4）血氧含量降低。动脉血氧分压降低时，与血红蛋白结合的氧量减少，以致动脉血氧含量降低。

（5）动－静脉血氧含量差减小。由于低张性缺氧时，动脉血氧分压降低，血氧含量减少，使同量血液向组织弥散的氧量减少，故动－静脉血氧含量差一般降低。当然，若慢性缺氧使组织细胞利用氧的能力代偿性增强，该指标可以变化不明显。

（6）皮肤、黏膜的颜色特点：正常情况下，毛细血管中脱氧血红蛋白平均浓度为 26 g/L。动脉血氧分压降低时，氧合血红蛋白的浓度降低，脱氧血红蛋白的浓度增加。当毛细血管中脱氧血红蛋白的平均浓度达到或超过 50 g/L 时，暗红色的脱氧血红蛋白可使皮肤、黏膜呈青紫色，称为发绀（cyanosis）。低张性缺氧时，当动脉血氧分压降至 6.7 kPa（50 mmHg），动脉血氧饱和度降至 80% 以下时，易出现发绀。发绀是缺氧的表现，在血红蛋白正常的人，发绀与缺氧同时存在，可根据发绀的程度大致估计缺氧的程度。但当血红蛋白过少或过多时，发绀与缺氧往往不一致。如重度贫血患者，血红蛋白可降至 50 g/L 以下，即使出现严重缺氧，也不会发生发绀；而红细胞增多症患者，血液中脱氧血红蛋白可超过 50 g/L，虽然出现发绀，但可无缺氧的表现。

二、血液性缺氧

血液性缺氧（hemic hypoxia）是由于血红蛋白数量减少或性质改变，血液携带氧的能力降低或血红蛋白结合的氧不易释出，导致组织细胞供氧不足所引起的缺氧。此型缺氧由于物理状态溶解在血液中的氧未受影响，PaO_2 正常，故又称之为等张性低氧血症（isotonic hypoxemia）。

（一）原因和机制

1. 血红蛋白数量减少

血红蛋白数量减少见于各种原因引起的严重贫血。由于血液中血红蛋白的数量减少，引起血氧容量和血氧含量均下降，从而导致组织细胞供氧不足，又称为贫血性缺氧（anemic hypoxia）。

2. 血红蛋白性质的改变

（1）一氧化碳中毒：又称碳氧血红蛋白（carboxyhemoglobin，HbCO）血症。煤、汽油、煤油不完全燃烧时可产生大量一氧化碳（CO）气体，尤其在密闭环境中燃烧，更易造成 CO 聚积。CO 与 Hb 的结合速率只有 O_2 与 Hb 结合速率的 1/10，但其解离速率却是 O_2 与 Hb 解离速率的 1/2 100，故 CO 与 Hb 的亲和力比 O_2 与 Hb 的亲和力高 210 倍。一旦 Hb 与吸入的 CO 结合，就能牢固形成碳氧血红蛋白，从而使血红蛋白失去携氧能力。当 CO 与血红蛋白分子的 4 个血红素亚基中的一个结合后，还会增加其余 3 个血红素亚基对氧的亲和力，使氧离曲线左移，氧合血红蛋白中的氧不易释出；对于尚未形成 HbCO 的红细胞来说，CO 还能抑制红细胞内糖酵解，使 2,3 - DPG 减少，氧离曲线左移，进一步加重组织缺氧。所以 CO 中毒既妨碍血红蛋白与氧的结合，又妨碍血红蛋白与氧的解离，危害极大。

（2）高铁血红蛋白血症：正常血红蛋白含有 4 个 Fe^{2+} 血红素亚基，可与 O_2 结合形成 HbO_2。Hb 中的 Fe^{2+} 在氧化剂的作用下可氧化成 Fe^{3+}，形成高铁血红蛋白（methemoglobin，$HbFe^{3+}OH$），也称为变性血红蛋白或羟化血红蛋白。高铁血红蛋白中的 Fe^{3+} 因与羟基牢固结合而失去携带氧的能力，且血红蛋白中的 Fe^{2+} 部分氧化为 Fe^{3+} 后还可增强剩余的 Fe^{2+} 与氧的亲和力，使血红蛋白向组织细胞释放氧减少而加重组织缺氧。所以，高铁血红蛋白血症造成的缺氧比贫血造成的缺氧更为严重。高铁血红蛋白所占比例如超过血红蛋白总量的 10%，就可有缺氧表现；达到 30%～50%，则发生严重缺氧，表现为全身青紫、精神恍惚、意识不清、甚至昏迷。

生理状态下，血液中亦有不断形成的高铁血红蛋白，但含量极少，仅占血红蛋白总量的 1%～2%。这是由于形成的高铁血红蛋白不断被血液中的还原剂如 NADH、维生素 C（抗坏血酸）、还原性谷胱甘肽还原为 Fe^{2+} 血红蛋白。高铁血红蛋白血症可见于苯胺、硝基苯、亚硝酸盐等中毒。此外，磺胺类、高锰酸钾、非那西汀或硝酸甘油等也可导致高铁血红蛋白增多。新腌制的酸菜、变质的剩菜中含有较多的硝酸盐，人体在食用大量的腌菜后，腌菜中的硝酸盐被肠道细菌还原为亚硝酸盐，后者被吸收入血后作为氧化剂，引起血液中高铁血红蛋白明显增多，导致缺氧。

（3）血红蛋白与氧的亲和力异常增强：输入大量的库存血时，由于库存血液中红细胞的 2,3 - DPG 含量较低，可使氧离曲线左移；输入大量碱性液体时，也可在短时间内使 Hb 与 O_2 的亲和力增强。此外，一些血红蛋白分子病亦可使 Hb 与 O_2 的亲和力异常增加，例如，α 链第 92 位的精氨酸被亮氨酸取代时，Hb 与 O_2 的亲和力将比正常的 Hb 高几倍，使 Hb 结合的 O_2 不易释出，引起组织缺氧。

（二）特 点

（1）动脉血氧分压正常。血液性缺氧时，因吸入气的氧分压和外呼吸功能正常，所以动脉血氧分压正常。

（2）血氧容量和血氧含量降低。由于血红蛋白数量减少或者性质改变，因而血氧容量降低，血氧含量亦随之降低。但一氧化碳中毒时，将血液取出在体外用氧充分饱和后，测得的血氧容量是正常的，因为此时氧可完全取代一氧化碳，重新形成氧合血红蛋白。此外，血红蛋白与氧的亲和力异常增高时，其血氧容量和血氧含量一般维持正常。

（3）血氧饱和度正常。血氧饱和度的高低主要取决于血氧分压。在贫血性缺氧时，由于动脉血氧分压正常，血氧饱和度亦正常。但是，高铁血红蛋白血症和碳氧血红蛋白血症时血氧饱和度降低。

（4）动-静脉血氧含量差减小。毛细血管床中氧向组织、细胞弥散的动力是血液与组织、细胞之间的氧分压梯度。毛细血管动脉端血液氧分压较高，故 O_2 向血管外弥散速度快；血液由动脉端流向静脉端时，血氧含量逐渐减少，氧分压逐步下降，氧向组织弥散的速度也逐步减慢。故组织获得的氧量取决于毛细血管血液中的平均氧分压与组织细胞的氧分压差。血液性缺氧患者的动脉血氧分压虽然正常，但血液携带的氧量减少，因此当血液向组织释放出少量氧后，动脉血氧分压迅速下降，使毛细血管的血氧分压与组织的氧分压梯度迅速降低，氧向组织弥散的速度迅速减慢，向组织细胞的供氧减少，从而导致组织细胞缺氧和动静脉血氧含量差低于正常。

（5）皮肤、黏膜的颜色特点：血液性缺氧时，患者的皮肤、黏膜颜色可随病因不同而异。严重贫血时，血红蛋白的量显著减少，患者表现为面色苍白。一氧化碳中毒时，因为血液中的碳氧血红蛋白呈现樱桃红色，致使患者的皮肤、黏膜也呈樱桃红色；但在严重缺氧时，由于皮肤血管收缩，皮肤、黏膜呈苍白色。高铁血红蛋白血症时，因高铁血红蛋白呈现咖啡色，故患者的皮肤、黏膜可呈咖啡色或类似于发绀的颜色。若因进食大量腌菜等导致大量血红蛋白氧化而引起高铁血红蛋白血症时，称为"肠源性发绀"（enterogenous cyanosis）；单纯由于血红蛋白与氧亲和力增高引起的缺氧，因毛细血管中脱氧血红蛋白的量少于正常，而无发绀发生。

三、循环性缺氧

由于血液循环发生障碍，组织器官血液灌流量减少引起的缺氧，称为循环性缺氧（circulatory hypoxia）或低动力性缺氧（hypokinetic hypoxia）。循环障碍可以是局部的（如血管狭窄或阻塞），也可以是全身的（如心力衰竭、休克等）。由于动脉狭窄或阻塞，致使毛细血管床血液灌流量减少而引起的缺氧称为缺血性缺氧（ischemic hypoxia）；由于静脉回流受阻，血流缓慢、微循环淤血而引起的缺氧，称为淤血性缺氧（stagnant hypoxia）。

（一）原因和机制

1. 全身性循环性缺氧

全身性循环性缺氧常见于休克和心力衰竭。心力衰竭患者因心排血量减少，导致组织器官供血供氧量减少。严重时，患者可因心、脑、肾等重要器官衰竭而死亡。

2. 局部性循环性缺氧

局部性循环性缺氧常见于动脉粥样硬化、血管痉挛或血栓形成等所致的血管狭窄或闭塞。由于各器官、组织局部供血不足，致使该血管提供营养的区域出现缺血、缺氧。局部血液循环障碍的后果主要取决于缺血发生的部位，如心肌梗死和脑血管栓塞是常见的致死原因。

（二）特　点

（1）动脉血氧分压、血氧容量、血氧含量及血氧饱和度正常。由于氧的摄入及血液携氧功能未受影响，因此上述指标均正常。但因供给组织的血液量减少，组织细胞的供氧量存在不足。左心衰竭时常因肺部淤血和水肿影响呼吸功能，可出现动脉血氧分压、血氧含量及血氧饱和度降低，但这是因掺杂了低张性缺氧所致，而非循环性缺氧的直接效应。

（2）动-静脉血氧含量差增大。由于血流缓慢，血液流经毛细血管的时间延长，组织从单位容积血液中摄取的氧量增多，静脉血氧含量降低，导致动-静脉氧含量差大于正常。但是，单位时间内流过毛细血管的血量减少，故弥散到组织细胞的氧量减少，导致组织缺氧。

（3）皮肤、黏膜的颜色特点：由于组织从单位容积血液中摄取的氧量增多，毛细血管中脱氧血红蛋白的量增大，因此，循环性缺氧患者多有较明显的发绀。在休克的缺血性缺氧期，微血管持续收缩，表现为皮肤、黏膜苍白；但在进入淤血性缺氧期后，皮肤、黏膜表现为发绀。

四、组织性缺氧

细胞内平均氧分压约为 3.1 kPa（23 mmHg）[0.7~5.3 kPa（5~40 mmHg）]，而只要有 0.1~0.4 kPa（1~3 mmHg）的氧分压就能满足细胞代谢的需要。正常情况下，细胞内 80%~90% 的氧在线粒体内通过氧化磷酸化过程还原成水，并产生能量，其余 10%~20% 的氧在羟化酶和加氧酶的催化下，参与细胞核、内质网和高尔基体内的生物合成、物质降解及解毒反应。在组织供氧正常的情况下，因细胞不能有效地利用氧而发生的缺氧称为组织性缺氧（histogenous hypoxia）或氧利用障碍性缺氧（dysoxidative hypoxia）。

（一）原因和机制

1. 组织中毒

氧是呼吸链的终末电子受体，许多毒性物质如氰化物（HCN、KCN、NaCN、NH_4CN 等）、砷化物、硫化氢、硫化磷等都可引起线粒体呼吸链损伤、电子传递障碍，从而导致组织利用氧障碍。其中以氰化物引起的组织中毒性缺氧最为典型。氰化物可通过消化道、呼吸道或皮肤进入体内，分解出的 CN^- 可迅速与氧化型细胞色素氧化酶的 Fe^{3+} 结合为氰化高铁细胞色素氧化酶（细胞色素 aa_3-Fe^{3+}-CN），使之不能被还原成还原型细胞色素氧化酶（细胞色素 aa_3-Fe^{2+}），不能向氧传递电子，导致呼吸链中断，组织不能利用氧。氰化物为剧毒药品，0.06g HCN 即可致人死亡。硫化氢、砷化物和甲醇等中毒也是通过抑制细胞色素氧化酶而影响细胞的氧化过程。鱼藤酮和巴比妥等可抑制电子从 NADH 向 CoQ 传递；抗菌霉素 A 和苯乙双胍等可抑制电子从细胞色素 b 向细胞色素 c 传递，均可阻断呼吸链，引起中毒性缺氧。因此，毒性物质抑制细胞生物氧化引起的缺氧又称为组织中毒性缺氧（histotoxic hypoxia）。

2. 细胞损伤

大量放射线照射、细菌毒素作用或吸入高压氧（氧分压超过半个大气压）等可通过生成过多氧自由基而损伤线粒体，引起氧的利用障碍；组织供氧严重不足，使细胞线粒体氧

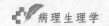

分压低于 0.1 kPa（1 mmHg）时，也可抑制线粒体呼吸功能，甚至使其结构破坏，从而导致氧的利用障碍。

3. 呼吸酶辅酶的严重缺乏

呼吸链的递氢体黄素酶的辅助因子为维生素 B_2，NADH 和 NADPH 的辅助因子为烟酰胺（尼克酰胺），三羧酸循环中丙酮酸脱氢酶的辅酶为维生素 B_1。这些维生素的重度缺乏可造成呼吸酶功能障碍，从而引起组织细胞用氧发生障碍。

（二）特 点

（1）动脉血氧分压、血氧容量、血氧含量和血氧饱和度均正常。组织性缺氧时，由于吸入气的氧分压、外呼吸功能和血红蛋白的质与量均正常，所以上述指标亦正常。

（2）动-静脉血氧含量差减小。由于内呼吸障碍使组织细胞不能充分利用氧，故静脉血氧分压及氧含量高于正常，动-静脉血氧含量差小于正常。

（3）皮肤、黏膜的颜色特点：由于组织用氧障碍，毛细血管中氧合血红蛋白增多，故组织性缺氧患者肤色可呈玫瑰红色或鲜红色。

上述四种类型的缺氧可以单独存在，但实际在临床上所见缺氧往往是两种或两种以上的缺氧同时存在或相继出现，所以常为混合性缺氧。如左心衰竭患者除了可引起循环性缺氧外，还可因肺淤血和肺水肿而影响呼吸功能，使 PaO_2 降低，合并低张性缺氧；感染性休克时主要出现循环性缺氧，内毒素还可引起组织利用氧的功能障碍而发生组织性缺氧，并发休克肺时可合并低张性缺氧。即使是单纯的低张性缺氧，严重时也可造成细胞和线粒体损伤，继发组织性缺氧。四种类型缺氧的血氧指标及皮肤、黏膜的颜色变化特点见表 5-2。

表 5-2 各型缺氧的血氧指标及皮肤、黏膜的颜色变化特点

缺氧类型	PaO_2	$CO_{2\,max}$	CaO_2	SaO_2	$CaO_2 - CvO_2$	皮肤、黏膜颜色
低张性缺氧	↓	N 或 ↑	↓	↓	↓ 或 N	发绀
血液性缺氧	N	↓ 或 N	↓ 或 N	N 或 ↓	↓	樱桃红、咖啡色或苍白
循环性缺氧	N	N	N	N	↑	发绀或苍白
组织性缺氧	N	N	N	N	↓	玫瑰红或鲜红色

注：↓为降低，↑为升高，N 为正常。

第三节　缺氧时机体的功能和代谢变化

缺氧对机体的影响取决于缺氧发生的原因、速度、持续时间、缺氧的范围和机体的功能代谢状态等。大剂量氰化物中毒时生物氧化过程迅速受阻，可在几分钟内导致中毒者死亡。而在海拔 3 700 m 的高原地区，适应良好的个体可正常工作和生活，一般情况下可不出现明显的缺氧症状。CO 中毒时，当半数血红蛋白与 CO 结合失去携氧能力时，可立即危及生命；而慢性贫血时，即使血红蛋白减少一半，患者仍可正常生活。这是因为前者发病的速度快，机体代偿功能未能充分发挥，后者发病的速度较慢，可通过机体的代偿作用，增加组织细胞的氧供和提高组织细胞对氧的利用。总的来说，缺氧时机体功能和代谢等改变有的具有损伤的性质，有的则具有代偿的作用。如轻度缺氧以激发机体的代偿反应为主，而重度缺氧则可造成细胞的功能和代谢障碍，甚至组织结构破坏。急性缺氧时机体往往来不及充分发挥代偿作用，以损伤表现为主，而慢性缺氧时机体的代偿反应和损伤作用并存。此外，各型缺氧引起的改变虽有相同或相似之处，但又各具特点，以下主要以低张性缺氧为例，阐述缺氧对机体的影响。

一、呼吸系统的变化

PaO_2 降低（一般须低于 8 kPa）可刺激颈动脉体和主动脉体外周化学感受器，反射性兴奋呼吸中枢，引起呼吸加深、加快，从而增加肺泡通气量。缺氧时呼吸系统的这种变化具有重要的代偿意义。一方面，通气增加有利于机体从外界摄取更多的氧，以提高肺泡气氧分压，继而提高 PaO_2；另一方面，呼吸增强时还可因胸腔负压增大，促进静脉回流，使回心血量增加，肺血流量和心排血量也随之增加，从而有利于氧的摄取和运送。但若通气过度，使 $PaCO_2$ 降低，减低了 CO_2 对延髓中枢化学感受器的刺激，可限制肺通气的增强。因此，缺氧时肺通气量的变化，取决于上述两个方面的综合刺激效应。

低张性缺氧所引起的肺通气量变化与缺氧持续的时间有关，常表现以下的时间经过：在急性低张性缺氧的早期，如人初到 4 000 m 的高原，肺通气量的增加一般仅超过正常的65%，数日后通气量达最大限度，相当于正常的 5~7 倍。但久居高原后肺通气量又逐渐下降，一般只比正常居住在海平面者高出 15% 左右。产生这种时相变化的机制可能是在急性缺氧早期，由于动脉血氧分压降低，反射性引起肺通气量增加。一旦通气过度，血液中二氧化碳迅速减少，会产生低碳酸血症，此时脑脊液中 pH 值升高，中枢化学感受器受到抑制，部分抵消了缺氧对外周化学感受器的刺激，因而仅出现一定程度的代偿性通气增加。2~3 天后由于脑脊液中的 HCO_3^- 已逐渐向组织液转移，并由肾排出，脑组织中 pH 值逐渐恢复正常，此时才充分显示缺氧刺激外周化学感受器所产生的代偿性通气过度效应。久居高原的人和一些慢性低张性缺氧的患者，肺通气量回降，可能与外周化学感受器对缺氧的敏感性降低有关。由于通气量每增加 1 L，呼吸肌耗氧量即增加 0.5 ml，从而加剧机体对氧的供需矛盾。故长期呼吸运动增强，耗氧量增加，显然对机体不利。

低张性缺氧时，呼吸增强、肺通气量增加具有重要的代偿意义。而血液性缺氧和组织中毒性缺氧因 PaO_2 不低，故呼吸一般不增强。循环性缺氧如累及肺循环（如心力衰竭引起肺淤血、水肿时），可使呼吸加快。

急性低张性缺氧，如快速登上海拔 4 000 m 以上的高原时，一部分人可出现一系列不适反应。轻者表现为头昏、头痛、乏力、肢体麻木等，重者可在 1~4 天内发生高原性肺水肿（high altitude pulmonary edema，HAPE），表现为呼吸困难、咳嗽、咳粉红色或白色泡沫痰、肺部有湿啰音、皮肤和黏膜发绀等。因 HAPE 的动物模型难以复制成功，故其发病机制至今尚不十分清楚，可能与肺动脉高压有关。目前关于高原性肺水肿的发生机制有以下几种观点：①急性缺氧使外周血管收缩，回心血量和肺血流量增加。②缺氧性肺血管收缩使肺循环阻力增加，导致肺动脉高压、毛细血管内压增加，引起肺水肿。③由于缺氧性肺动脉收缩的强度不均一，局部小动脉严重痉挛的区域，血流量减少，而其他肺血管收缩较轻的区域血流量增加，其结果使毛细血管内压增高，出现非炎性漏出而引起间质性肺水肿和肺泡水肿。④一些严重或晚期高原肺水肿个体可出现继发性炎症反应，局部致炎性细胞因子增多，使肺泡－毛细血管膜通透性增加，血浆蛋白和红细胞渗出到肺泡腔内，加重肺水肿。肺水肿一旦形成，可引起氧的弥散障碍，使动脉血氧分压进一步下降。

需要指出的是，严重缺氧可直接抑制呼吸中枢，导致中枢性呼吸衰竭。当动脉血氧分压低于 $4.0\ kPa$（$30\ mmHg$）时，缺氧对呼吸中枢的直接抑制作用超过了其对外周化学感受器的兴奋作用，患者呼吸频率减慢、呼吸变浅，节律异常，甚至呼吸停止。例如，浅而慢的呼吸或呼吸加强与减弱减慢交替出现，称为周期性呼吸（periodic breathing）；如果呼吸逐渐增强、增快、再逐渐减弱、减慢，与呼吸暂停交替出现，称为潮式呼吸或称陈－施呼吸（Cheyne-Stokes respiration）；如果在一次或多次强呼吸后，继以长时间呼吸停止，之后再次出现数次强的呼吸，称为间停呼吸或比奥呼吸（Biot's breathing）。

二、循环系统的变化

（一）心功能的变化

缺氧时，机体心功能的代偿适应反应强度与缺氧的程度有关，急性轻度或中度缺氧时主要表现为心率加快，心肌收缩力增强，心排血量增加。如血氧饱和度为 80% 时，心率增加 10%，心排血量有所增加；当血氧饱和度降低至 72% 时，心率增快 30%，心排血量增加 20% 以上。但严重的缺氧，动脉血氧饱和度低于 50% 时，可使心肌收缩力降低、心率减慢和心排血量下降。

1. 心功能代偿性加强

缺氧引起心功能代偿性加强的机制尚未完全明了，可能是由于：①动脉血氧分压降低引起代偿性肺通气增加，可刺激肺的牵张感受器，反射性兴奋交感神经引起心率增快，心肌收缩力增强。②缺氧作为一种应激原，可引起交感神经中枢兴奋性增强，兴奋心脏 β 肾上腺素能受体（β 受体），使心率加快，心肌收缩力增强。③缺氧时呼吸加深加快，胸腔内负压增加，静脉回流增加，心排血量增加。

2. 心肌舒缩功能障碍

严重缺氧可损伤心肌的收缩和舒张功能。长期的低张性缺氧因同时存在肺动脉高压，患者首先表现为右心衰竭，严重时出现全心衰竭。缺氧时心肌舒缩功能障碍的发病机制是：①缺氧使心肌 ATP 生成减少，能量供应不足。②ATP 不足引起心肌细胞膜和肌浆网 Ca^+ 转运功能障碍，使得 Ca^+ 分布异常。③慢性缺氧时，红细胞代偿性增多，血液黏稠度增高，心肌射血阻力增大。④严重的心肌缺氧可造成心肌收缩蛋白的破坏、心肌痉挛或断裂，使心肌舒缩功能降低。

3. 心律失常

严重的动脉血氧分压降低可经颈动脉体反射性兴奋迷走神经，导致窦性心动过缓。缺氧使细胞内外离子分布异常，心肌细胞内 K^+ 减少，Na^+ 增加，心肌兴奋性和自律性增高，传导性降低，易发生异位心律和传导阻滞。

4. 回心血量减少

缺氧时细胞可生成大量乳酸和腺苷等扩血管物质，后者可使血液淤滞于外周血管。严重缺氧可直接抑制呼吸中枢，胸廓运动减弱，回心血量减少。回心血量减少又进一步降低心排血量，使组织的供血供氧量减少。

高原居民、患贫血或慢性阻塞性肺疾病者由于长期缺氧可出现心脏的结构改变，即心肌肥厚、心脏体积增大。这些变化可使心功能在相当长的时间内维持稳定状态，但过度的心肌肥大易于发生心力衰竭。高原缺氧和慢性阻塞性肺疾病中出现的肺血管收缩、肺小动脉和微动脉平滑肌增生所致的管腔狭窄及管壁顺应性下降，以及慢性阻塞性肺疾病引起的毛细血管床减少都可导致肺循环阻力增加和肺动脉高压形成。右心负荷长期增加可引起右心肥大与衰竭。

（二）重要器官血流量的变化

缺氧时，各器官血流量出现重新分布，具体表现为皮肤和腹腔内器官的血管收缩，血流量减少，而心、脑血流量增加。这种血流重新分布对保证重要生命器官的血氧供应具有重要的代偿意义。其机制主要与各器官血管平滑肌上的受体、钾通道及局部血管活性物质生成的差异有关。但严重缺氧时由于组织中大量酸性产物堆积，血液淤滞，使有效循环血量减少，最终导致循环衰竭。

1. 冠脉血流量的变化

心肌细胞的能量供应主要依靠有氧氧化。正常人在静息状态下供应心肌的血液占心排血量的 $3\%\sim4\%$，心肌的摄氧率高达 $65\%\sim70\%$，冠状动静脉血氧含量差达 120 ml/L，因而心肌再从单位血液中摄取氧的潜力较小。所以当心肌缺氧时，主要依靠扩张冠状血管，增加冠状动脉血流量以满足组织代谢的需要。冠状动脉血管具有丰富的 α 受体和 β 受体，且后者占优势。β 受体兴奋时冠状动脉扩张，心率增快，心肌收缩力增强。此外，缺氧引起的冠状血管扩张还与局部代谢产物如腺苷、前列环素（prostacyclin，PGI_2）、NO、H^+、K^+、磷酸盐等的扩血管作用有关，其中腺苷及 PGI_2 的作用更为重要。缺氧时，高能磷酸化合物合成减少，ATP 分解为 ADP 和 AMP，增多的 AMP 在 5′核苷酸酶作用下脱磷酸而形成腺苷。腺苷作用于心肌细胞周围的小动脉，使其扩张。冠状动脉内皮细胞可合成 PGI_2，此物质具有强烈的舒血管作用，并可抑制血小板聚集。心肌缺氧时，可刺激 PGI_2 的合成与释放，也使冠状血管扩张。

2. 脑循环血流量的变化

当 PaO_2 低于 6.7 kPa（50 mmHg）时，脑血管扩张、脑血流量增加。其发生机制可能与下列因素有关：脑血管含 α 肾上腺素能受体较少；缺氧产生的腺苷、乳酸、PGI_2 等具有显著的扩血管效应；脑血管血管平滑肌的钾通道在缺氧时出现钾外流增加，促进膜电位的超极化，兴奋性降低，故轻度缺氧时脑血管舒张。如果动脉血氧分压降低同时伴有动脉血二氧化碳分压升高，则使脑血管更为扩张，脑血管扩张严重时可导致脑水肿、颅内压升高；如果动脉血氧分压降低同时伴有动脉血二氧化碳分压降低，则可使脑血管收缩，脑血流减少，进一步加重脑缺氧。

3. 肺循环血流量的变化

缺氧可使肺血管收缩，这是导致肺动脉高压及肺源性心脏病的重要原因。无论是肺泡氧分压降低还是动脉血氧分压降低，均可引起肺血管收缩。前者可使肺终末细小动脉及小静脉收缩，后者多引起较近端的肺动脉收缩。这种缺氧引起的肺循环血流量的变化具有重要的代偿意义。肺泡通气量减少引起的局部肺血管收缩反应可使肺泡通气与血流比例维持在正常比值（约为 0.8），流经这部分肺泡的血液仍能获得较充分的氧，从而维持较高的

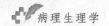

PaO_2。急性缺氧引起肺血管收缩的机制尚未完全阐明。一般认为可能有以下几方面的原因：

（1）神经因素的作用：缺氧可通过兴奋交感神经作用于肺血管 α 受体，从而使肺血管收缩。应用 α 受体阻断剂可使缺氧引起的肺血管收缩反应减弱。

（2）体液因素的作用：缺氧时，肺血管平滑肌附近的内皮细胞、肥大细胞、巨噬细胞等可释放一些血管活性物质，这些血管活性物质中有的具有收缩肺血管的作用，如内皮素（endothelin，ET）、组胺、白三烯（leukotriene，LTs）、血栓素 A_2（thromboxane A_2，TXA_2）；而有的则具有舒张肺血管的作用，如 PGI_2、NO 等。两者的力量对比决定肺血管收缩反应的强度。其中最受人们重视的有组胺和前列腺素类物质。

许多动物的肺血管周围，存在大量肥大细胞，肥大细胞中含有组胺等生物活性物质。缺氧时，肺小动脉周围的肥大细胞释放组胺增多，作用于肺血管壁上的组胺 H_1 受体而使肺血管收缩。用抗组胺药物如氯苯那敏（扑尔敏）能减轻或防止由缺氧而引起的肺血管收缩反应。

肺是前列腺素（PG）代谢活跃的器官之一。根据其对血管的作用效应，PG 分为两大类：收缩肺血管的 PG 主要有 $PGF_{2\alpha}$、TXA_2、PGG_2、PGH_2，扩张肺血管的 PG 有 PGI_2、PGA、PGE_1。实验表明，缺氧时肺灌流的流出物中具有缩血管作用的 PG 样物质（特别是 TXA_2、$PGF_{2\alpha}$）的量增多，引起肺小动脉收缩。而 PG 合成抑制剂能减轻缺氧时肺血管的收缩反应。但目前前列腺素在缺氧中的缩血管作用还有争议。

（3）缺氧对血管的直接作用：实验表明，缺氧时，血管平滑肌细胞膜对 Ca^{2+} 的通透性升高，导致细胞外的 Ca^{2+} 进入细胞增多，细胞质内 Ca^{2+} 含量增加，增强了肺血管平滑肌的兴奋收缩耦联效应，使肺血管收缩。应用钙拮抗剂如维拉帕米（异搏定）、尼群地平可以抑制缺氧引起的肺血管收缩效应。反之，应用钙离子通道增强剂则使缺氧性肺血管收缩反应增强。

总之，缺氧引起肺血管收缩的机制是复杂的，很可能是多种机制协同作用的结果。慢性缺氧除使肺血管收缩、阻力增高外，还可使肺小动脉和微动脉平滑肌细胞肥大、增生，细胞间质增多，肺血管壁中膜增厚；内膜弹力纤维及胶原纤维增生，使内膜增厚。这些肺血管结构的改变使血管壁硬化、管腔变窄，血流阻力增大，从而形成持续性肺动脉高压。持续吸氧数周后肥大的平滑肌可以逐渐复原，平滑肌肥大的这种可逆性变化为临床治疗肺动脉高压提供了理论依据。

（三）组织毛细血管密度增加

长期缺氧时，细胞生成低氧诱导因子-1（hypoxia inducible factor-1，HIF-1），可诱导血管内皮生长因子（vascular endothelial growth factor，VEGF）等基因高表达，促使缺氧组织内毛细血管增生，尤其是心、脑和骨骼肌的毛细血管增生更显著。毛细血管的密度增加可缩短血氧弥散至细胞的距离，增加细胞的供氧量。

三、血液系统的变化

缺氧可使骨髓造血功能增强及氧离曲线右移，从而增加氧的运输和血红蛋白释放氧。

（一）红细胞和血红蛋白增多

久居高原者红细胞和血红蛋白数量明显高于平原地区的居民，红细胞可达 $6×10^{12}/L$，血红蛋白可达 210 g/L。慢性缺氧时红细胞数和血红蛋白量增加的机制是：当低氧血流经肾近球小体时，能刺激近球细胞，生成并释放红细胞生成素（erythropoietin，EPO）。EPO 能促使红细胞系单向干细胞分化为原红细胞，并促进其进一步分化、增殖和成熟，加速血红蛋白的合成，使骨髓内的网织红细胞和红细胞释放入血液。

一定数量的红细胞及血红蛋白的增加，可提高血氧容量及血氧含量，增强血液的携氧能力，从而增加组织的供氧量，对缺氧具有一定的代偿意义。但若红细胞过度增加，使血细胞比容（红细胞压积）大于 60％时，可使血液黏滞性增高，循环阻力增大，心脏的后负荷增加，这是缺氧时发生心力衰竭的重要原因之一。

（二）红细胞中 2,3 - 二磷酸甘油酸增加

2,3 - 二磷酸甘油酸（2,3 - DPG）是红细胞内糖酵解过程中的中间产物，其合成与分解受红细胞内的糖酵解途径中的磷酸甘油酸旁路所控制。红细胞内 2,3 - DPG 虽然也能供能，但主要是调节血红蛋白的运氧功能。红细胞内 2,3 - DPG 增多时，氧离曲线右移，血红蛋白与氧的亲和力降低，结合的氧易于释出供给组织细胞利用，具有代偿意义。

缺氧时红细胞内生成的 2,3 - DPG 增多是因为：①低张性缺氧时，氧合血红蛋白（HbO_2）减少，脱氧血红蛋白（HHb）增多。前者中央孔穴小，不能结合 2,3 - DPG；后者中央孔穴大，可结合 2,3 - DPG。故当脱氧血红蛋白增多，红细胞内游离的 2,3 - DPG 减少，使 2,3 - DPG 对二磷酸甘油酸变位酶及磷酸果糖激酶的抑制作用减弱，从而使糖酵解增加及 2,3 - DPG 增多。②低张性缺氧时可出现肺代偿通气，若通气过度可致呼吸性碱中毒；且脱氧血红蛋白稍偏碱性，致使 pH 值增高。pH 值增高一方面能激活磷酸果糖激酶使糖酵解增强，2,3 - DPG 合成增加；另一方面，pH 值增高还能抑制 2,3 - DPG 磷酸酶的活性，使 2,3 - DPG 的分解减少（图 5 - 2）。

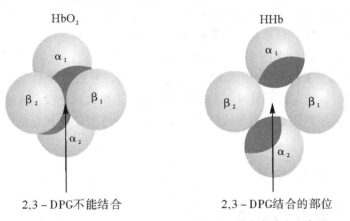

图 5 - 2　2,3 - DPG 结合于血红蛋白分子的中央孔穴示意图

2,3 - DPG 增高是引起氧离曲线右移的主要原因，其机制为：①2,3 - DPG 和 HHb 的结合，可稳定血红蛋白的空间构型，使之不易与氧结合。②2,3 - DPG 是一种不易透过红细胞膜的有机酸，因此，当红细胞内的 2,3 - DPG 浓度增高，将导致红细胞内 pH 值下降，如伴呼吸性酸中毒，pH 值下降更明显。pH 值下降，通过 Bohr 效应，使血红蛋白与 O_2 亲和力降低。（Bohr 效应是指 H^+ 和 PCO_2 对 Hb 与 O_2 亲和力的影响，当 H^+ 浓度或 PCO_2 增高时，Hb 与 O_2 的亲和力降低，氧离曲线右移。）

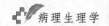

缺氧时氧离曲线右移对机体的影响，取决于动脉血氧分压降低的程度。例如，当 PaO_2 由 13.3 kPa（100 mmHg）降为 8.0 kPa（60 mmHg）时，其变动范围正处于氧离曲线平坦段，对动脉血氧饱和度影响不大，此时的氧离曲线右移，有利于血液向组织释放氧，具有重要的代偿意义；当 PaO_2 降至 8.0 kPa 以下时，因已处于氧离曲线陡直部位，曲线右移，则血液通过肺泡时，血红蛋白与氧的结合明显减少，使动脉血氧饱和度降低，因而失去代偿意义。

四、中枢神经系统的变化

大脑是人体中对氧依赖性最大的器官，对缺氧十分敏感，这与脑组织的代谢特点有关。脑重仅为体重的 2%～3%，而脑血流量约占心排血量的 15%，脑耗氧量则占全身总耗氧量的 20%～30%。大脑所需要能量的 85%～95% 均来自葡萄糖的有氧氧化。脑内氧、糖原及 ATP 储备较少，脑循环中断 10 秒，储备的氧即耗尽。此外，脑内不同部位的耗氧量也不一致，皮质比髓质的耗氧量多 5 倍，神经突触的耗氧量多于神经细胞体。耗氧越多的部位对缺氧的耐受性越差。急性缺氧表现为头痛，情绪激动，思维、记忆和判断能力降低，运动协调障碍等。慢性缺氧常致易疲劳、嗜睡、注意不集中及精神抑郁等。严重缺氧可出现烦躁不安、惊厥、昏迷以致死亡。正常人脑静脉血氧分压为 4.5 kPa（34 mmHg），当降至 3.7 kPa（28 mmHg）以下时，可出现精神错乱等；降至 2.5 kPa（19 mmHg）以下时，可出现意识丧失；低达 1.6 kPa（12 mmHg）时将危及生命。缺氧引起脑组织的形态学变化主要是脑细胞变性、坏死、肿胀及脑间质水肿。

缺氧导致神经系统功能和形态改变的机制可能有：①急性缺氧时交感神经兴奋，大脑灌注压增高，同时脑血管扩张，脑血流量增加，脑微循环内流体静压升高，容易引起脑水肿。②缺氧与酸中毒使脑血管内皮细胞受损，导致其通透性增加，液体渗出形成间质性脑水肿。③脑细胞缺氧，能量不足，细胞膜钠泵功能障碍，导致细胞内钠堆积，继而水分聚集形成脑细胞水肿。④脑细胞水肿和脑间质水肿都可致脑血流受阻，甚至缺血（动脉受压）和淤血（静脉受压），进一步加重脑缺氧和脑水肿，形成恶性循环。脑水肿可引起颅内高压，压迫中枢神经系统；此外，脑水肿还可影响心血管和呼吸中枢的功能，使心率减慢，呼吸慢、弱或不规则，重者形成枕骨大孔疝，压迫呼吸中枢和心血管中枢，导致呼吸和心脏搏动停止。

五、组织细胞的变化

（一）组织细胞的代偿性变化

在供氧不足的情况下，组织细胞可通过增强利用氧的能力和加快无氧酵解过程以获取维持生命活动所必需的能量。

1. 组织细胞利用氧的能力增强

慢性缺氧时，细胞内线粒体的数目和膜的表面积均增加，呼吸链中的酶（如琥珀酸脱氢酶、细胞色素氧化酶）增加，使细胞内的呼吸功能增强。如胎儿期动物在母体内因处于相对缺氧的环境，其细胞线粒体的呼吸功能为成年动物的 3 倍，至出生后 10～14 天，线粒体呼吸功能才降至成年动物水平。

2. 无氧酵解增强

严重缺氧时，ATP 生成减少，ATP/ADP 下降，以致磷酸果糖激酶活性增强。该酶是控制糖酵解过程中最重要的限速酶，其活性增强可促使糖酵解过程加强，在一定程度上可补偿能量不足。

3. 肌红蛋白增加

久居高原的人骨骼肌内肌红蛋白（myoglobin，Mb）含量增多。肌红蛋白与血红蛋白的结构相似，但肌红蛋白与氧的亲和力明显高于血红蛋白。当氧分压为 1.3 kPa（10 mmHg）时，血红蛋白的氧饱和度约为 10%，而肌红蛋白的氧饱和度可达 70%。因此，肌红蛋白可从血液中摄取更多的氧，增加氧在体内的贮存。当氧分压进一步降低时，肌红蛋白可释出大量的氧供组织细胞利用。

4. 低代谢状态

缺氧可抑制细胞耗能，如糖、蛋白质合成减少，离子泵功能抑制等，使细胞处于低代谢状态，减少能量的消耗，有利于人在缺氧时生存。

肺通气量及心排血量增加是急性缺氧时主要的代偿方式，但这些代偿活动自身也增加了能量和氧的消耗。红细胞增加和组织细胞利用氧的能力增强是慢性缺氧时的主要代偿方式，通过提高血液的携氧能力和更充分地利用氧，增加机体对缺氧的耐受性。这些代偿不增加氧耗，是较为经济的代偿方式。

（二）组织细胞的损伤性变化

严重缺氧，如低张性缺氧者 PaO_2 低于 4 kPa（30 mmHg）时，细胞、组织可发生严重的缺氧性损伤。缺氧性细胞损伤（hypoxic cell damage）主要表现为细胞膜、线粒体及溶酶体的变化。

1. 细胞膜的变化

细胞膜对离子的通透性增强，导致离子顺浓度差透过细胞膜。

（1）Na^+ 内流：缺氧时由于 ATP 生成减少，供给膜上"钠泵"（Na^+-K^+-ATP 酶）的能量不足，导致钠泵功能障碍，细胞内 Na^+ 浓度增加，细胞内渗透压增高，进而促使水进入细胞内，导致细胞肿胀。血管内皮细胞肿胀可堵塞微血管，加重微循环缺氧。

（2）K^+ 外流：K^+ 外流使细胞内缺钾。而 K^+ 是蛋白质包括酶合成代谢所必需的物质。细胞内缺钾将导致合成代谢障碍，酶的生成减少，将进一步影响 ATP 的生成和离子泵的功能。

（3）Ca^{2+} 内流：细胞外 Ca^{2+} 浓度远高于细胞质中游离 Ca^{2+} 浓度。细胞内 Ca^{2+} 逆浓度外流和肌浆网、线粒体逆浓度摄取 Ca^{2+} 均为耗能过程。当严重缺氧使细胞膜对 Ca^{2+} 的通透性增强时，Ca^{2+} 内流将增加；ATP 减少将影响 Ca^{2+} 的转运和肌浆网对 Ca^{2+} 的摄取，使细胞质 Ca^{2+} 浓度增高。Ca^{2+} 浓度增高可抑制线粒体的呼吸功能；激活磷脂酶，使膜磷脂分解，引起溶酶体的损伤及其水解酶的释放；还可使黄嘌呤脱氢酶转变成黄嘌呤氧化酶，增加自由基的形成，加重细胞的损伤。

2. 线粒体的变化

细胞内绝大部分氧在线粒体内用于氧化磷酸化生成 ATP，仅 10%～20% 的氧在线粒体用于生物合成、降解及生物转化（解毒）等作用。轻度缺氧或缺氧早期线粒体呼吸功能

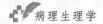

是增强的。严重缺氧时将首先影响线粒体外氧的利用，使神经递质的生成和生物转化过程等受阻。当线粒体部位氧分压降到临界点 0.1 kPa（低于 1 mmHg）时，可降低线粒体内脱氢酶的呼吸功能，使 ATP 生成减少。线粒体呼吸功能降低的主要原因是脱氢酶活性降低，严重时线粒体可出现肿胀、嵴断裂等改变。

3. 溶酶体的变化

缺氧时因糖酵解增强，乳酸生成增多以及脂肪氧化不全使其中间代谢产物酮体增多，导致酸中毒。pH 值降低不仅可引起磷脂酶活性增高，使溶酶体膜磷脂被分解，膜通透性增强；还可导致溶酶体肿胀、破裂和大量溶酶体酶的释出，最终导致细胞自溶。溶酶体酶进入血液循环可破坏多种细胞，造成更为广泛的组织损伤。

第四节　影响机体对缺氧耐受性的因素

影响机体对缺氧耐受性的因素较多，主要体现在以下几个方面。

一、年　龄

随着年龄的增长，机体对缺氧的耐受力下降。主要原因是全身血管逐渐硬化，心脏、大脑、肾脏及肺的血液灌注量逐渐减少，同时肺组织纤维化和老年性肺气肿的出现，使残气量和功能残气量增加，肺泡通气量下降，这些变化使心脏和肺的储备功能降低。加之骨髓的造血干细胞减少、外周血红细胞数减少，以及细胞某些呼吸酶活性降低等原因，均可导致老年人对缺氧的耐受性下降，由缺氧引起的损伤也更严重。

二、组织的耗氧率

不同器官的耗氧率有很大差别。大脑、心脏和肾脏的耗氧率远高于皮肤，故对缺氧的敏感性也较高。当机体发热、中暑、寒冷及运动时，代谢均增强，耗氧量增加，使机体对缺氧更加敏感。中枢神经系统抑制、体温降低等则可降低组织耗氧率，从而增强机体对缺氧的耐受性，故低温麻醉可用于心脏外科手术，以延长手术所必需的阻断血流的时间。

三、适当的锻炼

适当的锻炼可提高心、肺功能和氧化酶的活性，从而增强机体对缺氧的耐受性。即使某些患病的机体，如冠心病患者，参加一些力所能及的体育活动，将有助于冠状血管扩张和侧支循环的建立，因而可以改善心肌血液循环，有利于增加心肌的供氧量。

第五节　缺氧治疗的病理生理基础

及时去除造成机体缺氧的原因是治疗缺氧的关键一环。如改善肺的通气和换气功能；应用亚甲蓝和维生素 C 等还原剂促进高铁血红蛋白还原；对先天性心脏病患者，应及时进行手术治疗；对急性组织性缺氧的患者，应及时解毒。

一、氧　疗

吸氧是治疗缺氧的基本手段，针对各类缺氧，除了消除引起缺氧的原因外，均可给患者吸氧。但氧疗的效果因缺氧的类型而异。

氧疗对低张性缺氧的效果最好。由于患者 PaO_2 和 SaO_2 明显低于正常，吸氧可以提高肺泡气氧分压，使 PaO_2 及 SaO_2 增高，血氧含量增多，从而对组织的供氧增加。但由静脉血分流入动脉引起的低张性缺氧，因分流的血液未经过肺泡而直接渗入动脉血，故吸氧对改善该类患者缺氧的作用不大。

吸氧对其他类型的缺氧也有一定的益处。CO 与血红蛋白的结合是可逆的，停止与 CO 接触，氧便可取代 CO 重新形成氧合血红蛋白。因此，CO 中毒患者应立即离开 CO 环境，并吸入新鲜空气或吸氧。对于严重中毒者，最好吸入纯氧，通过氧与 CO 竞争性地与血红蛋白结合而明显加速碳氧血红蛋白的解离和 CO 的排出，并使氧合血红蛋白显著增加。故对一氧化碳中毒患者氧疗效果较好。

除此之外，对于动脉血氧分压正常的循环性缺氧和组织性缺氧患者，吸入高浓度氧可以提高血氧分压，但与血红蛋白结合的氧量增加有限，主要增加的是物理溶解在血浆内的氧量，提高血液和组织之间氧分压梯度，增加氧向组织的弥散，从而起到一定的治疗作用。因此，凡疑有缺氧者，应积极对其进行吸氧治疗。

临床上，对重度缺氧者，可考虑给予高浓度氧、纯氧甚至高压氧，以迅速消除缺氧的严重威胁。但对于合并有 CO_2 潴留的患者，宜采取低流量、低浓度持续吸氧（吸氧浓度一般不宜超过 30%）。这是因为吸入高浓度氧后，PaO_2 迅速升高，致使低氧对呼吸中枢的刺激作用减弱甚至消失，导致肺通气量降低，从而引起更为严重的 CO_2 潴留。

二、氧中毒

氧虽为生命活动所必须，但并非"有益无害"。0.5 个大气压（相当于氧分压 50 kPa）以上的氧对任何细胞都有毒性作用，会出现氧的损伤效应，发生氧中毒（oxygen intoxication）。吸入浓度高于 50% 以上的氧并持续一定时间，也可以导致氧中毒。氧中毒时细胞受损的机制一般认为与活性氧的毒性作用有关。那么氧中毒的发生究竟是取决于氧分压还是氧浓度呢？研究发现，氧中毒的发生取决于氧分压而不是氧浓度。当吸入气的氧分压过高时，肺泡气及动脉血氧分压随着增高，使血液与组织细胞之间的氧分压差增大，氧的弥散加速，组织细胞因获得过多氧而中毒。氧中毒一般有肺型、脑型和眼型三种。

（一）肺型氧中毒

肺型氧中毒一般发生于吸入 100 kPa（约 1 个大气压）左右的氧 8 小时以后，患者出现胸骨后疼痛、咳嗽、呼吸困难、肺活量减少、PaO_2 下降；肺部呈炎性改变，出现炎性细胞浸润、充血、水肿、出血和肺不张。氧疗的患者如发生氧中毒，吸氧反而使 PaO_2 下降，加重缺氧，造成难以调和的治疗矛盾。故氧疗时应控制吸入气的氧分压和吸氧时间，严防氧中毒的发生。

（二）脑型氧中毒

吸入 200～300 kPa 的氧，可在短时间内引起脑型氧中毒（吸入 600 kPa 的氧只需数分

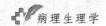

钟，吸入 400 kPa 的氧需数十分钟）。患者主要表现为视觉和听觉障碍、恶心、抽搐、晕厥等，严重者可昏迷、死亡。高压氧疗时，患者出现神经症状，应区分"脑型氧中毒"与由缺氧引起的"缺氧性脑病"。前者患者先抽搐后昏迷，抽搐时患者意识清醒；后者则是先昏迷后抽搐。对氧中毒者应控制吸氧，但对缺氧性脑病者则应加强氧疗。

（三）眼型氧中毒

眼型氧中毒主要表现为视网膜萎缩。早产婴儿在恒温箱内吸高压氧时间过长，可导致视网膜病变，表现为视网膜有广泛的血管阻塞、成纤维组织浸润、晶体后纤维增生，重者甚至失明。

一般认为，缺氧患者在常压下吸入浓度低于 40％的氧较为安全；吸纯氧一般不应超过 8～12 小时；吸高压氧时，应严格控制氧压和吸氧时间，也可采用间歇性吸氧以防止氧中毒的发生。

【思考题】

1. 何谓缺氧？各型缺氧的原因和血氧变化特点有哪些？
2. 缺氧患者是否都有发绀？为什么？
3. 缺氧时红细胞增多的机制和意义有哪些？
4. 缺氧时组织、细胞的变化及意义？

（徐海燕　杨　婷）

参考文献

[1] 周凤鸣. 缺氧［M］//杨永宗. 病理生理学. 上海：上海科学技术出版社，1990.
[2] 高钰琪. 缺氧［M］//肖献忠. 病理生理学. 北京：高等教育出版社，2004.
[3] 李树清. 缺氧［M］//金惠铭，王建枝. 病理生理学. 第7版. 北京：人民卫生出版社，2008.
[4] 杨婷. 缺氧［M］//郭兵. 病理生理学. 成都：四川大学出版社，2008.
[5] 高钰琪. 缺氧［M］//王迪浔，金惠铭. 人体病理生理学. 3版. 北京：人民卫生出版社，2008.

第六章 发 热

【内容提要】人和哺乳类动物具有相对恒定的体温，多种生理和病理性因素可以引起体温升高，包括生理性体温升高、过热和发热。发热是指在发热激活物的作用下，产内生致热原细胞产生和释放内生致热原，由内生致热原作用于下丘脑体温调节中枢，在发热的中枢调节介质的介导下使体温调节中枢调定点上移而引起机体产热增加、散热减少，最终导致体温升高超过正常值0.5℃以上的一种病理过程。发热时体温升高的实质是体温正、负调节相互作用的结果。发热在临床上通常经历体温上升期、高温持续期和体温下降期三个时相。发热不是独立的疾病，许多疾病因出现发热而被察觉，且在整个病程中，体温的变化往往与体内的疾病过程密切相关。治疗时应针对发热的原因和病情权衡利弊，必要时可在治疗原发病的同时，针对发热发病学的基本环节，采取适当的解热措施。

正常成人体温维持在37℃左右，一昼夜上下波动不超过1℃。清晨6时体温最低，午后4~6时最高。体温也与年龄、性别有关。一般说来，儿童的体温较高，新生儿和老年人的体温较低。新生儿，特别是早产儿，由于体温调节机制发育还不完善，调节体温的能力差，所以他们的体温容易受环境温度的影响而变动。健康老年人的口腔、腋窝温度偏低，但直肠温度无差异。女性的平均体温略高于男性。

某些生理情况也能出现体温升高，如剧烈运动、进食后、月经前期或妊娠期、心理性应激等。由于它们属于生理性反应，故称之为生理性体温升高。生理性体温升高不会对机体产生危害，也无需治疗，随过程结束体温自动恢复正常。也有学者将其称为非病理性发热。

根据体温升高的机制不同，将病理性体温升高分为发热和过热（图6-1）。

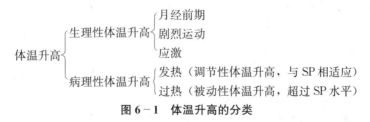

图6-1 体温升高的分类

发热（fever）是临床常见的疾病症状之一，也是许多疾病所共有的病理过程。在体温调节中枢的调控下，人和哺乳类动物的体温保持相对稳定，以适应正常生命活动的需要。体温调节中枢的调节方式，目前大多仍以"调定点（set point，SP）"学说来解释。发热是指在发热激活物的作用下，内生致热原细胞产生和释放内生致热原，由内生致热原作用于下丘脑体温调节中枢，在发热的中枢调节介质的介导下使体温调节中枢调定点上移而引起机体产热增加、散热减少，最终导致体温升高超过正常值0.5℃以上的病理过程。简而言之，由于致热原的作用使体温调定点上移而引起调节性体温升高（超过0.5℃）

时，就称之为发热。曾经有很长一段时期，人们把所有的体温升高都称为发热，并且认为发热是体温调节功能紊乱的结果。19 世纪末，Liebermeister 提出：发热不是体温调节障碍，而是将体温调节到较高水平。这一观点很快被大多数人接受，同时也很自然地将体温升高分为调节性体温升高和非调节性体温升高，前者即发热。发热时体温调节功能仍正常，是由于调定点上移，使体温维持在高水平。

非调节性体温升高是调定点并未发生移动，而是由于体温调节障碍（如体温调节中枢损伤）、散热障碍（皮肤鱼鳞病和环境高温所致的中暑等）或产热器官功能异常（甲状腺功能亢进）等，使体温调节中枢不能将体温控制在与调定点相适应的水平上，体温被动性升高。故把这类体温升高称为过热（hyperthermia）。

发热不是独立的疾病，而是多种疾病的重要病理过程和临床表现。体温升高不超过 38 ℃为低热；38~38.9 ℃为中等热；39~41 ℃为高热；超过 41 ℃为过高热。许多疾病通常由于早期出现发热而被察觉的，因而发热是疾病的重要信号，甚至是潜在恶性病灶（肿瘤）的信号。在整个病程中，体温曲线变化往往反映病情变化，对判断病情、评价疗效和估计预后，均有重要参考价值。

第一节　发热的原因和机制

引起发热的病因很多，发生机制比较复杂，许多细节尚未查明，但其主要的或基本的环节已比较清楚。许多侵入体内的病原体或某些体内物质均可刺激机体，激活产内生致热原细胞产生和释放内生致热原（endogenous pyrogen，EP），后者直接或间接作用于体温调节中枢，使"调定点"上移，导致机体产热增加和散热减少，从而使体温升高。

一、发热激活物

发热激活物（Pyrogenic Activator）是指能激活体内产内生致热原细胞产生和释放内生致热原（endogenous pyrogen，EP），进而引起体温升高的物质。发热激活物又称 EP 诱导物，包括外致热原（exogenous pyrogen）和某些体内产物。

（一）外致热原

来自体外的致热原物质称为外致热原。

1. 细　菌

（1）革兰阳性菌：此类细菌感染是常见的发热原因。革兰阳性菌主要有肺炎链球菌（肺炎球菌）、葡萄球菌、溶血性链球菌、白喉棒状杆菌（白喉杆菌）等。这类细菌除了全菌体致热外，其代谢产物也是重要的发热激活物，如葡萄球菌释放的可溶性外毒素、A 族链球菌产生的致热外毒素以及白喉棒状杆菌释放的白喉毒素等。

（2）革兰阴性菌：如大肠埃希菌（大肠杆菌）、伤寒沙门菌（伤寒杆菌）、淋病奈瑟菌（淋球菌）、脑膜炎奈瑟菌（脑膜炎球菌）、志贺菌等。这类菌群的致热性除全菌体和细胞壁中所含的肽聚糖外，最突出的是其细胞壁中所含的脂多糖（LPS），也称内毒素（endotoxin，ET）。ET 是最常见的外致热原，耐热性高（干热温度达 160 ℃经 2 小时才能灭活），一般方法难以清除，是血液制品和输液过程中的主要污染物。ET 无论是体内注射或于体外与产 EP 细胞一起培养，都可刺激 EP 的产生和释放，这可能是其主要致热方式。虽然有人观察到，大剂量 ET 静脉注射时可以通过血-脑脊液屏障，但这一观点尚未得到学术界广泛认同。ET 反复注射可致动物产生耐受性，即连续数日注射相同剂量的 ET，发热反应逐渐减弱。

（3）分枝杆菌：典型菌群为结核分枝杆菌。其全菌体及细胞壁中所含的肽聚糖、多糖和蛋白质都具有致热作用。

2. 病 毒

常见的病毒有流感病毒、SARS（severe acute respiratory syndrome）病毒、麻疹病毒、柯萨奇病毒等。流感和 SARS 等疾病，最主要的症状之一就是发热。给动物静脉注射病毒，在引起发热的同时循环血液中出现 EP；将白细胞与病毒在体外一起培养也可产生 EP。病毒是以其全病毒体和其所含的血凝素（血细胞凝集素）致热。反复注射病毒也可导致动物产生耐受性。

3. 真 菌

许多真菌感染引起的疾病也伴有发热。如白假丝酵母（白色念珠菌）感染所致的鹅口疮、肺炎、脑膜炎；组织胞浆菌、球孢子菌和副球孢子菌引起的深部感染；新型隐球菌所致的慢性脑膜炎等。动物实验中还发现，无致病性的酵母也可引起发热。真菌的致热因素是全菌体、菌体内所含的荚膜多糖和蛋白质。

4. 螺旋体

螺旋体感染也是引起发热的原因之一。常见的螺旋体有钩端螺旋体、回归热螺旋体和苍白密螺旋体（梅毒螺旋体）。钩端螺旋体引起钩体病，患者主要表现为发热、头痛、乏力。钩体内含有溶血素和细胞毒因子等。回归热螺旋体感染致回归热，患者表现为周期性高热、全身疼痛和肝、脾大，此螺旋体的代谢裂解产物入血后将引起高热。苍白密螺旋体感染后可伴有低热，可能是螺旋体内所含的外毒素所致。

5. 疟原虫

疟原虫感染人体后，其潜隐子进入红细胞并发育成裂殖子。当红细胞破裂时，大量裂殖子和代谢产物（疟色素等）释放入血，引起高热。

（二）体内产物

1. 抗原-抗体复合物

许多自身免疫性疾病都有顽固性发热，如系统性红斑狼疮、类风湿关节炎、皮肌炎等，循环中持续存在的抗原-抗体复合物可能是其主要的发热激活物。抗原-抗体复合物对产 EP 细胞也有激活作用。研究发现，用牛血清蛋白致敏家兔，然后将致敏动物的血浆或血清转移给正常家兔，再用特异性抗原攻击受血动物，可引起后者明显的发热反应。但牛血清蛋白对正常家兔无致热作用。这表明抗原-抗体复合物可能是产 EP 细胞的激活物。

2. 致热性类固醇

体内某些类固醇（steroid）产物有致热作用，睾酮的中间代谢产物——本胆烷醇酮（etiocholanolone）是典型代表。石胆酸也有类似作用。实验证明，将本胆烷醇酮给人体肌内注射时，可引起明显的发热反应。人体白细胞与本胆烷醇酮一起培育，经几小时激活也能产生和释放 EP。某些周期性发热的患者，常在原因不明的情况下，发现血浆中的本胆烷醇酮的浓度有所增高，因此有人认为其可能与这类发热有关。本胆烷醇酮的种属特异

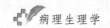

性很强，在给狗、猫、大鼠、家兔等多种动物肌内注射后均不引起发热，只有给人肌内注射才引起明显发热。

3. 淋巴因子

淋巴细胞不产生和释放 EP，但抗原或外凝集素能刺激淋巴细胞产生淋巴因子（lymphokine），后者对产 EP 细胞有激活作用。实验证明，用卡介苗（bacille calmette guerin，BCG）致敏家兔后，用旧结核菌素攻击可引起其发热。这种反应可通过致敏的脾和淋巴结细胞被动转移给正常家兔。把致敏或未致敏的家兔血白细胞在体外与特异性抗原培育时，不能释放白细胞致热原，如果同时加入致敏的淋巴细胞一起培育，则能使白细胞释放白细胞致热原。这是因为致敏淋巴细胞抗原混合物所形成的一种可溶性产物起激活作用。这种产物就是淋巴因子，它可能主要来自 T 淋巴细胞。

此外，尿酸结晶等对产 EP 细胞也有一定的激活作用，并已得到证实。尿酸结晶或硅酸结晶的激活作用，不取决于细胞对它们的吞噬，因为用细胞松弛素 B 或秋水仙碱（秋水仙素）制止吞噬，不影响白细胞致热原的产生和释放。

二、内生致热原

产 EP 细胞在发热激活物的作用下，产生和释放的能引起体温升高的物质，称之为内生致热原。

（一）内生致热原的种类

1948 年，Beeson 等首先发现内生致热原。当时的内生致热原是从正常家兔腹腔内无菌性渗出液的白细胞培养液中发现的，所以称为白细胞致热原（leucocytic pyrogen，LP）。又因其来自体内，故称 EP。后来的研究证实，LP 与 EP 是同一物质。随着研究的深入，现已有多种具有类似作用的内源性致热物质被发现，它们都是产 EP 细胞（能够产生和释放 EP 的细胞）在发热激活物的作用下所释放的产物，故统称为 EP。现将其分述如下：

1. 白细胞介素-1

白细胞介素-1（interleukin-1，IL-1）是一种小分子多肽类物质，由单核细胞、巨噬细胞、内皮细胞、小胶质细胞、星状细胞及肿瘤细胞等多种细胞在发热激活物的作用下产生，相对分子质量为 2 000~75 000，不耐热，70 ℃ 30 分钟即可使其丧失活性。目前已发现其两种亚型，分别为 IL-1α 和 IL-1β，二者虽然仅有 26% 的氨基酸序列相同，但两者都作用于 IL-1 受体并具有相同的生物学活性。IL-1 受体广泛分布于脑内，在靠近体温调节中枢的下丘脑周围密度最大。研究结果表明，IL-1 对体温调节中枢的活动具有明显影响。给人和实验动物注射重组的 IL-1α 和 IL-1β 均能引起剂量依赖性发热反应。

IL-1 除引起体温调节中枢调定点上移外，尚有众多的生物学效益，包括急性期反应物的诱导，淋巴细胞的活化、增殖，吞噬细胞杀菌功能的增强等。

2. 肿瘤坏死因子

肿瘤坏死因子（tumor necrosis factor，TNF）是巨噬细胞分泌的一种蛋白质，内皮素（ET）能诱导其产生。TNF 具有许多与 IL-1 相类似的生物学活性。TNF 也有两种亚型：TNF-α 和 TNF-β，现在都能人工重组。重组 TNF（rTNF）有非特异性杀伤肿瘤细胞的作用，已用于临床 I 期治疗肿瘤。给人注射 rTNF 能引起发热反应。1986 年

Dinarello 等用家兔做实验验证其致热性：静脉内注射 TNF 1 $\mu g/kg$ 迅速引起单相热，10 $\mu g/kg$ 引起双相热，在第二热相，血浆中出现循环 EP。体外实验证明 rTNF 也能激活单核细胞产生 EP。TNF 在 70 ℃中加热 30 分钟，将失去 50% 致热性，加热的 TNF 10 $\mu g/kg$ 只引起单相热。但 EP 在 70 ℃加热 30 分钟则失去全部致热性。TNF 不同于 ET，每天注射不出现耐受性。Dinarello 等认为，TNF 双相热的第一热峰是 TNF 直接作用于体温调节中枢所致，第二热峰是通过 EP 引起的。

3. 干扰素

干扰素（interferon，IFN）是由巨噬细胞、T 淋巴细胞、成纤维细胞、NK 细胞等分泌的一种具有抗病毒、抗肿瘤作用的蛋白质，是细胞对病毒感染的反应产物。干扰素有多种亚型，与发热有关的是 IFN-α 和 IFN-γ。提纯的和人工重组的 IFN 在人和动物都具有一定的致热效应，同时还可引起脑内或组织切片中 PGE 含量升高。它所引起的发热反应有剂量依赖性，可被 PGE 合成抑制剂阻断。与 IL-1 和 TNF 不同的是，IFN 反复注射可产生耐受性。IFN 不耐热，在 60 ℃经 40 分钟可灭活。目前认为 IFN 也是 EP 之一。

4. 白细胞介素-6

白细胞介素-6（interleukin-6，IL-6）是一种由 184 个氨基酸组成的蛋白质，相对分子质量为 21 000，是由单核细胞、成纤维细胞和内皮细胞等分泌的细胞因子，ET、病毒、IL-1、TNF、血小板生长因子等都可诱导其产生和释放。由于 IL-6 能引起各种动物的发热反应，因此也被认为是 EP 之一，但其作用弱于 IL-1 和 TNF。不少研究结果证明，给兔、鼠静脉或脑室内注射 IL-6，可致体温明显升高，布洛芬或吲哚美辛可阻断其作用；在鼠和兔等动物发热期间，血浆或脑脊液（CSF）中 IL-6 的活性均见增高。Kluger 还观察到，用 IL-1β 抗血清阻断 LPS 性发热的同时，也抑制了血浆中 IL-6 的增多。TNF-α 和 IL-1β 都能诱导 IL-6 的产生，而 IL-6 则下调 TNFα 和 IL-1β 的表达。IL-6 基因定位于 7 号染色体，蛋白激酶 C 激活途径和 cAMP 依赖途径对 IL-6 基因表达有重要调节作用。在 IL-6 作用的靶细胞上均有 IL-6 受体，其由两条肽链组成，一条是相对分子质量约为 8 000 的配基结合部分，另一条是负责信号转导的跨膜蛋白 GP130。IL-6 与配基结合部分结合后 GP130 即被活化，使信号向细胞内转导。

5. 巨噬细胞炎性蛋白-1

1988 年 Wolpe 等新发现一种单核细胞因子，是一种肝素结合蛋白质，对人体多形核白细胞有化学激活作用（chemokinesis），在体外能引起中性粒细胞产生 H_2O_2，皮下注射此因子能引起炎症反应，故称之为巨噬细胞炎性蛋白-1（macrophage inflammatory protein-1，MIP-1）。1989 年 Davatelis 等进一步研究发现，给家兔静脉注射 MIP-1 引起剂量依赖性发热反应，热型呈单相。其致热性既不是由于污染 ET，也不是由于含有 EP 或 TNF，且不依赖于 PGE，表明它是另一种具有致热性的 EP。

（二）内生致热原的产生和释放

内生致热原的产生和释放是一个复杂的细胞信息传递和基因表达调控的过程。这一过程包括产 EP 细胞的激活、EP 的产生和释放。

所有能够产生和释放 EP 的细胞都称之为产 EP 细胞，包括单核细胞、巨噬细胞、淋巴细胞、星状细胞以及肿瘤细胞等。当这些细胞与发热激活物如脂多糖（lipopolysaccharide，LPS）结合后，即被激活，从而启动 EP 合成。目前的研究认为，

LPS 激活细胞有两种方式：在上皮细胞和内皮细胞，首先是 LPS 与血清中脂多糖结合蛋白（lipopolysaccharide binding protein，LBP）结合，形成复合物；然后 LBP 将 LPS 转移给可溶性 CD14（sCD14），形成 LPS sCD14 复合物，再作用于细胞受体，使细胞活化。而在单核细胞/巨噬细胞则是 LPS 与 LBP 形成复合物后，再与细胞表面 CD14（mCD14）结合，形成三重复合物，从而启动细胞内激活。较大剂量的 LPS 可不通过 CD14 途径直接激活吞噬细胞产生 EP。

LPS 信号转入细胞内可能尚需另外一种跨膜蛋白（Toll like receptors，TLR）参与。TLR 将信号通过类似 IL-1 受体活化的信号转导途径，激活核转录因子，启动 IL-1、TNF、IL-6 等细胞因子的基因表达，合成内生致热原。EP 在细胞内合成后即可释放入血。

三、发热时的体温调节机制

（一）内生致热原的作用部位

哺乳类动物和人类的体温能保持相对恒定，是依赖体温调节中枢调控产热和散热的平衡来维持的。视前区下丘脑前部（preoptic anterior hypothalamus，POAH）是体温调节中枢的高级部分，次级部分是延髓、脑桥、中脑和脊髓等。关于内生致热原的作用部位，至今尚难确定。EP 能否通过血-脑脊液屏障进入脑内，脑内是否存在对 EP 敏感的部位，EP 能否直接作用于 POAH 区而使体温调定点上调等问题迄今都尚无定论。

最近有人提出，EP 的作用部位可能位于血-脑脊液屏障外的脑血管区。这个特殊部位被称为下丘脑终板血管区（organum vasculosum laminae terminalis，OVLT），它位于第三脑室壁视上隐窝的上方（图 6-2）。King 等认为 EP 经毛细血管进入 OVLT 区，EP 可移出血管外，作用于巨噬细胞并使其释放发热的中枢调节介质，发热的中枢调节介质或作用于与 POAH 区有突触联系的 OVLT 区神经元，或移出室管膜外直接作用于 POAH 神经元，从而引起体温调定点升高而致发热。OVLT 区是发热机制中一个颇令人感兴趣的部位，但有关 OVLT 在发热机制中的作用还需深入研究。

（二）内生致热原信号传入体温调节中枢的途径

血液循环中的 EP 在血-脑脊液屏障没有削弱的情况下不易透过血-脑脊液屏障，它们可能通过以下三种途径将致热信号传入体温调节中枢。

1. 经血-脑脊液屏障直接进入

EP 虽然难以透过血-脑脊液屏障，但血-脑脊液屏障的血管床部位存在有细胞因子 IL-1、IL-6、TNF 的可饱和转运机制，因而推测其可将内生致热原特异性地转入脑内。正常情况下，该机制转运的 EP 量极微，不足以引起发热。但当血-脑脊液屏障的通透性异常增加时，如存在慢性感染、颅脑的炎症和损伤等，EP 则可能通过此途径进入中枢。

2. 通过下丘脑终板血管器

OVLT 位于第三脑室视上隐窝上方，紧邻 POAH，该处存在有孔毛细血管，对大分子物质有较高的通透性，许多循环激素可通过这些部位进入脑内，将血源性信号送达中枢神经系统，如血管紧张素 II、某些肽类物质等。目前认为内生致热原可能通过这种有孔毛细血管达到血管外，作用于此处的相关细胞（星形胶质细胞、小胶质细胞或神经元），这

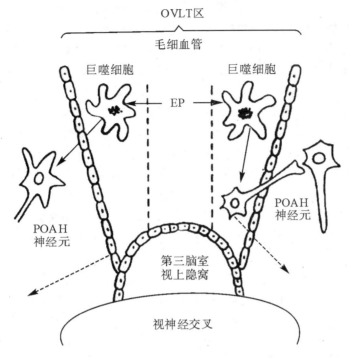

图 6－2　OVLT 区在发热机制中作用示意图

（引自 Stitt，1986 年）

些细胞产生发热的中枢调节介质（如前列腺素、环磷酸腺苷等），从而引起发热。

3. 通过刺激迷走神经

研究发现，某些细胞因子可刺激肝巨噬细胞周围的迷走神经，转换成神经信号后将冲动传入中枢，导致释放发热的中枢调节介质，进而引起发热；切除膈下迷走神经后可阻断腹腔注射 IL－1 所引起的发热，因此证明胸、腹腔的致热信号可以经迷走神经传入中枢。

（三）发热的中枢调节介质

大量的研究结果证明：无论 EP 以何种方式入脑，它们都不是引起调定点上移的最终物质。EP 可能是首先作用于体温调节中枢，引起发热的中枢调节介质的释放，继而引起调定点的改变。能介导 EP 调节体温调定点的介质称为发热的中枢调节介质。发热的中枢调节介质可分为正调节介质和负调节介质两类。

1. 正调节介质

（1）前列腺素 E（PGE）：将 PGE 注入猫、大鼠或家兔等动物的脑室内，实验动物可发生明显的发热反应。而且体温升高的潜伏期比 EP 所致发热短，同时伴有代谢率的改变。PGE 的致热敏感点在 POAH 区。EP 诱导发热期间，动物脑脊液（CSF）中 PGE 浓度也明显升高。合成的 PGE 抑制剂（如阿司匹林和布洛芬等）具有解热作用，并能降低脑脊液中的 PGE 浓度。在体外实验中，IL－1α、IFN 或 TNF 均能刺激下丘脑组织合成和释放 PGE。以上实验结果均支持 PGE 作为发热的中枢调节介质参与发热。但也有相反的意见和实验结果，故仍有待于进一步研究。

（2）环磷酸腺苷（cAMP）：脑内 cAMP 浓度较高，也有丰富的 cAMP 合成及降解酶系。cAMP 是脑内多种介质的信使和突触间信号传递的重要介质，而对于 PGE 是否为发热介质的问题目前尚有争议，同时 cAMP 能否作为发热介质参与中枢调节机制的问题亦受到了重视。十多年前国外学者积累了一些资料，支持 cAMP 参与发热中枢机制这一观点，主要是：①把外源性 cAMP（二丁酰 cAMP）注射入猫、兔、大鼠脑内，可迅速引起发热。②家兔静脉内注射 EP 引起发热时，CSF 中 cAMP 浓度明显增高，而环境高温引起的体温升高，不伴有 CSF 中 cAMP 增多。③静脉注射茶碱（磷酸二酯酶抑制物）在增高脑内 cAMP 浓度的同时，增强 EP 性发热；而注射烟酸（磷酸二酯酶激活物）则在降低 cAMP 浓度的同时，使 EP 性发热减弱。因此认为，cAMP 在 EP 升高调定点的过程中可能起重要作用。最新研究资料表明，EP 可能通过提高 $[Na^+] / [Ca^{2+}]$，引起脑内 cAMP 增多。

（3）$[Na^+] / [Ca^{2+}]$：实验表明，用 0.9% 氯化钠注射液替换人工脑脊液做动物脑室灌注时，引起猫的体温明显上升，而加入 $CaCl_2$ 则可防止体温上升。用等渗蔗糖溶液灌注下丘脑后部，体温无变化；若加入 Na^+，可引起体温上升；若加入 Ca^{2+}，则可降温。因而提出体温调定点受 $[Na^+]/[Ca^{2+}]$ 所调控的观点，强调 Ca^{2+} 浓度是调定点的生理学基础，$[Na^+]/[Ca^{2+}]$ 上升可致调定点上移，并确定其敏感区位于下丘脑后部。

进一步实验证明，静脉内注射 EP 引起发热时，增加灌注脑室的人工脑脊液中的 Ca^{2+} 浓度，可抑制发热效应。若把灌注液改为等渗蔗糖溶液，则静脉内注射 EP 不引起发热。这表明 EP 可能通过提高下丘脑 $[Na^+]/[Ca^{2+}]$，使调定点上移而启动调温反应，引起体温上升。在应用放射性同位素钠和钙的实验中发现，发热时下丘脑组织内的 $[Na^+]/[Ca^{2+}]$ 上升。

EP 如何引起 $[Na^+]/[Ca^{2+}]$ 上升，$[Na^+]/[Ca^{2+}]$ 上升又如何引起调定点上移，尚缺乏深入研究。但最近国内学者的研究表明，用降钙剂（EGTA）灌注侧脑室引起发热时，CSF 中 cAMP 明显增多；若事先灌注 $CaCl_2$，可使 EGTA 性体温升高被制止，而且 CSF 中 cAMP 的增多也明显受抑制，体温变化与 cAMP 浓度变化呈明显正相关。继而又发现，事先给家兔侧脑室灌注 $CaCl_2$，不但可抑制静脉内注射 EP 引起的体温上升，而且抑制了 EP 引起的 CSF 中 cAMP 的增多，体温变化也与 cAMP 浓度变化呈明显正相关。因此提出："EP→下丘脑 $[Na^+]/[Ca^{2+}]$↑→cAMP↑→调定点上移"可能是多种致热原引起发热的重要共同途径。

（4）促肾上腺皮质激素释放素（corticotrophin releasing hormone，CRH）：是一种 41 肽的神经激素，主要分布于室旁核和杏仁核。在应激时，它刺激垂体合成释放 ACTH、β-内啡肽及黑素细胞激素等。在下丘脑-垂体-肾上腺皮质轴中发挥重要作用。同时，中枢 CRH 也具有垂体外生理功能。大量的研究结果表明：CRH 是一种体温调节中枢正调节介质。IL-1、IL-6 等均能刺激离体和在体下丘脑释放 CRH，中枢注入 CRH 可引起动物脑温和结肠温度明显升高。用 CRH 单克隆抗体中和 CRH 或用 CRH 受体拮抗剂阻断 CRH 的作用，可完全抑制 IL-1β、IL-6 等 EP 的致热性。但也有人注意到，TNF-α 和 IL-1α 性发热并不依赖于 CRH。并且对发热动物的脑室给予 CRH 可使已升高的体温下降。因此，目前倾向于认为，CRH 可能是一种双向调节介质。

（5）一氧化氮（nitric oxide，NO）：作为一种新型的神经递质，广泛分布于中枢神经系统。在大脑皮质、小脑、海马、下丘脑视上核、室旁核、OVLT 和 POAH 等部位均含有一氧化氮合酶（nitric oxide synthase，NOS）。目前的一些研究提示，NO 与发热有关，其机制可能涉及三个方面：①通过作用于 POAH、OVLT 等部位，介导发热时的体温上升；②通过刺激棕色脂肪组织的代谢活动导致产热增加；③抑制发热时负调节介质的合成与释放。

2. 负调节介质

临床和实验研究均表明，发热时的体温升高极少超过 41 ℃，即使大大增加致热原的剂量也难超过此热限。这就意味着体内必然存在限制自身发热的因素。

现已证实，体内确实存在一些对抗体温升高或降低体温的物质，主要包括精氨酸加压素、黑素细胞刺激素及其他一些发现于尿中的发热抑制物。

（1）精氨酸加压素（arginine vasopressin，AVP）：20 世纪 70 年代，Cooper 等发现在妊娠后期妇女的血液中有一种发热抑制物质，后证明为 AVP。AVP 是由下丘脑神经元合成的神经垂体肽类激素，也是一种与多种中枢神经系统功能（如心血管调节和学习记忆功能）有关的神经递质，对其解热作用主要有以下几方面的研究：①AVP 脑内微量注射或经其他途径注射具有解热作用，这已在大鼠、猫、兔、羊、豚鼠等多种动物实验中得到证实。②在不同的环境温度中，AVP 的解热作用对体温调节的效应器产生不同的影响。在 25 ℃ 的环境中，AVP 的解热效应主要表现在加强散热，而在 4 ℃ 中，则主要表现在减少产热。这说明 AVP 是通过中枢作用来影响体温的（有人认为是影响调定点）。③AVP 拮抗剂或受体阻断剂能阻断 AVP 的解热作用或加强致热原的发热效应。AVP 有 V_1 和 V_2 两种受体，解热可能是通过 V_1 受体起作用。实验证明：大鼠 IL-1 性发热可被 AVP 减弱，但脑内注射 AVP 拮抗剂 DDAVP（1-desamino-8-D-AVP）可完全阻断这种解热效应；V_1 受体阻断剂则可明显增强 IL-1 性发热。

（2）α-黑素细胞刺激素（α-melanocyte stimulating hormone，α-MSH）：是由腺垂体分泌的多肽激素，由 13 个氨基酸组成。以下研究资料证明其有解热或降温作用：①α-MSH 脑室内或静脉内注射都有解热作用，并且在不影响正常体温的剂量下就表现出明显的解热效应；②在 EP 性发热期间，脑室中隔区 α-MSH 含量升高，而且将 α-MSH 注射于此区可使发热减弱，说明其作用位点可能在这里；③α-MSH 的解热作用与增强散热有关：在使用 α-MSH 解热时，兔耳皮肤温度增高，说明散热加强（兔主要依靠调整耳壳皮肤血流量来控制散热）；④内源性 α-MSH 能够限制发热的高度和持续时间：将 α-MSH 抗血清预先给家兔注射（以阻断内源性 α-MSH 的作用），再给 IL-1 致热，其发热温度明显升高，持续时间显著延长。

（3）膜联蛋白 A1（annexin A1）：又称脂皮质蛋白-1（lipocortin-1），是 20 世纪 80 年代发现的一种钙依赖性磷脂结合蛋白。它在体内分布十分广泛，但主要存在于脑、肺等器官之中。目前的研究发现糖皮质激素发挥解热作用依赖于脑内膜联蛋白 A1 的释放。研究中观察到，向大鼠中枢注射重组的膜联蛋白 A1，可明显抑制 IL-1β、IL-6、IL-8、CRH 诱导的发热反应。这些资料表明，膜联蛋白 A1 有可能是一种发热体温调节中枢的负调节介质。

总之，发热的发生机制比较复杂，有不少细节仍未查明，但主要的或基本的环节已比较清楚。概括起来，多数发热发病的第一环节是激活物的作用，不过至今对其作用方式所知不多；第二环节，即发热共同的中介环节主要是 EP，后者有多种，它们可能以不同途径先后作用于 POAH，或作用于外周靶细胞，再通过发热介质参与作用；第三环节是中枢机制，无论 EP 是否直接进入脑内，都可能需要在下丘脑通过中枢介质才引起体温调定点上移，同时也不排除激活物的降解产物或外周介质到达下丘脑参与作用；第四环节是调定点上移后引起调温效应器的反应。此时由于中心温度低于体温调定点的新水平，从体温调节中枢发出的调温指令抵达产热器官和散热器官时，一方面通过运动神经引起骨骼肌的紧张度增高或寒战，使产热增多；另一方面经交感神经系统引起皮肤血管收缩，使散热减少。由于产热大于散热，体温升高到与调定点相适应的水平。

在体温上升的同时，负调节中枢也被激活，产生负调节介质，进而限制调定点的上移和体温的上升。正负调节相互作用的结果决定体温上升的水平（图 6 - 3）。在发热的动物实验中发现，致热原静脉注射引起的发热效应，在一定范围内呈量效依赖关系，但到达一定水平后，再增加致热原剂量，发热效应却不再增加，体温上升被限定于一定高度，这种现象称为热限。显然，热限是机体对调节性体温升高的自我限制，防止体温无限上升而危及生命，是十分重要的自稳性调节。据 Dubois 等的观察，人体对发热 40 ℃能够耐受，但上升到 41.7 ℃，多数患者仅能存活几天至几周，若上升到 42 ℃，则多半只能存活几小时至几天。虽然致死原因不能完全用极热来解释，但是体温超过一定界限必然会给生命重要器官组织造成功能和代谢活动的损害。由于体温升高直接影响代谢率，若不加控制势必会因产热剧增而使体温无限上升到致死温界。因此，热限调控机制的存在对保护生命活动有着重要意义。

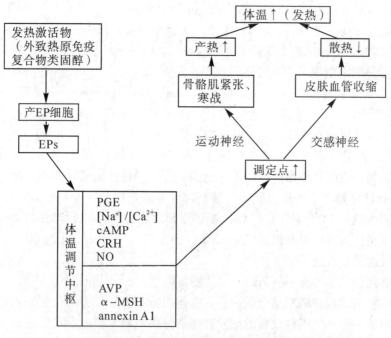

图 6 - 3　发热发病学基本环节示意图

第二节　发热的时相及其热代谢特点

多数发热尤其急性传染病和急性炎症的发热，其临床经过大致可分为体温上升期、高温持续期、体温下降期三个时相，每个时相有各自的临床和热代谢特点。

一、体温上升期

发热的第一时相是中心体温开始迅速或逐渐上升，快者约几小时或一昼夜达到高峰，慢者需几天才达高峰，称为体温上升期（stadium increment）。此期许多患者自感发冷或恶寒，并可出现"鸡皮"、寒战、皮肤苍白等现象。皮肤苍白是皮肤血管收缩使血流减少所致。由于浅层血流减少，皮温下降并刺激冷觉感受器，信息传入中枢即自感发冷，严重时出现恶寒。同时经交感神经传出的冲动又引起皮肤竖毛肌的收缩，故出现"鸡皮"。寒战则是骨骼肌的不随意周期性收缩，由下丘脑发出的冲动经脊髓侧系的网状脊髓束和红核脊髓束，通过运动神经传递到运动终板而引起的。皮肤温度下降信息由冷觉感受器传入也是引起寒战的一个因素，故此期又可称寒战期。此期是因体温调定点上移，中心温度低于调定点而引起的调温反应，其热代谢的特点是散热减少和产热增多，产热大于散热，体温因而上升。因此当患者感到发冷或恶寒时，中心温度其实已上升了。寒战在诊断上有参考意义，反复寒战超过一天应考虑是否为疟疾或菌血症。在传染病病程中，再次发生寒战，是传染原侵入血流的信号。

二、高温持续期

当体温上升到与新的调定点水平相适应的高度后，便不再继续上升，而是波动于这个较高的水平上，称为高温持续期，也称高峰期或热稽留期（fastigium）。

此期患者的皮肤颜色发红，自觉酷热和皮肤干燥，其中心体温已达到或略高于体温调定点的新水平，故下丘脑不再发出引起"冷反应"的冲动。除寒战及"鸡皮"现象消失外，皮肤血管由收缩转为舒张，浅层血管舒张使皮肤血流增多，因而皮肤发红，散热也因而增加。由于温度较高的血液灌注提高了皮肤温度，热觉感受器将信息传入中枢，故产生酷热感。高热使皮肤水分蒸发增多，因而皮肤和口唇比较干燥。发热高峰期持续时间不一，可从几小时（如疟疾）、几天（如大叶性肺炎）至一周以上（如伤寒）。本期的热代谢特点是中心体温与上升的调定点水平相适应，产热与散热在较高水平上保持相对平衡，波动也可较大。

三、体温下降期

在体温下降期（退热期，stadium decrement or defervescence），因发热激活物在体内被控制或消失，EP及增多的发热介质被清除，上升的体温调定点回降到正常水平。由于调定点水平低于中心体温，故从下丘脑发出降温指令，不仅引起皮肤血管舒张，还可引起大量出汗，皮肤潮湿，故又称之为出汗期。出汗是一种速效的散热反应，但大量出汗可造成脱水，甚至循环衰竭，应注意监护患者生命体征，补充水和电解质，尤其是对心肌劳损患者，更应密切注意。本期的热代谢特点是散热多于产热，故体温下降，直至与已回降的调定点相适应。热的消退可快可慢，快者几小时或24小时内降至正常，称为热的骤退（crisis）；慢者需几天才降至正常，称为热的渐退（lysis）。在这三个时相中，体温与调定点的关系见图6-4。

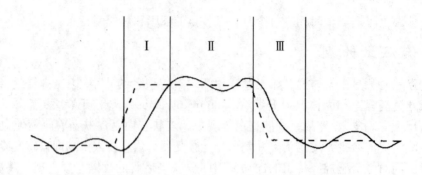

图6-4 发热三个时相体温与调定点的关系示意图

Ⅰ为体温上升期，Ⅱ为高温持续期，Ⅲ为体温下降期，虚线为调定点动态曲线，实线为体温曲线。

［附］常见的发热热型

在许多疾病过程中，发热过程持续时间与体温升高水平是不完全相同的。将这些患者的体温按一定时间记录，绘制成曲线图（即所谓热型），可以发现有不同热型（图6-5）。为什么许多发热疾病热型不一样，至今尚无满意的解释，这可能与致病微生物的特异性和机体反应性有关。长期积累的资料表明，有些疾病具有其特殊热型，了解这些热型，有助于鉴别诊断。

第三节　发热时机体的代谢和功能改变

一、代谢改变

发热机体的代谢改变包含两个方面。一方面是在致热原作用后，体温调节中枢对产热进行调节，提高骨骼肌的物质代谢，使调节性产热增多；另一方面是体温升高本身的作用。一般认为，体温升高1 ℃，基础代谢率提高13%。例如，伤寒患者体温上升并保持于39～40 ℃，其基础代谢率增高30%～40%（低热量饮食条件下）。因此，持久发热使物质消耗明显增多，导致患者消瘦和体重下降。如果营养物质摄入不足，自身物质消耗就会增加，并易出现维生素C和B族维生素的缺乏。故发热期间必须保证有足够能量供应，包括补充足量维生素。

（一）蛋白质代谢

传染病患者在高热时蛋白质分解加强，尿氮比正常人增加2～3倍，可出现负氮平衡，即摄入未能补足消耗。蛋白质分解加强除与体温升高有关外，与EP的作用关系重大。已经证明EP通过PGE合成增多而使骨骼肌蛋白质大量分解，后者是疾病急性期反应之一，故除保证能量需求之外，还要保证给肝脏提供大量氨基酸，用于满足急性期反应蛋白的合成和组织修复等的需要。

（二）糖和脂肪代谢

发热时糖代谢加强，肝糖原和肌糖原分解增多，因而血糖浓度升高，糖原储备减少。由于葡萄糖的无氧酵解增强，组织内乳酸随之增加。发热时脂肪分解也显著加强，由于糖

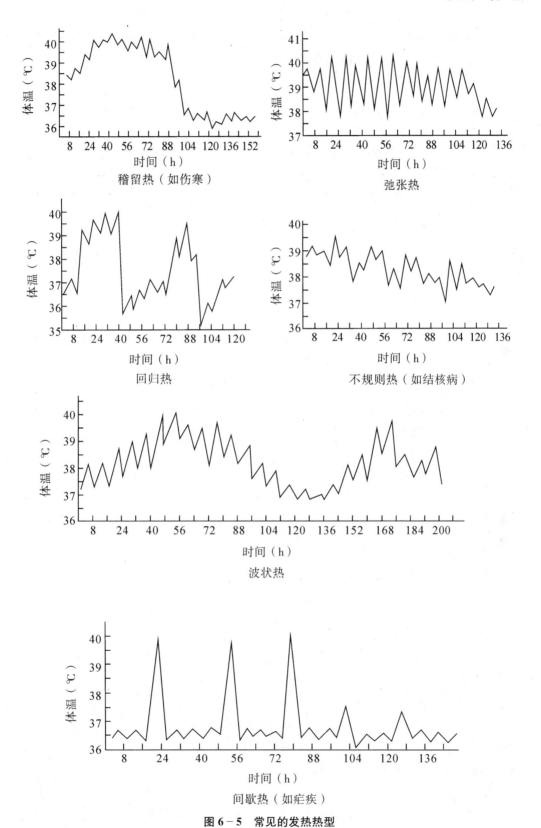

图6-5 常见的发热热型

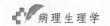

代谢加强使糖原储备不足，能量供给相对减少，于是动员储备脂肪，故长期发热的患者可因脂肪大量消耗而致消瘦。由于脂肪分解加强和氧化不全，有的患者可出现高酮血症和酮尿。

（三）水和电解质代谢

在发热高峰期，尿量常明显减少，出现少尿和尿色加深，氯化钠排出随之减少，Na^+和Cl^-滞留于体内；而在退热期，随着尿量增多和大量排汗，钠盐的排出也相应增多。在高峰期，高热使皮肤和呼吸道水分丢失增多，加上出汗和饮水不足，可引起脱水，脱水又可加重发热。因此，要注意持续高热者的饮食情况，确定合理摄水量，尤其是在退热期，大量排汗可加重脱水，必须补足水分。

二、生理功能改变

发热时机体出现一系列生理功能改变，有的由体温升高引起，有的由致热性细胞因子直接引起。

（一）循环系统功能变化

体温上升1℃，心率平均增加18（12~27）次/分。若按华氏温度计算，则上升1℉，心率约增加10次/分。心率增快的发生机制主要是血液温度升高刺激窦房结及交感神经肾上腺髓质系统活动增强所致。心率加快一般使心排血量增多，但对心肌劳损或心肌有潜在病灶的患者，则加重了心肌负担，可诱发心力衰竭。在寒战期动脉血压可轻度上升，是外周血管收缩和心率加快的结果；在高峰期由于外周血管舒张，动脉血压轻度下降，高血压患者下降较为明显。体温骤退，特别是用解热药引起体温骤退时，可因大量出汗而导致休克。

（二）呼吸系统功能变化

由于血液温度升高和体内酸性代谢产物增多，可使呼吸中枢兴奋性增强，故发热时可发生呼吸加深、加快。这种变化一方面可增加呼吸道的散热，另一方面也可因通气过度造成CO_2的排出过多，引起呼吸性碱中毒。持续的体温过高可抑制大脑皮质和呼吸中枢的功能，又可使呼吸变浅、变慢或呈不规则状态。

（三）消化系统功能变化

发热患者常有食欲缺乏、厌食和恶心的表现。一方面由于发热时交感神经兴奋使消化液分泌减少，胃肠蠕动减慢，导致食物在胃肠停滞、消化不良，引起食欲缺乏、恶心。食物在肠道发酵、腐败，产气增多，表现为便秘和腹胀。另一方面，IL-1和TNF能引起食欲减退。实验证明，注射ET可在引起发热的同时，导致胃肠蠕动减弱和分泌减少。给予解热药抑制体温上升，这些变化也未能完全消失。

（四）中枢神经系统功能变化

高热对中枢神经系统的影响较大，患者感不适、头痛、头晕、嗜睡，甚者出现谵语和幻觉。这些表现基本上是由发热的中枢调节介质直接引起。将PGE_2导入第三脑室，可出现嗜睡、慢波睡眠，脑电图呈同步化改变。

小儿在高热时可出现搐搦，称之为高热惊厥，常见于出生后6个月~6岁的儿童。多为全身搐搦，发作时间较短，通常在高热24小时内出现，可造成约1/3的患儿脑损伤，如智力落后，甚至癫痫。高热惊厥的发生机制不详，可能与下列因素有关：①遗传性因素；②脑缺氧：高热引起的代谢率升高可引起脑细胞缺氧，而缺氧是引起小儿惊厥和脑损伤的重要因素；③较高浓度的 EP 具有致癫痫活性，特别是海马区；④高热使部分敏感神经元过度兴奋，引起异常放电导致惊厥。

第四节　发热的生物学意义

发热有利也有弊。总的看来，一定程度的发热有利于机体抵抗感染、清除对机体有害的致病因素。如体温升高，可以降低很多病原体的生长速度，从而减少病原体数量；高温可以使病毒的酶或毒素失活；体温升高还可以加快体内化学反应速度来提高免疫反应水平，使免疫系统加快攻击病原体，缩短感染的过程等。从机制上看，EP 都是一些具有免疫调节功能的细胞因子，它们可强化机体的特异、非特异免疫反应以及体液与细胞的免疫反应。但另一方面，发热时机体处于一种明显的分解代谢过旺的状态，持续高热必定引起机体能量物质过度消耗，器官的功能负荷加重。在原有疾病的基础上，发热甚至可能诱发相关器官的功能不全。高热可引起一些代谢旺盛的组织、细胞的病理形态改变，如颗粒变性、线粒体肿胀、内质网扩张等。发热可导致胎儿的发育障碍，是一个重要的致畸因素，因此孕妇应尽量避免发热。发热持续时间过长或体温过高可导致脱水、谵妄和高热惊厥等危重情况，其对机体不利的作用是体温升高本身、发热激活物、内生致热原及发热的中枢调节介质对机体综合作用的结果。因此，在讨论发热的生物学意义时，不能仅限于体温升高本身，还应看到发热激活物和 EP 对其他靶细胞的生物学效应。

第五节　发热的处理原则

基于对发热发病学的认识和解热药作用原理的了解，对发热患者的处理应遵循以下原则。

一、一般性发热的处理

由于热型和热程的变化可反映病情变化，作为诊断、评价疗效和估计预后的重要参考，对于不过高的发热（体温低于 39 ℃）又不伴有其他严重疾病者，可不急于解热。解热本身不能使患者康复，且药效短暂，药效一过，体温又会上升。相反，疾病一经确诊并经有效治疗，则热自退。急于解热便会掩盖病情，延误原发病的诊断和治疗。因此，对于一般发热的病例，主要应针对物质代谢的加强和大汗脱水等情况，予以补充足够的营养物质、维生素和水。

二、下列情况应及时解热

(1) 高热（体温超过 39 ℃）患者出现明显不适、头痛、意识障碍和惊厥者。

(2) 恶性肿瘤患者（持续发热加重病体消耗）。

(3) 心肌梗死或心肌劳损者（发热加重心肌负荷）。

(4) 妊娠期妇女（发热有致畸胎危险，妊娠中晚期加重心肌负荷）。

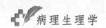

三、选用适宜的解热措施

（1）针对传染病发热病因。针对传染病发热病因的根本治疗方法是消除传染原和传染灶。当抗感染奏效时，随着传染灶（包括炎症灶）的消退，出现退热。为促进退热，解热药可与抗感染疗法联合使用。

（2）根据发热机制及现有解热药的药理作用，主要针对下列三个环节采取措施以达到解热目的：①干扰或阻止 EP 的合成和释放，包括减少或抑制激活物的产生或发挥作用；②妨碍或对抗 EP 对体温调节中枢的作用；③阻断发热介质的合成。这些措施可导致上升的调定点下降而退热。

目前临床上采用的解热药包括化学解热药和类固醇解热药。前者以水杨酸盐为代表，对其解热原理有以下解释：①作用于 POAH 及其附近区域促使中枢神经元的功能复原；②阻断 PGE 的合成（通过抑制环氧合酶），但 PGE 作为发热介质仍有争议。以糖皮质激素为代表的类固醇解热药的解热机制是：①抑制 EP 的合成和释放；②抑制免疫反应；③抑制炎症反应（包括降低微血管通透性、抑制白细胞游出和抗渗出等），使炎症灶 EP 和激活物减少；④中枢效应，小量注入 POAH 有解热作用。

（3）物理降温。在高热或病情危急时，可采用物理方法降温。如用冰帽或冰袋冷敷头部，四肢大血管处用乙醇擦浴以促进散热等。也可将患者置于较低温度的环境中，加强空气流通，以增加对流散热。

（4）清热解毒类的中草药也有一定解热作用，可适当选用。

（5）针刺解热疗法，有一定效果，机制尚不明了。

四、加强对高热或持久发热患者的护理

（1）注意水、电解质代谢平衡，补足水分，预防脱水。

（2）保证充足易消化的营养食物，包括维生素。

（3）监护心血管功能，对心肌劳损者，在退热期或应用解热药后大量排汗时，要防止休克的发生。

【思考题】

1. 何谓发热、发热激活物、内生致热原、发热的中枢介质？

2. 简述内生致热原的来源、种类及其作用，为什么说 EP 信号传入体温调节中枢，而不是 EP 进入体温调节中枢？

3. 发热时体温上升的基本环节有哪些？

4. 发热的时相及其热代谢特点有哪些？

（肖　瑛）

参考文献

[1] 孙兰，郭兵. 发热［M］//郭兵. 病理生理学. 成都：四川大学出版社，2008.

[2] 高钰琪. 发热［M］//肖献忠. 病理生理学. 北京：高等教育出版社，2008.

[3] 胡巢凤. 发热［M］//吴立玲. 病理生理学. 北京：北京大学医学出版社，2011.

[4] Blatteis C M. Endotoxic fever：New concepts of its regulation suggest new approaches to its management［J］. Pharmacd Ther，2006，111（1）：194-223.

第七章 应 激

【内容提要】应激常发生于各种生理或病理过程中，是一切生命生存和发展所必需的一种保护机制。应激是指机体在受到各种内外环境因素及社会、心理因素刺激时所出现的非特异性全身反应。这种全身性反应包括神经内分泌反应和细胞体液反应。神经内分泌反应以蓝斑-交感-肾上腺髓质系统和下丘脑-垂体-肾上腺皮质系统兴奋并释放大量激素为主要表现，而急性期反应则是以大量急性期蛋白合成释放为主要表现。应激可导致机体出现一系列功能、代谢，甚至形态、结构的变化。适度的应激反应可促进机体适应能力的提高，而刺激较强或者持续时间过长的应激可引起以应激性溃疡为代表的应激性疾病，或者加重应激相关疾病的发展。及时消除应激原刺激，提高机体适应能力、加强心理疏导以及必要的心理和药物治疗是应对病理性应激的有效措施。

第一节 概 述

一、应激的概念

应激（stress）或应激反应（stress response）是指机体在受到各种内外环境因素及社会、心理因素刺激时所出现的非特异性全身反应。任何躯体的或心理的刺激，只要达到一定的强度，除了引起与刺激因素直接相关的特异性变化外，还可以引起一组与刺激因素的性质无直接关系的全身性非特异反应，主要表现为蓝斑-交感-肾上腺髓质系统和下丘脑-垂体-肾上腺皮质系统兴奋，以及由此引起的以各种功能和代谢改变为主的反应。凡能够引起应激反应的各种因素被称为应激原（stressor）。

应激是一个普遍存在的现象，为一切生命生存和发展所必需。应激的效应具有两重性，既有抗损伤的一面，也有损伤的一面。但就其本质而言，应激是机体适应、保护机制中的一个重要组成部分，是典型的适应性防御反应。这是因为应激反应可提高机体的准备状态，有利于机体的战斗或逃避，有利于在变动的环境中维持机体的自稳态，增强机体的适应能力。

二、应激原

凡是能引起应激反应的各种因素皆可成为应激原。应激原可粗略分为三大类。

（一）外环境因素

外环境因素如温度的剧变、射线、噪声、强光、电击、低压、低氧、中毒、创伤、感染等。

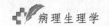

（二）机体的内在因素

内环境失衡也是一类重要的应激原，如血液成分改变、心功能低下、心律失常、器官功能紊乱、性压抑等。

（三）心理、社会因素

大量事实说明，心理、社会因素是现代社会中极为重要的应激原。职业的竞争、工作的压力、紧张的生活节奏、复杂的人际关系、突发的生活事件等皆可引起应激反应。

一种因素要成为应激原，必须达到一定的强度。但对于不同的个体，应激原的强度可以有明显的不同。在某些人可引起明显应激反应的因素可能对另一些人并不起作用。即使是同一个人，在不同的时间、不同的条件下，引起反应的应激原强度也可不同。

三、应激的分类

应激反应广泛存在于各种生理或病理过程中，对机体造成的影响也有所不同。根据应激反应对机体的影响不同，可有生理性应激和病理性应激之分。

（一）生理性应激

生理性应激是指机体在作用时间较短且刺激强度有限的应激原作用下所产生的应激反应。生理性应激能提高机体对内外环境变化及心理社会刺激的适应能力，具有重要的防御适应作用。例如，在体育竞技、考试比赛、职业竞争等情况下产生的应激反应，有利于提升机体适应能力而不对机体产生不良影响。而某些心理社会因素，如中奖、职位提升等作为应激原所引起的应激反应可使人心情愉悦、精神振奋，又称为良性应激。

（二）病理性应激

病理性应激是指机体在作用时间持久且刺激强度剧烈的应激原（如严重创伤、休克、大手术、大面积重度烧伤、精神过度焦虑或抑郁、丧失亲人等）作用下所产生的应激反应。病理性应激虽然仍具有一定的防御代偿意义，但是可引起机体内环境的严重紊乱、自稳态的失衡，甚至导致应激性疾病（stress disease）的发生，又称为劣性应激。

第二节　应激反应的基本表现

应激反应是一种非特异性的、相当泛化的全身性反应，从神经内分泌、机体功能代谢、细胞体液直至基因水平都有广泛的涉及。这些变化可大致分为三个部分：应激的神经内分泌反应，细胞、体液、基因水平的变化，器官功能和代谢变化。

一、应激的神经内分泌反应

神经内分泌变化是应激反应最为典型的表现，主要表现为蓝斑-交感-肾上腺髓质系统和下丘脑-垂体-肾上腺皮质系统强烈兴奋。多数应激反应的生理、生化乃至病理变化都与这两个系统的强烈兴奋有着密切的关系（图7-1）。

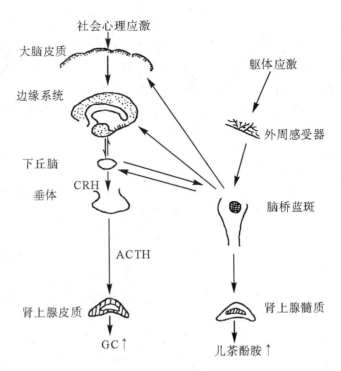

图 7 - 1 应激时的神经内分泌反应

（一）蓝斑 - 交感 - 肾上腺髓质系统

1. 基本组成结构

蓝斑 - 交感 - 肾上腺髓质系统（locus ceruleus-sympathetic-adrenal medulla，LC - NE）的基本组成结构为脑干的（主要位于蓝斑）去甲肾上腺素能神经元及交感神经肾上腺髓质系统，其中蓝斑是该系统的中枢位点。蓝斑是中枢神经系统中对应激反应最敏感的部位，其去甲肾上腺素能神经元具有广泛的上行、下行纤维联系。去甲肾上腺素能神经元的上行纤维主要与杏仁复合体（apricot complex）、海马结构（hippocampus）、边缘系统和边缘皮质（limbic cortex）有密切的联系，成为应激时情绪、认知、行为、功能变化的结构基础；去甲肾上腺素能神经元的下行纤维主要分布于脊髓侧角，行使调节交感神经和肾上腺髓质系统的功能。

2. 应激时的基本效应

（1）中枢效应：应激时该系统的主要中枢效应与兴奋、警觉有关，并可引起紧张、焦虑的情绪反应。脑干的去甲肾上腺素能神经元还与室旁核分泌促肾上腺皮质激素释放激素（corticotrophin releasing hormone，CRH）的神经元有直接的纤维联系，该通路可能是应激时启动下丘脑 - 垂体 - 肾上腺皮质激素系统（HPA轴）的关键结构之一。

（2）外周效应：蓝斑 - 交感 - 肾上腺髓质系统在应激时的外周效应主要表现为血浆中肾上腺素、去甲肾上腺素浓度迅速升高。交感神经兴奋主要释放去甲肾上腺素，肾上腺髓质兴奋主要释放肾上腺素。低温、缺氧可使血液中去甲肾上腺素浓度升高 10～20 倍，肾上腺素升高 4～5 倍。交感肾上腺髓质系统在应激时的兴奋可产生一系列代谢和功能的改变，在一定范围内有利于机体的防御代偿机制。

3. 代偿意义

（1）对心血管系统的影响：交感－肾上腺髓质系统兴奋及儿茶酚胺释放增加，可引起心率加快，心肌收缩力加强，心排血量增加，血压升高，从而增加组织的血液供应；同时由于各组织器官受体分布和敏感性的差异及局部代谢因素的影响，出现血流重新分布，心、脑、骨骼肌得到更充分的血液供应，而皮肤、腹腔器官等的血管收缩，这有利于机体集中力量应付各种紧急情况。

（2）对呼吸系统的影响：儿茶酚胺大量释放时，可引起支气管扩张，有利于增加肺泡通气量，向机体提供更多的氧。

（3）对机体代谢的影响：儿茶酚胺大量释放，α受体兴奋可引起胰岛素分泌减少，而β受体兴奋可使胰高血糖素分泌增加，引起血糖浓度升高，促进脂肪动员，使血浆中游离脂肪酸增加，从而保证了应激时机体对能量的需要。

（4）对其他激素分泌的影响：儿茶酚胺对许多激素的分泌有促进作用，包括促肾上腺皮质激素（adrenocorticotrophin，ACTH）、胰高血糖素、生长激素、甲状腺激素、肾素、红细胞生成素等，可激发机体各方面潜能，在更广泛的程度上使机体动员起来以对抗应激原。

4. 不利影响

如果机体处于持续或过分强烈的应激状态下，交感－肾上腺髓质系统的持续兴奋也可造成机体的损害。如腹腔器官小血管的持续收缩可造成器官的缺血，而胃肠黏膜的持续缺血是应激性溃疡的主要发病因素之一。外周小血管的持续收缩可使血压升高。在原发性高血压的发病机制中，应激（特别是精神心理应激）可能是一个重要的始动因素。而在血液系统，儿茶酚胺促使血小板数增多，黏附聚集力增强，可使血液黏稠度升高。这与儿茶酚胺动员贮备的血小板进入循环和巨核细胞的增生有关。血小板黏附能力的升高，加上应激时纤维蛋白原增多，白细胞数升高等因素，造成血液黏稠度升高，称之为血液应激综合征（hematologic stress syndrome），它可造成组织血液流动缓慢，甚至淤滞，使组织缺血，易于形成血栓。

（二）下丘脑－垂体－肾上腺皮质激素系统

1. 基本组成结构

下丘脑－垂体－肾上腺皮质激素系统（hypothalamus-pituitary-adrenal cortex system，HPA）的基本组成结构为下丘脑的室旁核（paraventricular nucleus，PVN）、腺垂体（anterior pituitary）和肾上腺皮质（adrenal cortex）。室旁核作为该神经内分泌轴的中枢位点，上行主要与杏仁复合体、海马结构、边缘皮质有广泛的往返联系，特别与杏仁复合体有致密的神经纤维联系。下行则主要通过CRH与腺垂体、ACTH与肾上腺皮质进行相互联系，从而调控糖皮质激素（glucocorticoid，GC）的合成和分泌。

2. 应激时的基本效应

（1）中枢效应：HPA轴兴奋释放的中枢介质为CRH和ACTH，特别是CRH的释放可能是应激时最核心的神经内分泌反应。CRH神经元散布于从大脑皮质到脊髓区域，主要位于室旁核。CRH最主要的功能是刺激ACTH的分泌，进而增加糖皮质激素的分泌。CRH是HPA轴激活的关键环节，无论是从躯体直接传入的应激信号，或是经边缘系统整合后的下行应激信号，都可引起室旁核的CRH神经元将神经信号转换成激素信号，使CRH分泌增多，经轴突或垂体门脉系统进入腺垂体，促进ACTH分泌，进而增加糖皮质激素的分泌。CRH 应激时的另一个重要功能是调控应激时的情绪行为反应。实验证明在大鼠脑室内直接注入 CRH 可引起剂量依赖性的行为情绪反应。目前认为，适量的 CRH 增多可促进适应反应，使机体兴奋或有愉快感；但大量的 CRH，特别是慢性应激时 CRH 的持续增加则造成适应障碍，出现焦虑、抑郁、食欲减退、性欲减退等表现。这是重症慢性病患者几乎都会出现的共同表现。此外，应激时内啡肽（endorphin）浓度升高与 CRH 增加相关。CRH 也可增强蓝斑中去甲肾上腺素能神经元的活性，使 HPA 轴与 LC - NE 轴形成相互影响。

（2）外周效应：应激时，HPA 轴的外周效应主要由糖皮质激素分泌增多所致。正常人每日糖皮质激素分泌量为 25~37 mg，而应激时糖皮质激素的分泌量迅速增多。如对外科手术的应激可使皮质醇分泌量超过 100 mg，为正常分泌量的 3~5 倍；若外科手术完成且患者无手术并发症（应激原消失），患者皮质醇浓度通常于术后 24 小时内恢复正常；但若应激原持续存在，则血浆皮质醇浓度可持续增高。大面积烧伤患者，其血浆皮质醇维持于高浓度可长达 2~3 个月。临床上可通过检测患者血浆皮质醇浓度及尿中 17 - 羟类固醇浓度来判断应激反应的强度。

3. 代偿意义

糖皮质激素分泌增多是应激过程中最重要的反应，对机体抵抗有害刺激起着极为重要的作用。动物实验表明，摘除双侧肾上腺的动物几乎不能适应任何应激环境，极小的有害刺激即可导致动物死亡；若仅去除肾上腺髓质而保留肾上腺皮质，则动物可存活较长时间；给摘除肾上腺的动物注射糖皮质激素，可使动物恢复抗损伤能力。应激时糖皮质激素水平增加对机体有广泛的保护作用，具体表现如下：

（1）升高血糖。糖皮质激素促进蛋白质分解，使氨基酸转移至肝，糖异生过程得以大大加强。同时糖皮质激素在外周组织抑制葡萄糖的利用，从而使血糖浓度升高。糖皮质激素还对儿茶酚胺、生长激素及胰高血糖素的代谢功能起允许作用，即这些激素所引起的脂肪动员增加，糖原分解等代谢效应，必须要有足量糖皮质激素的存在。缺乏糖皮质激素可致血糖降低，饥饿时更加严重，有发生致死性低血糖的危险。

（2）维持循环系统对儿茶酚胺的反应性。心血管系统对儿茶酚胺的正常反应有赖于糖皮质激素的支持，这是糖皮质激素的允许作用。肾上腺皮质功能不全时，心血管系统对儿茶酚胺的反应性明显降低，可出现心肌收缩力减低、心电图显示低电压、心排血量下降、外周血管扩张、血压下降，严重时可致循环衰竭。

（3）抗炎、抗过敏。糖皮质激素对许多化学介质的生成、释放和激活具有抑制作用，包括前列腺素（PGs）、白三烯（LTs）、血栓素（TXA_2）、缓激肽、5-羟色胺、纤溶酶原激活物、胶原酶、淋巴因子等。糖皮质激素和糖皮质激素受体结合后，能诱导产生一种分子质量为 40~45 ku 的蛋白质，称为巨皮质素（macrocortin）或脂调蛋白（lipomodulin），它具有抑制磷脂酶 A_2 活性的作用，可减少花生四烯酸的生成，从而减少 PGs、LTs、TXA_2 的生成。过去认为，只有大剂量糖皮质激素才有抗炎、抗过敏作用，但近年已证明，生理浓度的糖皮质激素亦有此作用。

（4）稳定细胞膜及溶酶体膜。糖皮质激素能够诱导巨皮质素的产生。巨皮质素能够抑制磷脂酶 A_2 的活性，可减少膜磷脂的降解，具有稳定细胞膜及溶酶体膜的作用，减少溶酶体酶的外漏，保护细胞免受溶酶体酶的破坏。

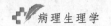

4. 不利影响

应激时，糖皮质激素水平的增加对机体有广泛的保护作用。但是在慢性应激时，糖皮质激素水平的持续增加也会给机体带来以下一系列不利影响：

（1）明显抑制免疫炎症反应。慢性应激时，胸腺、淋巴结缩小，多种细胞因子、炎性介质的生成受到抑制，机体的免疫力下降，容易发生感染。

（2）影响生长发育。慢性应激时，生长激素（GH）受到抑制，可造成发育迟缓。此外，糖皮质激素水平升高还使靶细胞对胰岛素样生长因子-1（IGF-1）产生抵抗，造成发育迟缓。

（3）抑制性腺轴。糖皮质激素能够抑制下丘脑、腺垂体的促性腺激素释放激素（GnRH）、黄体生成素（LH）的分泌，并使性腺对这些激素产生抵抗，引起性功能减退、月经失调等。

（4）抑制甲状腺轴。糖皮质激素可抑制促甲状腺激素释放激素（TRH）、促甲状腺激素（TSH）的分泌，并阻碍四碘甲状腺原氨酸（T_4）在外周组织转化为活性更高的三碘甲状腺原氨酸（T_3）。

（5）引起一系列代谢改变，如负氮平衡、血脂升高、血糖浓度升高，并出现胰岛素抵抗等。

（6）行为改变，如出现抑郁症、异食症及自杀倾向等。

（三）应激时其他激素的变化

应激除可引起蓝斑-交感-肾上腺髓质系统和下丘脑-垂体-肾上腺皮质系统变化外，还可引起其他激素的变化（表7-1）。

表7-1 应激时其他激素血浆水平的变化及其代偿意义

名　称	分泌部位	变　化	作　用
β-内啡肽	腺垂体	↑	镇痛，抑制交感-肾上腺髓质过度兴奋，抑制 ACTH 分泌
胰岛素	胰岛 B 细胞	↓	降低血糖
胰高血糖素	胰岛 A 细胞	↑	促进糖原异生和肝糖原分解
ADH	下丘脑	↑	促进水重吸收，维持血容量，增强抵抗力
醛固酮	肾上腺皮质球状带	↑	Na^+ 重吸收增加，维持血容量
生长激素	腺垂体	急性应激↑ 慢性应激↓	

（四）全身适应综合征

全身适应综合征（general adaptation syndrome，GAS）是应激学说的奠基人——加拿大生理学家 Selye 于1946年提出的。其研究发现，对于一个短期的、不过分强烈的应激原，在撤除应激原后，机体可很快趋于平静。但如果应激原持续作用于机体，应激则应激可表现为一个动态的连续过程。全身适应综合征就是指应激原持续作用于机体，应激成为一个动态的连续过程，并最终导致内环境紊乱引发疾病。根据其动态的连续过程，全身适应综合征分为三期。

1. 警觉期

警觉期（alarm stage）在应激原作用后迅速出现，为机体保护防御机制的快速动员期。此期以交感－肾上腺髓质系统的兴奋为主，并伴有肾上腺皮质激素的释放增多。警觉反应使机体处于最佳动员状态，有利于机体的战斗或逃避。如人在遭遇坏人攻击时，整个身体都将动员起来，肾上腺素分泌增加，血压上升、心脏搏动和呼吸加快，骨骼肌、心、脑等器官的血流量增加，血糖浓度升高，这些反应使机体做好充分的准备，与坏人战斗或者逃跑。

2. 抵抗期

如果应激原持续作用于机体，在产生过警觉反应之后，机体将进入抵抗或适应阶段。此时，以蓝斑－交感－肾上腺髓质轴兴奋为主的一些警觉期反应将逐步消退，而表现出以肾上腺皮质激素（如糖皮质激素）分泌增多为主的适应反应，机体的代谢率升高，炎症、免疫反应减弱，胸腺、淋巴组织可见缩小。抵抗期（resistance stage）显示出对特定应激原的抵抗程度增加，但机体的防御贮备能力被消耗，对其他应激原抵抗力下降。

3. 衰竭期

持续强烈的有害刺激将耗竭机体的抵抗力，警觉期的症状可再次出现，肾上腺皮质激素持续升高，但糖皮质激素受体的数量和亲和力下降，机体内环境明显失衡，应激反应的负效应陆续显现。在衰竭期（exhaustion stage），与应激相关的疾病，如器官功能的衰退，甚至休克、死亡都可能出现。

二、应激的细胞体液反应

对多种应激原，特别是非心理性应激原，细胞可出现一系列细胞内信号转导和相关基因的激活，表达一些相关的、大多具保护作用的蛋白质。如热休克蛋白、急性期反应蛋白、某些酶或细胞因子等，成为机体在细胞、蛋白质、基因水平的应激反应表现。

（一）热休克蛋白

热休克蛋白（heat shock protein，HSP）是指在热应激或其他应激时细胞新合成或合成增加的一组蛋白质。热休克蛋白最初是从经受热应激（温度从 25 ℃升到 30 ℃，30 分钟）的果蝇唾液腺中发现的，故取名热休克蛋白。后来研究结果表明，除热应激外，许多其他的应激原如放射线、重金属、缺血、缺氧、寒冷、感染、饥饿及创伤等都可诱导热休克蛋白的生成，故热休克蛋白又称应激蛋白（stress protein，SP）。热休克蛋白主要在细胞内发挥功能，属非分泌型蛋白质。现已发现热休克蛋白是一个大家族，而且大多数热休克蛋白是细胞的结构蛋白，只是热休克蛋白可因受应激刺激而生成或生成增加（表7-2）。

1. 热休克蛋白的基本组成

热休克蛋白是一族在进化上十分保守的蛋白质，这提示它对维持细胞的生命十分重要。从原核细胞到真核细胞的各种生物体，其同类型热休克蛋白的基因序列有高度的同源性。热休克蛋白是一个大家族，其相对分子质量为8 000～110 000。HSP 可分为组成性（为细胞的结构蛋白，正常时即存在于细胞内）或诱生性蛋白（由各种应激原如感染、高温、缺氧等诱导生成）。根据热休克蛋白的相对分子质量的大小，表7-2简略叙述了各类型主要热休克蛋白的名称、相对分子质量、细胞内定位和可能的功能。

表 7-2　热休克蛋白的分类与功能

主要 HSP 家族成员	相对分子质量	细胞内定位	可能的生物学功能
HSP110 亚家族	90 001～110 000		
HSP110		核仁，细胞质基质	热耐受，交叉耐受
HSP105		细胞质基质	蛋白质折叠
HSP90 亚家族	70 001～90 000		
HSP90α（HSP86）		细胞质基质	与类固醇激素受体结合，热耐受
HSP90β（HSP84）		细胞质基质	与类固醇激素受体结合，热耐受
GRP94		内质网	分泌蛋白质的折叠
HSP70 亚家族	60 001～70 000		
HSC70（组成型）		细胞质基质	蛋白质折叠及移位
HSP70（诱导型）		细胞质基质，细胞核	蛋白质折叠，细胞保护作用
HSP75		线粒体	蛋白质折叠及移位
GRP78（Bip）		内质网	新生蛋白质折叠
HSP60 亚家族	40 001～60 000		
HSP60		线粒体	蛋白质折叠
TriC		细胞质基质	蛋白质折叠
HSP40 亚家族	30 001～40 000		
HSP47		内质网	胶原合成的质量控制
HSP40（hdj-1）		细胞质基质	蛋白质折叠
小分子 HSP 亚家族	20 000～30 000		
HSP32（HO-1）		细胞质基质	抗氧化
HSP27		细胞质基质，细胞核	肌动蛋白的动力学变化
AB-晶状体蛋白		细胞质基质	细胞骨架的稳定
HSP10	8 001～10 000	线粒体	为 HSP60 的辅助因子
泛素（ubiquitin）	≤8 000	细胞质基质，细胞核	蛋白质非溶酶体降解

Bip：免疫球蛋白重链结合蛋白（immunoglobulin heavy chains bunding protein）；

GRP：葡萄糖调节蛋白（glucose regulation protein，在低糖时表达增多）；

hdj-1：人类 Dnaj 类似物（human Dnaj homologue）；

HSC70：热休克同族蛋白（heat shock cognate）；

HO-1：血红素氧化酶-1（heme oxygenase-1）；

TriC：TCP-1 环形复合物（tailless complex polypeptide1 ring complex）。

2. 热休克蛋白的基本功能

热休克蛋白在细胞内含量相当高，占细胞总蛋白的 5%，其功能涉及细胞的结构维持、更新、修复、免疫等，但其基本功能为帮助新合成蛋白质的正确折叠、移位、维持和受损蛋白质的修复、移除、降解，被人形象地称为"分子伴娘"（molecular chaperone）。其基本结构为 N 端的一个具 ATP 酶活性的高度保守序列和 C 端的一个相对可变的基质识别序列。其基质识别区倾向于与蛋白质的疏水结构区相结合，而这些结构区在天然蛋白质中通常被折叠隐藏于内部而无法接近，也就是说热休克蛋白倾向于与尚未折叠的新生肽链或被有害因素破坏了其折叠结构的受损肽链结合，并依靠其 N 端的 ATP 酶活性，利用 ATP 促成这些肽链的正确折叠、再折叠、移位、修复或降解。

一个新生蛋白质要形成正确的三维结构和正确定位，必须有精确的时空控制。目前认为该功能主要由各种"分子伴娘"完成，结构性热休克蛋白即是这一类重要的"分子伴娘"，而诱生性热休克蛋白主要与应激时受损蛋白质的修复或移除有关。

多种应激原，如发热、炎症、感染等常会引起蛋白质结构的损伤，暴露出其与热休克蛋白的结合部位。正常时这些热休克蛋白与热休克转录因子（heat shock transcription factor，HSF）相结合。热休克蛋白与受损蛋白的结合释放出游离的 HSF，游离 HSF 聚合成三聚体，向核内移位并与热休克基因上游的启动序列相结合，从而启动热休克蛋白的转录合成，使热休克蛋白增多（图 7－2 和图 7－3）。增多的热休克蛋白可在蛋白质水平起防御、保护作用。已有的证据表明热休克蛋白可增强机体对多种应激原的耐受能力，如热休克蛋白合成的增加可使机体对温度升高、内毒素、病毒感染、心肌缺血等多种应激原的抵抗能力增强。

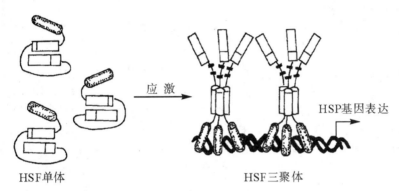

图 7－2　HSP 表达的调控

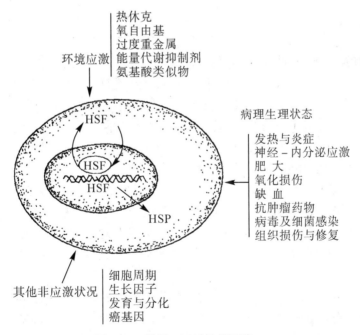

图 7－3　诱导 HSP 产生的因素

（二）急性期反应蛋白

应激时由于感染、炎症或组织损伤等原因可使血浆中某些蛋白质浓度迅速变化，这种反应称为急性期反应（acute phase response，APR），这些蛋白质被称为急性期反应蛋白（acute phase protein，APP），属分泌型蛋白质（表 7－3）。

表 7－3　几种重要的急性期反应蛋白

名　称	反应时间（h）	相对分子质量	成人正常参考值（g/L）	可能功能
Ⅰ组：应激时增加<1倍				
血浆铜蓝蛋白	48～72	132 000	0.20～0.60	减少自由基产生
补体成分 C3	48～72	180 000	0.75～1.65	趋化作用，肥大细胞脱颗粒
Ⅱ组：应激时增加 2～4 倍				
α_1－酸性糖蛋白	24	41 000	0.6～1.2	为淋巴细胞与单核细胞的膜蛋白，促进成纤维细胞生长
α_1－抗胰蛋白酶	10	54 000	1.1～2	抑制丝氨酸蛋白酶（特别是弹性蛋白酶）活性
α_1－抗糜蛋白酶	10	68 000	0.3～0.6	抑制组织蛋白酶 G
结合珠蛋白	24	86 000	0.5～2.0	抑制组织蛋白酶 B、H、L
纤维蛋白原	24	340 000	2.0～4.0	促血液凝固及组织修复时纤维蛋白基质的形成
Ⅲ组：应激时增加达1 000倍				
C－反应蛋白	6～10	110 000	0.068～8.0	激活补体，调理作用，结合磷脂酰胆碱
血清淀粉样蛋白 A	6～10	180 000	<10	清除胆固醇

1. 急性期反应蛋白的基本构成及来源

APP 的种类很多，可大致归属为凝血蛋白、蛋白酶抑制剂、运输蛋白、补体、其他（如 C－反应蛋白）等几大类。APP 主要由肝细胞合成，吞噬细胞、成纤维细胞也可产生少量 APP。正常时血液中 APP 含量很少，但在炎症、感染、发热时明显增加。少数蛋白在急性期反应时减少，被称为负急性期反应蛋白，如清蛋白、前清蛋白、运铁蛋白等。

2. 急性期反应蛋白的主要生物学功能

APP 的种类很多，其功能也相当广泛。但总体来看，它是一种启动迅速的机体防御机制。机体对感染、组织损伤的反应可大致分为两个时期：一为急性反应时相，急性期反应蛋白浓度的迅速升高为其特征之一；另一为迟缓相或免疫时相，其重要特征为免疫球蛋白的大量生成。两个时相的综合构成了机体对外界刺激的保护性系统。APP 的主要生物学功能有：

（1）抑制蛋白酶：创伤、感染时体内蛋白分解酶增多，急性期反应蛋白中的蛋白酶抑制剂可避免蛋白酶对组织的过度损伤。如 α_1－蛋白酶抑制剂、α_1－抗糜蛋白酶等。

（2）清除异物和坏死组织：以 C－反应蛋白的作用最明显。它可与细菌细胞壁结合，起抗体样调理作用，激活补体经典途径，促进吞噬细胞的功能，抑制血小板的磷脂酶，减少其炎性介质的释放等。在各种炎症、感染、组织损伤等疾病中都可见 C－反应蛋白的迅速升高，且其升高程度常与炎症、组织损伤的程度呈正相关，因此临床上常用 C－反应蛋白作为炎症类疾病活动性的指标。

（3）抗感染、抗损伤：C－反应蛋白、补体成分的增多可加强机体的抗感染能力，凝血蛋白的增加可增强机体的抗出血能力，铜蓝蛋白具有抗氧化损伤的能力等。

（4）结合、运输功能：结合珠蛋白、铜蓝蛋白、血红素结合蛋白等蛋白质可与相应的物质结合，避免过多的游离 Cu^{2+}、血红素等对机体造成危害，并可调节它们的体内代谢过程和生理功能。

三、应激时机体的功能代谢变化

（一）代谢变化

应激时能量代谢明显增强，物质代谢的总体变化表现为分解代谢增强，合成代谢减弱。

1. 高代谢率

应激时，机体代谢率明显升高，正常成人安静状态下每日能量需求量约为 8 348 J（2 000 Cal），一个大面积烧伤患者的能量需求量可高达 20 924 J（5 000 Cal）。高代谢率为机体应付紧急情况提供充足的能量。此种高代谢率主要是因为应激时儿茶酚胺、糖皮质激素以及某些炎性介质（如肿瘤坏死因子、白细胞介素-1 等）的释放增加，使机体脂肪动员增加，外周肌组织分解旺盛所致。但持续过高的代谢率常造成机体明显的消耗，在重度应激的情况下，机体可很快出现体重下降，骨骼肌萎缩，甚至组织修复能力降低等表现，且此种消耗很难通过单纯的营养支持来逆转。对于这些患者，除了给予充分的营养外，适当调整机体的应激反应，使用某些促进合成代谢的生长因子已被证明是有益的。

2. 糖、脂肪及蛋白质的代谢

应激时糖原分解、糖异生明显增强，血糖浓度升高，甚至可超过肾糖阈而出现糖尿。机体脂肪动员、分解也加强，血液中游离脂肪酸、酮体有不同程度的增加。肌组织分解增加，血氨基酸浓度升高，机体呈负氮平衡（图 7-4）。上述物质代谢的特点与应激时能量代谢的升高相匹配，为机体提供了充足的能源物质。同时，外周肌组织的分解也为肝提供了足够的原料，用以合成急性期反应蛋白、热休克蛋白等与应激相关的蛋白质。但上述变化可造成机体明显的消耗，有遗传易感性的患者则可诱发糖尿病，或使轻、中度糖尿病恶化。儿茶酚胺、胰高血糖素、糖皮质激素等的升高及胰岛素的相对不足是上述物质代谢变化的主要原因。

（二）心血管系统的变化

心血管系统在应激时的基本变化为心率增快、心肌收缩力增强、心排血量增加、血压升高，而血管外周阻力的大小视应激的具体情况而不同。在某些应激（如与运动、战斗有关的应激）状态下，交感神经兴奋引起骨骼肌血管明显扩张，可抵消交感神经兴奋所引起的其他部位血管收缩导致的外周阻力上升，表现为总外周阻力下降。但在某些应激情况下，如存在失血、心源性休克或某些精神应激（如需高度警惕专注环境），外周总阻力可升高。心血管系统的上述反应主要由交感-肾上腺髓质系统介导。

冠状动脉血流量在应激时通常是增加的。但精神应激在某些情况下可引起冠状动脉痉挛（特别在已有冠状动脉病变的基础上），从而导致心肌缺血。应激时心率增加，主要通过儿茶酚胺兴奋 β 受体引起。但交感-肾上腺髓质的强烈兴奋也可使心室颤动的阈值降低，在冠状动脉和心肌已有损害的基础上，强烈的精神应激有时可诱发心室颤动，导致猝死。

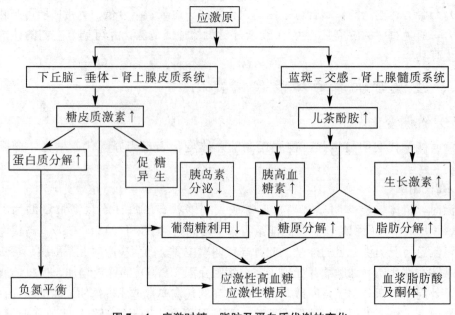

图 7-4 应激时糖、脂肪及蛋白质代谢的变化

（三）消化系统的变化

应激时消化系统功能常出现各种障碍。但不同的应激原可引起不同的消化系统反应。精神心理应激（如紧张、恐惧、焦虑等）常可引起咀嚼肌收缩、痉挛，在轻、中度心理应激下表现为咀嚼、进食活动的增加，并成为某些肥胖症的诱因。但精神心理应激也可明显抑制食欲，特别在一些年轻女性，可成为神经性厌食症的诱因。应激影响食欲的机制尚不清楚，目前认为可能与应激时中枢神经系统中单胺类介质的变化有关。

应激时由于蓝斑-交感-肾上腺髓质系统的强烈兴奋，胃肠血管收缩，血流量减少，特别是胃肠黏膜的缺血，可造成胃肠黏膜的损害，成为应激时胃黏膜糜烂、溃疡、出血的基本原因。应激时胃酸分泌正常或减少，但胃黏蛋白的分泌通常是降低的。应激可导致胃肠蠕动改变，儿童在情绪紧张时可出现胃部不适；在某些个体，心理应激可诱发肠平滑肌的收缩、痉挛，出现便意、腹痛、腹泻或便秘，甚至诱发溃疡性结肠炎。

（四）免疫系统的变化

应激对免疫功能的影响颇为复杂。急性应激反应时，可见外周血单核细胞数增多、活性增强，补体、C-反应蛋白等非特异性抗感染的急性期反应蛋白浓度升高等。但持续强烈的应激反应则造成免疫功能抑制甚至功能紊乱，诱发自身免疫性疾病。

应激时免疫功能的变化与交感神经兴奋及神经内分泌的改变直接相关。胸腺、淋巴结、脾等免疫器官含有丰富的交感神经末梢，淋巴细胞、吞噬细胞表面也具有儿茶酚胺、糖皮质激素、ACTH、生长激素、内啡肽等多种激素受体。应激时各种神经内分泌改变既可强化也可抑制免疫功能，它们之间的平衡左右着机体的免疫状态。但总体来看，由于应激时变化最明显的激素为糖皮质激素和儿茶酚胺，而两者对免疫系统都主要显示抑制效应，因此持续应激通常会造成免疫功能的抑制，甚至功能障碍。

（五）中枢神经系统的变化

中枢神经系统是应激反应的调控中心，与应激关系最密切的是大脑边缘系统。边缘系统主要包括海马、海马旁回、扣带回和嗅脑，它们与下丘脑有非常丰富的往返联系。在不同的应激原作用下，机体可出现一系列的情绪反应，包括欣快、恐惧、焦虑、失助感、抑郁、愤怒、敌意、自怜等。过分强烈、持久的情绪反应可造成中枢神经系统的功能紊乱，引起心理障碍或诱发精神疾病。如随着城市化的加剧，生活和工作节奏的加快，竞争的激烈，噪声，空气、环境的污染等，部分人表现出睡眠障碍、心神不宁、冲动、自控力减弱、敌意、愤怒感增强，或者抑郁、绝望、自杀等一系列症状，被称为"人口拥挤综合征"，其实际为应激所引起的中枢神经系统的功能障碍。

（六）血液系统的变化

急性应激时，外周血中可见白细胞数增多、核左移，血小板数增多、黏附力增强，纤维蛋白原浓度升高，凝血因子V、VIII以及血浆纤溶酶原、抗凝血酶III等的浓度也升高。血液非特异性抗感染能力和凝血能力增强，全血和血浆黏稠度升高，红细胞沉降率增快等。骨髓检查可见髓系和巨核细胞系增生。上述改变既有抗感染、抗出血的有利方面，也有促进血栓形成、弥散性血管内凝血（DIC）发生的不利方面。

慢性应激时，特别是各种慢性疾病状态下，患者常出现贫血。贫血常呈低色素性，血清铁浓度降低，类似于缺铁性贫血。但它与缺铁性贫血不同，其骨髓中的铁（含铁血黄素）含量正常甚或增高，补铁治疗无效，红细胞寿命常缩短至80天左右。其机制可能与吞噬细胞对红细胞的破坏有关。

（七）泌尿生殖系统的变化

应激时交感－肾上腺髓质的兴奋使肾血管收缩，肾小球滤过率（GFR）降低，尿量减少。肾素－血管紧张素－醛固酮系统的激活也引起肾血管收缩，GFR降低，水钠排出减少。ADH的分泌增多更促进水的重吸收，减少尿量。因此应激时，泌尿系统功能的主要变化表现为尿少，尿相对密度升高，水钠排出减少。

应激对生殖功能常产生不利的影响，如下丘脑分泌的促性腺激素释放激素（GnRH）在应激（特别是精神心理应激）时减少，或者分泌的规律性被扰乱。表现为某些妇女在遭受丧失亲人、过度的工作压力、惊吓等心理刺激后出现月经紊乱或闭经；哺乳期妇女乳汁明显减少或泌乳停止等，但催乳激素的分泌在应激时通常是增高的，且其消长与ACTH的消长相平行。何以在催乳激素增加的情况下会出现泌乳的减少或停止，其机制尚不清。

第三节　应激损伤与应激相关疾病

应激在许多疾病的发生、发展上都起着重要的作用。有人估计，50%～70%的就诊患者其所患疾病可被应激所诱发，或是被应激所恶化。应激与疾病的关系随着城市化的加剧受到医学界越来越多的关注。

各种致病因素在引起特定疾病的同时，也激起了机体的非特异性全身反应。虽然各种疾病或多或少含有应激的成分，但应激性疾病目前尚无明确的概念和界限。习惯上仅将那些应激因素起主要致病作用的疾病称为应激性疾病，如应激性溃疡（stress ulcer）。还有些疾病，如原发性高血压、动脉粥样硬化、冠心病、溃疡性结肠炎、支气管哮喘等，应激在其发生、发展中是一个重要的原因或诱因，这些疾病被称为应激相关疾病。

一、应激与疾病的关系

应激反应是机体的一种重要防御机制，没有应激反应机体将无法适应随时变动的内外环境。但如果应激原过分强烈，超出了机体的适应能力，或机体的应激反应发生异常，则可造成内环境紊乱，诱发疾病的产生或使疾病发展、恶化。

由于应激原的多种多样、应激反应泛化的特点，受损终末器官原有功能状态的不同，以及明显的个体差异等诸多因素都影响着应激性疾病和应激相关疾病的发生、发展。迄今为止尚无一个较完善的理论全面论述应激与疾病的内在联系，但有关两者关系的临床和实验资料却非常丰富。比较普遍的看法是：应激引起神经系统和神经内分泌系统的一系列变化，这些变化将重新调整机体的内环境平衡状态，以达到适应和对抗应激原的作用。但这种内环境变动常常以增加器官功能的负荷或自身防御机制的抑制为代价，因此过分强烈或长时间的应激状态将造成机体适应能力的破坏或适应潜能的耗竭，最终导致疾病的发生或发展。故有人将应激性疾病和应激相关疾病也称为适应性疾病（disease of adaptation）。Selye 所提出的全身适应综合征的第三期"衰竭期"的变化与此概念基本一致。

不同的个体对同一应激原的反应常表现出极大的差别，有的人适应良好，而有的人却发生应激性疾病或应激相关疾病，其机制目前尚无满意的解释。有人认为可能与各个机体遗传易感性的差异有关。

二、应激性溃疡

（一）概　念

应激性溃疡（stress ulcer）是指患者在遭受各类重伤（包括大手术）、重病或其他应激情况下，出现胃、十二指肠黏膜的急性病变，主要表现为胃、十二指肠黏膜的糜烂、浅溃疡、渗血等，少数溃疡可较深或穿孔。当溃疡发展侵蚀大血管时，可引起大出血。据内镜检查，重伤重病时应激性溃疡发病率相当高，一般估计为 75% ~ 100%。但造成生命威胁的通常是应激性溃疡发生的大出血，它的发病率在危重病患者中一般不超过 5%。

（二）发生机制

1. 胃黏膜缺血

胃黏膜缺血是应激性溃疡形成的最基本条件。应激时由于儿茶酚胺增多，内脏血流量减少，导致胃肠黏膜缺血，其黏膜的缺血程度常与病变程度呈正相关。黏膜缺血使上皮细胞能量不足，不能产生足量的碳酸氢盐和黏液，使由黏膜上皮细胞间紧密连接和覆盖于黏膜表面的碳酸氢盐黏液层所组成的胃黏膜屏障遭到破坏，胃腔内的 H^+ 顺浓度差进入黏膜，而黏膜的血流量减少又不能将侵入黏膜的 H^+ 及时运走，使 H^+ 在黏膜内积聚而造成损伤。

2. 胃腔内 H^+ 向黏膜内的反向弥散

胃腔内 H^+ 向黏膜内的反向弥散是应激性溃疡形成的必要条件。胃腔内 H^+ 浓度越高，黏膜病变通常越严重。若将胃腔内 pH 值维持在 3.5 以上，可避免形成应激性溃疡。但应激时胃酸的分泌通常并不增多，甚或减少。目前认为，黏膜内 pH 值的下降程度主要取决于胃腔内 H^+ 向黏膜反向弥散的量与黏膜血流量之比。在胃黏膜血流灌注良好的情况下，反向弥散至黏膜内的 H^+ 可被血流中的 HCO_3^- 所中和或被带走，从而防止 H^+ 对细胞的损害；反之，在创伤、休克等应激状态下，胃黏膜血流量减少，即使反向弥散至黏膜的 H^+ 量不多，也将使黏膜内 pH 值明显下降，从而造成细胞损害。

3. 其 他

尚有些次要因素也可能参与应激性溃疡的发病，如酸中毒时血流对黏膜内 H^+ 的缓冲能力降低，可促进应激性溃疡的发生；胆汁逆流在胃黏膜缺血的情况下可损害黏膜的屏障功能，使黏膜通透性增强，H^+ 反向弥散增多等。应激性溃疡若无出血或穿孔等并发症，在原发病得到控制后通常于数天内完全愈合，不留瘢痕。

三、应激相关性躯体疾病

心血管系统、免疫系统、内分泌系统、消化系统等多个系统可在应激状态时发生相关性躯体疾病（表 7 - 4）。充分认识到应激反应对相关躯体疾病发生发展的重要影响，对避免或者减轻劣性应激反应对机体的损伤及对相关躯体疾病的治疗与康复十分重要。

表 7 - 4 常见的应激相关性躯体疾病

涉及的系统、器官	疾 病
心血管系统	冠心病、高血压、动脉粥样硬化、心律失常等
免疫系统	自身免疫性疾病、免疫缺陷或免疫抑制等
内分泌系统	糖尿病、肥胖症等
消化系统	消化性溃疡、溃疡性结肠炎、神经性厌食症、肠易激综合征等
呼吸系统	变态反应性鼻炎（过敏性鼻炎）、支气管哮喘等
泌尿生殖系统	月经失调、性欲下降、神经性多尿等
肌肉与结缔组织	紧张性头痛、类风湿关节炎等
皮肤	瘙痒症、神经性皮炎、过敏性皮炎等

（一）应激与心血管疾病

在心血管急性事件的发生中，应激已被认定为一个触发急性心肌梗死、心源性猝死的重要诱因。与各种应激因素关系较为密切的心血管疾病有原发性高血压、动脉粥样硬化和心律失常等。

应激时，交感 - 肾上腺髓质系统的兴奋及血管紧张素增加等使外周小动脉收缩，血管外周阻力增加；同时 ADH 及醛固酮分泌增加，导致机体钠、水潴留，循环血量增加均可促进血压的升高。应激时多种激素的变化可使脂肪分解增强、血脂水平升高，促进动脉粥样硬化斑块的形成。而心律失常与情绪心理应激的关系已有广泛的实验和临床证据。动物实验证实，刺激交感神经可诱发心室颤动。无器质性心脏病者受到强烈的精神因素刺激时，可产生不同程度的房室传导阻滞、室性心律不齐，甚至心室颤动。已有冠状动脉病变或心肌损伤者，应激时更易诱发心肌梗死、致命性心律失常及猝死等。应激时交感 - 肾上腺髓质系统兴奋，通过兴奋 β 受体降低心室颤动的阈值，通过兴奋 α 受体引起冠状动脉收

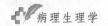

缩、痉挛，同时引起心肌电活动异常；而且应激反应还可使血液黏稠度升高、凝固性增强，成为诱发急性心肌缺血、心肌梗死的重要因素。

（二）应激与免疫功能障碍

免疫系统是应激反应的一个非常重要的组成部分。免疫细胞具有大多数神经－内分泌激素的受体，接受神经－内分泌的调控。同时，其作为应激反应的感受器官，感受一般感觉器官不能察知的应激原，并做出反应；释放各种激素（或激素样介质）和细胞因子，反作用于神经－内分泌系统，参与应激的调控，或直接作用于效应器官引起反应。

应激所导致的免疫功能障碍主要表现为自身免疫性疾病和免疫抑制。

1. 自身免疫性疾病

许多自身免疫性疾病都可以追溯出精神创伤史或明显的心理应激因素，如类风湿关节炎、系统性红斑狼疮。严重的心理应激常可诱发这些疾病的急性发作，如哮喘患者可因心理应激而发作，愤怒、惊吓，甚至公众面前讲话都会成为哮喘发作的诱因。但应激在自身免疫和变态反应性疾病发生发展中的具体作用机制尚不清楚。

2. 免疫抑制

慢性应激时免疫功能低下已如前述。患者对感染的抵抗力下降，特别容易出现呼吸道的感染，如感冒、结核等。临床研究也发现，遭受严重精神创伤后一段时间内有明显的免疫功能低下，其主要机制可能是 HPA 轴的持续兴奋，糖皮质激素生成过多所致。持续应激状态时，患者的胸腺、淋巴结皆可见萎缩现象。

（三）应激与内分泌功能障碍

应激可引起神经－内分泌功能的广泛变化，而持续应激则与多种内分泌功能的紊乱有关，其中又以与生长轴和甲状腺轴、性腺轴功能的紊乱最为相关。

1. 应激与生长轴和甲状腺轴

慢性应激可引起儿童生长发育的延迟，特别是失去父母或生活在父母粗暴、亲子关系紧张家庭中的儿童，可出现生长缓慢，青春期延迟，并常伴有行为异常，如抑郁、异食症等，被称为心理社会呆小状态（psychosocial short status）或心因性侏儒（psychogenic dwarf）。

急性应激时生长激素（GH）升高，但慢性心理应激时 GH 分泌却减少，且靶组织对胰岛素样生长因子－1 出现抵抗。糖皮质激素可使靶组织对胰岛素样生长因子－1 产生抵抗。而 GH 减少则是由 CRH 诱导的生长抑素的增多所引起。

此外，慢性应激时甲状腺轴要受 HPA 轴的抑制，生长抑素和糖皮质激素都抑制促甲状腺激素的分泌，且糖皮质激素还抑制甲状腺素（T_4）在外周转化为活性更高的 T_3，使甲状腺功能减低。上述因素皆可导致儿童的生长发育障碍。

在解除应激状态后，儿童血浆中 GH 浓度会很快回升，生长发育随之加速。

2. 应激与性腺轴

对性腺轴的抑制不仅表现在慢性应激，急性应激有时也可引起性腺轴的明显紊乱。前者如过度训练的运动员及芭蕾舞演员，可出现性欲减退、月经紊乱或停经。后者如一些突发的生活事件及精神打击（如丧失亲人）等，可使三十多岁的妇女突然绝经或哺乳期妇女突然停止泌乳。

HPA 轴可在各个环节抑制性腺轴，应激机体的糖皮质激素、ACTH 水平偏高，而黄体生成素、雄激素或雌激素水平降低，且靶组织（性腺）对性激素产生抵抗。

应激参与躯体疾病发生发展的例子还有很多，对其机制的研究也越来越细微，正从整体和神经 - 内分泌水平迅速向分子、基因水平深入。

（四）应激相关心理、精神障碍

应激反应与中枢神经系统的许多结构有着直接的关系，特别是大脑边缘系统。因此，大多数应激反应都引发有认知、心理、情绪和行为上的变化。

适度的应激反应，特别是良性应激反应有利于增强机体的认知能力，保持一定的唤起状态，并对环境变化保持积极反应。相反，持续的劣性应激可损害机体的认知能力，如噪声的持续刺激可使儿童学习能力下降。

情绪是一种主观感受。虽然每个人都经历过各种各样的情绪，但很难对情绪作出精确的客观描述。在心理社会因素引起的应激反应中，情绪反应有时会成为左右整个应激反应非常关键的因素之一。如在某些强烈心理社会因素的刺激下，有冠心病史的患者甚至可能诱发心源性猝死。

行为反应是一个更复杂的、受高级中枢调控的反应。过度应激反应常常改变个体的行为方式，如产生愤怒情绪的应激容易引起具有敌意的、攻击性的行为反应。而在如地震等重大自然灾害的刺激下，人们常表现出较强的互助行为。

由于应激反应与中枢边缘系统（如扣带皮质、海马、杏仁复合体）及下丘脑等部位有直接关系。急剧而强烈的心理社会应激原可直接引起一组心理精神障碍的发生。根据其临床表现和患病的持续时间，分为以下几类：

1. 急性应激障碍

急性应激障碍（acute stress disorder，ASD）是指在急剧而强烈的心理社会应激原作用后的数分钟至数小时内所引起的功能性精神障碍，又称为急性心因性反应（acute psychogenic reaction）。患者表现为伴有情感迟钝的精神运动性抑制，如沉默不语，对周围事物漠不关心，反应性木僵；也可表现为伴有强烈恐惧感的精神运动性兴奋，如兴奋、躁动、恐惧、紧张或叫喊、无目的地乱跑，甚至肌肉抽搐或痉挛。上述状态一般在数天或一周内缓解，预后良好。

2. 创伤后应激障碍

创伤后应激障碍（posttraumatic stress disorder，PTSD）又称延迟性心因性反应（delayed psychogenic reaction）或精神创伤性应激障碍（psychotraumatic stress disorder，PTSD），指严重而强烈的精神打击，如经历残酷战争、恐怖场面、严重创伤、强烈地震等，引起的延迟出现或长期持续存在的精神障碍。主要表现为：①一般在遭受强烈的精神刺激后数周至数月，甚至半年发病，持续的精神障碍不少于 3 个月，病程可达数年。②出现闯入性症状，表现为反复闯入性的痛苦地回忆起创伤性事件，反复痛苦地梦及事件。③出现回避症状，包括极力回避有关创伤性经历中的人与事、避免能引起痛苦回忆的活动或地方，对人冷淡、感情麻木、对未来失去信心等。

3. 适应障碍

适应障碍（adjustment disorder）指由于长期存在的应激性生活事件或持续的困难处境的刺激作用，加上人格缺陷的影响，使患者产生以焦虑、烦躁、抑郁等情感障碍为主要

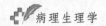

表现，同时伴有适应不良的行为或生理功能障碍的一类精神障碍。包括短、中、长期抑郁反应，混合性焦虑抑郁反应，以及以品行障碍为主的适应障碍等，或伴有社会适应不良、学习及工作能力下降、与周围接触减少等表现。应激原消除后，病程一般不超过 6 个月，经消除应激原，并调整形成新的适应后，精神障碍也会随之缓解。

第四节 防治应激损伤的病理生理基础

一、预防、消除或减少应激原

当应激反应可能对机体造成不利影响甚至损害时，应尽量排除或避开应激原。例如，控制疼痛，修复创伤，离开应激现场，进行心理疏导等。

二、积极治疗应激损伤

对应激损伤进行积极治疗，如对应激性溃疡采用抗酸治疗，脱离应激原并配合适当的心理、药物治疗，控制与应激相关的血压升高等。

三、糖皮质激素的应用

糖皮质激素具有多方面的防御代偿意义，其保护作用在动物实验及临床实践中已得到证实。对于严重感染、创伤或休克等所致的应激状态，补充糖皮质激素可能有助于机体度过危险期。

四、补充营养

应激时的高分解代谢造成了糖、脂肪及蛋白质等物质的大量消耗，因此要适当补充这些营养物质。

五、适当的心理治疗

患者在就诊、住院过程中，医务人员的医德医风、有关病情的言谈举止等常可成为其新的情绪、心理应激原，因此应尽量避免对患者不必要的暗示和刺激，降低患者的应激程度。

【思考题】

1. 什么是应激，举例说明生活中的应激反应？
2. 引起应激的原因有哪些，你认为对大学生来说，他们主要的应激原来自哪些方面？
3. 应激反应的基本表现主要在哪些方面，出现这些反应的机制是什么？
4. 什么是应激性疾病和应激相关性疾病，举例说明两者有何不同。

（韩　冰）

参考文献

［1］王华东. 应激反应与疾病［M］//姜勇. 病理生理学. 北京：高等教育出版社，2011.

［2］董伟华. 全身炎症反应综合征［M］//肖献忠. 病理生理学. 北京：高等教育出版社，2008.

［3］Herman J P，Cullinan W E. Neurocircuitry of stress：central control of the hypothalamo-pituitary-adrenocorticalaxis［J］. TINS，1997，20：78.

［4］Stratakis C A，Gold P W，Chrousos G P. Neuroendocrinology of stress：Implications for growth and development［J］. Horm Res，1995，43：162.

第八章　缺血－再灌注损伤

【内容提要】缺血的组织、器官恢复血液灌注后不但其功能和结构不能恢复，反而加重其功能障碍和结构损伤的现象称为缺血－再灌注损伤。缺血－再灌注损伤的发生机制与活性氧产生增多、细胞内钙超载、中性粒细胞活化和高能磷酸化合物生成障碍等因素有关。心脏缺血－再灌注损伤主要表现为心律失常、心肌顿抑和心肌结构破坏；脑缺血－再灌注损伤的特征为脑水肿，脑电图显示病理性慢波，脑功能障碍。缺血－再灌注损伤的防治应从清除活性氧、降低细胞内钙水平和抗白细胞等疗法入手，调动机体的内源性保护机制对其进行防治亦受到广泛关注。

充足的血液灌注是体内细胞存活和组织器官维持正常功能的必要条件，体内任何组织、器官的血流量不足都可造成严重的组织损伤，甚至危及生命。治疗缺血的重要措施是及时恢复血液灌注。近年来，随着临床上溶栓疗法、导管技术、动脉旁路移植术（搭桥术）、经皮腔内冠状动脉成形术（percutaneous transluminal coronary angioplasty, PTCA）、心肺复苏、心脏外科体外循环、断肢再植和器官移植等致力于恢复缺血组织器官血液供应的治疗手段的建立和推广，许多缺血器官在血液再灌注后结构功能得到恢复，取得了良好的治疗效果。然而，在动物实验和临床观察中发现，恢复血液再灌注后，部分动物或患者的细胞功能障碍和结构损伤进一步加重。这种组织器官缺血后恢复血液供应不仅不能使其功能得到恢复，损伤结构得到修复，反而造成其功能障碍和结构破坏进一步加重的现象称为缺血－再灌注损伤（ischemia-reperfusion injury），简称再灌注损伤（reperfusion injury）。

人们对于缺血－再灌注损伤的认识最早始于对心脏的研究。1955 年 Sewell 报道，结扎狗冠状动脉，造成心肌缺血，如果突然解除结扎恢复血液灌注，部分动物反而立即出现心室颤动而死亡。1960 年，Jennings 首次提出了心肌缺血－再灌注损伤的概念，证实再灌注会引起心肌超微结构不可逆性损伤，包括暴发性水肿、组织结构崩解、收缩带形成和线粒体内磷酸钙颗粒形成等。临床资料也显示，一些患者在冠状动脉痉挛解除或在冠状动脉内溶栓术后，当缺血心肌重新获得血液时，反而发生心室颤动甚至死亡。1968 年 Ames 报道脑再灌注损伤，1972 年 Flore 报道肾脏再灌注损伤，1981 年 Greenberg 介绍了肠再灌注损伤。事实上，机体内几乎所有器官，如心、脑、肝、肺、胰、肾、胃肠、骨骼肌和皮肤等都可以发生再灌注损伤，但多见于代谢旺盛的心、脑等器官。而且，再灌注损伤可以同时发生在多个器官。

一定条件下恢复组织的血液灌流可减轻组织的缺血性损伤，而某些条件下再灌注可使缺血性损伤加重。近年来临床医生发现，在休克治疗、心肺脑复苏、心绞痛冠脉解痉、心脑血管栓塞再通、心肺旁路、经皮腔内冠状动脉成形术、外科烧伤植皮、器官和肢体移植、止血带休克等，均与再灌注损伤有关。因此，探索缺血－再灌注损伤的特点、规律和发生机制，对防止缺血－再灌注损伤的发生有着重要意义。

第一节 缺血－再灌注损伤的原因和条件

一、原　因

凡是在组织器官缺血基础上的血液再灌注，都可能成为再灌注损伤的发生原因。
常见的有：

（1）组织器官缺血后恢复血液供应：如休克时微循环的疏通、冠状动脉痉挛的缓解、体外循环下行开胸直视手术和心搏骤停后心、肺、脑复苏等。

（2）一些新医疗技术的应用：如动脉旁路移植术、经皮腔内冠状动脉成形术及溶栓疗法等。

（3）其他：断肢再植、器官移植等。

二、条　件

临床上，并不是所有缺血器官在血流恢复后都发生缺血－再灌注损伤，这与缺血的时间和程度、组织器官的结构功能和代谢特点及再灌注的条件等因素有关。

（一）缺血的时间和程度

再灌注前组织缺血时间的长短与再灌注损伤的发生关系密切，缺血时间过短或过长均不易发生再灌注损伤。缺血时间短，血液供应恢复后可无明显的再灌注损伤。缺血时间长，易发生再灌注损伤，并可将缺血期的可逆性损伤进一步加重或转化为不可逆性损伤。若缺血时间过长，组织器官因缺血发生了不可逆损伤，甚至坏死，反而不会出现再灌注损伤。例如，阻断大鼠左冠状动脉 5~10 分钟，恢复血液供应后心律失常的发生率很高，但短于 2 分钟或超过 20 分钟，心律失常较少发生。再灌注损伤也与再灌注前组织缺血程度有关，缺血程度越轻，再灌注损伤越轻，缺血程度越重，再灌注损伤也越重。此外，不同器官、不同种属动物对缺血时间的耐受性不同，心、脑等对氧需求量较高的组织较易发生再灌注损伤，动物愈小则耐受缺血时间愈短。

（二）组织缺血前的状态

一般而言，侧支循环丰富的组织不易发生再灌注损伤，侧支循环的形成可缩短组织器官的缺血时间并减轻缺血程度。组织缺血前的功能状态也与再灌注损伤的发生有关，如心肌缺血前存在严重心肌肥厚、广泛性冠状动脉病变或严重心脏病的患者，易发生再灌注损伤。此外，组织器官对氧的需求程度越高越容易发生缺血－再灌注损伤。

（三）再灌注条件

1966 年 Zimmerman 和 Hulsmann 用无钙溶液灌注大鼠离体心脏，2 分钟后发生了肌膜损伤，随后用含钙溶液灌注，结果发现组织损伤进一步加重，这一现象称为钙反常（calcium paradox）。1973 年 Hearse 以大鼠离体心脏为模型进行缺氧实验时发现了氧反常（oxygen paradox）现象，用低氧或无氧溶液灌注心脏一段时间后，再恢复正常氧供应，心肌损伤未见恢复，反而更趋严重。缺血引起的酸中毒是细胞功能及代谢紊乱的重要原

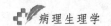

因，再灌注时纠正缺血组织的酸中毒会使组织损伤加重，即 pH 值反常（pH paradox）。这表明缺血－再灌注损伤的发生与氧反常、钙反常和 pH 值反常密切相关。此外，灌注液的压力和温度对再灌注损伤的发生也有一定的影响。临床上，用低压、低温（25 ℃）、低 pH 值、低钠、低钙、高钾、高镁灌注液灌注，可预防或减轻再灌注损伤；反之，则可诱发或加重再灌注损伤。

第二节　缺血－再灌注损伤的发生机制

在组织细胞缺血阶段，ATP 严重供应不足和各种有害物质堆积影响细胞离子通道功能、细胞内 pH 值和水解酶活性，并增加细胞膜通透性，导致细胞内 Na^+、Ca^{2+} 和 H^+ 失衡。这些因素不仅影响细胞功能，还可破坏细胞结构，直至细胞坏死。由于在损伤阶段那些缺血但没坏死的组织细胞酶活性发生改变，当恢复供氧时，再灌注损伤即可发生。

大量实验与临床研究证实，缺血－再灌注损伤的发生机制与活性氧大量产生、细胞内钙超载、中性粒细胞活化和高能磷酸化合物生成障碍等有关。

一、活性氧的作用

（一）活性氧的基本概念

活性氧（reactive oxygen）是指化学性质活泼的含氧代谢产物，包括氧自由基、单线态氧（$^1O_2$）、H_2O_2、NO、脂质过氧化物（LOOH）及其裂解产物脂氧自由基（LO·）、脂过氧自由基（LOO·）等（表 8－1）。

表 8－1　体内主要活性氧的生物学效应及其清除剂

活性氧	生物学效应	清除剂或拮抗剂
O_2^-	引发脂质过氧化	超氧化物歧化酶（SOD）、维生素 C、维生素 E、别嘌醇、钨
OH·	氧化/还原其他生物活性物质	二甲基亚砜、甘露醇、氯丙嗪、维生素 C、维生素 E、谷胱甘肽
H_2O_2	产生 OH·，使巯基氧化酶失活	过氧化氢酶、谷胱甘肽过氧化物酶（GSHpx）、髓过氧化物酶、维生素 C
$^1O_2$	强氧化剂，使脂肪酸自氧化	谷胱甘肽、金、尿酸、维生素 E、维生素 C、β_2－胡萝卜素
LOOH	生物膜结构和功能受损	磷脂氢过氧化物谷胱甘肽
LOO·	抑制酶活性	磷脂氢过氧化物谷胱甘肽
LO·	使生物活性物质交联	磷脂氢过氧化物谷胱甘肽

1. 氧自由基

自由基（free radical）是指外层电子轨道上含有单个不配对电子的原子、原子团和分子的总称。自由基的外层电子轨道的不配对电子使其极易发生氧化（失去电子）或还原反应（得到电子）。特别是其强氧化作用，可引发强烈的氧化应激（oxidative stress）反应，损伤细胞，导致细胞死亡。自由基的种类很多，由氧诱发的自由基称为氧自由基。氧自由基包括：超氧阴离子自由基（O_2^-）和羟自由基（OH·）。O_2^- 是 O_2 的单电子还原产物，主要来源于线粒体，是体内氧自由基存在的主要形式。在 Cu^{2+} 或 Fe^{2+} 的作用下，O_2^{-} 与 H_2O_2 反应生成 $OH·$，即 $O_2^{-} + H_2O_2 \xrightarrow{Cu^{2+}\text{或}Fe^{2+}} O_2 + OH· + OH^{-}$，这就是所谓 Fenton 反应。$OH·$ 是体内最活跃的氧自由基，对机体危害亦最大。

2. 单线态氧

单线态氧（$^1O_2$）是一种能量较高的激发态氧，其氧分子的同一外层轨道中有两个自旋方向相反的电子。这种氧分子在紫外光谱中呈现一条单线，故称为单线态氧（single oxygen）。单线态氧由氧在光和光敏剂的作用下生成，体内的光敏剂包括胆红素、维生素 B_2、视黄醛、卟啉等。单线态氧的化学性质极其活泼，能迅速氧化许多分子，特别是氧化蛋白质中的发色基团，如色氨酸、酪氨酸、苯丙氨酸、组氨酸、半胱氨酸、胱氨酸等。单线态氧对机体所起的生物学作用与氧自由基相同。

3. 过氧化氢

过氧化氢（H_2O_2）本身不是自由基，但在 Cu^{2+} 或 Fe^{2+} 的作用下可生成 $OH·$，或通过均裂生成 $OH·$。这是 H_2O_2 导致氧化应激的主要机制。

4. 脂性自由基

脂性自由基是氧自由基与多聚不饱和脂肪酸作用后生成的中间代谢产物，包括脂氧自由基（$LO·$）和脂过氧自由基（$LOO·$）。

自由基的性质极为活泼，易于失去电子（氧化）或夺取电子（还原），特别是其氧化作用强，故具有强烈的引发脂质过氧化作用。由于细胞内存在超氧化物歧化酶（SOD）和谷胱甘肽过氧化物酶（GSH-PX）、过氧化氢酶（CAT）等抗氧化酶类可以及时清除自由基，所以对机体并无有害影响。在病理条件下，由于活性氧产生过多或抗氧化酶类活性下降，则可引发链式脂质过氧化反应损伤细胞膜，进而使细胞死亡。

5. 一氧化氮

一氧化氮（nitric oxide，NO）是 L-精氨酸（L-arginine）在一氧化氮合酶（nitric oxide synthase，NOS）催化下产生的，它有一个不配对电子，故也是一种气体自由基，它还能与其他自由基反应，生成新的毒性更强的自由基，如过氧亚硝酸根（$ONOO^{-}$）、过氧亚硝酸（HOONO）和 $OH·$，其反应式如下：

$$NO + O_2^{-} \xrightarrow{e^{-}+H^{+}} ONOO^{-} \xrightarrow{H^{+}} HOONO \longrightarrow OH· + NO_2$$

过氧亚硝酸根的氧化性很强，能扩散到邻近细胞造成细胞损伤，且过氧亚硝酸不稳定，能释放出 $OH·$ 和 NO_2。

（二）缺血-再灌注时活性氧增多的机制

在缺血期，组织含氧量减少，作为电子受体的氧不足，活性氧增加不显著。当再灌注提供氧的同时，也提供了大量电子受体，使氧自由基在短时间内爆发性增多。研究证实，在再灌注开始的数秒钟后，组织和血液中的活性氧就可增加数倍。此外，体内清除活性氧的能力不足也是原因之一。

1. 线粒体产生活性氧增加

在生物氧化过程中，O_2 接受 1 个电子生成 O_2^{-}，接受 2 个电子生成 H_2O_2，接受 3 个电子生成 $OH·$，接受 4 个电子生成 H_2O。其反应式如下：

$$O_2 \xrightarrow{e^-} O_2^- \xrightarrow{e^- + 2H^+} H_2O_2 \xrightarrow{e^- + H^+} OH\cdot \xrightarrow{e^- + H^+} H_2O$$

（H_2O_2 下方：H_2O）

正常情况下，细胞线粒体内98％的氧分子通过细胞色素氧化酶系统接受4个电子还原成水，同时释放能量，仅1％～2％的氧分子经单电子还原为 O_2^-。据研究，每天每个线粒体产生的氧自由基可达 1×10^7 个，但很快被体内自由基清除系统所清除。在组织细胞缺血阶段，呼吸链复合体活性受损，呼吸链传递电子的效能下降，不能产生足够的电子，自由基生成增加。当再灌注提供大量氧的时候，就会产生大量活性氧，此时，呼吸链复合体Ⅰ、Ⅱ和Ⅲ均可产生活性氧。故线粒体是再灌注时氧自由基产生的主要来源（图8-1）。此外，钙超载使线粒体功能受损，线粒体氧化酶系统被抑制，氧经单电子还原成氧自由基增多；缺氧导致细胞抗氧化酶活性降低，氧自由基清除减少，也是氧自由基增多的原因之一。

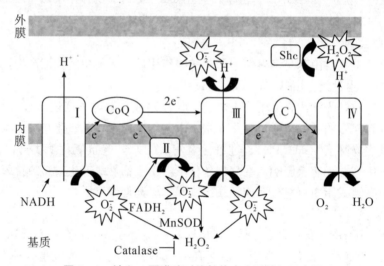

图8-1 缺血-再灌注时线粒体产生活性氧示意图

Ⅰ：呼吸链复合体Ⅰ；Ⅱ：呼吸链复合体Ⅱ；Ⅲ：呼吸链复合体Ⅲ；Ⅳ：呼吸链复合体Ⅳ；
C：细胞色素C；MnSOD：锰超氧化物歧化酶；Catalase：过氧化氢酶；CoQ：泛醌；Shc：含 SH_2 蛋白。

2. 黄嘌呤氧化酶途径产生活性氧增加

黄嘌呤氧化酶（xanthine oxidase，XO）的前身是黄嘌呤脱氢酶（xanthine dehydrogenase，XD），这两种酶主要存在于毛细血管内皮细胞内。正常时只有10％以黄嘌呤氧化酶的形式存在，90％为黄嘌呤脱氢酶。组织缺血缺氧时，一方面由于ATP减少，膜泵功能障碍，Ca^{2+} 进入细胞激活 Ca^{2+} 依赖性蛋白酶，使XD大量转变为XO；另一方面ATP依次降解为ADP、AMP和次黄嘌呤，在缺血组织内次黄嘌呤大量堆积。再灌注时，大量分子氧随血液进入缺血组织，XO在催化次黄嘌呤转变为黄嘌呤并进而催化黄嘌呤转变为尿酸的两步反应中，都同时以分子氧作为电子接受体，从而产生大量的 O_2^- 和 H_2O_2，H_2O_2 再在金属离子参与下形成 $OH\cdot$。因此，再灌注时组织内 O_2^-、$OH\cdot$ 等氧自由基大量增加（图8-2）。使用XO的抑制剂——别嘌醇（别嘌呤醇），可使缺血-再灌注损伤的发生率降低。

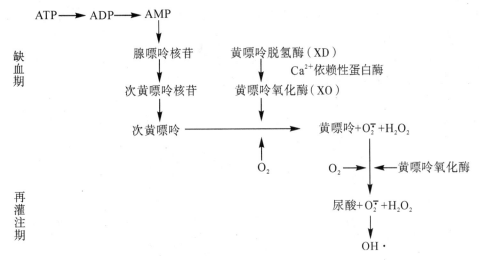

图 8－2 黄嘌呤氧化酶在活性氧生成中的作用

3. 白细胞呼吸爆发产生大量氧自由基

白细胞吞噬时伴耗氧量显著增加的现象，称呼吸爆发（respiratory burst）。其摄取的 $70\%\sim90\%$ 的 O_2 经细胞内的 NADPH/NADH 氧化酶作用形成氧自由基（$NADPH+O_2 \xrightarrow{\text{NADPH 氧化酶}} NADP^++H^++O_2^-$），用以杀灭病原微生物。组织缺血过程中大量中性粒细胞被激活，再灌注又提供大量氧，从而使活性氧大量增加。

4. 儿茶酚胺的自身氧化

任何原因引起的组织器官缺血，对其再灌注都可以看作是对机体的一种应激刺激。在这个过程中，交感－肾上腺髓质系统会分泌大量儿茶酚胺，儿茶酚胺在发挥其重要代偿调节作用的同时，在单胺氧化酶的作用下，自氧化生成 O_2^-。

5. 诱导型 NOS 表达增加

单核细胞和中性粒细胞中含有诱导型一氧化氮合酶（iNOS）。缺血－再灌注导致白细胞被活化后，iNOS 表达上调，导致 NO 大量生成。NO 及其代谢产物 $ONOO^-$、HOONO 和 OH·都可导致组织损伤。

6. 体内清除活性氧的能力下降

生物体内存在完整的抗氧化系统，包括：

（1）抗氧化酶类：如超氧化物歧化酶（SOD）清除 O_2^-，过氧化氢酶（CAT）清除 H_2O_2，谷胱甘肽过氧化物酶（GSHpx）清除 H_2O_2，谷胱甘肽硫转移酶清除脂性自由基等。

（2）非酶性抗氧化物：如维生素 E、谷胱甘肽、清蛋白、铜蓝蛋白等也可清除活性氧或控制活性氧的生成。

正常情况下活性氧不断产生，又不断被清除。活性氧的作用具有两重性，一定浓度的活性氧参与生命活动中的许多化学反应、信号转导及基因调控；缺血－再灌注时，由于清除活性氧的能力下降及活性氧大量产生，过多的活性氧则造成组织细胞严重损伤。

（三）活性氧的损伤作用

活性氧活泼的化学特性使其极易与各种细胞结构成分，如膜磷脂、蛋白质、核酸等发生反应,造成细胞结构损伤和功能代谢障碍。

1. 膜脂质过氧化

生物膜(细胞膜、线粒体膜、溶酶体膜和内质网膜)是活性氧攻击的主要部位。生物膜的主要成分是极性脂质(磷脂、胆固醇)和膜蛋白(酶、受体、离子通道等)。膜磷脂富含多价不饱和脂肪酸,易发生脂质过氧化。脂质过氧化的直接后果是其不饱和性质改变,继之发生膜流动性降低、脆性增加、膜受体和酶活性的改变。严重者可导致细胞结构破坏,细胞内容物外溢,细胞死亡。影响大小因膜本身的位置和功能而异。

(1)细胞膜结构破坏。细胞膜脂质过氧化使细胞膜受体失活、离子通道变构、酶活性改变,从而引起细胞功能和结构变化(图8-3)。

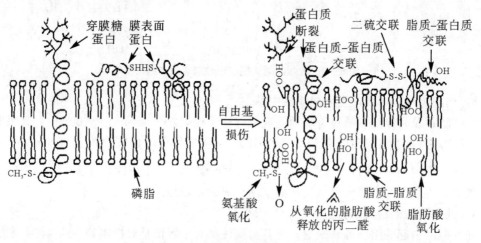

图8-3 活性氧对膜的损伤作用示意图

(2)细胞器膜结构破坏。活性氧对细胞器膜脂的攻击结果是:①溶酶体破裂释放溶酶体酶,引起细胞结构损坏;②线粒体肿胀、功能障碍,产能减少;③肌浆网 Ca^{2+} - ATP 酶活性降低使其摄取的 Ca^{2+} 减少,导致细胞内钙超负荷。

(3)间接抑制膜蛋白功能。脂质过氧化使膜脂质发生交联、聚合,存在于其间的膜蛋白(受体、酶、离子通道等)活性下降,如钙泵、钠泵及 Na^+/Ca^{2+} 交换蛋白等的功能下降,导致细胞质内 Na^+、Ca^{2+} 浓度升高,造成细胞肿胀、钙超载;膜受体抑制,引起细胞信号转导功能障碍等。同时,活性氧也可直接使膜蛋白变性失活。

(4)促进生物活性物质生成。膜脂质过氧化可激活磷脂酶C、磷脂酶D,进一步分解膜磷脂,催化花生四烯酸代谢反应,在增加氧自由基生成和增强脂质过氧化的同时,形成多种生物活性物质如前列腺素(prostaglandin, PG)、血栓素 A_2(thromboxane A_2,TXA_2)、白三烯(leukotriene, LT)等,促进再灌注损伤发生。

(5)减少ATP生成。线粒体膜脂质过氧化导致线粒体膜结构受损,功能抑制,ATP合成减少,细胞能量代谢障碍加重。

(6)脂质信号分子生成异常。磷脂是细胞膜所特有的成分,其中肌醇磷脂在信号转导过程中十分重要。虽然肌醇磷脂的脂质过氧化不会影响膜的稳定性,但却会造成前列腺素(PGs)、1,4,5-三磷酸肌醇(IP₃)和二酰甘油(DG)等生成障碍,致使细胞信号转导异常。

2. 蛋白质失活

活性氧与蛋白质多肽链上的巯基、氨基酸残基发生氧化反应，引起蛋白质错误折叠、变性、聚合、降解，使酶、受体、离子通道等产生功能障碍。缺血－再灌注时产生大量活性氧，严重影响机体内酶的活性和功能。巯基是许多酶活性中心的重要组成部分，活性氧与巯基的氧化反应破坏了酶的活性中心，引起酶的活性下降或丧失。酶活性中心的氨基酸残基也是活性氧的攻击位点，在其作用下酶肽链断裂，功能丧失。此外，活性氧还与脂质发生过氧化反应，破坏酶活性所必需的脂质微环境。

3. DNA 损伤

活性氧对核酸的作用主要是碱基修饰、断裂和交联。造成 DNA 损伤的活性氧主要为 $OH·$ 和 NO。DNA 损伤包括：

（1）细胞核 DNA 损伤。细胞核 DNA 是生物体遗传信息的携带者，具有编码蛋白质的功能，决定着生物体的主要生命活动。显然，DNA 损伤的危害是十分严重的。其主要损伤表现为：

1）碱基修饰：活性氧与碱基发生加成反应，如 $OH·$ 在胸腺嘧啶的 5,6－双键上进行加成反应，形成胸腺嘧啶自由基，从而改变了 DNA 的结构，影响遗传信息的正确表达。

2）DNA 断裂：$OH·$ 和 NO 从核酸的戊糖中夺取氢原子，使其形成在 C_4 上具有未配对电子的自由基，然后在 β 位发生链的断裂，使核酸分子的完整性被破坏，导致遗传突变。

3）DNA 交联：活性氧可使 DNA－DNA、DNA－组蛋白之间形成共价结合，引起交联，在双股 DNA 链之间形成股间交联，从而限制股间解链，导致 DNA 复制、转录障碍，使遗传信息表达受阻。

（2）线粒体 DNA 损伤。线粒体不仅是体内能源生产基地，同时还有自己的遗传系统，线粒体 DNA（mtDNA）编码线粒体 tRNA、rRNA 及一些线粒体蛋白质，如电子传递链酶复合体中的亚基等。线粒体 DNA 是裸露的，不与组蛋白结合，缺乏修复机制，且代谢转换率高，因而极易受到自由基攻击。线粒体 DNA 受损可导致线粒体的生长、分化和功能障碍。此外，线粒体与细胞凋亡关系密切。O_2^- 和 $ONOO^-$ 能导致线粒体膜通透性增加，线粒体膜孔道开放，细胞色素 C 和其他凋亡因子溢出，进而活化凋亡蛋白酶，诱导细胞凋亡。

4. 细胞间基质破坏

活性氧可使透明质酸降解、胶原蛋白交联，从而使细胞间基质变得疏松、弹性降低。

二、钙超载

再灌注损伤发生时，再灌注区细胞内 Ca^{2+} 浓度迅速增高，且 Ca^{2+} 浓度升高的程度往往与细胞受损的程度呈正相关。各种原因引起的细胞内 Ca^{2+} 含量异常增多并导致细胞结构损伤和功能代谢障碍的现象，称为钙超载（calcium overload）。1966 年 Zimmerman 和 Hulsmann 发现了钙反常现象。用无 Ca^{2+} 溶液灌注大鼠离体心脏，短时间内即发生肌膜损伤，随后灌注含 Ca^{2+} 溶液后发现，心肌细胞中钙含量明显增加，且心脏发生更为严重的结构和功能改变。1986 年 Young 证实，脑缺血－再灌注后也诱发了钙超载。进一步研究证明，Ca^{2+} 大量进入细胞内多发生在再灌注后的最初 2 分钟内，并对组织细胞产生损伤作用。

正常情况下细胞内外 Ca^{2+} 浓度相差悬殊，细胞内钙离子浓度（$[Ca^{2+}]_i$）为 $1\times10^{-8}\sim$ 1×10^{-7} mol/L，细胞外钙离子浓度（$[Ca^{2+}]_e$）为 $1\times10^{-3}\sim1\times10^{-2}$ mol/L，两者相差约 10 000 倍。如此明显的细胞内外浓度梯度的维持有赖于膜对钙的半通透性和钙转运系统的调节。Ca^{2+} 顺浓度梯度进入细胞液的途径主要依赖细胞膜钙通道和细胞内钙库释放通道。细胞膜钙通道主要有两类，电压依赖性钙通道（voltage dependent calcium channels，VDCC）和受体操纵性钙通道（receptor operated calcium channels，ROCC），又称配体门控钙通道。细胞内钙库释放通道属于受体操纵性钙通道，包括 1,4,5-三磷酸肌醇（IP_3）操纵的钙通道和二氢嘧啶受体（ryanodine receptor，RYR）敏感的钙通道。Ca^{2+} 逆浓度梯度离开细胞液主要依赖 Ca^{2+} 泵即 $Ca^{2+}-ATP$ 酶的作用、Na^+-Ca^{2+} 交换和 H^+-Ca^{2+} 交换等途径。细胞内、外 Ca^{2+} 稳态的调节详见第三章水、电解质代谢与水、电解质紊乱之第五节钙、磷代谢与钙、磷代谢紊乱。

（一）缺血-再灌注时细胞内钙超载的发生机制

细胞内钙超载主要发生于再灌注期，主要原因是钙内流增加，而不是钙外流减少。再灌注时钙超载的发生机制尚未完全阐明，可能与下列因素有关：

1. 细胞膜通透性增加

正常生理状态下，钙离子将细胞膜外板（external lamina）与外层的糖被层（glycocalyx）连接，形成完整的细胞膜，维持细胞内低钙、细胞外高钙。缺血造成细胞膜外板与糖被层分离，使细胞膜对钙的通透性大大增加。当再灌注时，钙离子顺细胞内外的浓度差大量进入细胞内。细胞内 Ca^{2+} 增加又可激活磷脂酶，使膜磷脂降解，细胞膜通透性进一步增加，形成恶性循环，加速细胞外 Ca^{2+} 进入细胞内。

缺血-再灌注时产生的大量活性氧可以破坏细胞膜和细胞器膜，造成膜通透性增加和结构破坏，从而使细胞外钙内流增加，细胞内肌浆网和内质网钙的转运障碍。因此，活性氧产生增加和钙超载互为因果，加剧细胞损伤。

2. ATP 依赖性离子泵功能障碍

生理状态下，Ca^{2+} 泵逆电化学梯度将 Ca^{2+} 转运到细胞外，或摄入到内质网、线粒体内，细胞膜上其他 ATP 依赖性离子泵，如 Na^+-K^+-ATP 酶也参与细胞内 Ca^{2+} 浓度的调节。缺血-再灌注过程中活性氧引起的损伤及膜磷脂的降解可引起线粒体膜受损，抑制氧化磷酸化作用，使 ATP 合成减少，ATP 依赖性离子泵功能障碍，促进钙超载的发生。

3. Na^+-Ca^{2+} 交换异常

Na^+-Ca^{2+} 交换异常表现为 Na^+-Ca^{2+} 交换蛋白反向转运增强，成为 Ca^{2+} 进入细胞的主要途径。

（1）细胞内高 Na^+ 对 Na^+-Ca^{2+} 交换蛋白的直接激活：缺血使 ATP 含量减少，钠泵活性降低，细胞内 Na^+ 含量明显增高。再灌注时缺血细胞重新获得氧，在激活钠泵的同时，也激活 Na^+-Ca^{2+} 交换蛋白，以反向转运的方式加速 Na^+ 向细胞外转运，并将大量 Ca^{2+} 运入细胞质，导致细胞内钙超载。应用选择性抑制 Na^+-Ca^{2+} 交换蛋白反向转运的药物可减轻再灌注引起的细胞死亡。

（2）细胞内高 H^+ 对 Na^+-Ca^{2+} 交换蛋白的间接激活：缺血时，组织无氧代谢增强，

H^+ 生成增多（酸中毒）。再灌注使组织间液 H^+ 浓度下降，细胞内外形成跨膜 H^+ 浓度梯度。激活细胞膜上的 Na^+-H^+ 交换蛋白，促进细胞内 H^+ 排出，细胞外 Na^+ 内流。内流的 Na^+ 又激活 Na^+-Ca^{2+} 交换蛋白，导致 Ca^{2+} 内流增加。

4. 儿茶酚胺增多

缺血−再灌注时儿茶酚胺大量产生，通过 α 和 β 受体使 Ca^{2+} 内流增加，其机制为：①通过 β 受体激活腺苷酸环化酶（adenylate cyclase，AC），cAMP 生成增加。cAMP 激活蛋白激酶 A（protein kinase A，PKA），PKA 又使 L 型钙通道磷酸化而促进钙内流；②通过 α 受体激活磷脂酶 C（phospholipase C，PLC），产生 IP_3，导致内质网/肌浆网上钙通道开放，使细胞内钙库释放 Ca^{2+}。

细胞内钙稳态的调控及缺血−再灌注损伤时钙超载的发生机制见图 8−4。

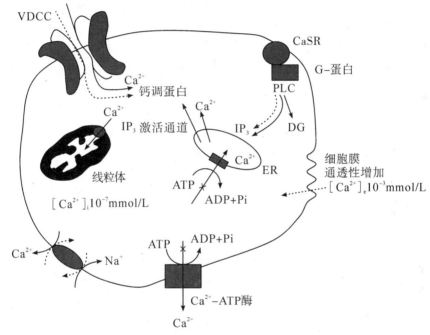

图 8−4　细胞内钙稳态的调控及缺血−再灌注损伤时钙超载的机制

VDCC：电压依赖性钙通道；CaSR：钙敏感受体；ER：内质网；

→示正常钙稳态的调节方向；┈►示再灌注时钙流动方向；✕示再灌注时受损

（二）钙超载引起再灌注损伤的机制

目前尚未完全阐明，可能与下列因素有关：

1. 破坏线粒体结构和功能

再灌注时线粒体 Ca^{2+} 浓度增加是影响细胞功能的主要原因。

（1）ATP 合成减少：线粒体基质中 Ca^{2+} 浓度升高使线粒体内形成磷酸钙沉积，影响电子传递和氧化磷酸化，导致 ATP 合成减少。

（2）线粒体通透性转运孔道开放：线粒体通透性转运孔道（mitochondrial permeability transition pore，MPTP）位于线粒体内外膜交界处，是一个由多种蛋白质组成的复合体。其主要功能是促进线粒体基质中的质子外流和 ATP/ADP 在线粒体与细胞

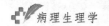

质之间的交换，维持线粒体正常的生理功能。

线粒体钙超载可以导致 MPTP 呈高通透性持久开放状态。MPTP 开放可产生以下后果：①氧化磷酸化脱耦联，线粒体的跨膜电位遭到破坏，ATP 合成终止；②氧自由基大量产生；③线粒体细胞色素 C 释放进入细胞质，激活半胱氨酸蛋白酶，诱发细胞凋亡；④线粒体释放其积聚的 Ca^{2+}，使细胞质 Ca^{2+} 浓度急剧升高，激活细胞质内各种蛋白水解酶和磷脂酶，使细胞膜受损崩解，细胞坏死。因此，MPTP 开放是细胞由可逆性损伤转变为不可逆性损伤的关键因素。

2. 激活钙依赖性降解酶

Ca^{2+} 浓度增高可激活蛋白酶（protease）、磷脂酶（phospholipase）、核酸内切酶（endonuclease）等多种钙依赖性降解酶。磷脂酶促进膜磷脂水解，造成细胞膜及细胞器膜受损；蛋白酶和核酸内切酶可引起细胞骨架和核酸分解，导致细胞损伤。

3. 促进活性氧生成

钙超载激活钙敏蛋白水解酶，促使黄嘌呤脱氢酶转变为黄嘌呤氧化酶，致使活性氧增加，损害组织细胞。此外，钙超载还可激活膜磷脂酶 A_2，通过环加氧酶和脂加氧酶，在花生四烯酸降解过程中产生 H_2O_2 和 $OH\cdot$。

4. 破坏细胞骨架

细胞骨架的微丝和微管构成网络以维持细胞的正常形态。胞内 Ca^{2+} 浓度增加使肌动蛋白丝同肌辅助蛋白分离，促使细胞膜大泡（细胞表面出现多个突起物）形成，细胞膜易于破裂，导致细胞解体。

三、白细胞的作用

炎症反应在缺血–再灌注损伤中的作用越来越引起人们重视。缺血–再灌注后的炎症反应是以白细胞聚集并穿过微血管壁、浸润周围组织，伴微血管功能紊乱，以及局部组织中液体和蛋白质积聚为标志的急性炎症反应。缺血期产生的代谢产物蓄积、组织细胞碎片等均可触发急性炎症反应，再灌注时大量白细胞随血流进入组织则进一步加剧炎症反应。参与炎症反应的细胞包括中性粒细胞、巨噬细胞、内皮细胞、淋巴细胞和血小板等，还包括补体、凝血系统、活性氧和细胞因子等，白细胞尤其是中性粒细胞的聚集、浸润是炎症反应发生的关键步骤，它们在再灌注损伤的发生机制中起着至关重要的作用。

许多研究证实，组织缺血早期即可见大量白细胞浸润，再灌注时白细胞聚集进一步增加。若用单克隆抗体治疗或用去除白细胞的血液进行再灌注，可以减少白细胞聚集和组织损伤。

（一）缺血–再灌注时白细胞增多及激活的机制

研究发现，缺血–再灌注组织内白细胞（主要是中性粒细胞）明显增加，并引发炎症反应，其机制尚未完全阐明，可能与下列因素有关。

1. 趋化因子产生增多

缺血时产生的大量趋化因子（chemokine）是激活大量白细胞向缺血组织中游走、聚集的启动因素。趋化因子有：①再灌注损伤时，细胞膜磷脂降解，花生四烯酸代谢产物如白三烯 B_4 等产生增多；②血浆炎性介质如 C3a、C5a 和激肽等产生增多；③白细胞本身释放具有趋化作用的炎性介质，如IL-8。这些趋化因子，吸引大量白细胞进入缺血组织。

2. 细胞黏附分子生成增多

黏附分子（adhension molecule）是指由细胞合成的，并可促进细胞与细胞之间、细胞与细胞外基质之间黏附的一类分子的总称，如整合素、选择素、细胞间黏附分子（ICAM-1）、血管细胞黏附分子及血小板内皮细胞黏附分子等，在维持细胞结构完整和细胞信号转导中起着重要作用。

正常情况下，微血管内皮细胞仅表达少量黏附分子，使血管内皮细胞和血液中流动的中性粒细胞互相排斥，这是保证微循环灌流的重要条件。缺血－再灌注时，血管内皮细胞和白细胞表达大量黏附分子，导致局部白细胞增多、聚集，促使白细胞滚动、内皮细胞黏附，并穿过血管壁游走到细胞间隙。

（二）白细胞聚集引起缺血－再灌注损伤的机制

大量的白细胞黏附、聚集在再灌注区引起损伤，其机制是：

1. 阻塞微循环

正常情况下，白细胞和血管内皮细胞相互排斥以保证血流通畅。实验与临床观察发现，在去除缺血原因恢复组织血液灌注后，缺血区仍然得不到充分血流灌注，这种现象称为无复流现象（no-reflow phenomenon）。无复流现象将加重组织损伤，导致再灌注治疗失败。这种无复流现象不仅存在于心肌，也见于脑、肾、骨骼肌缺血后的再灌注过程，是缺血－再灌注损伤中微循环障碍的主要表现。

（1）微血管内血液流变学改变：生理状态下，血管内皮细胞与血液中流动的中性粒细胞的相互排斥作用是保证微血管血液灌流的重要条件。在缺血－再灌注过程中，增多、激活的白细胞在黏附分子参与下，黏附在血管内皮细胞上，极易嵌顿、堵塞微循环血管。此外，在细胞因子和P-选择素的作用下，大量血小板在缺血组织中聚集、黏附，形成血小板栓和微血栓等，导致机械阻塞，使组织得不到充分的血液供应，进一步加重了组织无复流现象。

（2）微血管结构损伤：激活的中性粒细胞与血管内皮细胞可释放大量的致炎物质，如活性氧、蛋白酶、溶酶体酶等，引发自身的膜结构、骨架蛋白降解甚至细胞死亡，从而导致微血管结构损伤，造成微血管管径狭窄，或使其通透性增大，引发组织水肿和血液浓缩，进一步促进再灌注组织的无复流现象发生。

（3）微血管收缩－舒张失调：微血管的收缩－舒张平衡是维持正常微循环灌注的基础，它依赖于血管收缩物质和扩张物质的调控，血管内皮细胞和平滑肌细胞在调节这种平衡中发挥重要作用。在缺血－再灌注过程中，一方面，激活的中性粒细胞和血管内皮细胞可释放大量缩血管物质，如内皮素、血管紧张素Ⅱ、TXA_2等，另一方面，血管内皮细胞受损导致扩张血管物质合成释放减少，如NO、前列腺素（PGI_2）。血管收缩物质增多和扩张物质减少促进微血管的收缩、血栓形成和血管堵塞，加重无复流现象的发生。

2. 释放活性氧

白细胞活化后发生呼吸爆发会产生大量O_2和H_2O_2。H_2O_2在白细胞髓过氧化物酶（myeloperoxidase，MPO）的作用下，与Cl^-作用生成次氯酸（HOCl）：

$$H_2O_2 + Cl^- + H^+ \xrightarrow{MPO} HOCl + H_2O$$

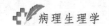

H_2O_2 和次氯酸均可损伤内皮细胞，增加血管壁通透性，导致组织水肿。组织水肿又压迫微血管，使微循环灌注更为减少，形成恶性循环。

3. 释放各种颗粒成分

白细胞活化后将释放许多颗粒成分，包括酶性成分和非酶性成分。

（1）酶性成分：激活的白细胞能释放 20 多种酶，其中 3 种对组织损伤作用较大，一种是含丝氨酸蛋白酶的弹性蛋白酶，它几乎能降解细胞外基质的所有成分，裂解免疫球蛋白、凝血因子，并能攻击邻近未受损的细胞；另两种酶是含金属的蛋白酶，即胶原酶和明胶酶，它们能降解各种类型的胶原，导致血管通透性增加，加重组织细胞损伤。

（2）非酶性成分：非酶性成分包括次氯酸和氯胺等，它们能与酶性成分联合作用，增强白细胞的破坏作用，如次氯酸能激活金属蛋白酶，增强弹性蛋白酶、胶原酶和明胶酶的活性。

4. 产生各种促炎细胞因子

白细胞被激活后，释放大量促炎细胞因子，其中主要为 TNF-α 和 IL-1β。TNF-α 作用于巨噬细胞、肥大细胞、淋巴细胞、成纤维细胞、平滑肌细胞和内皮细胞等，产生更多细胞因子，如 ICAM-1、IL-1、IL-2、IL-6 和血小板活化因子（platelet activating factor，PAF）、活性氧及溶酶体酶，引起瀑布反应。TNF-α 和 IL-1β 还可以上调黏附分子如 P-选择素和 β-整合素的表达。再灌注早期，有些细胞因子可发挥炎性介质的作用，如 IL-1、IL-2 和 IL-6 等，导致炎症反应失控；有些可使血小板聚集、释放，如 PAF；有些可导致细胞间黏附如 ICAM-1、血管细胞黏附分子（vascular cell adhesion molecule-1，VCAM-1）、P-选择素和 β-整合素；有些则直接损伤组织，如活性氧及溶酶体酶等。

总之，白细胞活化后释放的趋化物质可以促使更多的白细胞聚集，引起微循环障碍；聚集的白细胞释放活性氧及各种生物活性物质，使炎症反应失控，并导致组织损伤。这种级联反应比单个反应造成的损伤更严重。因此限制白细胞活化的各种治疗措施对减轻再灌注损伤是有益的。

四、高能磷酸化合物生成障碍

机体生命活动所需的能量均依赖于高能磷酸化合物的供给。短时间严重缺血后，细胞合成 ATP 的能力在再灌注后很长时间才能恢复。实验证明，狗心肌严重缺血 15 分钟时 ATP 显著减少，再灌注 20 分钟后 ATP 含量仅为正常值的一半，并在再灌注 24 小时内仍维持在低水平。

缺血-再灌注区 ATP 生成能力下降的机制为：

（1）线粒体受损：生物体内 90% ATP 来自线粒体的氧化磷酸化。再灌注时，活性氧和钙超载使线粒体损伤，受损线粒体对氧利用能力下降，合成 ATP 能力下降。

（2）ATP 合成的前身物质减少：ATP 合成的前身物质（如腺苷、肌苷、次黄嘌呤等）在再灌注时被丢失，使缺血区组织失去合成高能磷酸化合物的底物。

第三节　机体主要器官的缺血－再灌注损伤

缺血－再灌注损伤常发生于那些依赖有氧氧化供能的组织和器官，如脑、心、肝、肾和肠等。其可能使细胞功能失调、细胞凋亡或坏死，导致这些组织器官功能障碍。

一、心脏的缺血－再灌注损伤

心肌的缺血－再灌注损伤最为常见，对其研究最多。心肌缺血－再灌注损伤时，其功能、代谢和结构均发生明显变化。

（一）心功能变化

1. 心肌舒张、收缩功能降低

静止张力（resting tension）指心肌在静息状态下受前负荷作用被拉长时产生的张力，其随缺血时间的延长逐渐升高。发展张力（developed tension）指心肌收缩时产生的张力。再灌注时静止张力进一步增高，表现为心室舒张末期压力（VEDP）增大；发展张力进一步降低，表现为心室收缩峰压（VPSP）和心室内压最大变化速度（$\pm dp/dt_{max}$）均降低。

2. 缺血－再灌注性心律失常

缺血心肌再灌注过程中发生的心律失常，称之为再灌注性心律失常。其发生率较高，以室性心律失常为主，特别是室性心动过速和心室颤动较常见。再灌注性心律失常发生的基本条件是再灌注区必须存在功能上可能恢复的心肌细胞，这种细胞存在越多，心律失常的发生率越高。其次，其发生率与再灌注前缺血时间的长短、缺血心肌的数量、缺血程度和再灌注恢复的速度有关。

缺血－再灌注性心律失常的发生机制可能与下列因素有关：①氧自由基和钙超载，两者均可造成静息膜电位负值变小，电位震荡，早期后除极（early after-depolarization，EAD）和延迟后除极（delayed after-depolarization，DAD）。自由基清除剂和钙拮抗剂可明显减少再灌注性心律失常的发生。②心肌电生理特性的改变导致了传导与不应期的暂时不均一性，为折返激动心律失常的发生提供了电生理基础；③再灌注时被冲刷出来的儿茶酚胺刺激 α 受体，提高了心肌细胞的自律性；④再灌注明显降低心肌纤颤阈值。

3. 心肌顿抑

心肌顿抑指心肌缺血后未发生不可逆损伤，再灌注血流已恢复或基本恢复正常，但局部心肌出现可逆性收缩功能降低的现象。其发生机制与再灌注后 ATP 合成减少、氧自由基介导的细胞损伤、钙超载、白细胞激活和冠脉微血管灌注障碍有关。

（二）心肌能量代谢变化

缺血时心肌 ATP、CP 含量迅速降低，尤以 CP 明显。由于 ATP 降解，使 ADP、AMP 含量升高。由于腺苷酸进一步降解为核苷类（腺苷、肌苷）及碱基（次黄嘌呤等），心肌中这些物质可增加百倍。这些非磷酸化嘌呤进入血管，因而 ADP、AMP 迅速下降。再灌注时，由于血流的冲洗，核苷类物质明显减少，造成合成高能磷酸化合物的底物不足。

缺血时肌浆网（sarcoplasmic reticulum，SR）对钙摄取下降，再灌注时更进一步下降，因而细胞内钙浓度升高，线粒体内钙积聚，线粒体功能损伤使心肌能量合成减少。

（三）心肌超微结构变化

缺血-再灌注损伤时，心肌细胞基膜部分缺失，细胞膜破坏，损伤迅速扩展到整个细胞。表现为肌原纤维结构破坏（出现严重收缩带、肌丝断裂、溶解），线粒体损伤（极度肿胀、嵴断裂、溶解、空泡形成、基质内磷酸盐沉积形成的致密物增多）。

二、脑的缺血-再灌注损伤

脑是对缺氧最敏感的器官，它的活动主要是依靠葡萄糖有氧氧化提供能量。因此，脑缺血时间较长可引起不可逆性损伤，脑功能障碍。脑缺血时生物电发生改变，出现病理性慢波，缺血一定时间后再灌注，慢波持续并加重。

（一）能量代谢变化

脑缺血后首先出现能量代谢障碍，短时间内 ATP、CP、葡萄糖、糖原等均减少，乳酸明显增加。缺血时 cAMP 增加，cGMP 减少，再灌注后上述变化更加明显。由于 cAMP 上升可导致磷脂酶激活，使磷脂降解，游离脂肪酸增多；缺血后再灌注时，自由基产生增多与游离脂肪酸作用，使过氧化脂质生成增多，损伤生物膜。

（二）组织学变化

脑再灌注损伤主要表现为脑水肿及脑细胞坏死。脑的能量储备低，主要依赖于葡萄糖的有氧氧化供能。因而，缺血时脑组织 ATP 迅速减少，导致膜上能量依赖性离子泵功能障碍，细胞内高 Na^+、高 Ca^{2+} 等促使脑细胞水肿、脑组织间水肿发生。脑组织富含磷脂，再灌注后活性氧大量生成，在脑组织中发生较强的脂质过氧化反应，使膜结构破坏，线粒体功能障碍，细胞骨架破坏，细胞凋亡、坏死。

三、其他器官的缺血-再灌注损伤

肠缺血时，液体通过毛细血管滤出而形成间质水肿。缺血后再灌注，肠壁毛细血管通透性明显升高。严重肠缺血所致损伤特征为黏膜损伤。人和动物在出血性休克及局部肠缺血后都出现肠黏膜损伤，其特征表现为广泛的上皮与绒毛分离、上皮坏死、固有层破损、出血及溃疡形成。其结果是引起广泛的肠功能障碍及肠黏膜屏障的通透性增高，使大分子得以通过，或可导致细菌移位，引起内毒素血症和脓毒症的发生，甚至导致肠缺血性休克，严重者可发生多器官衰竭。小肠易发生缺血-再灌注损伤的一个重要原因，在于小肠血管内皮中的黄嘌呤脱氢酶和黄嘌呤氧化酶的活性在体内各器官中是最高的，再灌注时易产生大量自由基。

肾缺血-再灌注时，血清肌酐明显增高，表明肾功能严重受损。再灌注时肾组织损伤较单纯缺血明显加重，线粒体高度肿胀、变形、嵴减少、排列紊乱，甚至线粒体崩解，空泡形成等。

此外，骨骼肌的缺血-再灌注损伤可导致肌肉微血管和细胞损伤，自由基生成增多，脂质过氧化增强。

广泛的缺血－再灌注损伤还可引起全身炎症反应综合征甚至多器官功能障碍，是危重者死亡的主要原因。在多器官衰竭中，肺受累最常见。在缺血 24～72 小时发生呼吸功能不全，常预示着 MODS。肺损伤很快发展为呼吸衰竭和 ARDS，随后肝、肾、胃肠、心脏和中枢神经系统功能失常。

第四节　防治缺血－再灌注损伤的病理生理基础

一、消除缺血原因、尽早恢复血流

针对缺血原因，采取有效措施，尽可能在容易引起再灌注损伤发生的缺血时间以前恢复血流。注意再灌注时采用低压、低流、低温、低 pH 值、低钙、低钠条件，避免组织和器官的再灌注损伤。低压、低流的意义在于使再灌注时氧的供应不致突然增加，从而引起大量氧自由基的形成；低温则使缺血器官代谢降低，代谢产物聚积减少。

二、保护生物膜，改善缺血组织的代谢

缺血组织有氧代谢低下，无氧酵解过程增强，因而补充糖酵解底物如磷酸己糖有保护缺血组织的作用；外源性 ATP 作用于细胞表面与 ATP 受体结合，或使细胞膜蛋白磷酸化，有利于细胞膜功能恢复，并可穿过细胞膜进入细胞直接供能。针对缺血时线粒体损伤所致的氧化磷酸化受阻，可以应用氢醌、细胞色素等进行治疗，延长缺血组织的可逆性改变期限。实验证明，细胞色素 C 能促进线粒体的 ADP 磷酸化；醌类化合物则能加速电子传递或将电子直接传递给氢，有利于氧化磷酸化进行。

三、清除自由基

给予低分子自由基清除剂，如维生素 E（α－生育酚）、维生素 A（β－胡萝卜素）、维生素 C（抗坏血酸）和谷胱甘肽等；酶性自由基清除剂，如过氧化氢酶（CAT）、过氧化物酶、超氧化物歧化酶（SOD）等；最近证明，丹参、人参、甘露醇等许多中西药物，也具有清除自由基的作用。

四、减轻钙超载

研究结果证明，钙拮抗剂（calcium antagonist；又称钙通道阻滞剂，calcium channel blocker），可减轻再灌注损伤时细胞内钙超载和维持细胞的钙稳态，如维拉帕米（异搏定）等，可根据病情选用。

五、减轻炎症反应

给予具有稳定溶酶体膜作用的糖皮质激素、阻断中性粒细胞和内皮细胞间黏附反应的特定黏附分子的单克隆抗体等，均可明显减轻缺血－再灌注损伤。

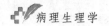

六、缺血预处理

预先一次或反复多次的短暂缺血后再灌注，可提高组织对随后持续性缺血的耐受性。实验表明，心肌缺血预处理，可使缺血期心肌梗死面积减少，再灌注期心律失常发生率降低，使再灌注后心肌功能恢复加快。

【思考题】

1. 试述缺血－再灌注损伤的原因和条件。
2. 简述缺血与再灌注时氧自由基产生过多的可能机制。
3. 简述缺血－再灌注损伤细胞内钙超载的机制。
4. 无复流现象的有关机制可能包括哪些方面？
5. 试述缺血－再灌注时通过黄嘌呤氧化酶途径引起氧自由基生成增多的机制。
6. 心肌缺血－再灌注损伤时会出现哪些功能、代谢变化？

（孙　兰）

参考文献

[1] 肖献忠. 缺血－再灌注损伤 [M] //肖献忠. 病理生理学. 2版. 北京：高等教育出版社，2008.

[2] 姜勇. 缺血－再灌注损伤 [M] //姜勇. 病理生理学. 北京：高等教育出版社，2011.

[3] 吴立玲. 缺血－再灌注损伤 [M] //金惠铭，王建枝. 病理生理学. 6版. 北京：人民卫生出版社，2007.

[4] Wu LiLing. Ischemia-Reperfusion Injury [M] //Pathophysiology. BeiJing：people's medical publishing house，2005.

第九章 凝血与抗凝血平衡紊乱

【内容提要】机体的凝血与抗凝血功能平衡依赖于凝血因子、抗凝因子及纤溶相关因子、血细胞质和量、血管结构和功能，以及血液流变学等因素的正常。这些因素若发生异常，即可引起凝血与抗凝血功能紊乱，继而可能出现血栓形成、出血及弥散性血管内凝血（DIC）。DIC是一种继发于某些疾病或病理过程的，以凝血系统和纤溶系统相继激活，并导致广泛微血栓形成、凝血及抗凝血功能障碍为病理特征的临床综合征。常继发于严重感染、广泛组织损伤、休克、心血管疾病及产科并发症等。另外，吞噬细胞功能受损、肝功能严重障碍、血液高凝状态以及微循环障碍等因素常促进DIC的发生。临床上典型DIC的发展过程常分为高凝期、消耗性低凝期及继发性纤溶亢进期。其临床表现主要表现为出血、微血管病性溶血性贫血、休克和器官功能障碍等。对DIC的处理主要以预防为主，一旦发生DIC，临床上则采取防治原发病、消除诱因、改善微循环及重建凝血与抗凝血平衡等综合治疗措施。

第一节 凝血与抗凝血功能平衡

凝血与抗凝血之间的动态平衡是机体维持体内血液流动状态及防止血液丢失的关键。凝血激活和血栓形成是机体出血时防止血液过度流失的主要机制。只有通过机体凝血与抗凝血（包括纤溶功能）之间的平衡，才能确保在局部受损血管内形成血栓，而其他部位不形成血栓，以维持正常部位的血液循环，这也是组织器官进行正常代谢和发挥生理功能的最基本条件。在多种疾病或病理过程中，机体可能出现原发或继发性凝血与抗凝血平衡紊乱，临床上可表现为血栓形成和出血倾向。血栓形成常为局部性的，而出血倾向大多为全身性的。

凝血与抗凝血功能的平衡，是以血浆成分（凝血、抗凝及纤溶相关因子）正常、血细胞质和量的正常、血管结构和功能正常，以及血液流度学正常为基础来实现的。这些因素中若有一种发生异常，都可引起凝血与抗凝血功能平衡紊乱。

一、正常机体的凝血

生理性凝血是在凝血启动因子的作用下，凝血系统各相关因子有序地活化，使血液中可溶性的纤维蛋白原（fibrinogen，Fbg）转变为不溶性的纤维蛋白（fibrin，Fbn）并形成血凝块的过程。这个过程在损伤的血管壁或组织、活化的血小板膜及微颗粒上才能迅速地进行。凝血反应作为机体防止过度出血的抗损伤反应，始终受到机体抗凝血因素的制约与调节，以保证凝血反应能在受损伤部位进行而形成局部血栓，又不至于影响全身的凝血与抗凝血平衡状态，并保证凝血成分得以适时清除，以利于损伤修复和血管再通。

（一）血液凝固的链式反应

凝血系统主要由凝血因子组成。凝血因子是指血浆和组织中直接参与凝血过程的各种物质。凝血因子以发现的先后顺序用罗马数字命名，主要有：凝血因子Ⅰ（FⅠ，纤维蛋白原，Fbg）、Ⅱ（FⅡ，凝血酶原）、Ⅲ（FⅢ，组织因子，tissue factor，TF）、Ca^{2+}（FⅣ），因子Ⅴ、Ⅶ、Ⅷ、Ⅸ、Ⅹ、Ⅺ、Ⅻ、ⅩⅢ。其中因子Ⅲ（TF）来自组织，其他除Ca^{2+}外，多数凝血因子在肝脏合成，并以酶原形式存在于血浆中。而因子Ⅱ、Ⅶ、Ⅸ、Ⅹ的合成需要维生素 K 参与。

目前认为，在启动凝血过程中起主要作用的是外源性凝血系统的激活。外源性凝血系统的激活是以组织因子的释放开始的。TF 是由 263 个氨基酸残基构成的跨膜糖蛋白，分子质量为 45 ku，它是因子Ⅶa/Ⅶ的辅因子，其细胞外结构区域为Ⅶa/Ⅶ的受体。正常时与血浆直接接触的内皮细胞、单核细胞、中性粒细胞及巨噬细胞不表达 TF，而血管外层平滑肌细胞、成纤维细胞、星形细胞、足状突细胞等可恒定表达，以备止血。虽然正常血液中可能有少量激活的凝血因子Ⅶ（Ⅶa），但由于血管内没有 TF，凝血过程并不能启动。

凝血因子Ⅶ多以酶原形式存在于血液中，其分子中含有多个 Ca^{2+} 结合部位。一旦组织受损，TF 释放，凝血因子Ⅶ则可通过 Ca^{2+} 与 TF 形成 TF-Ⅶ复合物，Ⅶ被激活为Ⅶa，则外源性凝血系统被启动。TF-Ⅶa 可激活凝血因子Ⅹ，并与 Va、PL-Ca^{2+} 形成凝血酶原激活物，使凝血酶原转变为凝血酶，分解纤维蛋白原，并激活血小板，从而启动凝血过程。TF-Ⅶa 除激活 FⅩ 以外，还可激活 FⅨ（Ⅸa），与Ⅷa、PL-Ca^{2+} 形成Ⅹ因子激活物，从而产生更多的凝血酶，起放大效应。因此，通过形成 TF-Ⅶa 复合物，使内、外源性凝血途径相互联系，相互促进，共同完成凝血过程。除凝血因子外，还有激肽释放酶原（prekallikrein，PK）、高分子激肽原（high molecular weight kininogen，HMW-K，HK）和血小板磷脂也直接参加凝血过程（图 9-1）。

在凝血的启动阶段只有少量凝血酶产生，而凝血过程启动后，凝血酶可通过多种环节进一步促进其产生，称为凝血酶对凝血过程的反馈激活作用。具体途径有：①凝血酶可激活 FⅪ 通过内源性凝血系统产生大量的凝血酶。②凝血酶可激活 FⅧ 和 FⅤ，也促进更多的凝血酶产生。③凝血酶可导致纤维蛋白的形成和血小板活化，激活的血小板可以促进凝血酶诱导的 FⅪ 的活化，而进一步促进凝血酶的产生。④FⅫa 和 FⅫf 可把 PK 激活成激肽释放酶（kallikrein，KK），后者又可反过来激活 FⅫa，产生循环放大效应。此外，凝血形成的纤维蛋白可包绕、结合凝血酶，以防止凝血酶被血浆中抗凝血酶Ⅲ（AT-Ⅲ）抑制。

需注意的是，由于血液中有组织因子途径抑制物的存在，TF 启动的凝血过程只限于局部，并不能无限扩大。

（二）血小板在凝血中的作用

血小板是初期止血的关键因素，又参与二期止血，对正常止血具有重要作用。血管内皮细胞损伤，暴露出内皮下胶原后，血小板膜糖蛋白 GPIb/Ⅸ可通过血管性假血友病因子（Von Willebrand factor，vWF）与内皮下胶原发生黏附，使血小板被活化并暴露出膜上 GPⅠb-Ⅲa受体。该受体通过黏附 vWF、纤连蛋白（纤维连接蛋白）等促使血小板相互黏附、延伸，并经纤维蛋白原引起血小板聚集以形成白色血栓。同时，活化的血小板在黏

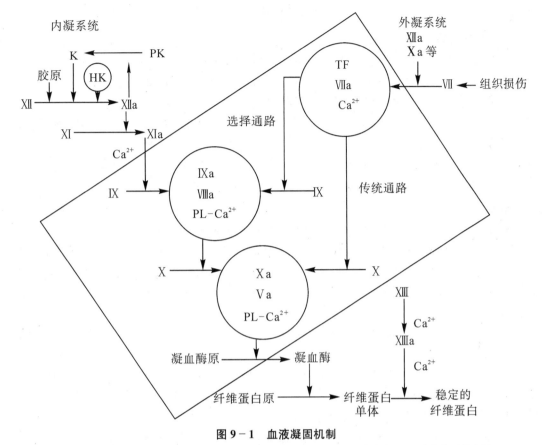

图 9-1 血液凝固机制

TF 为组织因子，PK 为激肽释放酶原，K 为激肽释放酶，PL 为细胞膜磷脂，HK 为高分子激肽原，
○为分子复合物，□为细胞膜磷脂固相活化反应。

附、聚集时发生释放反应，可释放 ADP、Ca^{2+}、5-HT、纤维蛋白原、纤连蛋白等，并在血小板膜上表达 PF_3，提供了凝血过程中重要的磷脂吸附表面，进一步激活血小板和促进凝血链式反应。

二、机体凝血功能的调节

机体凝血功能的调节包括体液调节和细胞调节。

（一）凝血功能的体液调节

凝血功能的体液调节主要指血浆中一些具有抗凝血功能的物质，主要有：①组织因子途径抑制物；②丝氨酸蛋白酶抑制物，包括抗凝血酶Ⅲ（AT-Ⅲ）、肝素辅助因子Ⅱ（HC-Ⅱ）、补体 C1 抑制物、α_1-抗胰蛋白酶、α_2-抗纤溶酶、α_2-巨球蛋白等；③以蛋白 C 为主体的蛋白酶类抑制物质。

1. 组织因子途径抑制物

组织因子途径抑制物（tissue factor pathway inhibitor，TFPI）是一种主要由血管内皮细胞合成的糖蛋白，由 276 个氨基酸残基构成，分子质量为 42 ku，广泛存在于肺、肝、肾、膀胱、胎盘等组织。TFPI 的抗凝血作用主要有：①在 Ca^{2+} 的参与下，TFPI 与 FⅩa 结合成 FⅩa-TFPI 复合物，并灭活 FⅩa；② TFPI 与 FⅦa-TF 复合物中的Ⅶa 结合，使

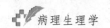

FⅧa-TF 失去活性。

2. 抗凝血酶Ⅲ和肝素辅助因子Ⅱ

抗凝血酶Ⅲ（AT-Ⅲ）主要由肝脏和血管内皮细胞产生，分子质量为 60 ku，广泛存在于肝、肺、肾、心、脑、肠等组织。AT-Ⅲ是一种抗丝氨酸蛋白酶，而凝血因子（FⅡ、FⅦ、FⅨ、FⅩ、FⅪ、FⅫ等）的活性中心均含有丝氨酸残基，因此，AT-Ⅲ能促使 FⅡa、FⅦa、FⅨa、FⅩa、FⅪa 等灭活。AT-Ⅲ是血液中最重要的抗凝血物质，血液中 70%～80% 的凝血酶的灭活作用由它完成。

肝素辅助因子Ⅱ（HCⅡ）是一种肝素依赖的糖蛋白抑制酶，在肝素或硫酸乙酰肝素（heparan sulfate，HS）存在时对凝血酶产生强大的抑制作用。

肝素是一种酸性糖胺聚糖（黏多糖），由肠、肝等组织的肥大细胞和嗜碱性粒细胞产生，能结合于血管内皮细胞和血小板表面，起抗凝和抑制凝血酶生成的作用。肝素或硫酸乙酰肝素与 AT-Ⅲ结合后，可以使 AT-Ⅲ的抗凝血作用显著加强。其过程可能是：凝血酶等活化的凝血因子与血管内皮细胞表面的肝素样物质结合为复合物，AT-Ⅲ再与该复合物反应并灭活活化的凝血因子。

3. 蛋白 C 系统

蛋白 C 系统由蛋白 C（protein C，PC）、蛋白 S（protein S，PS）、蛋白 C 抑制物（protein C inhibitor，PCI）和血管内皮细胞表面的血栓调节蛋白（thrombomodulin，TM）共同组成。凝血酶对凝血过程的影响，除前述的反馈激活作用外（凝血初期形成的少量凝血酶可反馈激活凝血因子Ⅴ、Ⅶ、Ⅷ、Ⅸ、Ⅺ等加速凝血过程），还通过激活蛋白 C（protein C，PC）对凝血激活起抑制作用。

PC 主要在肝脏合成，并以蛋白酶原的形式存在于血液中。凝血酶可从蛋白 C 的 N 端将其分解，生成一个由 12 个氨基酸组成的活性多肽，即激活的蛋白 C（APC）。APC 在 Ca^{2+} 的参与下可分解灭活 FVa、FⅧa，从而阻碍 FⅩ 和凝血酶原激活物的形成，这个过程是在血管内皮细胞上完成的。此外，APC 还有抑制 FⅩa 与血小板的结合、促使内皮细胞释放纤溶酶原激活物、灭活纤溶酶原激活物抑制物等抗凝血作用。

血管内皮细胞或血小板膜上的蛋白 S（protein S，PS），可作为细胞膜上 APC 的受体或与 APC 协同，促进 APC 清除凝血酶原激活物中的 FⅩa 等。一般认为，蛋白 S 是作为 APC 的辅酶而起作用的。

血栓调节蛋白（thrombomodulin，TM）是内皮细胞膜上凝血酶受体之一，与凝血酶结合并降低其凝血活性，并使凝血酶激活 PC 的作用大大增强。因此，TM 是血管内使凝血酶由促凝因子转为抗凝因子的重要凝血抑制因子（图 9-2）。

由于以上因素协同作用，阻碍了正常血管内皮部位的凝血反应；同时，由于血液中存在有 APC 的天然抑制物 PCI，生成的 APC 也不至于影响到血管受损部位的凝血反应。此外，血浆中 α_1-抗胰蛋白酶、α_2-抗纤溶酶、α_2-巨球蛋白等也能对 APC 起抑制作用。

（二）凝血功能的细胞调节

凝血功能的细胞调节主要指血管内皮细胞（vascular endothelial cell，VEC）对凝血与抗凝血平衡的调节作用，以及单核吞噬细胞系统与肝细胞的非特异性抗凝血作用。

1. 血管内皮细胞

血管内皮细胞（vascular endothelial cell，VEC）覆盖于血管内壁，形成血液与组织

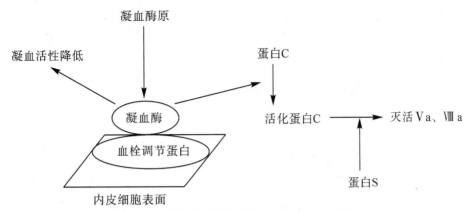

图 9-2　蛋白 C、蛋白 S 及血栓调节蛋白的作用

间的天然物理屏障，且其表面带有的负电荷也抑制血小板、白细胞等血细胞与其直接接触，还能产生各种生物活性物质，在调节凝血与抗凝血平衡中起最重要的作用；此外，VEC 还有调节血管紧张度、炎症反应、维持微循环等作用。VEC 具有多种抗凝功能，但当其受到某些因素的刺激或损伤时，却具有显著的促凝作用。一般来讲，在生理状态下VEC 主要表现出抗血栓形成的特性；在病理情况下，VEC 主要表现促进止血、血栓形成及炎症过程的发展。VEC 最终是起促凝作用还是抗凝血作用，完全取决于刺激因素的性质和数量。

（1）VEC 的抗凝作用：正常 VEC 的抗凝作用如图 9-3 所示，具体表现如下：

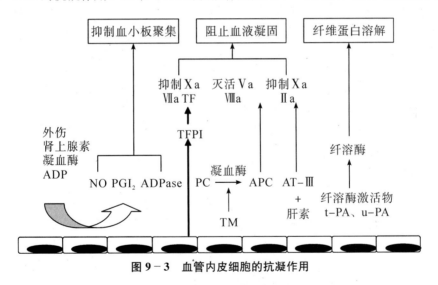

图 9-3　血管内皮细胞的抗凝作用

1）VEC 表面的肝素、HS、硫酸皮肤素 B（DS-B）等物质可大量吸附并增强 TFPI、AT-Ⅲ和 HCⅡ的抗凝作用。

2）VEC 产生多种抗凝物质，如 TFPI、AT-Ⅲ、α_2-巨球蛋白和蛋白酶连接素Ⅰ等。

3）VEC 通过其表面 TM 参与 PC 系统的活化及抗凝作用。同时，凝血酶与 TM 结合后，对纤维蛋白原、FⅤ、FⅧ的激活或对 PS 的灭活作用都受到抑制，并且能被 VEC 内吞清除。另外，TM 尚具有抑制凝血酶原活化及增强 AT-Ⅲ的作用。

4）VEC 分泌、释放组织型纤溶酶原激活物（tissue plasminogen activator，t-PA）和纤溶酶原激活物抑制物（PAI），但以前者为主。VEC 膜上存在激肽原受体，形成因子 XIIa 非依赖性表面激活系统，因此正常 VEC 具有很强的促纤溶功能。

5）VEC 生成和释放 PGI_2、NO、6-酮-前列腺素 E_1、13-羟十八碳二烯酸（13-HODE）等活性物质，并在膜上存在 ADP 酶活性，因而有助于发挥抑制血小板活化与聚集的作用。

6）正常 VEC 不表达 TF，因而不会启动外源性凝血系统。

（2）VEC 的促凝作用：正常 VEC 能产生 vWF 促进血小板与 VEC 的黏附，并促进血小板聚集、延伸；当 VEC 受刺激或损伤时可通过多个环节发挥促凝活性。VEC 的促凝作用主要概括为以下四点：①VEC 膜有 FIXa、FXa 的结合位点，可吸附这些凝血物质以防止其在血液中扩散。②VEC 可分泌纤连蛋白（fibronectin，FN）和玻连蛋白（vitronectin，VN）等，经纤维蛋白原介导，促进血小板黏附；VEC 也能通过表达 E-选择素、细胞间黏附分子-1（intercellular adhesion molecule-1，ICAM-1）、血管细胞黏附分子-1（Vascular cell adhesion molecule，VCAM-1）等多种黏附分子，介导白细胞黏附、聚集。被激活的血小板和白细胞可通过释放血小板因子、IL-1、TNF 等因子，促进 VEC 表达大量的 TF 从而促进链式凝血反应。③VEC 机械性受损时可表达 FV 和 FXIII。④VEC 功能受损时，可过量表达 PAI-1 而降低纤溶功能。

（3）VEC 对血管的正常舒缩活性：VEC 对血管的正常舒缩活性是保持血液流动性的基本条件之一。正常 VEC 可产生和分泌 PGI_2、NO 等扩血管因子和内皮素（endothelin，ET）、TXA_2 等缩血管因子调节血管的舒缩活性，而 VEC 损伤则可通过上述促凝或抗凝功能受损而对凝血和抗凝血平衡产生明显影响。

2. 单核吞噬细胞系统

单核吞噬细胞系统可以清除组织因子、细菌内毒素、免疫复合物等促凝物质及活化的凝血因子、纤溶酶等。肝脏不仅能合成 Fbg（FI）、凝血酶原（FII）、FV、FVII、FIX 和 FX 等，还可灭活 FIXa、FXa、FXIIa 和凝血酶等。此外，还可合成某些抗凝物质（如 AT-III、PC）和 PLg 等。因此，肝脏在调节凝血与抗凝血平衡方面起重要作用。脾脏通过扣押、释放血小板，对凝血也有调节作用。

（三）纤溶系统

纤溶系统由纤溶酶原（plasminogen，PLg）、纤溶酶（plasmin）、纤溶酶原激活物（plasminogen activators，Pas）和纤溶抑制物组成。其主要功能是使纤维蛋白凝块溶解，保证血流通畅，另外，也参与组织的修复和血管再生等。纤溶过程包括纤溶酶原激活和纤维蛋白降解两个阶段。因此，纤溶过程既是机体抗凝功能的重要组成部分，也是血栓形成后损伤修复的关键环节，它能促进血栓溶解、血管内皮再生和血管再通。

1. 纤溶系统激活

体内纤溶系统激活有两条途径。外激活途径指组织和内皮细胞合成的组织型纤溶酶原激活物（tissue plasminogen activator，t-PA）和肾合成的尿激酶型纤溶酶原激活物（urokinase plasminogen activator，u-PA），可激活纤溶酶原转变为纤溶酶，这是体内最重要的纤溶激活途径。凝血系统激活产生的激肽释放酶、FXIIa、FXIa 以及凝血酶等直接激活纤溶酶原转变为纤溶酶的途径称为纤溶的内激活途径。

实验证明，少量纤维蛋白（Fbn）能刺激 VEC 释放 t‑PA。因此，凝血激活后既能通过内激活途径，也能经外激活途径激活纤溶系统。当组织严重损伤，大量 t‑PA 释放进入血液循环时，可引起纤溶功能亢进和出血倾向，在临床上称为原发性纤溶（primary fibrinolysis）。由各种原因引起凝血活化，并经内激活途径（或同时经外激活途径）引起纤溶亢进的过程，称为继发性纤溶（secondary fibrinolysis）。

2. 纤维蛋白降解

纤溶系统激活后产生的纤溶酶是一种丝氨酸蛋白酶，可水解纤维蛋白（原）、凝血酶和 FV、FⅦ、FⅧ等各种凝血因子和其他血浆蛋白质。纤溶酶一般在细胞表面或纤维蛋白局部生成，如有少量纤维蛋白形成并沉着于 VEC 表面时，通过 VEC 释放的纤溶酶原激活物使纤溶酶激活而降解纤维蛋白。同时纤维蛋白的降解产物又有抗凝、抗血小板等作用。

体内还存在抑制纤溶系统活性的物质，主要有：①纤溶酶原激活物抑制物‑1（plasminogen activator inhibitor type‑1，PAI‑1），主要由内皮细胞和血小板产生，可抑制 tPA 和 uPA。②补体 Cl 抑制物，抑制激肽释放酶和 FⅫa 对纤溶酶原的激活。③α_2‑抗纤溶酶（α_2‑纤溶酶抑制物），抑制纤溶酶的活性。④α_2‑巨球蛋白，抑制纤溶酶，也可抑制凝血酶、激肽酶释放酶等。此外，蛋白酶 C 抑制物、蛋白酶连接抑制素、富组氨酸糖蛋白等对纤溶系统也都有一定的抑制作用。

总之，机体的凝血、抗凝、纤溶系统，乃至与血浆激肽、补体系统之间相互协调，并与 VEC、血小板、粒细胞、单核细胞等多种细胞之间有着密切联系，使机体既可保证止血功能，同时又避免凝血作用的扩大以维持血流通畅（图9‑4）。在这一复杂的相互作用中关键是凝血酶的作用。凝血酶一旦产生，除可使纤维蛋白形成外，还通过与血小板、VEC 等细胞膜上的凝血酶受体结合，调节这些细胞的凝血、抗凝和纤溶等功能。凝血酶在机体的凝血、抗凝和纤溶系统之间的相互促进、相互制约机制中具有十分重要的作用。若某些原因导致凝血、抗凝、纤溶功能障碍，血管结构或功能异常，以及血细胞，特别是

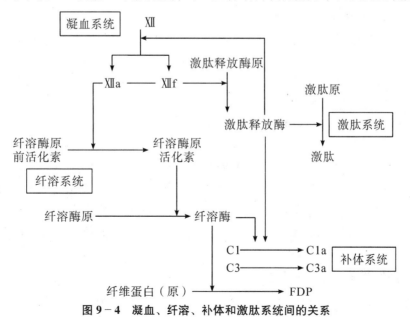

图9‑4　凝血、纤溶、补体和激肽系统间的关系

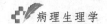

血小板的质或量的异常均可引起凝血与抗凝功能紊乱，临床上出现血栓形成倾向或出血倾向。

第二节 血栓形成的原因和机制

血栓（thrombus）是流动的血液成分在血管或心脏形成的固体沉积物。血液成分在活体的心脏或血管内发生粘集、凝固形成病理性固体凝块的过程，称为血栓形成（thrombosis）。血栓一旦形成，将会使血管发生完全或不完全阻塞，从而影响血液的流动。血栓形成既可发生在低血流量和低压力的静脉系统，也可发生在高流量、高压力的动脉系统。前者血栓成分中纤维蛋白较丰富，而后者血小板较丰富。血栓形成的病因常与血管损伤、血细胞、血浆成分和血流异常有关。临床上多种疾病或病理过程均可通过不同环节引起血栓形成。

研究证实，凝血因子、抗凝因子、纤溶因子以及血小板膜受体的各种基因的变异与血栓形成倾向相关，某些特定基因（如抗凝血酶、蛋白 C 和蛋白 S 基因等）的特异突变易促进血栓形成。但多数情况下，血栓形成主要与环境因素有关，如分娩、摄取激素、外科手术、吸烟、糖尿病、高血压、血脂异常及血管壁的局部变化等均与血栓形成密切相关。总之，血栓性疾病的发生既与遗传性因素有关，也与环境因素有关，是一种多因素疾病。

一、凝血因子异常与血栓形成

血浆凝血因子的质与量的异常可为先天性（或遗传性）的，也可为获得性的，主要表现为凝血因子的增多和/或过度活化。但需注意的是，某些凝血因子或凝血相关因子的缺乏（如因子Ⅻ缺乏）也可能促进血栓的形成。

（一）遗传性凝血因子异常

1. 遗传性凝血因子结构异常

常见于多种异常纤维蛋白原（Fbg）血症和 FⅧ结构异常。遗传性异常 Fbg 血症中约有 20％有反复血栓形成，而某些点突变引起的 Fbg 分子缺陷，其激活后转变成的纤维蛋白团块常因结构过于紧密而不易被降解清除，使血栓易于发生。FⅧ结构异常由点突变引起，异常的 FⅧ常常对 APC 的灭活不敏感。

2. 遗传性 FⅫ和前激肽释放酶（PK）缺乏

过去一直认为 FⅫ通过表面接触活化系统（包括 FⅫ、PK、KK、高分子激肽原等）的活化，是启动内源性凝血途径的生理性启动因子。因此，如果机体先天性缺乏 FⅫ和 PK，应该出现出血倾向。但通过诸多研究发现，此类患者几乎无出血倾向，反而有多数病例出现不同程度的血栓形成倾向，且以静脉血栓形成和肺栓塞多见。这提示在体内由 FⅫ激活而启动生理性凝血过程的作用是极微小的，相反 FⅫ和激肽系统主要起促进纤溶和抗凝的作用。

（二）获得性凝血因子异常

获得性凝血因子增多与某些病理性因素有关，如肥胖、糖尿病、高血压、高脂血症、吸烟等因素可引起血纤蛋白原（血浆纤维蛋白原）浓度增高；恶性肿瘤、吸烟、酗酒及口服避孕药等因素可使 FⅦ增高；而肾病综合征患者中可有 FⅡ、FⅤ、FⅦ和 FⅧ的浓度增高。凝血因子增多可增加血栓发生的危险，特别是纤维蛋白原的数量增加与心肌梗死、缺血性心脏病等关系密切。此外，应激反应、妊娠及分娩前后等生理情况也使血浆中多种凝血因子增多并出现高凝状态。

二、血浆抗凝因子异常与血栓形成

血浆抗凝因子异常包括抗凝血酶Ⅲ、蛋白 C（PC）和蛋白 S（PS）等抗凝因子缺乏和减少，或者血浆中出现干扰抗凝因子作用的异常成分等，可导致血栓形成倾向。

（一）抗凝血酶Ⅲ减少或缺乏

AT-Ⅲ可与凝血酶以及其他丝氨酸蛋白酶，如 FⅦa、FⅨa、FⅩa、FⅪa 等形成共价复合物并使其灭活。若 AT-Ⅲ的数量不足和/或功能异常，可使抗凝血作用降低而导致血栓形成倾向。引起 AT-Ⅲ减少或缺乏的原因可为获得性和遗传性缺失。

1. 遗传性因素

AT-Ⅲ缺乏、异常症主要表现为 AT-Ⅲ的生物活性降低和数量减少，使血液凝固性增高，患者可反复产生深部静脉血栓，有明显家族史，且常在 35 岁前发病。

2. 获得性因素

获得性 AT-Ⅲ缺乏的原因为：①AT-Ⅲ合成减少，肠消化吸收蛋白的功能障碍可使 AT-Ⅲ合成的底物不足，严重肝功能障碍、左旋咪唑、左旋天冬氨酸和口服避孕药等可导致 AT-Ⅲ合成减少，因而易导致静脉血栓形成。②AT-Ⅲ丢失增多，肾病综合征和大面积烧伤患者，可经肾和血浆丢失 AT-Ⅲ，导致 AT-Ⅲ的减少。③AT-Ⅲ消耗过多，见于 DIC 和肝素治疗患者。DIC 时 AT-Ⅲ与活化的凝血因子结合而被单核吞噬细胞清除，肝素治疗过程中可使 AT-Ⅲ大量消耗。

（二）蛋白 C 和蛋白 S 缺乏

1. 遗传性缺乏

PC 基因和 *PS* 基因分别位于 2 号和 3 号染色体，PC 和 PS 缺乏或异常均属常染色体显性遗传，包括数量缺乏和结构异常，此时临床上多表现为深部静脉血栓症。

2. 获得性缺乏

PC 和 PS 均属维生素 K 依赖性的抗凝血因子。维生素 K 缺乏或应用维生素 K 拮抗剂可引起 PC 和 PS 缺乏。严重肝病、肝硬化、口服避孕药等也可使 PC、PS 合成减少。

（三）APC 抵抗

APC 抵抗是指正常情况下，在血浆中加入 APC，由于 FⅤa 和 FⅧa 失活，使 APTT 延长，但部分静脉血栓形成患者的血浆如想获得同样的结果，则必须加入更多的 APC。其产生原因有：抗磷脂抗体和 *FⅤ* 基因突变等。

1. 抗磷脂综合征

抗磷脂综合征（antiphospholipid syndrome，APS）是一种自身免疫性疾病，血清中有高滴度的抗磷脂抗体（antiphospholipid antibody，APA），其本质为免疫球蛋白。APA 有抑制 PC 活化、抑制 APC 和 AT-Ⅲ活性、抑制 tPA、激活血小板等作用。因此，APS

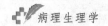

患者血液处于高凝状态，易引起血栓形成。

2. FV基因突变

APC可与FⅤa结合并使其灭活。同时，被APC分解的FⅤa作为一种辅助因子也参与APC对FⅧa的分解。因此，FV具有凝血作用的同时，由于促进了APC分解FⅧa而发挥抗凝血作用。FV基因发生突变时，可使FⅤa对APC的分解产生抵抗，也同时使FⅧa对APC的分解产生抵抗。APC抵抗可使其抗凝活性明显降低，进而使FⅤa、FⅧa的促凝活性明显增强，从而促进血栓形成倾向。

此外，高同型半胱氨酸血症患者血浆中同型半胱氨酸增多，可降低AT-Ⅲ活性，干扰胶原交联而引起VEC损伤和血小板激活，使凝血活性增强而抗凝和纤溶活性降低。患者易发生心、脑和周围血管动脉血栓。

三、纤溶功能降低与血栓形成

纤溶功能低下与血栓病或血栓形成倾向有关。

（一）遗传性纤溶功能低下

先天性纤溶功能降低的原因有：①PA释放障碍。研究结果显示，家族性PA释放障碍引起纤溶功能降低，约半数以上家族成员发生静脉血栓和/或肺栓塞。②PAI过多。遗传性PAI过多可能与PAI-1合成增多或代谢清除机制缺陷有关，表现为患者的血浆PAI-1抗原活性都增高，常能引起静脉血栓。

（二）获得性纤溶功能降低

获得性纤溶功能降低见于VEC损伤引起的PA分泌减少和/或PAI-1过多，是引起动脉和静脉血栓形成的原因之一。

四、VEC损伤与血栓形成

VEC是与血液直接接触的细胞，各种原因引起VEC损伤后，会引起凝血、抗凝和纤溶功能平衡紊乱，导致血栓形成倾向。引起VEC损伤的常见原因有：感染、免疫反应、高血压、肺动脉高压、酗酒、吸烟、糖尿病、高脂血症等。

VEC损伤形成血栓的相关机制有：①VEC的屏障作用缺失。VEC损伤可使血小板与内皮下成分（胶原、vWF、FN、微纤维等）黏附，并促进血小板聚集；还有利于血浆FⅫ接触激活，启动内源性凝血途径。②VEC的促凝作用增强。VEC表达TF增多，启动外源性凝血途径。③VEC的抗凝和纤溶作用减弱。VEC分泌TFPI、AT-Ⅲ、TM减少，抗凝血作用减弱。VEC释放tPA和PAI-1比例失调，使PAI-1相对增多，纤溶作用减弱。④血管收缩和痉挛。VEC分泌ET、PAF增多，收缩血管作用增强；而局部PGI_2和NO减少，扩血管作用减弱。

五、血细胞异常与血栓形成

（一）血小板异常与血栓

血小板增多和活化功能增强与血栓形成密切相关。

原发性血小板增多症患者除了血小板数量增多外，血小板也易于活化，血栓发生率可增高达 20%。此外，糖尿病、高脂血症、动脉粥样硬化、肾炎、系统性红斑狼疮、人工心瓣膜移植等也可通过血液流场改变、免疫反应等多种机制使血小板活化，引起血栓性疾病。

血小板与血栓形成的关系十分密切，其机制主要有两个方面：①通过血小板黏附、聚集形成血小板栓子，成为血栓的主要组成成分，特别是在动脉血栓以及微小血管的止血栓形成中；②通过其释放产物，促进血小板聚集、加强凝血反应、刺激白细胞和损伤内皮细胞，进而有利于血栓的形成。活化血小板释放的活性物质及作用有：①ADP、5-羟色胺（5-HT）、TXA_2 是正反馈促进血小板活化的激动剂。②神经肽 Y、5-HT、TXA_2 等均有强烈的平滑肌收缩作用，尤其对冠状动脉，能增强肾上腺素的效应和抑制交感神经末梢去甲肾上腺素的作用，引起冠状动脉强烈收缩和心肌缺血。③ADP、PF4、PGE_2、组胺等均可使血管通透性增高，血浆外渗。④β 血小板球蛋白（β-TG）可抑制 VEC 合成与释放 PGI_2。⑤5-HT、血小板活化因子（PAF）、ADP、PGE_2 和 PF4 可刺激并损伤 VEC。

（二）白细胞异常与血栓

白细胞参与血栓形成与白细胞增多、静脉血流淤滞、小血管闭塞及 VEC 损伤时白细胞的黏附、聚集有关。细菌内毒素，凝血酶、激肽、补体和纤溶系统激活以及血小板活化时释放的一些物质（如 TXA_2、白三烯、花生四烯酸、C3a、C5a 等），均可使白细胞趋化。活化的白细胞可通过黏附分子（如 E-选择素、ICAM-1、VCAM-1 等）介导白细胞黏附、聚集，并与 VEC 的受体结合而发生黏附，参与血栓形成。此外，白细胞激活后可释放溶酶体酶，其中弹性蛋白酶、胶原酶等可损伤血管基膜；激活的白细胞可通过自分泌和/或旁分泌产生 TNF 和 IL-1 等炎性因子，诱导 VEC、单核细胞产生大量组织因子，启动凝血系统。同时，这些炎性介质还可引起血管通透性增高、血浆外渗、血液浓缩，有利于血栓形成。

（三）红细胞异常与血栓

红细胞参与血栓形成与以下因素有关：①红细胞数量增多和变形能力降低，可使全血黏稠度和血流阻力增加，血流速度减慢，使组织缺血、缺氧，容易引起 VEC 和组织损伤，促进凝血；血流速度减慢还会促进血小板黏附、聚集和释放。②红细胞破坏引起溶血反应，可激活凝血系统和释放 ADP 诱导血小板聚集。③红细胞聚集成团，可影响微循环血液灌流，容易形成血栓。

真性红细胞增多症患者的红细胞数量增多，可使血液黏稠度增高，红细胞释放 ADP 增多，促进血小板的聚集和血栓形成。

六、血液流变学改变与血栓形成

正常血流是层流，红细胞和白细胞在血管的中轴流动，构成轴流；血小板在其外周；血浆在血管的周边流动，构成边流。轴流速度快，边流速度慢。这种分层的血流将血小板与血管内膜分开，防止血小板与内膜接触与激活。如果血流缓慢或有涡流，正常血流分层将消失，血小板就会进入血管周边流动，与血管内膜黏附的可能性大大增加。白细胞也将发生贴壁、滚动和黏附于内皮细胞上。同时，凝血因子也容易在局部堆积并被激活，启动

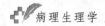

凝血过程。涡流或血流缓慢都容易使 VEC 损伤。此外，血液浓缩、血液黏稠度增加、红细胞聚集也可使血流变慢、血液淤滞及血液凝固。

第三节　出血的原因和机制

出血倾向是指由于先天性或获得性因素引起的止血功能降低和抗凝血或纤溶功能异常增强，患者常表现为机体易出现自发性出血、轻微损伤后过度出血或出血不止。临床上常见皮下淤斑、淤点，重者可有深部组织或内脏出血、血肿，甚至颅内出血等而危及患者生命。

一、凝血因子异常与出血倾向

凝血因子减少有出血倾向，少数凝血因子结构的异常也有出血倾向。凝血因子减少的原因主要有遗传性血浆凝血因子缺乏和获得性血浆凝血因子减少。

（一）遗传性凝血因子缺乏和结构异常

几乎任何凝血因子都可发生遗传性缺乏，但临床以缺乏 FⅧ 和 vWF 多见，分别引起血友病 A 和血管性假血友病。此外，FⅨ缺乏可引起血友病 B，FⅪ缺乏引起血友病 C，其他情况甚为罕见。

血友病是一组由于遗传性凝血酶原激活物生成障碍而引起的出血性疾病。其中，血友病 A、B 为 X 连锁隐性遗传性疾病；血友病 C 属常染色体显性或不完全隐性遗传。由于 FⅧ、FⅨ、FⅪ缺乏均可使凝血酶原激活物生成障碍而引起凝血障碍，从而产生出血倾向。

vWF 遗传性缺乏和/或结构异常可引起血管性假血友病。vWF 可与血小板膜上糖蛋白受体及胶原结合，引起血小板的黏附、聚集，同时也可与 FⅧ结合，使 FⅧ免受 APC 灭活。vWF 的质和量发生异常，可导致血小板的黏附、聚集障碍和 FⅧ的促凝活性降低而引起出血倾向。

（二）获得性凝血因子减少

获得性血浆凝血因子减少引起的出血倾向为临床所常见。主要原因有：

（1）凝血因子生成障碍：①维生素 K 缺乏，维生素 K 摄取不足、肠吸收不良，以及服用维生素 K 拮抗剂双香豆素等原因引起维生素 K 缺乏，可导致 FⅡ、FⅦ、FⅨ、FⅩ 的生成减少，引起出血倾向。②肝功能严重障碍，凝血因子合成减少，使血液中凝血因子浓度降低，可导致出血倾向。此外，由于库存血液中常缺乏 FⅤ，大量输入库存血可使 FⅤ缺乏引起血液低凝状态。肝病、胶原病、SLE、类风湿关节炎等可伴有 FⅧ缺乏。

（2）凝血因子的消耗增多：凝血因子的消耗增多如 DIC 时大量微血栓形成消耗了大量凝血因子，导致出血。

二、纤溶功能亢进与出血倾向

（一）遗传性纤溶亢进

已发现的此种遗传性疾病有：①先天性循环 t‐PA 增多，使大量纤溶酶原转变成纤溶酶；②先天性或遗传性 PAI-1 结构异常，对 PA 的抑制作用减弱；③先天性 α_2-抗纤溶酶缺乏症，表现为对纤溶酶的抑制作用减弱。上述患者由于纤溶系统功能亢进，故存在出血倾向。

（二）获得性纤溶功能亢进

获得性纤溶功能亢进的主要原因有：①富含纤溶酶原激活物的器官（如子宫、卵巢、前列腺、心、肺、脑等）严重受损时，可释放大量纤溶酶原激活物，引起纤溶亢进。②某些恶性肿瘤（如白血病等）也可使大量 t-PA 入血，引起纤溶亢进。③严重肝功能障碍可因肝合成 PAI 减少及 t-PA 灭活减少而引起纤溶亢进。④DIC 时可产生继发性纤溶亢进。⑤溶栓疗法时，溶栓药物 t-PA、u-PA 等可引起纤溶亢进，甚至引起出血。

三、血小板异常与出血倾向

血小板除对正常的止、凝血功能起作用外，对 VEC 的再生和修复也有促进作用。因此，血小板数量和/或功能异常对机体的止血和凝血功能都有影响。血小板异常的原因既有遗传性因素也有获得性因素，但以获得性因素引起的异常较为多见。

（一）血小板数量异常

1. 遗传性血小板减少

由遗传性因素导致骨髓再生能力低下或先天性巨核细胞生成不良，血小板生成减少，也可同时存在其他血细胞的减少。

2. 获得性血小板异常

（1）血小板减少：血小板少于 $100 \times 10^9/L$ 时为血小板减少。其原因有：①血小板生成障碍，常见于再生障碍性贫血、急性白血病、电离辐射、化疗后的骨髓抑制、巨幼细胞贫血及晚期骨髓纤维化等。②血小板破坏或消耗过多，其主要机制是免疫损伤反应。特发性血小板减少性紫癜，可由于多种致病因素引起血小板免疫原性改变或血小板内部某些异常抗原的表达，引起自身免疫反应，导致血小板破坏；而系统性红斑狼疮、血栓性血小板减少性紫癜、新生儿血小板减少症及 DIC 等，由于病因作用导致血管免疫性损伤，引起弥散性血小板聚集、微血管损伤和血栓形成，表现为血小板消耗过多。③分布异常，常见于脾功能亢进（如肝硬化、Banti 综合征）、大量输入库存血或血浆等。循环血液中血小板数量减少而引起出血，出血症状常与血小板数量减少程度有关。

（2）血小板增多：血小板超过 $400 \times 10^9/L$ 为血小板增多。某些情况下，来源于异常的造血干细胞的血小板由于存在功能缺陷，部分患者常常表现为出血倾向。常见于骨髓增生性疾病，如慢性粒细胞白血病、真性红细胞增多症、早期骨髓纤维化、原发性血小板增多症等。

（二）血小板功能异常

血小板功能异常主要指血小板结构或代谢异常引起的血小板功能缺陷。表现为血小板的活化、黏附、聚集和释放等功能缺陷。血小板的功能与血小板膜上的糖蛋白受体密切相关。

1. 遗传性血小板功能缺陷

遗传性血小板功能缺陷常表现为血小板多种功能中的某种功能缺陷，但血小板数量一般正常。具体包括以下几种：

（1）血小板黏附功能缺陷：血小板膜缺乏 GP I b/IX 复合物，发生遗传性巨大血小板综合征，可引起血小板黏附及延伸功能障碍；血小板膜 GP I b 结构异常可过度吸附 vWF，使血浆缺乏高分子 vWF 多聚物，导致血小板黏附功能障碍。主要见于遗传性血管性假血友病。

（2）血小板聚集功能缺陷：先天性血小板膜 GP II b/III a 缺乏或结构异常，使血小板经该受体与纤维蛋白原、纤连蛋白、vWF 等因子的聚集和黏附功能缺陷，同时血小板吸附的 Ca^{2+} 数量也减少。主要见于血小板无力症（遗传性出血性无力症）。

（3）血小板释放功能缺陷：见于血小板内颗粒先天性缺失、先天性花生四烯酸释放缺陷、环氧化酶或 TXA_2 合成酶缺失。以上因素可导致血小板内 ADP 含量减少、α 颗粒内容物丢失和细胞内信号转导障碍，以致血小板聚集功能降低。

（4）血小板促凝功能缺陷：如 PF_3 先天性缺失或功能降低，主要见于遗传性血小板病。表现为各种诱导剂刺激血小板时，血小板膜上结合 F V a、F VIII a 的位点减少，表面磷脂酰丝氨酸的暴露和血小板微颗粒的产生也明显减少，血小板的促凝活性降低。

遗传性血小板功能缺陷所致出血的特点与血小板减少患者相似，大多数表现为皮肤淤斑、黏膜出血及拔牙等手术后过量出血。

2. 获得性血小板功能缺陷

获得性血小板功能降低可见于慢性肝脏疾病、慢性肾病、慢性骨髓增生性疾病、急性白血病、服用血小板药物和低（无）纤维蛋白原血症等。

与遗传性血小板功能缺陷不同，获得性血小板功能缺陷常表现为血小板多种功能中的联合缺陷。如慢性肾病尿毒症期，体内代谢产物胍琥珀酸酚堆积，可使血小板的黏附、聚集和释放反应减弱，同时使血小板膜表达的 PF_3 减少；而在慢性骨髓增生性疾病中，表现为血小板对 ADP 的聚集反应减弱和血小板膜的 PF_3 表达减少。

此外，因长期、大剂量使用阿司匹林、吲哚美辛（消炎痛）等非类固醇类抗炎药，可引起血小板环氧化酶功能受抑，使血小板聚集性降低，可出现一时性的止血、凝血功能障碍。

四、血管异常与出血倾向

血管在止血过程中起到重要作用。如果血管的止血功能正常，即使有血小板减少或凝血因子异常等因素，也不一定会出血。当血管壁结构异常、受损，或血管周围的支撑组织功能异常或受损时，可引起出血。遗传性因素和获得性因素均可引起血管止血功能异常，但多数属于获得性的。

（一）遗传性血管异常

1. 遗传性毛细血管扩张症

遗传性毛细血管扩张症是常染色体显性遗传性疾病。患者血管存在先天性弹性纤维和平滑肌缺乏，血管壁很薄，小动脉和小静脉仅由一层 VEC 构成，周围由少量无肌肉、无弹性的结缔组织包围、支持，血管既脆弱又缺乏收缩功能。在血流冲击和压力作用下，血管扩张扭曲，形成小血管瘤。患者在口唇、鼻黏膜，头面、躯干、手背和脚底皮肤有毛细血管扩张。轻者表现为鼻出血或牙龈出血，重者有胃肠出血，常引起继发性贫血。

2. 艾-唐氏综合征

艾-唐氏综合征（Ehlers-Danlos syndrome，EDS）是一种罕见的遗传性疾病，有10多种临床类型，其中Ⅳ型是血管性或出血型。其病因是由于先天性Ⅲ型胶原合成障碍，使血管通透性和脆性增加。患者容易发生皮下出血，引起淤斑或血肿，严重者也会发生内脏出血或大血管破裂等危及患者生命。

（二）获得性血管异常

常见的获得性血管壁结构损伤主要为免疫性因素和内毒素、代谢因素等非免疫性因素造成的血管损伤。

1. 血管的免疫性损伤

各种致敏原作用于机体后，产生的变态反应（主要为Ⅰ型变态反应）通过肥大细胞、嗜碱性粒细胞等释放组胺、5-HT、白三烯和激肽等物质损伤血管，抗原-抗体复合物在VEC沉积后还可通过激活补体等作用损伤血管壁。其表现为小血管无菌性脉管炎，血管脆性和通透性增加。

2. 血管的非免疫性损伤

（1）代谢性因素：见于维生素C缺乏、老年人和长期应用肾上腺皮质激素者。维生素C是胶原合成过程中羟化酶的辅助因子，所以维生素C缺乏使胶原合成障碍，导致血管结构异常，血管脆性和通透性增加，引起全身性出血倾向，除黏膜、皮肤紫癜外，可有皮下、肌肉和关节出血。老年人由于代谢因素出现结缔组织的退行性变化，血管壁脆性增加，易发生出血，称为老年性紫癜。长期应用肾上腺皮质激素，使蛋白分解增强，小血管壁变薄，易发生类固醇性紫癜。

（2）其他损伤因素：某些细菌、病毒、寄生虫及其毒素损伤血管内皮，小血管常有微小血栓，可引起感染性血管性紫癜。异常蛋白血症使血管内皮损伤、血小板数量减少、血小板功能异常和凝血功能障碍，引起异常蛋白血症性血管性紫癜。

第四节　弥散性血管内凝血

弥散性血管内凝血（disseminated intravascular coagulation，DIC）是一种继发于某些疾病或病理过程的，以凝血系统和纤溶系统相继激活，并导致广泛微血栓形成及凝血、抗凝血功能障碍为病理特征的临床综合征。目前认为，DIC发生的始动环节是机体凝血系统的异常激活，进而引发的机体凝血与抗凝血功能平衡紊乱。在某些疾病或病理过程中，由于大量促凝物质进入血液循环引起凝血功能亢进，导致微循环中广泛微血栓形成，消耗大量凝血因子和血小板，并引起继发性纤溶活性增强，使DIC患者呈现为出血、休克、多系统器官功能障碍和微血管病性溶血性贫血等临床表现。

DIC主要为全身性的病理过程，但有时也限于某一器官。由于引起DIC的原发性疾病性质各异，故其发生、发展的机制相当复杂，临床表现亦形式多样，因此给临床诊断与治疗带来较大的难度。急性重症DIC预后凶险，如不及时救治常危及生命。

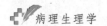

一、DIC 的病因和发病机制

DIC 的病因是指易引起 DIC 的基础性疾病或病理过程，几乎遍及临床各科，主要有感染性疾病、广泛组织损伤、休克、心血管疾病、产科并发症、恶性实体瘤、急性白血病、血管内溶血和体外循环等（表 9-1）。其中以感染、恶性肿瘤、急性早幼粒白血病并发 DIC 者为多见，产科意外并发 DIC 者其病情常十分凶险。无论在何种原发病条件下，DIC 往往通过一个或几个因素使凝血系统激活，触发和促进 DIC 发生，这类因素被称为 DIC 的触发因素（triggering factor）。DIC 的触发因素主要有：组织损伤释放 TF、VEC 损伤、细菌内毒素、抗原-抗体复合物、血管内溶血、自由脂肪酸或脂类物质入血，以及相继激活的纤溶系统、补体系统、激肽系统等因素。

表 9-1　引起 DIC 的原发疾病

分　类	主要临床疾病或病理过程
感染性疾病	脓毒症、内毒素血症、严重病毒感染等
广泛组织损伤	大手术、严重创伤、大面积烧伤
产科并发症	羊水栓塞、胎盘早剥、宫内死胎滞留
恶性实体瘤	肺、消化及泌尿系统肿瘤，尤其在转移性肿瘤多见
急性白血病	急性早幼粒白血病
休克	大出血、过敏性或内毒素性休克
肝、肾疾病	急性肝炎、肝硬化、肾小球肾炎、肾移植排斥反应
结缔组织病	类风湿关节炎、系统性红斑狼疮、硬皮病、新生儿硬肿症
代谢性疾病	糖尿病、高脂血症
心血管疾病	急性心肌梗死、巨大海绵状血管瘤、心室室壁瘤或大动脉瘤
血管内溶血	异型输血
其他	体外循环、顽固性腹水做静脉分流时、某些毒素或动脉毒素、主动脉内气囊装置

凝血系统的活化是凝血因子有序活化的过程，同时存在正、负反馈使凝血反应放大或受到一定限制。在生理性凝血反应中，主要由 TF 表达、释放并与 FⅦa/FⅦ共同激活 FX，启动凝血活化过程。在不同病理性因素作用下，只要引起凝血链式酶切反应中不同环节的凝血因子活化（如大量 TF 进入循环，或 VEC 损伤与白细胞激活大量表达 TF，或 FX 大量活化和凝血酶生成等），都可以通过凝血连锁反应的正反馈放大和/或抗凝作用相对或绝对的降低，引起凝血反应（图 9-5）。目前认为，以组织因子为始动的凝血系统激活，在启动凝血和 DIC 的发生中起关键作用。

无论何种原发病或何种触发因素引起 DIC 的发生，必定有如下经过：①触发凝血活化，产生大量 Fbn，激活血小板；②生成的 Fbn 在微血管内沉积，且不被纤溶系统完全水解；③在 DIC 发生、发展过程中存在纤溶系统功能的变化，而且这种变化与微血栓形成和引起出血倾向等病理变化密切相关。

虽然引起 DIC 的原因很多，但其主要发生机制通常为：组织因子的释放，血管内皮细胞损伤及凝血、抗凝血功能失调，血细胞的破坏和血小板激活，以及某些促凝物质入血等。

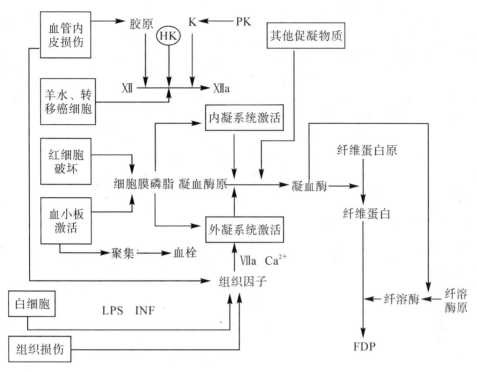

图 9-5 DIC 的发生机制

（一）组织因子释放，外源性凝血系统激活，启动凝血系统

组织因子（tissue factor，TF）是唯一不存在于正常人血浆而广泛分布于其他组织的凝血因子，其中脑、肺、胎盘等组织中含量最为丰富。正常时血管平滑肌细胞和成纤维细胞可表达 TF，而直接与血浆接触的 VEC、单核细胞、中性粒细胞及巨噬细胞等不表达 TF。因此，由于正常血浆中没有 TF，即使有少量 FⅦa 存在，也不会启动凝血过程。

严重创伤和烧伤、大手术、产科意外、器官组织大量坏死、癌组织坏死或广泛血行转移、白血病或恶性实质性肿瘤放疗和化疗后等原因，均可引起组织细胞破坏，释放大量 TF 入血，或通过诱导 VEC、单核细胞、中性粒细胞及巨噬细胞等表达和释放 TF。TF 可通过 Ca²⁺ 与 FⅦ 构成复合物，同时使 FⅦ 活化为 FⅦa，FⅦa-TF 即可使大量 FX 激活后使凝血酶原生成凝血酶，加上凝血酶反馈激活各种凝血因子生成更多的凝血酶。凝血酶生成后即可水解纤维蛋白原变成不溶性的纤维蛋白而产生凝血。因此，组织损伤是 DIC 最重要的起始环节之一。

（二）血管内皮损伤，凝血与抗凝血调节失常

引起血管内皮损伤的常见原因为病原微生物及其毒素，抗原-抗体复合物，持续缺血、缺氧引起的酸中毒，或颗粒物质进入血液循环等。其中，严重感染、内毒素血症及促炎介质（TNF-α、IL-1、IL-6、IL-8 等）的作用是引起 VEC 损伤最重要的因素。VEC 损伤激活凝血系统的机制如下：

（1）VEC 受损可表达、释放大量 TF。微小静脉和毛细血管的 VEC 受损时能表达 TF，可在局部激活凝血系统，引起 DIC。

（2）VEC 受损时抗凝血作用降低。VEC 受损使 TFPI、AT-Ⅲ、TM、肝素样物质

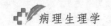

和 α_2 巨球蛋白等抗凝物质的生成减少。

（3）VEC 受损后生成 tPA 和 API-1 比例失调。VEC 受损后 t-PA 生成减少而 API-1 生成增多，VEC 纤溶活性降低。

（4）VEC 受损后使血小板易于黏附、聚集。VEC 受损后生成的 NO、PGI_2、ADP 酶等物质减少，对血小板的抑制作用减弱；VEC 受损后使内皮下成分（胶原、vWF、微纤维等）暴露，促进血小板发生黏附、聚集和释放反应，加剧凝血反应。

（5）VEC 受损可激活激肽系统和补体系统促进 DIC 的发生。VEC 损伤的局部可吸引和激活单核细胞、中性粒细胞（PMN）和 T 淋巴细胞，使其释放 TNF、IL-1、IFN、血小板活化因子（PAF）和氧自由基等，加剧 VEC 损伤和释放。

（三）血细胞大量破坏

1. 红细胞大量破坏

红细胞破坏引起 DIC 常见于伴有较强免疫反应的急性溶血性疾病。异型输血、恶性疟疾、大量输入库存血及阵发性睡眠性血红蛋白症等病因，可引起红细胞大量破坏，释放大量的磷脂、ADP 和血红素。红细胞膜磷脂可使凝血因子局限、浓缩，导致凝血酶生成，有直接促凝作用，又能促进血小板的释放反应而间接促进凝血；ADP 可激活血小板，促进血小板黏附、聚集和释放，使大量 PF_3 入血促进凝血；血红素具有 TF 样作用，能直接激活凝血系统。

2. 白细胞破坏或激活

急性白血病患者放、化疗后引起白细胞大量破坏，释放大量细胞内物质引起 DIC。其中，弹性蛋白酶和胶原酶可损伤血管基膜和基质，胰蛋白酶能降解和灭活 FV、FⅧ、TFPI、API-1 等，引起凝血与抗凝血平衡紊乱，发生 DIC。激活的白细胞可产生和释放 TNF、IL-1、IFN、PAF 等炎性介质，诱导 VEC 和单核细胞产生 TF，启动凝血系统。同时炎性介质还可增加血管通透性，使血浆外渗和血液浓缩，有利于血栓形成而促进 DIC。

3. 血小板激活

各种因素引起的血小板激活均可促进 DIC 的发生。但在 DIC 的发生中，血小板的作用多为继发性的，只有血栓性血小板减少性紫癜等少数情况时，可能起原发性作用。

（四）大量促凝物质入血

1. 急性胰腺炎

急性胰腺炎时，胰腺组织破坏，大量胰蛋白酶入血，可直接激活 FX、凝血酶原和 FⅫ，还可增强 FⅧ和 FV 活性；胰腺组织坏死时，可有大量 TF 释放入血。

2. 羊水栓塞

羊水中含有丰富的 TF，故羊水栓塞时也可启动外源性凝血途径。此外，羊水还具有 FⅧ活性，羊水中的角化上皮细胞、胎脂、胎粪等颗粒物质，进入血液后可通过表面接触而激活 FⅫ，启动内源性凝血途径。羊水中还含有纤溶酶原激活物，可激活纤溶系统，使血液由高凝状态迅速转入低凝状态。以上因素共同作用可使产妇发生严重出血，成为产科危症。

3. 异常颗粒物质入血

转移的癌细胞或某些大分子颗粒（如细菌等）进入血液，可以激活 FⅫ，启动内源性凝血途径。

4. 外源性毒素入血

某些蜂毒或蛇毒入血可以直接激活 FX、凝血酶原或直接使 Fbg 转变为 Fbn。如锯鳞蝰蛇蛇毒能直接使凝血酶原转变成凝血酶，而响尾蛇蛇毒可直接使 Fbg 转变为 Fbn。

二、影响 DIC 发生、发展的因素

在一定原发病及某些触发凝血活性因素存在的条件下，DIC 的发生与否以及病情的严重程度常与机体凝血与抗凝血平衡的基本状况有关。某些因素能影响机体凝血与抗凝血的平衡并使之倾向于凝血功能相对较强，或机体已存在某些促进 DIC 的病理过程或疾病，就容易发生 DIC。这些因素统称为影响 DIC 发生、发展的因素或 DIC 的诱因。

（一）单核细胞功能受损

单核细胞不但具有清除促凝物质（如细菌内毒素、含 TF 的细胞碎片、抗原－抗体复合物和 ADP 等）的作用，在凝血激活过程中，单核细胞还能吞噬清除凝血酶、Fbn、活化的凝血因子、纤维蛋白降解产物（FDP）、补体以及血细胞碎片等。因此，任何使单核吞噬细胞系统功能降低或受损的因素都能促进 DIC 发生。例如，内毒素休克时单核吞噬细胞系统可因吞噬大量细菌、内毒素、坏死组织而使其功能封闭。同样，在严重酮症酸中毒时，体内大量的脂质也可封闭单核吞噬细胞系统功能，当机体再次接触细菌内毒素就容易发生 DIC。此外，临床上长期大量应用糖皮质激素，反复感染或严重肝脏疾病时，单核吞噬细胞系统功能也明显减低。

全身性 Shwartzman 反应（generalized Shwartzman reaction，GSR）是指给家兔间隔 24 小时各注射一次小剂量内毒素，家兔在接受第二次注射后即出现 DIC 样的病理变化甚至死亡。如果第一次注射时用具有封闭单核吞噬细胞系统功能的二氧化钍代替内毒素，家兔在第二次注射小剂量内毒素后同样会发生 DIC。目前认为 GSR 的机制是第一次注射内毒素使单核吞噬细胞系统吞噬了内毒素而被封闭，当再次注入内毒素时单核吞噬细胞系统的吞噬能力降低而无法灭活内毒素，使内毒素在体内发挥激活凝血因子、损伤 VEC、促使血小板聚集等作用而引起 DIC。

（二）肝功能严重障碍

大多数凝血因子在肝脏合成，肝脏也是产生多种抗凝血因子如抗凝血酶Ⅲ（AT-Ⅲ）、蛋白 C 和蛋白 S 的主要场所。病毒性肝炎、肝硬化、药物损伤等因素引起的严重肝功能障碍，使肝脏生成凝血因子和抗凝血因子的能力降低，机体的凝血与抗凝血平衡处于较低水平，一旦有病因作用，机体易于发生 DIC。

严重肝功能障碍可通过以下机制诱发 DIC：①肝脏产生抗凝物质（如 AT-Ⅲ、PC 和纤溶酶原等）减少；②肝细胞清除、灭活活化凝血因子（如因子Ⅺa、Ⅸa 和Ⅹa）功能减弱和肝脏巨噬细胞的吞噬功能降低；③某些引起肝功能障碍的病因如肝炎病毒、免疫复合物、药物等也可引起凝血系统激活；④急性重型肝炎时坏死的肝组织可大量释放 TF 和溶酶体酶，肝硬化晚期常有肠源性内毒素等物质进入血液循环，也都能激活凝血系统。

（三）血液高凝状态

血液高凝状态是指在某些生理或病理条件下，血液凝固性增高，有利于血栓形成的一种状态。引起血液高凝状态的原因有：①原发性高凝状态见于遗传性 AT - Ⅲ、PC 及 PS 缺乏症，或 FV 结构异常引起的 APC 抵抗等。②继发性高凝状态见于各种血液和非血液性疾病，如肾病综合征、恶性肿瘤（尤其转移时）、白血病、妊娠中毒等。③生理性高凝状态凝血因子浓度有随年龄增加而增高的趋势，老年人可出现生理性高凝状态；妊娠后期妇女血液中血小板，凝血因子 V、Ⅶ、Ⅸ、Ⅹ，凝血酶原，纤维蛋白原浓度增高，而血浆 PLg 和 AT - Ⅲ浓度降低，PAI 活性增高，使孕妇血液出现生理性高凝状态，一旦发生产科意外（如羊水栓塞、胎盘早剥或宫内死胎等）易于引起 DIC。

此外，酸中毒可通过损伤 VEC、降低肝素抗凝活性、增加凝血因子活性和促进血小板聚集等机制使血液处于高凝状态。这也是循环系统功能障碍等严重缺氧状态时易于发生 DIC 的原因之一。

（四）微循环障碍

微循环障碍可以是局部的，也可以是全身性的。对于局部微循环障碍，可以由于血管舒缩活性的改变，使微血管内缺血或血流缓慢、血液黏稠度增高、血液淤滞，局部产生酸中毒和 VEC 损伤，或发生白细胞反应并通过释放炎性介质引起 TF 表达，从而启动凝血反应。当局部反应产生的活性成分不能被及时清除时，可导致 DIC 的发生。

休克是最常见的微循环障碍，部分休克患者可出现 DIC 样病理变化。其原因和机制包括：①血管舒缩活性失调；②血液流变学改变；③血管内皮细胞受损；④组织细胞损伤使 TF 和溶酶体酶释放；⑤炎症反应和炎性介质的作用；⑥器官功能障碍引起内环境严重紊乱等。

（五）其他影响因素

各种应激原引起的交感 - 肾上腺髓质系统强烈兴奋，除使微血管收缩外，易激活凝血因子和血小板，以及降低 AT - Ⅲ的抗凝功能；临床过度使用纤溶抑制剂（6 - 氨基己酸、氨甲苯酸等）使机体的纤溶系统功能明显降低；高龄、吸烟、妊娠后期、糖尿病等可使机体的纤溶功能降低。机体存在低血糖、低血压等，在促凝因素进入体内或发生感染等情况下都易于引起 DIC。因此，在纤溶功能过度抑制或其他因素引起血管舒缩活性改变的情况下，若一旦发生感染、创伤等事件，也就容易引起 DIC。

三、DIC 的分期和分型

（一）分 期

DIC 的发展是一个动态过程。虽然引起 DIC 的起始环节不同，但都出现共同的病理特征，最后导致多发性出血。根据 DIC 发展过程中血液凝固功能异常的动态变化，可将 DIC 的典型发展过程分为以下三期：

1. 高凝期

高凝期是 DIC 发病之初，由于各种病因导致凝血系统激活，血液呈高凝状态，主要表现为广泛微血栓形成。此期临床表现不明显，尤其急性 DIC 持续时间极短，往往难于发现。实验室检验：凝血时间缩短，血小板黏附性增强。

2. 消耗性低凝期

消耗性低凝期中大量凝血酶的产生引起微血栓形成，使凝血因子和血小板因消耗而减少；此时，由于继发性纤溶系统也被激活，血液处于低凝状态，有出血表现。实验室检验：出血时间及凝血时间延长，外周血小板和血浆 Fbg 含量减少。

3. 继发性纤溶亢进期

继发性纤溶亢进期中 PLn 大量形成并将 Fbn/Fbg 水解，降解产物 FDP/FgDP 具有强大的抗凝血作用，故此期临床表现较消耗性低凝期加重，出血表现十分明显。实验室检验：外周血小板数、血浆 Fbg 及其他凝血因子、PLg 含量均明显减少，凝血时间延长，优球蛋白溶解时间缩短，凝血酶时间延长，凝血酶原时间延长，FDP/FgDP 增多，D－二聚体增多等。约 20％患者在此期获得确诊。

临床上，消耗性低凝期与继发性纤溶亢进期可能有部分重叠或交叉，加上临床表现相似，两者很难完全区分。

（二）分　型

1. 按 DIC 发生、发展速度分型

（1）急性型：当 DIC 病因作用迅速而强烈时，常表现为急性型。常见于严重感染，特别是革兰阴性菌引起的脓毒症、休克，以及异型输血、严重创伤、急性移植排斥反应等，DIC 可在数小时或 1～2 天内发病。临床表现以休克和出血为主，病情迅速恶化。此型分期不明显，实验室检验结果明显异常。此型占 DIC 80％以上。

（2）慢性型：其特点是病程长，由于机体有一定的代偿能力，使临床表现不明显，常以某器官功能不全为主要表现。此型有时仅有实验室检验结果异常。该型在一定条件下可转为急性型，常见于恶性肿瘤、胶原病、慢性溶血性贫血等。

（3）亚急性型：其特点是 DIC 在数天内逐渐形成，其表现常介于急性与慢性之间。此型常见的病因有恶性肿瘤转移、宫内死胎等。

2. 按 DIC 发生后机体的代偿情况分型

在 DIC 发生、发展过程中，随着血浆凝血因子和血小板的不断消耗，机体也存在一定的代偿性反应。例如，骨髓生成和释放血小板，肝脏产生 Fbg 和其他凝血因子等。根据机体代偿状况可将 DIC 分为以下三型。

（1）失代偿型：其特点是凝血因子和血小板的消耗超过生成。实验室检验可见血小板和纤维蛋白原等凝血因子明显减少。患者常有明显的出血和休克等。此型常见于急性 DIC。

（2）代偿型：其特点是凝血因子和血小板的消耗与其代偿基本上保持平衡。实验室检验结果常无明显异常。其临床表现不明显或仅有轻度出血和血栓形成症状，易被忽视，可转为失代偿型。此型常见于轻度 DIC。

（3）过度代偿型：其特点是患者机体代偿功能较好，凝血因子和血小板代偿性生成迅速，甚至超过其消耗。此型可出现纤维蛋白原等凝血因子暂时性升高，出血及栓塞症状不明显。此型常见于慢性 DIC 或恢复期 DIC，病因性质及强度变化时也可转为失代偿型 DIC。

此外，局部 DIC 是指在静脉瘤、主动脉瘤、心脏室壁瘤、人造血管、体外循环、器官移植后的排斥反应等情况下，常在病变局部有凝血过程的激活，主要在某一器官产生多发性微血栓和微血管出血，且全身有轻度的血管内凝血存在。因此，严格地说，局部 DIC 是全身性 DIC 的一种局部表现。

四、DIC 的主要临床表现

DIC 的主要临床表现有出血、休克、多器官功能障碍和微血管病性溶血性贫血，其中最常见者为出血。急性 DIC 时常以前三种症状为多见。

（一）出　血

DIC 患者有 70%～80% 以不同程度的多部位出血为始发症状，如皮肤淤点、淤斑、紫癜、血泡、皮下血肿、采血部位出血、手术创面出血、外伤性出血和内脏出血等。DIC 出血的临床特点可以归纳为：①不易用原发疾病来解释出血的原因；②多发性出血；③常合并休克、栓塞、溶血等 DIC 的其他表现；④常规止血药治疗效果欠佳，往往需要用肝素抗凝结合补充凝血因子、血小板等综合治疗。

出血的具体机制为：

（1）凝血物质大量消耗。广泛血栓的形成消耗掉大量血小板和凝血因子，虽然肝脏和骨髓可代偿性产生血小板和凝血因子增多，但由于消耗过多而代偿不足，血液中 Fbg、凝血酶原，以及因子 V、Ⅶ、Ⅸ、Ⅹ 等凝血因子和血小板明显减少，血液处于低凝状态。故 DIC 过去又被称为消耗性凝血病。

（2）继发性纤溶功能增强。凝血活化时产生的凝血酶、因子Ⅺa、因子Ⅻa，以及激肽释放酶等都能使纤溶系统活化。纤溶功能增强产生大量 PLn，一方面使 Fbn/Fbg 降解增快，FDP/FgDP 形成增多；另一方面还能水解包括 Fbg 在内的各种凝血因子，使凝血因子进一步减少，加剧凝血功能障碍并引起出血。

（3）纤维蛋白（原）降解产物的抗凝血作用。PLn 降解 Fbn/Fbg 生成各种分子大小不等的蛋白质组分和多肽物质，总称为纤维蛋白（原）降解产物（fibrin/fibrinogen degradation product，FDP/FgDP）。FgDP 各种成分的抗凝血作用，使机体止血和凝血功能明显降低，是 DIC 时引起出血的重要原因。

FgDP 成分包括较大的 X 和 Y 片段、较小的 E 和 D 片段以及小肽 A、B、C 等，其中许多成分有很强的抗凝血作用：①X、Y 片段可与纤维蛋白单体形成可溶性复合物，阻碍纤维蛋白单体相互交联形成纤维蛋白；②D 片段对纤维蛋白单体交联聚合有抑制作用；③Y、E 片段有抗凝血酶作用；④大部分成分能抑制血小板黏附和聚集。

（4）血管损伤。DIC 发生、发展过程中，各种原发或继发因素引起的缺氧、酸中毒、细胞因子和自由基等作用，均可导致微小血管管壁受损，引起出血。例如，广泛微血栓形成后，微血管壁因缺血、缺氧和酸中毒导致通透性增高、VEC 受损，当 PLn 将血栓溶解而使血流再灌注时，容易造成微血管损伤而出血。

（二）休　克

急性 DIC 常伴有休克，发生率为 50%～80%；重度及晚期休克又可促进 DIC 的形成。二者互为因果，形成恶性循环。DIC 所致休克的临床特点是：①休克发生突然，常不能明确找出休克的原因，也不能用原发病解释；②常伴有出血倾向，但休克病情与出血程度不相称；③常早期出现多器官功能障碍；④休克常难治，常规的抗休克治疗效果差。

DIC 导致休克的机制有：①微血栓形成，引起组织器官血液灌流不足及回心血量减少。②血管床容量扩大，有效循环血量锐减。DIC 时激肽、补体系统被激活，释放大量激肽、组胺使微动脉和毛细血管前括约肌舒张，造成外周阻力显著下降，毛细血管开放数量增加；组织缺氧和酸中毒等可造成微循环淤血。③血容量减少。DIC引起的广泛或严重出血，可使循环血量减少；激肽、组胺等使微血管通透性增加，促使血管外渗，血容量减少。④心泵功能降低。DIC时，缺血、缺氧、酸中毒及毒素作用，可导致心肌收缩力减弱，心排血量下降。以上因素共同作用使动脉血压明显下降，微循环障碍，导致休克发生。

（三）器官功能障碍

由于DIC发生原因各异，受累器官中形成微血栓的严重程度不同，故不同器官发生代谢、功能障碍或缺血性坏死的程度也不相同。轻者仅表现出个别器官部分功能的异常，但重症者常会同时或相继出现两种或两种以上器官功能障碍，形成多器官功能障碍综合征（multi-organ dysfunction syndrome，MODS），是DIC引起患者死亡的重要原因。

组织器官功能障碍的严重程度常与DIC的原发病因，血栓栓塞的部位、范围及速度有关。表浅部位的栓塞主要表现为皮肤、黏膜缺血性坏死。器官的栓塞几乎可以累及每个器官。如肾内广泛微血栓形成时，引起肾皮质/肾小管坏死，导致急性肾衰竭。肺内栓塞常引起急性呼吸功能不全。心肌微血管栓塞引起心肌收缩力减弱，心排血量降低。肝内栓塞可引起门静脉高压和肝功能障碍。脑组织中如有微血栓形成，则出现神经精神障碍。消化系统病变可引起恶心、呕吐、腹泻和消化道出血等症状。内分泌腺的病变最常见为肾上腺皮质坏死引起的急性肾上腺皮质衰竭，称华佛综合征（Waterhouse-Friderichsen syndrome）；垂体坏死可致席汉综合征（Sheehan's syndrome）等。

（四）微血管病性溶血性贫血

DIC时外周血涂片检查常可见一些形态特殊的异型红细胞或红细胞碎片，呈盔甲形、马蹄形、三角形、新月形等，统称为裂体细胞（schistocyte，图9-6）。这些红细胞及细胞碎片的脆性明显增高，很容易破裂而发生贫血，称为微血管病性溶血性贫血（microangiopathic hemolytic anemia，MAHA）。

MAHA的发生机制是：①微血管内广泛的纤维蛋白性血栓形成，当循环中的红细胞流过由纤维蛋白丝构成的网孔时，常会滞留或挂在纤维蛋白丝上，加上血流的冲击，引起红细胞破裂（图9-7）；②缺氧、酸中毒、内毒素等引起红细胞变形能力降低、脆性增高，当红细胞通过纤维蛋白网孔时很容易破碎；③微血管内微血栓形成，使血流通道受阻，红细胞可能通过受损的血管内皮间裂隙挤出血管，这种机械作用也可能使红细胞变形、碎裂。

外周血涂片检查，破裂红细胞数大于2％对DIC有辅助诊断意义，但这种红细胞碎片并非仅见于DIC。部分DIC患者也可以见不到这种裂体细胞，即使没有查出裂体细胞也不能排除DIC的存在。MAHA主要见于DIC，但也可见于急性肾衰竭、恶性高血压、广泛恶性肿瘤转移和血栓性血小板减少性紫癜等疾病。

值得注意的是，由于DIC患者出血的症状相当突出，所以常被简单地认为是一种全身性出血综合征。而临床上真正导致DIC患者死亡的原因，通常是表现较为隐匿的、由大量微血管血栓或部分较大血管内血栓引起的循环缺血及相应器官的不可逆损害。

DIC对机体的主要影响及其形成机制见图9-8。

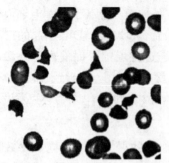

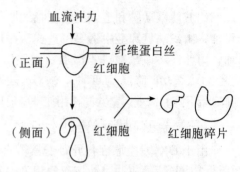

图 9-6 微血管病性溶血性贫血血涂片中的裂体细胞　　　　图 9-7 红细胞碎片的形成机制

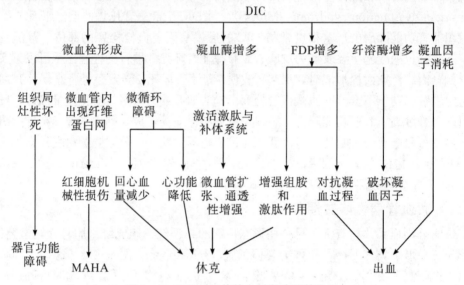

图 9-8 DIC 对机体的主要影响及其机制

五、DIC 的实验室诊断及意义

实验室诊断是判断是否存在 DIC 的重要依据。对疑为 DIC 的患者一般应先进行血小板计数、凝血酶原时间和血纤蛋白测定这三项筛选试验，如三项试验均明显异常可确定为 DIC，如其中一项不符合，尚需进一步做纤溶指标检测才能确定。

（一）筛选试验

1. 血小板计数

在 DIC 病程中，病因对血小板的直接损伤或 DIC 进展过程中形成血小板血栓而消耗，均可造成循环血小板的进行性减少，使 DIC 患者的血小板计数明显减少。DIC 时发生血小板的减少者占 90% 以上，多数学者认为血小板计数低于 $5 \times 10^{10}/L$ 对确定 DIC 有诊断意义。

2. 凝血酶原时间

凝血酶原时间（prothrombin time，PT）是在受检血浆中加入过量的组织凝血活酶和 Ca^{2+}，使凝血酶原激活，观察血浆凝固需要的时间。PT 是反映外源性凝血系统的筛选试验，正常为 11~13 秒。DIC 时 PT 常比正常时间明显延长，通常超过 15 秒。

3. 血纤蛋白测定

在受检血浆中加入一定量凝血酶，使纤维蛋白原降解生成纤维蛋白，通过比浊原理计算血纤蛋白（fibrinogen，FG）含量。FG 正常值为 2~4 g/L。DIC 时 FG 定量低于 1.5 g/L 或进行性下降，或大于 4 g/L 时具有诊断意义。

（二）补充试验

1. 凝血酶时间测定

凝血酶时间（thrombin time，TT）是在受检血浆中加入标准化的凝血酶溶液后，使纤维蛋白原降解生成纤维蛋白，观察血浆凝固需要的时间。TT 易受血纤蛋白原、FDP 及其他抗凝物质的影响，如果纤维蛋白原浓度正常，而 TT 延长，是由于 FDP 所致。FDP 不仅可抑制凝血酶反应，还可阻止纤维蛋白单体的聚合。TT 正常为 16~18 秒。DIC 时 TT 常比正常时间明显延长，超过 25 秒具有诊断意义。

2. 纤维蛋白（原）降解产物的测定

DIC 时 FDP 的出现表示继发性纤溶系统活性增高，因此对 FDP 的检查有重要意义。目前 FDP 的测定采用胶乳凝集法：在受检血浆中加入 FDP 包被的胶乳颗粒悬液，如血浆 FDP 含量超过 5 mg/L，则胶乳颗粒发生凝集反应。

3. 优球蛋白溶解时间测定

血浆优球蛋白的主要组成部分是纤维蛋白原、纤溶酶原和纤溶酶原激活物，但不含纤溶酶抑制物。将受检血浆加入 pH 值为 4.5 的醋酸溶液中，使优球蛋白沉淀，如遇 DIC 血浆，由于 DIC 时继发性纤溶亢进，血浆中纤溶酶原激活物及纤溶酶含量增加，故表现出优球蛋白对纤维蛋白凝块溶解时间缩短。正常优球蛋白溶解时间为 120 分钟，DIC 患者常小于 60 分钟。

4. D-二聚体测定

纤溶酶可使交联的纤维蛋白（血栓）降解又可使纤维蛋白原及纤维蛋白降解，因而 FDP 的升高不一定表示血栓的形成或溶解。然而交联纤维蛋白的降解产物中含有 D-二聚体，其含量升高标志着机体凝血与纤溶系统的双重激活，是继发性纤溶亢进的敏感指标和特异性指标。D-二聚体含量升高对 DIC 早期与血栓性疾病的诊断与治疗有较高的临床价值。利用 ELIAS 法可定量检测血浆中 D-二聚体含量，血浆正常值小于 200 μg/L。

六、DIC 防治的病理生理基础

临床诊断 DIC 时必须考虑患者有无能引起 DIC 的基础疾病。遇到有容易发生 DIC 的疾病，且存在无法以现有临床证据解释的出血症状时，应想到存在 DIC 的可能。由于 DIC 发生、发展的复杂性，对 DIC 应采取综合的防治措施。另外，还要根据 DIC 的病因、出血或血栓的部位和严重性以及血流动力学等其他临床指标对不同的患者区别对待。其主要原则有如下几条。

（一）早期诊断和治疗

及早诊断和早期合理的治疗是提高 DIC 救治率的根本保证。

（二）防治原发病

积极治疗原发病可预防和去除引起 DIC 的病因，是防治 DIC 的根本措施。如及时有

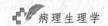

效地控制感染，对孕产妇进行出血和凝血功能检测等，对 DIC 的预防和治疗具有非常重要的作用。

（三）改善微循环，保护器官功能

及时纠正微循环障碍，疏通有微血栓阻塞的微循环，增加重要器官和组织微循环的血液灌流量，在防治 DIC 的发生、发展中具有重要作用。通常采用扩充血容量、解除血管痉挛等措施。此外，应用阿司匹林、双嘧达莫等抗血小板药，稳定血小板膜、减少 TXA_2 的生成，对抗血小板的黏附和聚集，对改善微循环也有一定的效果。由于 DIC 的死因常与 MODS 的发生有关，故 DIC 治疗中应该注意保护和维护主要器官功能。

（四）重建凝血与纤溶间的动态平衡

临床尽早采用足量的肝素治疗，在多数患者取得了较好的效果，但必须准确掌握时机，同时密切注意患者的出血和血小板计数等情况。但 DIC 后期伴有继发性纤溶亢进时要慎用或不用。在 DIC 恢复期可酌情输新鲜全血，或补充凝血因子、血小板等。

【思考题】

1. 简述组织因子途径抑制物的抗凝机制。
2. 试述血管内皮细胞在凝血与抗凝过程中的作用。
3. 简述 DIC 与休克的关系。
4. 试述严重感染引起 DIC 的可能机制。
5. 试述 DIC 的主要临床表现及发生机制。
6. 简述 DIC 的常见病因和诱因。

（张　冬　陈晓燕）

参考文献

［1］张海鹏. 凝血与抗凝血平衡紊乱［M］//金惠铭，王建枝. 病理生理学. 7 版. 北京：人民卫生出版社，2008.
［2］陈晓燕. 凝血与抗凝血平衡紊乱［M］//郭兵. 病理生理学. 成都：四川大学出版社，2008.
［3］陈国强. 凝血与抗凝血平衡紊乱［M］//李桂源. 病理生理学. 2 版. 北京：人民卫生出版社，2010.

第十章　休　克

【内容提要】休克是临床常见的危重病理过程。多数学者认为休克是机体在各种强烈致病因子侵袭时发生的一种以循环系统，尤其是微循环功能障碍为主要特征，并导致重要器官灌注不足，组织细胞功能代谢紊乱的病理过程。休克的病因有很多，如失血、失液、创伤、烧伤和感染等。各种病因引起休克均通过以下三个始动环节：①血容量降低；②心泵功能障碍；③血管容量异常。不同病因引起休克的发病机制和临床表现不尽相同，本章以典型的失血性休克为例对休克的发展过程和发病机制进行阐述。休克的发病机制至今尚未完全阐明。大量的研究结果显示，休克的发生不仅与交感－肾上腺髓质系统的强烈兴奋关系密切，还与众多体液因子、细胞损伤和功能障碍有关。典型失血性休克的发展过程分为三期：代偿期、进展期和难治期。休克发生时可影响各系统器官功能、代谢和结构。肾和肺是较早出现功能障碍的器官。严重患者可发生多器官功能障碍综合征。因休克病因和所处阶段的不同，休克的治疗所使用的方法也不尽相同，但总的来说，包括去除休克病因，改善微循环以恢复组织血液灌流，改善细胞代谢等几个方面。

休克（shock）一词源自希腊文的choc，意为震荡、打击。18世纪法国医师Le Dran首次将shock应用于医学，来描述患者因创伤而引起的危重临床状态。1895年，Warren对休克的临床表现作出了经典描述：面色苍白或发绀、四肢湿冷、脉搏细速、脉压缩小、尿量减少、神志淡漠。以上临床表现加上Crile随后补充的"低血压"在临床上称为休克综合征（shock syndrome），至今这些经典描述对休克的诊断仍具有重要意义。

第一次和第二次世界大战期间，大量伤员死于战伤引起的休克。因此，人们对休克发生机制及治疗方法进行了较为系统的研究。当时人们认为休克是急性循环紊乱所致，其发生发展的关键在于血管运动中枢麻痹和小动脉血管扩张，并且常规使用去甲肾上腺素等缩血管药物通过提升血压来治疗休克。部分患者血压回升而获救，但有些患者病情反而恶化甚至死亡。

20世纪60年代Lillehei通过大量实验研究，提出了休克的微循环障碍学说。该学说认为多数休克都存在共同的发病环节，即有效循环血量减少，交感－肾上腺髓质系统强烈兴奋，微循环障碍。其关键不在于血压的降低，而在于参与循环的血流减少。因此这个阶段临床对休克的治疗强调在补液的基础上应用扩血管药物以改善微循环，从而使休克抢救的成功率得以显著的提高。

进入20世纪80年代，感染性休克成为休克研究的热点。人们逐渐开始从细胞、亚细胞和分子水平对休克进行研究，发现休克特别是感染性休克时机体微循环和组织细胞的改变与多种促炎和抗炎因子大量释放有关。

目前认为，休克是机体在各种强烈致病因子侵袭时发生的一种以循环系统，尤其是微循环功能障碍为主要特征，并导致重要器官灌注不足，组织细胞功能代谢紊乱的病理过程。

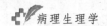

第一节　休克的病因和分类

休克存在不同的分类方法。常用的分类方法是按休克的病因、休克发生的始动环节以及血流动力学特点进行分类。

一、按休克的病因进行分类

休克是临床常见的危重病理过程。能够引起休克的病因很多，常见的有：

（一）失血与失液

1. 失　血

快速大量失血可引起失血性休克（hemorrhagic shock），常见于外伤出血、胃溃疡出血、食管静脉曲张破裂出血及产后大出血等。休克发生与否取决于失血量和失血速度。一般来说，15分钟内失血量少于机体总血量的10%时，机体通过代偿可保持血压和组织灌流量的稳定；若短时间内失血量超过机体总血量的20%即可发生休克；超过机体总血量的50%，往往会导致迅速死亡。

2. 失　液

当机体出现剧烈呕吐、腹泻、大汗时可引起体液大量丢失，有效循环血量锐减，从而导致失液性休克的发生。

（二）创　伤

严重创伤可导致创伤性休克（traumatic shock）。这种类型的休克在战争时期、自然灾害和意外事故中多见，其发生往往与快速大量失血、剧烈的疼痛刺激有关。

（三）烧　伤

大面积烧伤的患者，往往伴有微血管通透性增高，此时大量血浆从创面丢失，导致有效循环血量减少而引起烧伤性休克（burn shock）。广泛烧伤的早期出现休克除与大量血浆丢失有关以外，还与剧烈的疼痛刺激有关。晚期可由于继发感染，发展为感染性休克。

（四）感　染

严重感染，特别是革兰阴性细菌感染常可引起感染性休克。在革兰阴性细菌引起的休克中，细菌内毒素起到至关重要的作用。给实验动物静脉注入内毒素可引起内毒素休克（endotoxic shock）。由于感染性休克常伴有脓毒症，故又称脓毒性休克（septic shock）。

（五）过　敏

过敏性体质者在注射某些药物（如青霉素）、血清制剂或疫苗后可引起过敏性休克（anaphylactic shock）。这种休克属于Ⅰ型变态反应，发病机制为抗原与肥大细胞表面的IgE特异性结合，引起Fc受体发生桥联，导致肥大细胞活化脱颗粒，释放组胺、缓激肽等生物活性介质，造成毛细血管扩张，血管容量扩大以及毛细血管通透性增加，进而引起休克的发生。

（六）急性心力衰竭

见于大面积心肌梗死、急性心肌炎、心脏压塞及心脏破裂等，由于病因直接影响心脏射血功能使心排血量发生严重下降而引起的休克，称为心源性休克（cardiogenic shock）。

（七）神经刺激

剧烈疼痛、高位脊髓麻醉、严重脑部或高位脊髓损伤等可引起神经源性休克（neurogenic shock）。上述情况下，由于交感缩血管功能抑制，无法维持正常的血管张力，将出现由一过性的血管扩张，血管容量扩大，有效循环血量下降引起的神经源性休克的发生。这种休克预后较好，常不需治疗而自愈。

因此，根据休克的病因可分为失血性休克、失液性休克、创伤性休克、烧伤性休克、感染性休克、过敏性休克、神经源性休克和心源性休克等。

二、按休克发生的始动环节进行分类

多数休克发生的共同环节是微循环障碍，组织器官灌流不足。组织器官实现其有效灌流主要与以下三方面因素有关：①充足的血容量；②正常的心泵功能；③正常的血管容量或正常的血管舒缩功能。正常情况下大部分毛细血管处于关闭状态，如果处于舒张状态的毛细血管增多，血管容量扩大，就会出现有效循环血量减少，组织灌流不足。各种病因作用于机体，引起上述一个或几个方面因素出现异常，都可能导致组织器官灌流不足，从而引起休克的发生（图 10-1）。因此，根据休克发生的始动环节，可将休克分为以下三类：

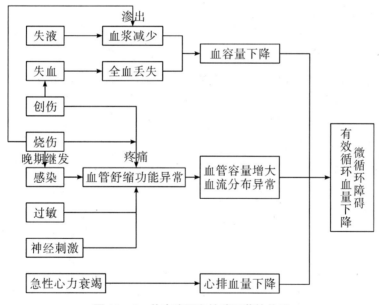

图 10-1 休克病因和始动环节的关系

（一）低血容量性休克

由于血容量减少引起的休克称为低血容量性休克（hypovolemic shock），见于大量失血或失液、严重创伤、大面积烧伤等。由于血容量减少导致静脉血液回流不足，心排血量下降，血压降低；此时压力感受器传入冲动减少，使迷走神经紧张性降低，交感神经紧张性加强，外周血管强烈收缩，组织灌流量进一步减少。

（二）心源性休克

各种原因引起心脏泵血功能障碍，心排血量急剧减少，微循环灌流下降而引起的休克称为心源性休克。常见于急性大面积的心肌梗死、弥漫性心肌炎、严重心律失常、急性心脏压塞等。心源性休克的发病急骤，病死率高达80％以上。

（三）血管源性休克

由于外周血管（主要是微小血管）扩张导致血管容量扩大，大量血液淤滞在扩张的血管内，使有效循环血量减少所导致的休克称为血管源性休克（vasogenic shock）。此时大量血液淤滞在扩张的血管内而不参与有效循环，故也称为分布异常性休克。

按病因进行分类有助于及时消除病因，因此在临床上应用广泛。按休克发生的起始环节进行分类则有利于休克的发病学治疗。如果把休克发生的起始环节与病因进行结合，将更有利于临床对休克的诊断和治疗。

三、按血流动力学特点进行分类

按休克时的血流动力学特点可分以下三类：

（一）低排-高阻型休克

该型休克患者血流动力学特点为：心排血量降低而总外周阻力升高，脉压明显缩小。由于患者外周血管强烈收缩，血流减少导致皮肤发凉，故又称"冷休克"。此型休克临床多见，低血容量性休克和心源性休克均属此型。

（二）高排-低阻型休克

该型休克患者血流动力学特点为：心排血量不降低甚至升高，而总外周阻力降低。由于患者外周血管扩张，动-静脉短路开放，皮肤温度升高，故又称"暖休克"。此型休克主要见于某些感染性休克的早期。

（三）低排-低阻型休克

该型休克患者血流动力学特点为：心排血量和总外周阻力均降低，主要见于各种类型休克的晚期。患者的收缩压、舒张压和平均动脉压均明显降低，属于机体失代偿表现。

第二节　休克的分期和发病机制

尽管对休克的研究已经有二百多年的历史，但迄今为止休克的发病机制尚未完全阐明。目前，人们公认休克是以急性微循环障碍为主要特征的病理过程，其发生与多种体液因子密切相关。不同病因引起休克的临床表现与发病机制不尽相同，这里以典型的失血性休克为例进行阐述，根据微循环的变化可将其发展过程分为代偿期、进展期和难治期三期（图10-2）。

一、代偿期

（一）代偿期微循环的变化

休克代偿期又称休克早期或休克Ⅰ期。此期微循环的变化特点为小血管的广泛收缩，

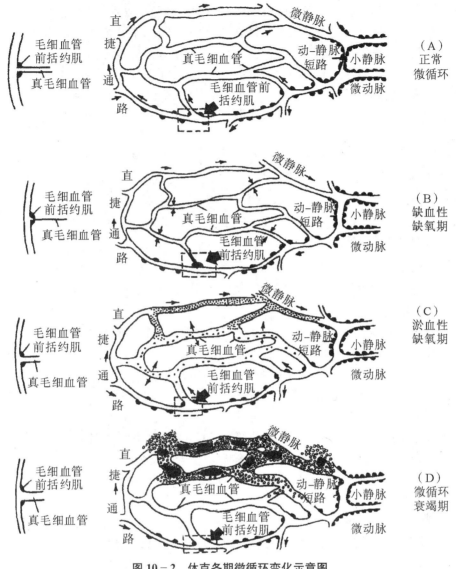

图 10-2 休克各期微循环变化示意图

从而导致组织缺血。皮肤、肾脏和腹腔内脏的小血管持续痉挛，毛细血管前阻力血管（由微动脉、后微动脉和毛细血管前括约肌组成）痉挛明显，大量真毛细血管网关闭，此时真毛细血管网血流量减少，血液通过直捷通路和开放的动-静脉吻合支回流，使组织灌流量减少，出现少灌少流，灌少于流的情况。由于微循环血液灌流量减少，使组织呈现缺血、缺氧状态，故该期又称为缺血性缺氧期（ischemic anoxia phase）。

（二）代偿期微循环改变的机制

大量失血时由于血压降低，颈动脉窦和主动脉弓压力感受器传入冲动减少，引起心血管运动中枢及交感-肾上腺髓质系统兴奋，儿茶酚胺大量释放，使小血管收缩。由于皮肤、肾脏及腹腔内脏的小血管有丰富的交感缩血管纤维支配，且 α 肾上腺素能受体占优势，因此，当血液中儿茶酚胺增多时，可引起这些器官的微血管收缩。由于微动脉、后微动脉和毛细血管前括约肌对儿茶酚胺的敏感性高于微静脉，故毛细血管前阻力明显升高，微循环灌流量急剧减少。儿茶酚胺大量释放除了可以兴奋 α 肾上腺素能受体以外，还可以兴奋 β 肾上腺素能受体。β 肾上腺素能受体兴奋可以引起动 - 静脉吻合支开放，使微循环非营养性血流增加，营养性血流减少，组织发生严重的缺血缺氧。烧伤性休克时疼痛的刺激和低血容量可引起交感 - 肾上腺髓质系统兴奋，此时血管收缩较单纯的失血性休克更严重；脓毒性休克时血液中儿茶酚胺的浓度也明显增高，可能与内毒素有拟交感神经系统的作用有关。

代偿期由于肾脏灌流减少使肾素 - 血管紧张素 - 醛固酮系统被激活，血管紧张素 Ⅱ 大量产生，促使血管收缩。另外，增多的儿茶酚胺还能刺激血小板产生血栓素 A_2（thromboxane A_2，TXA_2），而 TXA_2 也有强烈的缩血管作用。除此以外，休克时体内产生的其他体液因子，如血管升压素（抗利尿激素）、内皮素、心肌抑制因子及白三烯类物质等也都有促使血管收缩的作用。

（三）代偿期微循环改变的意义

代偿期微循环的变化具有明显的代偿意义，主要表现在以下四方面：

1. "自我输血"

由于交感 - 肾上腺髓质系统强烈兴奋，使血液中儿茶酚胺水平显著增加。儿茶酚胺促进肌性微静脉、小静脉（包括肝脾"储血库"）收缩，使正常时潴留在其中的血液能迅速回到心脏，增加回心血量，以有利于动脉血压的维持。这种代偿起到"自我输血"的作用，是休克时增加回心血量的"第一道防线"。

2. "自我输液"

由于微动脉、后微动脉和毛细血管前括约肌对儿茶酚胺的敏感性高于微静脉，导致毛细血管前阻力大于后阻力，毛细血管内流体静压下降，促使组织液向血管内回流，起到"自我输液"的作用，这是休克时增加回心血量的"第二道防线"。

3. 血流重新分布

不同器官的血管对儿茶酚胺反应不一。皮肤、腹腔内脏、肾脏的血管 α 受体密度高，对儿茶酚胺的敏感性较高，休克发生时收缩明显；而脑动脉和冠状动脉则无明显改变。这种微血管对儿茶酚胺反应的不均一性，保证了心、脑等重要器官的血液供应。

4. 维持血压

交感 - 肾上腺髓质系统强烈兴奋，使心率加快，心肌收缩力增强，外周血管阻力增大，可减轻血压下降的程度。

（四）代偿期的主要临床表现

代偿期患者的主要临床表现有面色苍白、四肢湿冷、脉搏细速、尿量减少和烦躁不安等（图 10 - 3）。血压可由于大出血而骤降，也可因机体的代偿略有下降或维持在正常水平，但是脉压多有明显缩小。因此，血压下降并非诊断早期休克的敏感指标，脉压缩小更具有早期诊断意义。该期患者因脑组织并无明显缺血、缺氧，故意识清楚。

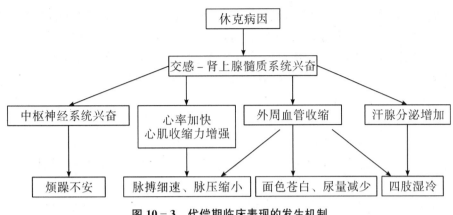

图 10 − 3 代偿期临床表现的发生机制

二、进展期

（一）进展期微循环的变化

进展期又称休克期或休克Ⅱ期。此期微循环状态的特征为血流淤滞。进展期微动脉、后微动脉痉挛减轻，毛细血管前括约肌松弛，此时血液大量进入真毛细血管网，使毛细血管内血液淤滞，出现少灌少流，灌多于流的情况。此时微循环血流非常缓慢，组织细胞处于严重的缺氧状态，故此期又称为微循环淤血性缺氧期。

（二）进展期微循环改变的机制

进展期微循环改变的机制与长时间微血管收缩、组织细胞缺血缺氧以及多种体液因子的作用有关。

1. 酸中毒

微循环持续的缺血、缺氧引起二氧化碳和乳酸大量堆积，造成局部酸中毒。在酸性环境中，微动脉和毛细血管前括约肌对儿茶酚胺的敏感性下降，痉挛减轻；而微静脉对酸中毒耐受性较强，因而舒张不明显。

2. 局部扩血管物质增多

长期缺血、缺氧和酸中毒的刺激使肥大细胞释放组胺增多，ATP 分解的产物腺苷增多，激肽类物质生成增多等，可引起血管平滑肌舒张和毛细血管扩张。此外，细胞分解时释放的 K^+ 增多，ATP 敏感性钾通道开放，K^+ 外流增加致使电压门控性钙通道抑制，Ca^{2+} 内流减少，引起血管反应性下降、收缩性降低，这也是此期出现微血管扩张的重要原因之一。

3. 内毒素的作用

除病原微生物感染引起的脓毒症外，进展期常有肠源性细菌（大肠埃希菌）和脂多糖（LPS）入血。LPS 和其他毒素可通过激活巨噬细胞，促进一氧化氮（nitric oxide，NO）生成增多等途径引起血管平滑肌舒张，导致持续性的低血压。

4. 血液流变学的改变

近年来研究结果表明：血液流变学（hemorheology）的改变，在休克进展期微循环淤血的发生发展中起着重要的作用。一方面进展期由于血流速度缓慢，易造成红细胞聚集；

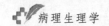

加上组胺等引起血管通透性增加，血浆外渗，血液黏稠度增高。另一方面灌流压下降可导致白细胞滚动、贴壁、黏附于内皮细胞上，嵌塞在内皮细胞间隙，使血流受阻；黏附的白细胞激活并通过释放氧自由基和溶酶体酶导致血管内皮细胞和其他组织细胞损伤，进一步引起微循环障碍及组织损伤。目前认为白细胞的贴壁与嵌塞是加大毛细血管后阻力的重要因素。

5. 体液因子的作用

休克时多种体液因子参与进展期微循环障碍的发生。如神经内分泌激素内啡肽可抑制心血管中枢和交感神经纤维，促使血管扩张；激肽和组胺增加微血管通透性，使血浆外渗，加重微循环淤血状态；肿瘤坏死因子 - α（tumor necrosis factor - α，TNF - α）、白细胞介素（interleukin - 1，IL - 1）、血小板激活因子（platelet activating factor，PAF）等促进白细胞附壁黏附于微静脉壁，增加真毛细血管后阻力；TXA_2 促进血小板聚集和微血栓形成等。

总之，进展期微循环的改变一方面与酸中毒、局部扩血管物质增多以及内毒素等引起微循环前阻力降低，血液大量进入真毛细血管网有关；另一方面也与此期血液流变学出现红细胞聚集、血液黏稠度增高、白细胞附壁和嵌塞导致微循环的流出障碍有关。

（三）进展期微循环改变的后果

进展期微循环的变化已失去代偿意义，反而使休克进一步恶化，给机体带来严重的后果。这些后果主要表现在：

1. 有效循环血量进行性减少

由于微循环的灌流增加，回流减少，大量血液淤积在广泛的毛细血管网内；加之毛细血管内压和通透性升高，"自身输液"停止，血浆外渗，导致有效循环血量进一步减少。静脉系统血管扩张，血管容量扩大，"自身输血"停止，也是有效循环血量进行性减少的原因之一。

2. 心、脑功能障碍

由于回心血量进行性减少，血压进行性下降，当平均动脉压低于 50 mmHg（6.7 kPa）时，心脑血管失去自身调节功能，导致心、脑的血液灌流不足，"血流重新分布"消失，引起心、脑功能障碍。

3. 血压进行性下降

由于有效循环血量减少，使心排血量不足，加上大量微动脉舒张，使正常血压难以维持。随着休克的发展，动脉血压呈现逐渐下降趋势。

4. 恶性循环形成

进展期缺血缺氧严重，机体出现酸中毒，微循环处于"灌多于流"的状态。有效循环血量进一步减少，血压进行性下降，交感神经系统更加兴奋，组织灌流进一步减少，缺血缺氧更加严重，形成恶性循环。由于血浆外渗、血液浓缩促进红细胞聚集，微循环淤滞，毛细血管流体静压进一步增加，血浆外渗增多，加重恶性循环。

（四）进展期的主要临床表现

由于微循环淤血，特别是重要器官淤血，进展期的临床表现更为严重，主要有：血压进行性下降，神志淡漠或昏迷，少尿或无尿，皮肤出现淤斑（图 10 - 4）。

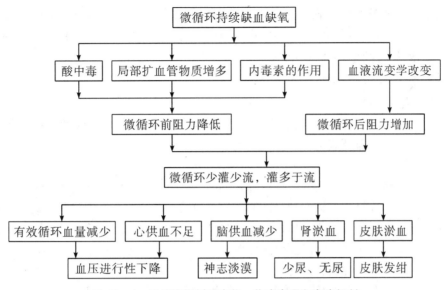

图 10-4 进展期微循环变化、临床表现和发病机制

休克发展到进展期，应立即抢救，特别应迅速补充血容量，解除酸中毒，防止血液流变学的进一步恶化。若处理正确及时，患者仍可康复。

三、难治期

(一) 难治期微循环的变化

难治期又称休克晚期或休克Ⅲ期。此期微循环淤滞比进展期更加严重。微血管平滑肌对血管活性物质失去反应性，微血管舒张，微循环血流停止，不灌不流，因此也称为微循环衰竭期。由于血液黏稠度增高，血液处于异常高凝状态，可发生 DIC 而形成广泛的微血栓。

(二) 难治期微循环改变的机制

难治期微循环衰竭状态主要和以下几方面的因素有关：

1. 微血管反应性显著下降

血管反应性指的是动脉血管平滑肌细胞对缩血管物质如去甲肾上腺素等的收缩反应。在难治期，即使在输血补液治疗以后，微血管对缩血管物质的反应性仍然低下，出现顽固性低血压。难治期微血管反应性降低的机制可能与内源性儿茶酚胺失活和受体失敏有关。

2. 毛细血管无复流现象

难治期通过大量输血补液，血压回升，毛细血管血流仍不能恢复，称为无复流现象 (no-reflow phenomenon)。无复流现象的发生主要与白细胞嵌塞有关，此外还与低灌流压、血小板激活和血管内凝血、血液黏稠度增高、内皮细胞肿胀等因素有关。

3. DIC 的发生

难治期由于血液流变学的变化和内、外源性凝血系统的激活，可引起弥散性血管内凝血 (DIC)，故也称为 DIC 期。严重创伤时组织因子释放入血，直接启动外源性凝血过程。严重缺血缺氧或内毒素可损伤血管内皮细胞，暴露内皮下胶原纤维，从而启动内源性凝血

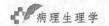

过程；由于血液浓缩，红细胞聚集，血液黏稠度增加，血液处于高凝状态，可促进 DIC 的发生发展。如果发生了 DIC，微循环可出现广泛的微血栓形成和明显的出血表现。

（三）难治期的主要临床表现

难治期的主要临床表现有：

1. 循环衰竭

动脉血压进行性下降，给予升压药物仍难以恢复。脉搏微弱而频速，中心静脉压降低，静脉塌陷，出现循环衰竭，以至患者死亡。

2. DIC

DIC 是难治期的并发症之一，一旦并发 DIC，将对微循环和各个器官功能产生严重影响：①DIC 时微血栓阻塞了微血管，使回心血量锐减。②凝血与纤溶过程中的产物，如纤维蛋白原、纤维蛋白降解产物（FDP）和某些补体成分，增加了血管通透性，血浆外渗，有效循环血量减少。③DIC 时出血可导致循环血量进一步减少，加重了循环障碍。④器官栓塞、梗死，加重了急性器官衰竭，给治疗造成极大的困难。

应当指出，并非所有的休克都有 DIC 发生，而 DIC 的发生也不仅限于休克难治期，如感染性休克时，DIC 可发生在休克早期。但是，DIC 一旦发生，即可促进休克恶化，导致患者死亡。

目前认为休克的难治期除与 DIC 的发生有关以外，还与肠道严重缺血缺氧，屏障功能降低，内毒素及肠道细菌入血，作用于单核吞噬细胞系统，引起全身炎症反应综合征（systemic inflammatory response syndrome，SIRS）有关。

3. 重要器官衰竭

休克难治期微循环障碍和细胞损伤逐渐加重。各重要器官，包括心、脑、肝、肺、肾功能代谢障碍也更加严重。休克时产生的许多体液因子，特别是溶酶体酶、活性氧和大量炎性介质的释放，将导致机体发生多器官功能障碍综合征（multiple organ dysfunction syndrome，MODS），甚至发生多系统器官衰竭（multiple system organ failure，MSOF）。患者可出现休克肺、肾衰竭、消化道出血、心力衰竭、脑水肿等。这些病变给临床救治带来极大的困难。有人认为这些损害是"不可逆"的，但目前难治期病程可逆与否尚无可靠的标准，临床工作者对难治期的患者应给予积极抢救，而不应轻易放弃治疗。

以上休克分期及其变化是典型失血性休克发生发展的一般规律。但在临床上有时要对休克进行严格的分期是比较困难的，因为休克的发生发展还受休克的病因及其严重程度、患者体质等因素的影响，如严重的感染性休克，休克代偿期持续时间可以缩短，相应的临床表现可能不明显；过敏性休克一开始便表现出进展期的一般特征；而单纯失血性休克通常有较长的代偿期。所以临床上应根据休克的原因和临床表现，再结合休克发生发展的一般规律来综合判断和预测休克的状态及发展，这样才能做出及时正确的处理。

第三节　休克时机体的变化

休克微循环学说认为组织细胞的损伤和功能障碍继发于微循环障碍，主要由缺氧和酸中毒引起。但后来研究发现，休克时细胞膜电位的变化发生在血压降低之前，器官微循环灌流恢复后，器官功能仍未恢复。使用促进细胞功能的药物可促进微循环的恢复，并具有抗休克的疗效。因此认为，休克时组织细胞和器官功能的障碍除可继发于微循环障碍和神经体液因子的作用，也可由休克的病因直接导致，从而提出了休克的细胞机制，即细胞损伤是器官功能障碍的基础。

一、细胞代谢障碍

（一）物质代谢的变化

正常组织细胞优先使用脂肪酸供能。休克时组织细胞缺血缺氧，细胞内最早发生的代谢变化是转变为优先利用葡萄糖供能。由于缺氧，葡萄糖的有氧氧化受阻，糖酵解加强，乳酸大量堆积。此外，由于灌流障碍，CO_2不能及时清除，造成局部出现酸中毒。休克早期胰高血糖素等激素浓度升高，糖原、脂肪和蛋白分解增加、合成减少，出现一过性高血糖和糖尿，血中游离脂肪酸、酮体增多，血清尿素氮水平增高。部分患者可因为应激激素（儿茶酚胺、生长激素、皮质激素和胰高血糖素）的分泌增加而出现高代谢状态。

（二）能量代谢的变化

休克时机体缺氧，糖酵解加强，但糖酵解供能远比葡萄糖有氧氧化时供能少。故此时ATP供应不足，细胞膜上的钠泵（Na^+-K^+-ATP酶）功能障碍，细胞内Na^+增多，而细胞外K^+增多，从而导致细胞水肿和高钾血症。

二、细胞损伤

（一）细胞膜的变化

细胞膜是休克时最早发生损伤的部位之一。缺氧、酸中毒、高钾血症及溶酶体酶的释放，自由基引起的脂质过氧化，都会造成细胞膜的损伤。损伤的后果是出现钠泵功能的障碍，水和Na^+内流，细胞内水肿，跨膜电位明显下降。

（二）线粒体的变化

休克时线粒体最早发生功能损害。因缺氧时ATP合成不足，导致细胞功能异常。随后线粒体发生形态方面的变化：肿胀、致密结构和嵴消失、崩解。线粒体的变化不仅可引起细胞能量代谢障碍，严重情况下可引起细胞发生坏死或凋亡。

（三）溶酶体的变化

休克时缺血、缺氧和酸中毒引起溶酶体肿胀，空泡形成并释放溶酶体酶。血浆中溶酶体酶主要来自缺血的肠、肝、胰等器官。溶酶体酶，包括酸性蛋白酶（组织蛋白酶）、中性蛋白酶（胶原酶和弹性蛋白酶）和β-葡萄糖醛酸酶。其主要危害是消化基膜，引起细胞自溶；进入血液循环系统，加重循环障碍；形成心肌抑制因子等毒性多肽，引起心肌收缩力下降，加重血流动力学障碍。其非酶性成分可以引起肥大细胞脱颗粒，释放组胺，增加毛细血管通透性和吸引白细胞，加重休克的病理变化。

休克时上述细胞器的改变可以直接导致细胞坏死，而线粒体的损伤也可释放凋亡启动因子等，启动细胞的凋亡过程。近年来大量研究结果证实：休克时内皮细胞、各种免疫细胞以及主要器官的实质性细胞都可发生凋亡。

三、器官功能障碍

早在休克早期，机体就已经出现了皮肤、腹腔内脏和肾脏的缺血表现，到了休克中晚期，肺、心脏和脑等多个器官均会出现功能障碍，严重患者会出现 MSOF。现将休克时机体各主要器官功能障碍简述如下：

（一）肾功能障碍

休克时肾功能障碍主要表现为急性肾衰竭，其临床表现为少尿或无尿、水中毒、氮质血症、代谢性酸中毒和高钾血症等。休克早期，机体出现血流重新分布，肾脏微循环出现缺血缺氧的改变，因此肾脏是休克过程中最早发生功能障碍的器官之一。由于肾血流量减少，肾小球滤过率下降，机体出现少尿等肾衰竭的表现。如果及时恢复有效循环血量，肾灌流得以恢复，肾功能将很快恢复，所以称之为功能性急性肾衰竭，简称为功能性肾衰竭。如果肾脏持续缺血缺氧一段时间，可出现以基膜断裂为特点的急性肾小管坏死（acute tubular necrosis, ATN），此时即使肾脏血流量通过治疗恢复到正常水平，肾脏功能也不能在短期内恢复正常，只有当肾小管上皮细胞再生完成后肾脏功能才能得以恢复，因此称之为器质性肾衰竭（parenchymal renal failure）。

（二）肺功能障碍

休克早期，由于创伤、感染等刺激引起交感 - 肾上腺髓质系统强烈兴奋，呼吸加快，出现代偿性通气过度，可导致低碳酸血症甚至发生呼吸性碱中毒。但休克晚期，经治疗脉搏、血压和尿量等基本指标稳定后，部分患者仍可发生急性呼吸衰竭。临床上表现为急性呼吸窘迫综合征（acute respiratory distress syndrome, ARDS）。患者有明显呼吸困难，动脉血氧分压低于 50 mmHg（6.7 kPa），需要吸入浓度在 50% 以上的氧气才能维持动脉血氧分压在 50 mmHg（6.7 kPa）以上，或为纠正低氧血症必须借助呼吸机维持通气 5 天以上。尸体检查可见肺充血水肿、肺不张、微血栓形成、肺出血、肺泡透明膜形成及肺重量增加等病理改变。急性呼吸窘迫综合征是引起休克患者死亡的主要原因之一。其发生机制主要包括：

（1）肺水肿：活化的中性粒细胞释放氧自由基、弹力蛋白酶和胶原酶，造成内皮细胞的损伤，毛细血管通透性增加，血浆蛋白和水分渗出，形成肺水肿。

（2）肺不张：缺血缺氧使 II 型肺泡上皮细胞受损，以致肺泡表面活性物质合成减少；肺泡腔水肿液中所含蛋白水解酶也可加速表面活性物质的分解，其结果是肺泡表面张力增高，肺顺应性降低而引起肺不张。

（3）肺内 DIC：毛细血管内中性粒细胞聚集、黏附，内皮细胞受损，导致肺毛细血管内广泛微血栓形成。

（4）肺泡透明膜形成：血浆蛋白透过通透性增加的毛细血管，沉着在肺泡腔形成透明膜。

（三）心功能障碍

除了心源性休克伴有原发性心功能障碍之外，其他类型的休克患者心功能障碍发生率均较低。非心源性休克早期，由于机体代偿，血流重新分布，冠状动脉灌流量能维持在正常水平，心脏功能不会受到明显影响。随着休克进展到中晚期，血压出现进行性下降，冠脉血流量减少，心肌缺血缺氧，加之其他影响因素，导致心脏功能发生障碍，并有可能发生急性心力衰竭。休克持续时间越久，对心功能影响越严重，越有可能发生心力衰竭。

非心源性休克引起心功能障碍的机制主要包括：

（1）休克时交感神经系统兴奋引起心率加快、舒张期缩短，加之血压降低，使冠脉灌流量减少，心肌出现缺血缺氧；而此时由于心率加快、心肌收缩力增强，使心肌耗氧量增加，加重心肌缺血缺氧。

（2）休克晚期患者多伴有酸中毒、高钾血症等水、电解质和酸碱平衡紊乱，影响心肌的收缩功能。

（3）心肌抑制因子（MDF）抑制心肌收缩力。MDF 主要由缺血的胰腺产生，到目前为止尚未分离出 MDF，根据其分子质量推测可能是 IL-1 和 TNF-α 等细胞因子。

（4）休克晚期在心内形成广泛微血栓影响心肌血液供应，发生心肌梗死使心肌细胞受损。

（5）肠源性内毒素直接损伤心肌细胞。

心力衰竭出现后，应给予正性肌力药物进行救治，防止休克进一步恶化。

（四）脑功能障碍

休克早期，由于血流重新分布的代偿作用，可维持脑组织的血液灌流，患者可因应激而出现烦躁不安，但其意识清楚，并无明显脑功能障碍的表现。休克进展到中晚期，血压进行性下降，特别当平均动脉压（mean arterial pressure，MAP）低于 50 mmHg（6.7 kPa）时，脑组织出现血液供应不足。如果再并发 DIC，脑组织血液循环障碍便会更加严重，出现严重的缺血、缺氧。脑组织对缺血、缺氧非常敏感，乳酸等代谢产物聚积，钠水转运障碍引起脑细胞水肿；缺血、缺氧还会破坏内皮细胞，使脑血管壁通透性增高，引起脑水肿和颅内压增高，严重时出现脑疝危及生命。此时患者脑功能障碍的主要表现为神志淡漠，甚至昏迷。

（五）消化系统功能障碍

1. 胃肠功能障碍

休克早期，交感神经兴奋，腹腔内脏血管收缩，胃肠血流量减少，出现缺血、缺氧；使消化液分泌减少、胃肠蠕动减弱，消化功能明显障碍。持续的缺血缺氧还可造成消化道黏膜缺血坏死，引起消化道溃疡出血。此外，由于消化道功能紊乱，细菌大量繁殖，肠道的屏障功能严重受损，大量细菌内毒素进入血液，可进一步促进休克的发生发展。消化道功能障碍是休克晚期发生肠源性内毒素血症的主要原因之一。急性创伤和大面积烧伤等病因引起的休克患者还可能出现应激性溃疡。休克患者胃肠功能障碍的主要临床表现为消化不良、腹痛、呕血和黑便等。

2. 肝功能障碍

休克时，由肠道移位、吸收入血的细菌、毒素首先通过血流进入肝脏，在肝脏与库普弗细胞（Kupffer 细胞）直接接触使其活化。活化的库普弗细胞既可分泌 IL-8、表达 TF 等引起中性粒细胞黏附和微血栓形成，导致微循环障碍；也可分泌 TNF-α、产生 NO、释放氧自由基等，直接损伤毗邻的肝细胞。休克患者肝功能障碍主要表现为黄疸和肝功能不全。

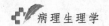

（六）凝血-纤溶系统功能异常

休克患者常出现凝血-抗凝血平衡紊乱，部分患者晚期出现 DIC。血液检查可见血小板计数减少，凝血时间、凝血酶原时间和部分凝血活酶时间均延长，血纤蛋白原含量下降，并有血纤蛋白原降解产物存在。

（七）免疫系统功能异常

休克时机体免疫系统出现非特异性炎症反应，而特异性的细胞免疫功能降低。休克中晚期发生肠源性内毒素血症，内毒素通过形成免疫复合物激活补体系统，产生 C3a 和 C5a，使血管舒张、血管通透性增高；内毒素还可被中性粒细胞摄取，从而激活中性粒细胞，引起其脱颗粒释放酶类物质，导致各系统器官出现非特异性炎症。而有些患者过度表达 IL-4 等抗炎介质，使免疫系统处于全面抑制状态。此时中性粒细胞吞噬和杀菌功能低下，单核细胞杀菌功能受抑制，B 淋巴细胞产生分泌抗体的能力减弱，特异性免疫功能降低，感染容易扩散，机体出现菌血症和脓毒症，难于治疗。

在休克时上述器官系统功能障碍可单独发生，也可几个器官系统功能障碍同时发生。当某个器官系统功能障碍发生时，可引起其他器官系统功能障碍，并可促进休克的进一步发展。比如胃肠受损，肠黏膜屏障作用减弱，大量细菌内毒素入血，通过血流到达肝脏，继而活化库普弗细胞，导致微循环障碍和肝细胞损伤；继而这些细菌内毒素等又可到达肺，引起 ARDS 的发生；还可影响机体的凝血-纤溶系统等。因此休克发生时应注意保护各器官系统功能，防止出现恶性循环。

第四节　其他几种常见休克的特点

在临床上除了失血性休克比较常见之外，还有其他几种类型的休克发病率也比较高，下面针对这几种常见休克的特点进行简述。

一、感染性休克

感染性休克是指由病原微生物（如细菌、病毒、真菌、立克次体等）感染所引起的休克，是临床上常见的休克类型，常见于较为严重的感染，如大叶性肺炎、急性腹膜炎、细菌性痢疾、流行性脑脊髓膜炎等。在临床上，革兰阴性菌感染引起的感染性休克较为多见。其内毒素的有效成分脂多糖（LPS）在革兰阴性菌感染引起的感染性休克的发病过程中起到至关重要的作用。

感染性休克病死率约为 60%，是当今重症监护病房治疗中的重大医学难题。尽管临床上使用各种积极的抗休克措施和拮抗细胞因子的方法来对抗感染性休克，但疗效仍很差。感染性休克发生时细菌毒素（尤其是 LPS）在体内可诱导单核细胞、中性粒细胞等产生大量细胞因子或炎性介质，引发全身炎症反应综合征，促进休克的发生发展。

感染性休克依据其血流动力学变化可分为两型：

（一）低排-高阻型休克

其临床表现与低血容量性休克类似，可出现皮肤苍白、四肢湿冷、尿量减少、血压下降及乳酸酸中毒。其发生机制如下：

（1）严重感染时交感－肾上腺髓质系统兴奋，对微血管起强烈的收缩作用；LPS损伤内皮细胞，释放组织因子，促进 DIC 的形成，使循环外周阻力加大。

（2）感染性休克时血液中 H^+ 浓度增高，可直接抑制心肌收缩力。

（二）高排－低阻型休克

该型休克临床表现包括：皮肤因血管扩张而呈现粉红色、温度高且干燥，少尿，血压降低。其发生机制与 LPS 刺激机体产生 TNF-α 和 IL-1 等炎性介质，并介导 NO 或者其他扩血管物质的大量产生，使外周血管扩张有关。此时儿茶酚胺增多并作用于 β 受体，使微循环中的动－静吻合支开放，故真毛细血管内血流量仍然减少。此型休克也可发展为高排－低阻型休克。

二、过敏性休克

过敏性休克在临床上常伴有荨麻疹、呼吸道和消化道过敏症状。其发病急，可危及生命。过敏性休克多发生于对某些变应原有超敏反应的机体。变应原进入机体后，机体所形成的特异性亲细胞 IgE 抗体可持久地被吸附在微小血管周围的肥大细胞和血液中嗜碱性粒细胞的表面，使机体处于致敏状态。当同一变应原再次进入机体时，便可与细胞表面的 IgE 抗体结合，使细胞释出大量组胺等生物活性物质。组胺可舒张后微动脉及毛细血管前括约肌，降低外周阻力，使血管容量扩大，大量血液淤积在微循环内，有效循环血量减少和心排血量急剧下降；组胺使毛细血管壁通透性增高，血浆外渗增多，导致动脉血压急剧下降。如不及时用缩血管药物（如肾上腺素等）抢救，患者可在数分钟内死亡。

三、心源性休克

心源性休克的始动环节是心排血量的急剧减少，此型休克的特点是动脉血压在早期大多明显下降，而中心静脉压一般升高。依据外周阻力的变化也可分两型：高阻力型（低排高阻型）和低阻力型（低排低阻型），以前者较常见。后者的外周阻力降低，可能与心室舒张末期容量增多，刺激心室壁压力感受器，反射性地抑制血管运动中枢有关。

第五节　休克防治的病理生理基础

一、病因学防治

休克最常见的病因是创伤和感染，因此，对创伤和感染的患者应当及早处理，以有效预防休克的发生。针对休克的原发病更应该积极进行治疗，去除休克的原始病因，如止血、镇痛、控制感染等。

二、发病学治疗

休克的发病学治疗主要是针对休克的发病机制进行治疗。目前来说人们认为休克的发病机制主要包括微循环障碍学说、细胞损伤学说、神经－体液机制三个方面。因此治疗也

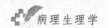

必须围绕这三方面进行。

（一）恢复有效循环血量，改善微循环

1. 扩充血容量

各种类型的休克都存在有效循环血量的绝对或相对不足，因此，治疗时补充血容量是治疗休克的根本措施之一。对于低血容量性休克，早期的治疗即应积极、尽早补液以扩充血容量；进展期因微循环扩张、血管容量扩大及血浆外渗，所需补充的液体量应大于失血量。感染性休克中的高排低阻型和过敏性休克虽无明显液体丢失，但由于血管容量扩大，有效循环血量亦显著减少。因此，除了心源性休克外，治疗其他类型休克时正确的补液原则是"需多少、补多少"。

以往观点认为，大量输液是提高休克患者有效循环血量的一个重要手段。但临床上发现大量快速的输液可增加血液丢失，引起血液稀释，导致凝血功能障碍和酸中毒，从而影响休克患者的抢救存活率。临床上休克的救治力求先使血压回升到 70 mmHg （9.3 kPa）左右，以达到心、脑等重要器官不出现功能障碍的最低要求，然后再进行动态监测。监测静脉充盈程度、尿量、脉搏等指标。有条件的情况下还可监测中心静脉压（central venous pressure，CVP）及肺动脉楔压（pulmonary artery wedge pressure，PAWP），这些对正确判断补液量及心功能状态十分重要。

2. 纠正酸中毒

休克时组织器官缺血、缺氧导致机体出现酸中毒，H^+ 浓度增高可与 Ca^{2+} 竞争，抑制血管的收缩，影响血管活性药物的疗效，也可直接抑制心肌的收缩力。因此休克发生时应该根据酸中毒的严重程度及时进行纠酸补碱治疗。

3. 合理使用血管活性药物

血管活性药物分为扩血管药物（阿托品等）和缩血管药物（去甲肾上腺素等）。在不同类型的休克和休克的不同时期，血管活性药物的选择也有所不同。

（1）扩血管药物：针对低排-高阻型休克可使用扩血管药物。某些扩血管药物（如山莨菪碱）还有改善微循环的作用。但扩血管药物可使血管容量扩大，出现一过性血压降低，因此必须在充分扩容的基础上使用。

（2）缩血管药物：对过敏性休克和神经源性休克，使用缩血管药物是最佳选择。特别是当休克患者出现血压过低，低于 50 mmHg （6.7 kPa）以下，扩容又无法迅速进行时，可使用缩血管药物，保证心、脑等重要器官的血液灌流。

目前临床上使用血管活性药物存在一定的分歧，因此临床上使用这些药物的时候要密切关注患者的血压等基本生命体征的变化。

（二）改善细胞功能，防治细胞损伤

休克时细胞损伤有的是由病因直接引起，有的是继发于微循环障碍。目前改善细胞功能，防治细胞损伤的药物主要包括自由基清除剂（超氧化物歧化酶、维生素 E 和维生素 C 等）、改善细胞能量代谢的药物（ATP 和细胞色素 C 等）、稳定细胞膜的药物等。

（三）拮抗体液因子，调控炎症反应

多种细胞因子和炎性介质参与休克的发生、发展，但至今只能从理论上说明使用炎性因子的拮抗剂和阻断剂对治疗休克有效，临床上暂缺乏证明上述抗炎因子能降低休克的病

死率的研究结果。值得提出的是，目前对激素类药物治疗感染性休克的观点有了较大的变化。糖皮质激素类药物有稳定溶酶体膜、抗炎、抗过敏等效应。针对感染性休克使用氢化可的松等激素类药物治疗是长期以来一直提倡的做法。用循证医学的方法研究证明：大剂量、短期的糖皮质激素类药物治疗并不能降低休克的病死率，而小剂量、长期应用糖皮质激素治疗有助于改善患者的血流动力学指标，缩短缩血管升压药物使用的时间。

三、支持与保护疗法

对于危重休克患者，应进行代谢和营养支持以保证机体的正氮平衡。给患者补充的营养物质中应该提高蛋白质和氨基酸，特别是支链氨基酸的比例。为了维持肠黏膜屏障功能，应尽可能经口摄食，而把静脉营养作为胃肠摄食的补充治疗方法。

四、防治器官功能障碍

器官功能障碍和衰竭重在预防，必须在去除病因的前提下进行综合治疗，最大限度地保护各器官系统功能，切断可能存在的恶性循环。如一旦发生器官功能障碍或衰竭，除采取一般的治疗措施外，还应针对不同器官衰竭采取不同的治疗措施。如休克出现急性心力衰竭时，要立刻停止或减少补液，还应该针对心力衰竭进行强心、利尿、扩血管治疗。

【思考题】

1. 简述休克各期微循环变化的特点及发生机制。
2. 是否可以把动脉血压作为判断休克发生的指标，为什么？
3. 为什么休克患者晚期常并发 DIC？
4. 为什么治疗休克使用血管活性药物必须在纠正酸中毒的基础上进行？
5. 失血性休克可引起哪些类型的缺氧？简述其机制。

（王曜晖　唐薇薇）

参考文献

[1] 谢汝佳. 休克 [M] //郭兵. 病理生理学. 成都：四川大学出版社. 2008.
[2] 郭恒怡. 休克 [M] //金惠铭，王建枝. 病理生理学. 7 版. 北京：人民卫生出版社. 2008.
[3] 王学江. 休克 [M] //陈主初. 病理生理学. 2 版. 北京：人民卫生出版社. 2010.
[4] 黄巧兵，赵克森. 休克 [M] //王迪浔，金惠铭. 人体病理生理学. 3 版. 北京：人民卫生出版社. 2008.

第十一章　细胞凋亡与疾病

【内容提要】细胞凋亡（apoptosis）是指体内外因素触发细胞内预存的死亡程序而导致细胞死亡的过程。作为细胞死亡的方式之一，细胞凋亡在许多方面与坏死有显著的差别，具有重要的生理和病理意义。凋亡小体和DNA的片段化分别是细胞凋亡的形态学特征和生化特征。关于细胞凋亡的机制研究，目前比较清楚的是通过死亡受体途径（外源性途径）、线粒体途径（内源性途径）和穿孔素－颗粒溶解酶B途径等。细胞凋亡是机体维持细胞群体数量稳态的重要手段，是多细胞生物体内一个重要的生命现象，既可发生在个体发育过程中，也可发生在成体正常生理与病理过程中。细胞凋亡失调（凋亡不足和/或凋亡过度）可成为某些疾病的重要发病机制。

第一节　概　述

细胞凋亡（apoptosis）是病理学家 Kerr 等在 1972 年提出的一个不同于坏死的细胞死亡新概念，是指体内外因素触发细胞内预存的死亡程序而导致细胞死亡的过程。凋亡一词源于希腊文，其意义为"花瓣或树叶的枯落"。在凋亡过程中细胞受基因调控而被程序性清除，因此很多情况下，细胞凋亡也称程序性细胞死亡（programmed cell death，PCD）。细胞坏死则是由于比较强烈的有害刺激或细胞内环境的严重紊乱导致的细胞急剧死亡。近来还发现了一些新的、同时具有细胞坏死和细胞凋亡的某些特征的细胞死亡形式——细胞自噬。自噬过程中，细胞质和细胞器被裹进双层或多层膜的小泡中，送到自身溶酶体中降解。自噬过程依赖蛋白合成和 ATP 供能，但并不依赖 caspase，没有 DNA 片段化，超微结构与细胞凋亡也不同。目前的研究认为自噬可能代表了细胞程序性死亡的另一种机制。

细胞凋亡作为一种生理性、主动的细胞死亡方式在许多方面与坏死有显著的差别（表11-1）。

表 11－1　细胞凋亡与坏死的比较

	坏　　死	凋　　亡
性质	病理性，非特异性	生理性或病理性，特异性
诱导因素	强烈刺激，随机发生	较弱刺激，非随机发生
生化特点	被动过程，无新蛋白质合成，不耗能	主动过程，有新蛋白质合成，耗能
形态变化	细胞肿胀，细胞结构全面溶解、破坏	细胞膜及细胞器相对完整，细胞皱缩，细胞核固缩
DNA 电泳	弥散性降解，电泳呈均一 DNA 片状	DNA 片段化，电泳呈"梯状"条带
炎症反应	溶酶体破裂，局部炎症反应	溶酶体相对完整，局部无炎症反应
凋亡小体	无	有
基因调控	无	有

细胞凋亡在生物界普遍存在，具有重要的生理和病理意义，是维持人体正常生理过程和功能所必需的，是生物进化过程中形成的死亡方式。

细胞凋亡的生物学作用主要有如下几种。

一、确保正常的发育和生长

机体的发育、生长过程并不仅仅与细胞的增殖和分化有关，细胞凋亡在器官组织的形成、成熟过程中也发挥了重要作用。在多细胞生物发育过程中，正常生理信号诱导的，在时空上以预料的方式失去细胞，可以清除发育过程中多余的、失去功能与价值的细胞。例如，在人胚胎肢芽发育过程中，指（趾）间组织通过细胞凋亡机制而被逐渐消除，形成指（趾）间隙；蝌蚪尾巴脱落成蛙等。

二、维持内环境稳定

受损、突变或衰老的细胞如果存留在体内就可能干扰机体正常的生理功能，甚至演变为多种疾病（如肿瘤）。为了维持内环境的稳定，机体必须及时将这些细胞清除。清除这些细胞的主要方式就是细胞凋亡。通过细胞凋亡被机体清除的细胞数量是相当可观的，每秒钟可达数百万个。例如，机体在发育过程中通过细胞凋亡机制清除了针对自身抗原的 T 淋巴细胞，从而维持了机体免疫系统功能的稳定；皮肤、黏膜上皮需要不断更新，以维持良好的功能状态，这个过程不仅仅是新生细胞的增殖，也包含了衰老细胞的凋亡；子宫内膜在周期性的增生之后由于激素撤退而发生细胞凋亡、脱落；受损不能修复的细胞或发生癌前病变的细胞通过凋亡而被清除等。

三、发挥积极的防御功能

细胞凋亡参与了机体的防御反应。例如，当机体受到病毒感染时，受感染的细胞发生凋亡，使 DNA 发生降解，整合于其中的病毒 DNA 也随之被破坏，从而阻止了病毒的复制。

细胞凋亡的概念使人们对疾病发生、发展的认识多了一个视角，即从细胞凋亡角度来看，该"死"的细胞（如肿瘤细胞、自身反应性免疫细胞）未死，是造成肿瘤、自身免疫性疾病的主要发病机制之一；不该"死"的细胞（如神经元、心肌细胞）死了，这与老年性痴呆、心肌缺血－再灌注损伤等发病有关。凋亡失调是当今威胁人类健康的许多重大疾病的发病机制之一，因此，调控凋亡过程是人类防治这些疾病的一个新途径。

第二节　凋亡的特征

一、凋亡时细胞的主要形态学变化

（一）细胞核的变化

1. 染色质凝集

DNA 在核小体连接处断裂成核小体片段，向核膜下或中央部异染色质区聚集，形成

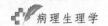

浓缩的染色质块，集中分布在核膜的边缘，呈新月形或马蹄形分布，称为染色质边集（margination）。染色质聚集以外的低电子密度区为透明区，这是由核孔变大、通透性增强、细胞质水分不断渗入造成的。

2. 核碎片形成

核碎片发生过程首先是透明区不断扩大，染色质进一步凝聚，核膜在核孔处断裂，然后核膜包裹分割染色质形成核碎片。

（二）细胞质的变化

1. 细胞体变小，细胞质浓缩

细胞质浓缩致密，凋亡细胞体积为原细胞体积的70%左右。

2. 细胞器的变化

线粒体在凋亡早期增殖，线粒体的形态、结构变化不大，有时空泡化，细胞色素 C 向细胞质逸出；内质网不断扩张并与细胞膜融合，形成膜表面的芽状突起，称为出芽（budding）；溶酶体的形态、结构变化不大；细胞骨架从疏松有序变得致密混乱。

（三）细胞膜的变化

发生凋亡的细胞失去原有的特定形状，其表面的微绒毛消失，并逐步脱离与周围细胞的接触。细胞膜迅速发生空泡化（blebbing），膜电位下降，膜流动性降低，细胞膜上出现新的生物大分子。

（四）凋亡小体形成

细胞膜发生皱缩、内陷，分割包裹细胞质，形成的泡状小体称为凋亡小体（apoptosis body），这是凋亡细胞特征性的形态学改变。凋亡小体可通过两种方式形成，即发芽脱落和自噬机制。用电子显微镜观察，典型的凋亡小体由透亮的空泡和不透光的浓密的核碎片两部分组成，二者形成强烈的反差。体积较大的凋亡小体用普通高倍光学显微镜也可观察到。凋亡小体内的成分主要是细胞质、碎裂的核物质和细胞亚微结构。有些凋亡小体完全由固缩核染色质组成，也有的仅含细胞质成分。凋亡小体形成后迅即被邻近细胞吞噬、消化。整个凋亡过程没有细胞内容物的外漏，因而不伴有局部的炎症反应（图 11-1）。

二、细胞凋亡的生化改变

细胞凋亡过程中可出现各种生化改变，其中 DNA 的片段化断裂及蛋白质的降解尤为重要。典型的细胞凋亡以细胞核固缩、染色质 DNA 的特征性片段化为主要特征。

（一）DNA 的片段化

组成染色质的基本结构单位是核小体。细胞凋亡发生时，核小体之间的连接区容易受核酸内切酶的攻击而发生断裂。DNA 链上每隔 200 个核苷酸就有 1 个核小体，当内切酶在核小体连接区切开 DNA 时，即可形成 180～200 bp 或其整倍数的片段。这些片段在琼脂糖凝胶电泳中可呈特征性的"梯"状（ladder pattern）条带，这是判断凋亡发生的客观指标之一（图 11-2）。因此，DNA 片段化断裂是细胞凋亡的关键性结局。

（二）细胞质 Ca^{2+} 浓度的变化

细胞质 Ca^{2+} 浓度持续增高，与凋亡关系密切。

（三）细胞质 pH 值的变化

细胞凋亡伴随细胞质 pH 值降低，细胞质酸化。细胞质酸化的主要作用是激活酸性核酸内切酶Ⅱ，启动细胞凋亡。细胞质 pH 值降低也增强了一些酸性蛋白质的功能，如谷氨酰胺转移酶等在细胞凋亡中的作用。

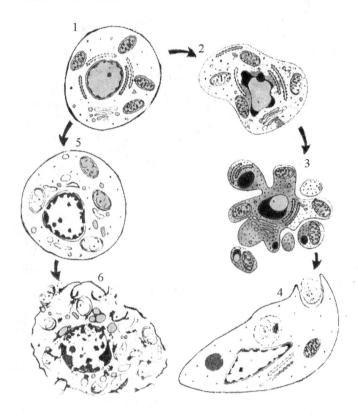

图 11-1　细胞凋亡的形态学变化及其与坏死的比较
（据 ueda 原图修改）

1. 正常细胞；2. 凋亡发生早期，核染色质致密，彼此分离，有核泡形成，细胞器和细胞质基质浓缩；3. 凋亡细胞进一步降解，出现核分叶，核碎裂成边界清楚的块状，细胞表面明显下陷，形成伪足样的突起，然后断裂成膜包绕的凋亡小体；4. 凋亡小体为邻近细胞吞噬和消化，不引起组织的炎症反应；5. 进入坏死的细胞可见核染色质的凝集，边界不清，细胞器肿胀，线粒体基质呈絮状致密化改变；6. 细胞膜破坏，引起组织炎症反应。

第三节　细胞凋亡的发生机制与过程

一、细胞凋亡的发生机制

细胞凋亡是一个程序化的过程。这个程序虽已预设于活细胞之中，正常情况下它并不"随意"启动。只有当细胞受到来自细胞内外的凋亡诱导因素作用的时候，它才会启动，使细胞一步步走向死亡。因此，大多数细胞凋亡是在诱导因素的作用下发生的，少数情况

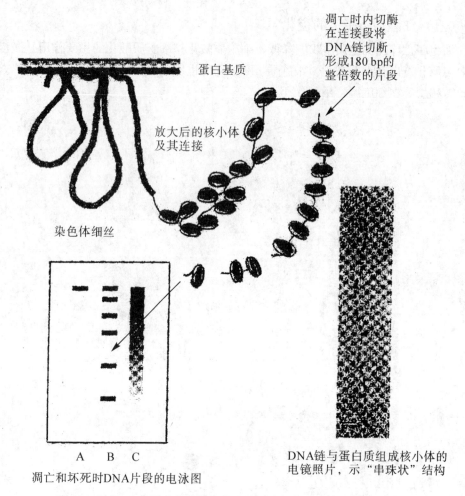

蛋白基质

放大后的核小体
及其连接

染色体细丝

凋亡时内切酶
在连接段将
DNA链切断，
形成180 bp的
整倍数的片段

A　B　C
凋亡和坏死时DNA片段的电泳图

DNA链与蛋白质组成核小体的
电镜照片，示"串珠状"结构

图 11－2　DNA 的核小体结构及凋亡特异性的 DNA 断链示意图
A. 正常细胞 DNA；B. 凋亡细胞 DNA；C. 坏死细胞 DNA。

下细胞凋亡可自发产生。凋亡的诱导因素是凋亡程序的启动者。常见的凋亡诱导因素有：激素和生长因子失衡、理化性因素（如放射线、高温、强酸、强碱、乙醇、抗癌药物等）、免疫性因素、微生物学因素（细菌、病毒等致病微生物及其毒素）。细胞凋亡的发生机制极为复杂，目前尚未充分阐明，研究得比较清楚的是细胞凋亡的死亡受体途径（外源性途径）、线粒体途径（内源性途径）和穿孔素－颗粒溶解酶 B 途径等重要信号转导通路及相应的酶学变化，凋亡相关基因研究也取得相当进展。

（一）死亡受体途径

死亡受体途径是通过跨膜死亡受体与其配体的相互作用而启动凋亡的途径。这些跨膜死亡受体大多是肿瘤坏死因子（TNF）受体超家族中的成员，它们均含有一个相似的富含半胱氨酸的细胞外区域和一个大约由 80 个氨基酸组成的细胞内区域，即死亡域（death domain）。后者在将细胞表面接受到的死亡信号向细胞内传递过程中起重要作用。迄今研究得比较清楚的死亡配体及受体有 Fas/FasL、TNF－α/TNFR1、Apo3L/DR3、Apo2L/DR4,5 等。

在 Fas/FasL、TNF－α/TNFR1 途径中，当受体与同源三聚体配体结合后，细胞质中一些转接器（adapter）蛋白被招募，并与死亡受体的死亡域结合。Fas/FasL 结合后可招募并结合 FADD（fas-associated death domain）；TNF－α/TNFR1 结合后招募 TRADD，然后招募 FADD。FADD 借助其死亡效应域二聚化再与 caspase－8 前体结合并活化之，后者进一步激活 caspase－3 执行凋亡（图 11－3）。

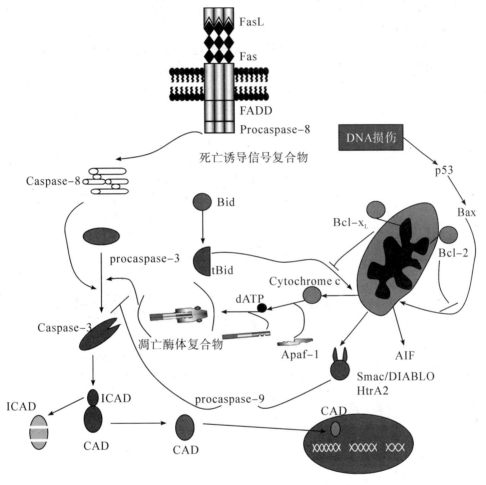

图 11－3　细胞凋亡的死亡受体途径

（二）线粒体途径

多种非受体介导的细胞凋亡信号是通过启动线粒体途径。这些刺激信号如生长因子缺乏、辐射、毒素、缺自由基、感染等，它们常通过引起线粒体内膜的跨膜电位（Δψm）下降，内、外膜之间的通透性转换孔（permeability transition pore，PTP）开放，线粒体内膜通透性增大，引起细胞凋亡。

目前认为，线粒体膜功能和结构上的完整性破坏引起细胞凋亡的可能机制是：线粒体内、外膜之间的通透性转换孔本质是一种蛋白复合物，具有调节线粒体膜通透性的作用。正常情况下，绝大多数 PTP 处于关闭状态，当线粒体跨膜电位在各种凋亡诱导因素作用下降低时 PTP 开放，导致线粒体膜通透性增大，使细胞凋亡的启动因子如细胞色素 C、凋亡蛋白酶激活因子（Apaf）和凋亡诱导因子（AIF）等从线粒体内释放出来，细胞色素

C 与 Apaf 激活 caspase-9，继而激活 caspase-3 而执行凋亡；AIF 是一种核基因组编码的一种相对分子质量为50 000的膜间蛋白，可快速激活核酸内切酶，并增强 caspase-3 的水解活性，导致细胞 DNA 断裂（图 11-4）。研究证实，阻止线粒体膜通透性的改变可防止细胞凋亡。Bcl-2 具有恢复线粒体膜电位和调制 PTP 功能的作用，因而可阻止上述凋亡启动因子从线粒体向外释放，切断了细胞凋亡级联式反应中的关键性环节，所以具有很强的抗细胞凋亡的作用。

在细胞凋亡的发生机制上，这两条信号通路既可单独启动，又可联合作用，常常是互相联系、互为因果，故近来有学者把它们合而为一。提出了细胞凋亡的恶性网络假说（deleterious network hypothesis），以求更全面地解释细胞凋亡发生的机制。

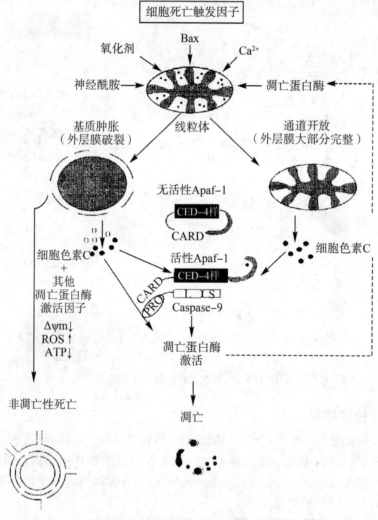

图 11-4　细胞凋亡的线粒体途径

（三）穿孔素-颗粒溶解酶 B 途径

穿孔素-颗粒溶解酶 B 途径与 T 淋巴细胞介导的细胞毒性有关。T 淋巴细胞介导的细胞毒作用属IV型超敏反应，携带有抗原的细胞可被致敏的 CD8 细胞杀死。这些具有细胞毒性的 T 细胞除主要通过外源性 FasL/Fas 途径诱导靶细胞凋亡，能够杀死靶细胞外，还可以通过分泌一种跨膜孔形成分子（穿孔素）来杀灭肿瘤细胞和病毒携带细胞。穿孔素可在靶细胞膜上形成小孔，然后 T 细胞释放其细胞质中主要成分为丝氨酸蛋白酶的颗粒溶解酶 A 和颗粒溶解酶 B 的颗粒，通过该小孔进入靶细胞内。颗粒溶解酶 B 随即在天冬氨酸残基处切割蛋白质，因而激活 caspase－10 和 caspase 活化的 DNAase 等，导致靶细胞凋亡。有研究结果显示，颗粒溶解酶 B 可以特异性裂解 Bid，利用线粒体途径，通过诱导细胞色素 C 释放来放大死亡信号。颗粒溶解酶 B 还可直接激活 caspase－3，绕过其上游的信号转导途径，直接执行凋亡（图 11－5）。

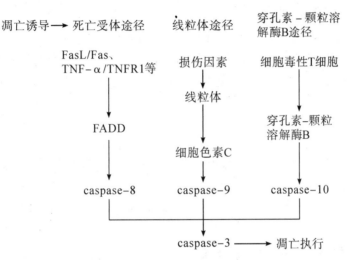

图 11－5　细胞凋亡的信号转导途径

二、细胞凋亡的过程

从细胞受到凋亡诱导因素的作用到细胞凋亡的过程大致可分成以下四个阶段：

（一）凋亡信号转导

细胞内外的凋亡诱导因素通过各种受体作用于细胞后，产生一系列复杂的生化反应，然后通过细胞内的信号转导途径来激活后续的凋亡程序。

（二）凋亡基因激活

调控凋亡的基因接收由信号转导途径传来的死亡信号后按预定程序启动，并合成执行凋亡所需的各种酶类及相关物质。

（三）细胞凋亡的执行

已决定死亡的细胞迅即进入死亡执行（execution of death）阶段，细胞凋亡的主要执行者是核酸内切酶（endogenous nuclease，DNase）和凋亡蛋白酶（caspases）。

正常情况下，核酸内切酶以无活性的形式存在于细胞核内，Ca^{2+}/Mg^{2+} 可增强它的活性，而 Zn^{2+} 能抑制其活性。此外，在某些细胞也存在着非依赖二价金属离子的核酸内切酶，这些酶的活性不依赖 Ca^{2+}/Mg^{2+}，Zn^{2+} 也不能抑制其活性。尽管有多种核酸内切酶存在于细胞核内，但细胞内外的凋亡诱导因素并不能直接激活该酶，需要经过一系列细胞

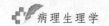

内信号转导环节方能被激活，彻底破坏细胞生命活动所必需的全部指令。

凋亡蛋白酶是一组对底物天冬氨酸部位有特异水解作用的、其活性中心富含半胱氨酸的蛋白酶（cysteine-containing aspartate-specific protease，caspase）家族。目前已发现该蛋白酶家族至少有 13 个成员（caspase 1～13）。caspases 平时以无活性的酶原形式存在，在凋亡中所起的主要作用是：灭活细胞凋亡的抑制物（如 Bcl-2）；水解细胞的蛋白质结构，导致细胞结构的全面解体，形成凋亡小体；在凋亡级联反应（cascade）中水解相关活性蛋白质，从而使该蛋白质获得或丧失某种生物学功能，如：caspase-9 可使 caspase-3 酶原水解，形成具有分解蛋白质活性的 caspase-3。

（四）凋亡细胞的清除

已经凋亡的细胞可被邻近的吞噬细胞或其他细胞所吞噬、分解。

上述凋亡全过程需时约数分钟至数小时不等。但从凋亡信号转导到凋亡执行的各个阶段都有负性调控因子存在，形成了完整的反馈环路，使凋亡过程受到精确、严密的调控（图 11-6）。

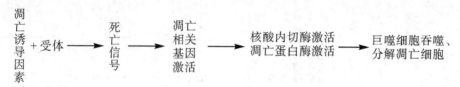

图 11-6　细胞凋亡过程

三、细胞凋亡的相关基因

细胞的生存和死亡是对立统一的两个方面。在进化过程中，控制细胞生死的程序已经以基因的形式存储于细胞中。当细胞受到凋亡诱导因素作用后，经有关信号转导系统的传递而激活凋亡基因，细胞即按死亡程序一步步自动走向死亡。在细胞中同样也存在着抑制凋亡的基因以对抗促进凋亡的基因。正常情况下这两类基因处于协调的对立统一状态，以确保细胞生死有序。

细胞凋亡的相关基因多达数十种，到目前为止，已经发现数十种基因参与了细胞凋亡的调控。根据功能可将其分为三类：①抑制凋亡基因，如 *EIB*、*IAP*、*Bcl-2*；②促进凋亡基因，如 *Fas*、*Bax*、*Bid*、*P53* 等。③双向调控基因，如 *C-myc*、*Bcl-x*。

1. *Bcl-2* 家族

Bcl-2 是 B 细胞淋巴瘤/白血病-2（B cell lymphoma/leukemia-2，Bcl-2）基因的缩写形式，它是第一个被确认有抑制凋亡作用的基因。人的 Bcl-2 蛋白由 229 个氨基酸组成，主要分布在线粒体内膜、细胞膜内表面、内质网、核膜等处，广泛存在于造血细胞、上皮细胞、淋巴细胞、神经细胞及多种肿瘤细胞中。*Bcl-2* 的高表达能够阻抑多种凋亡诱导因素（如射线、化学药物等）所引发的细胞凋亡。例如，依赖神经生长因子的神经细胞，当撤除神经生长因子后，细胞会迅速发生凋亡。如果将表达 *Bcl-2* 的基因质粒转入细胞中，则可防止神经细胞凋亡。临床研究发现，当淋巴细胞白血病患者外周淋巴细胞有 20% 以上呈 Bcl-2 阳性时，其预后不佳，因为 *Bcl-2* 的过高表达，可导致肿瘤细胞对射线、抗癌药物的耐受性增强，不容易发生凋亡。

目前认为，*Bcl-2* 抗凋亡的主要机制是：①直接的抗氧化；②抑制线粒体释放促凋亡的蛋白质，如细胞色素 C、凋亡诱导因子（AIF）；③抑制促凋亡的调节蛋白 Bax、Bak 的细胞毒作用；④抑制凋亡蛋白酶的激活；⑤维持细胞钙稳态。

Bax 基因因与 Bcl-2 形成二聚体而被发现。Bax 在线粒体膜上形成同源二聚体时可使线粒体膜出现孔道，导致细胞色素 C 释放，激活 caspase-9 而启动细胞凋亡。*Bcl-x* 基因可翻译出 Bcl-XL 和 Bcl-Xs 两种蛋白质，前者抑制细胞凋亡，后者促进细胞凋亡。Bcl-X 激活后是否产生细胞凋亡则与这两种蛋白质合成以谁为主有关。现在普遍认为，Bcl-2 家族中抑制凋亡和促进凋亡因子的比例是决定细胞命运的关键。

2. *P53* 基因

野生型 *P53* 基因编码的 P53 蛋白具有诱导细胞凋亡的功能，当该基因发生突变后其编码的 P53 蛋白反而可抑制细胞凋亡。野生型 *P53* 基因编码的 P53 蛋白是一种 DNA 结合蛋白，该蛋白质在细胞周期的 G_1 期发挥检查点（checkpoint）的功能，负责检查染色体 DNA 是否有损伤，一旦发现有缺陷的 DNA，它就刺激 CIP（cyclin dependent kinase interacting protein-1）的表达，阻止细胞进入 S 期，并启动 DNA 修复机制；如果修复失败，P53 则启动细胞凋亡机制。通过这种机制，那些遗传信息出错，有可能演变为恶性肿瘤的细胞常常被消灭在萌芽之中。因此，P53 有"分子警察"（molecular policeman）的美誉。目前发现一半以上的人类肿瘤有 *P53* 基因突变或缺失，因此，*P53* 突变被认为是肿瘤发生的一个重要机制。

3. *ICE* 基因家族

ICE 基因家族（IL-1β converting enzyme）是最近克隆出的哺乳动物的凋亡基因家族，它与线虫的死亡基因 *Ced-3* 有一定的同源性，编码丝氨酸蛋白水解酶，可使 IL-1β 前体转变为 IL-1β。将 *ICE* 基因导入小鼠细胞可引起凋亡，这一作用可被 *Bcl-2* 所阻断。反之，*ICE* 突变可维持细胞存活。1994 年又发现了一种新的凋亡基因 *ICH-1*。*ICH-1* 可因不同的剪接方式编码两种蛋白质，即 ICH-1l 和 ICH-1s，前者促进细胞凋亡，后者抑制细胞凋亡。故有人认为 ICH-1 对细胞凋亡有正负的双重调节作用。

4. *C-myc*，*Bcl-x*

C-myc 是一种癌基因，C-myc 蛋白作为重要的转录调节因子，既可激活介导细胞增殖的基因，也可激活介导细胞凋亡的基因，具有双向调节作用。在此情况下细胞何去何从，取决于细胞接受何种信号以及细胞所处的生长环境。例如，在 *C-myc* 基因表达后，如果有足够的生长因子持续作用，细胞就发生增殖；反之，细胞就发生凋亡。

第四节 细胞凋亡与疾病

细胞凋亡是机体维持细胞群体数量稳态的重要手段，是多细胞生物体内一个重要的生命现象，它既可发生在个体发育过程中，也可发生在成体正常生理与病理过程中。细胞凋亡失调（凋亡不足和/或凋亡过度）可成为某些疾病的重要发病机制。

一、细胞凋亡不足

这类疾病无论细胞增殖的状态如何，其共同特点是细胞凋亡相对不足，细胞生死相抵

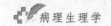

之后仍然是生大于死，导致细胞群体的稳态被破坏，于是病变细胞异常增多或病变组织体积增大，器官功能异常。

（一）肿　瘤

长期以来，人们一直以为细胞增殖和分化的异常是肿瘤发病的主要机制，因此，人们不断研究探索导致细胞生长失控的原因、机制，寻找治疗肿瘤的办法，但一直未能取得满意的结果。随着细胞凋亡概念的引入，目前认为细胞增殖过度是肿瘤发病机制中的一条重要途径，而细胞凋亡受抑、细胞死亡不足是肿瘤发病的另外一条不容忽视的途径，其结果是导致病变组织内肿瘤细胞的存活延长，细胞群体内生存与死亡的平衡被破坏，存活大于死亡，肿瘤细胞数目的净增长加大。近年来的研究证明，肿瘤细胞确实存在细胞凋亡过程的异常，在多种肿瘤组织中（如前列腺癌、结肠癌等）发现肿瘤细胞凋亡明显不足，与凋亡相关的 *Bcl-2* 基因表达显著高于周围正常组织，这提示这些肿瘤的发生、发展与细胞凋亡减弱有关。野生型 *P53* 基因是备受关注的抑癌基因之一，它主要通过诱导肿瘤细胞凋亡而发挥抑癌作用。研究发现，*P53* 基因突变或缺失时，细胞凋亡减弱，机体肿瘤的发生率明显增加。例如，非小细胞肺癌 *P53* 基因的突变率为 50％以上，小细胞肺癌甚至高达 80％。此外，由巨噬细胞、细胞毒性 T 细胞和自然杀伤细胞诱导的肿瘤细胞凋亡是由有关细胞释放的穿孔素/颗粒酶和有关细胞膜结合及释放的死亡因子（TNF-α、Fas 配体 FasL）经肿瘤细胞的相应死亡因子受体（TNF 受体、Fas）诱发所导致的。但有些肿瘤细胞在进化过程中获得了对 Fas 诱导凋亡的抵抗性，从而导致细胞毒性 T 细胞自身凋亡，而成为肿瘤细胞逃避免疫杀伤的重要机制之一。因此，从发病学角度来看，细胞凋亡实际上是机体天然的抗癌机制之一。

（二）自身免疫性疾病

正常情况下，免疫系统在发育过程中已将针对自身抗原的免疫细胞有效地清除，其主要方式就是通过细胞凋亡。T 淋巴细胞在胸腺内发育、分化时有选择性地保留或去除 T 淋巴细胞中不同克隆的功能，即正选择（positive selection）和负选择（negative selection）。通过正选择使那些具有与非己抗原——MHC 抗原结合的 TCR 的单阳性细胞存活下来，并进入外周 T 淋巴细胞库；通过负选择使那些具有与自身抗原——MHC 抗原有高度亲和力的 TCR 的双阳性细胞通过细胞凋亡而被清除。这样可以确保 T 淋巴细胞不会针对自身抗原而仅对非己抗原产生免疫反应。

自身免疫性疾病最主要的特征是自身抗原受到自身抗体或致敏 T 淋巴细胞的攻击，造成器官组织损伤。如果胸腺功能异常，T 淋巴细胞在胸腺内发育、分化时的负选择机制失调，那些针对自身抗原的 T 淋巴细胞就可存活，并得到不应有的增殖，进而攻击自身组织，产生自身免疫性疾病，如多发性硬化症、胰岛素依赖型糖尿病、慢性甲状腺炎等。从细胞凋亡角度看，自身免疫性疾病的发病是由于免疫细胞在发育过程中因细胞凋亡不足，未能有效清除自身免疫性 T 淋巴细胞所致。因此，到目前为止，糖皮质激素仍是治疗自身免疫性疾病的有效药物之一，其主要机制就是诱导那些异常存活的自身免疫性 T 淋巴细胞凋亡。

二、细胞凋亡过度

（一）心血管疾病

细胞凋亡的研究也更新了人们对许多心血管疾病的认识。

1. 心肌缺血与缺血-再灌注损伤

既往认为心肌缺血或缺血-再灌注损伤造成的心肌细胞死亡形式是坏死。目前的研究表明，缺血性心肌细胞损伤不但有坏死，也有凋亡。心肌缺血与缺血-再灌注损伤的细胞凋亡有如下特点：①缺血早期以细胞凋亡为主，晚期以细胞坏死为主；②在梗死灶的中央通常以细胞坏死为主，梗死灶周边部分以细胞凋亡为主；③轻度缺血以细胞凋亡为主，重度缺血通常发生细胞坏死；④在一定时间范围内，缺血-再灌注损伤时发生的细胞凋亡比同时间的单纯缺血更严重；⑤急性、严重的心肌缺血（如心肌梗死）以心肌坏死为主，而慢性、轻度的心肌缺血则发生细胞凋亡。

缺血、病毒感染、氧自由基、NO或细胞因子刺激都可能通过不同的机制启动心肌细胞凋亡的信号转导，激活凋亡的执行器，从而造成细胞凋亡。心肌细胞一旦坏死，目前人们尚无办法干预。但是，细胞凋亡是受一系列程序控制的过程，人们有可能通过干预死亡程序加以挽救。因此，研究细胞凋亡，研究心肌缺血或缺血-再灌注时通过干预细胞凋亡达到保护和减少心肌细胞凋亡的目的，为心肌缺血或缺血-再灌注损伤的防治开辟了一条新的途径。

2. 心力衰竭

既往人们对心力衰竭发病机制的研究往往关注的是心肌细胞功能异常，而对心肌细胞数量的变化及其对心力衰竭的影响则关注不多。在充血性心力衰竭（congestive heart failure，CHF）的形成与进展，以及心力衰竭后心肌重塑中细胞凋亡都发挥了重要的作用。

近年来有研究结果表明，心肌细胞凋亡造成心肌细胞数量减少可能是促进心力衰竭发生、发展的原因之一。在心力衰竭发生、发展过程中出现的许多病理性因素，如氧化应激、压力或容量负荷过重、神经-内分泌失调、细胞因子（如TNF）、缺血、缺氧等，都可诱导心肌细胞凋亡。例如，在早期左心功能不全时，左心会发生代偿性肥大，表现为心肌细胞体积增大，收缩蛋白增多，以增加心排血量。但这仅仅是暂时的，在一段时间后，心脏失去代偿功能。随着CHF加重，心脏出现进行性扩张，左心肌细胞数量减少，心肌组织变薄。过去认为这是心肌组织细胞的坏死所致，而目前研究认为上述变化至少部分与衰竭的心肌发生了细胞凋亡有关。心力衰竭的心脏存在心肌细胞凋亡这一事实，给心力衰竭的发病机制研究赋予了新的内容，提示阻断诱导心肌细胞凋亡的信号和/或阻断将这些信号与死亡程序连接起来的通道将有助于阻遏心肌细胞凋亡，防止心肌细胞数量减少，以维持或改善心功能状态。这将是今后一段时间内防治心力衰竭的新途径。

（二）神经元退行性疾病

目前所知，几乎所有的神经系统器质性疾病都会发生细胞凋亡。在神经系统疾病中有一类以特定神经元的进行性丧失为病理特征的疾病，如阿尔茨海默病（Alzheimer disease，AD）、帕金森病（Parkinson disease）、多发性硬化症等。研究发现，AD患者，海马及基底神经核的胆碱能神经元丧失达到30%~50%，有时高达90%。此外，大脑皮质也有不同程度的神经元丧失，造成神经元丧失的主要机制是细胞凋亡。由于大量神经元发生凋亡，大脑皮质出现广泛萎缩，脑沟变宽，脑回变窄，脑室扩大，脑实质有大量β-淀粉样蛋白沉积及神经元纤维缠结。研究结果提示，β-淀粉样蛋白增多、钙超载、氧化应激及神经生长因子分泌不足等多种因素可引起神经元凋亡。其可能的机制是：有关疾病因素（如氧自由基）作用于神经元，激活与β-淀粉样蛋白合成有关的基因，导致神经元内β-淀粉样蛋白含量增加，从而引起神经元凋亡。研究结果还显示，AD患者的神经细胞有Bcl-2表达下调，提示通过转染Bcl-2基因，促进神经轴突生长和再生，可能对神经元退行性疾病的防治提供新途径。

三、细胞凋亡不足与过度并存

人类组织器官通常由不同种类的细胞构成，如心脏的主要细胞是心肌细胞和心肌间质细胞，血管则以内皮细胞和平滑肌细胞为主。由于细胞类型的差异，在致病因素的作用下，同一组织的不同细胞表现可能不同，有些表现为凋亡不足，而另一些可表现为凋亡过度，因此在同一疾病或病理过程中也可能同时并存凋亡不足和凋亡过度两种情况，如动脉粥样硬化即属于这种情况。动脉粥样硬化斑块的基本细胞学变化即是细胞凋亡与细胞增殖共存，对内皮细胞而言是凋亡过度，对平滑肌细胞来说则是凋亡不足。研究结果表明，动脉粥样硬化（atherosclerosis，AS）的各种致病因素，如血LDL特别是氧化型LDL升高、血小板激活、AngII、高血压等，均可引起内皮细胞凋亡。病变部位内皮细胞凋亡可达34.0%±6.0%，远高于对照水平(8.0%±3.0%)。内皮细胞凋亡使血管内皮防止血脂沉积的屏障作用减弱，加速AS发展。因此，保护内皮细胞，防止其凋亡具有积极的抗AS作用。

此外，生理状态下血管平滑肌细胞也存在低水平细胞凋亡（约0.06%）。在AS过程中，血管平滑肌细胞凋亡大幅度升高，但平滑肌细胞的增殖始终占主导地位，增殖与凋亡相抵后平滑肌细胞数的净增值仍然增加，因此AS的血管壁仍然会变厚、变硬。最近有学者提出，促进平滑肌细胞凋亡防止其过度增殖是抗AS的新思路。

第五节　细胞凋亡在疾病防治中的意义

目前人们针对凋亡发生的各个环节进行研究，探索各种通过调控细胞凋亡达到防治疾病的新方法。

一、合理利用凋亡相关因素

凋亡诱导因素是细胞凋亡的始动环节，人们正尝试将这类因素如某些药物、射线、细胞因子及细胞表面受体等直接用于治疗一些因细胞凋亡不足而引起的疾病。近年有人提出设法诱导肿瘤细胞凋亡，增加肿瘤细胞死亡与增殖的比值来达到治疗肿瘤的目的。还有大量的研究结果证实TNF-α具有诱导细胞凋亡的作用，因此使用外源性TNF-α可以诱导肿瘤细胞凋亡。另外，有研究结果表明，降低存活基因水平、降低癌细胞突变型P53及Bcl-2基因的表达都可以有效地抑制肿瘤的发生和发展。此外，某些抗肿瘤中药可直接杀伤肿瘤细胞或通过诱导TNF-α，提高体内某些激素（如糖皮质激素等）水平而导致细胞凋亡。高热或高温也是细胞凋亡的诱导因素，在肿瘤局部加热至 43 ℃经 30 分钟后，可引起大量肿瘤细胞发生凋亡。

目前临床上将神经生长因子试用于老年性痴呆，以防止神经元的凋亡，可改善患者的临床症状。撤除雄激素可引起前列腺癌癌细胞凋亡，故临床上用去势（切除睾丸）治疗前列腺癌已取得良好效果。近来人们还在研究用雄激素受体阻断剂或雄激素拮抗剂治疗前列腺癌，可能会有更好的治疗前景。

二、干预凋亡信号转导

Fas‑FasL 信号系统是重要的凋亡信号转导系统之一，因此可利用多柔比星（阿霉素）刺激肿瘤细胞在其细胞膜上表达 Fas‑FasL，可导致肿瘤细胞间相互作用、交联，引起细胞凋亡增加。

三、调节凋亡相关基因

如果能运用分子生物学手段人为地控制凋亡相关基因的表达，便有可能控制凋亡过程。这无疑将会使许多疾病的防治大为改观。

研究发现，当野生型 $P53$ 基因发生突变后，其诱导肿瘤细胞凋亡的效应减弱，有利于肿瘤细胞的增殖。运用转基因的治疗方式将野生型 $P53$ 基因导入 $P53$ 基因发生突变的肿瘤细胞内，重新恢复其"分子警察"的职责来诱导肿瘤细胞凋亡，或可使转入 $P53$ 基因的肿瘤细胞对常规化疗或放疗更敏感、更有效。

四、控制凋亡相关的酶学机制

在凋亡执行阶段，核酸内切酶和凋亡蛋白酶在摧毁细胞结构方面起着关键性作用，因此若能抑制它们的活性，细胞凋亡过程必然受阻。如前所述，核酸内切酶的激活需要 Ca^{2+} 和 Mg^{2+}，降低细胞内、外的 Ca^{2+} 浓度，细胞凋亡过程即受到阻遏或延迟；相反，利用 Ca^{2+} 载体（A 23 187）提升细胞内 Ca^{2+} 浓度则加速细胞凋亡的发生。因此，在缺血‑再灌注损伤防治中使用钙拮抗剂可在一定程度上减少细胞凋亡的发生。此外，Zn^{2+} 对核酸内切酶的活性有抑制作用。体外实验发现，当 Zn^{2+} 浓度达到 50 mmol/L 时可完全抑制该酶的活性。因此，使用含锌药物可望用于治疗某些与细胞凋亡过度有关的疾病，如老年性痴呆、艾滋病等。

五、防止线粒体跨膜电位的下降

线粒体功能失调在细胞凋亡的发病中起着关键作用，因此维持线粒体跨膜电位（$\Delta\psi m$）以防止细胞凋亡已日益受到关注。目前已发现免疫抑制剂环孢素（环孢霉素 A，cyclosporin A）具有阻抑 $\Delta\psi m$ 下降而防止细胞凋亡发生的作用。

【思考题】

1. 请说明细胞凋亡有何生物学意义。
2. 能否简单地认为细胞凋亡对机体是有利还是有害，为什么？
3. 请阐述细胞凋亡与细胞坏死有何不同。

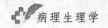

4. 请思考细胞凋亡在肿瘤及艾滋病发病中各有什么作用。

（杨　勤）

参考文献

[1] 吴伟康. 细胞凋亡与疾病 [M] //金惠铭，王建枝. 病理生理学. 6 版. 北京：人民卫生出版社，2007.

[2] 赵成海. 细胞凋亡与疾病 [M] //金惠铭. 病理生理学. 北京：高等教育出版社，2009.

[3] 邓恭华. 细胞凋亡 [M] //肖献忠. 病理生理学. 北京：高等教育出版社，2008.

[4] Dong Weihua. Apoptosis and related diseases [M] // Wang jianzhi，Chen Guoqiang. Textbook of Pathophysiology. 北京：科学出版社，2006.

第十二章　心功能不全

【内容提要】心力衰竭是指各种致病因素引起心脏的收缩和/或舒张功能障碍，使心泵功能降低，心排血量绝对或相对减少，以致不能满足机体代谢需要的病理生理过程或综合征。心力衰竭发生的基本原因包括心肌舒缩功能障碍和心脏负荷过重。大多数心力衰竭的发生都具有诱因。心力衰竭发生和发展的主要机制有：①心肌收缩性减弱，包括心肌结构破坏、心肌能量代谢障碍及心肌兴奋－收缩耦联障碍；②心室舒张功能异常，包括钙离子复位延缓、肌动－肌球蛋白复合体解离障碍及心室舒张势能降低；③心脏各部分舒缩活动不协调。心功能不全时，机体会出现一系列的代偿性变化，包括：①神经－体液调节机制激活；②心内的代偿反应，包括心率增快、心脏紧张源性扩张和心室重构等；③心外的代偿反应，包括血容量增加和血流重新分布等。在一定范围内，机体的代偿反应是有利的，但当代偿反应超过一定程度后，这些代偿机制将促进和加重心力衰竭的发生。心排血量不足和静脉系统淤血是心力衰竭临床表现的基础。

心脏是机体最重要的器官之一，它的主要功能是提供血液循环的动力。心脏通过节律性收缩和舒张活动，推动血液在血管内循环流动，通过血液循环为全身组织细胞输送氧气和营养物质，同时带走组织代谢过程中产生的代谢废物，并通过运送激素和其他活性物质，实现对机体的体液性调节。心脏的这种功能类似泵的作用，称心泵。心力衰竭（heart failure）的本质就是泵衰竭（pump failure）。

心力衰竭是指各种致病因素引起心脏的收缩和/或舒张功能障碍，使心泵功能降低，心排血量绝对或相对减少，以致不能满足机体代谢需要的病理生理过程或综合征。心功能不全（cardiac insufficiency）和心力衰竭在本质上是相同的，只是程度上有所区别。心功能不全是心力衰竭发展的全过程，包括代偿阶段和失代偿阶段。心力衰竭属于心功能不全的失代偿阶段，患者有明显的临床症状和体征；而心功能不全的代偿阶段是否出现临床症状和体征则取决于机体代偿的程度，如果代偿是完全的，患者可不出现明显的症状和体征。由于心功能不全和心力衰竭在发病学上的本质是相同的，因而在临床上二者往往通用。由原发性心肌舒缩功能障碍所致的心力衰竭称为心肌衰竭。当心力衰竭呈慢性经过，并伴有血容量和组织间液增多以及静脉系统淤血时，称为充血性心力衰竭（congestive heart failure）。

第一节　心功能不全的病因、诱因及分类

一、心功能不全的病因

心功能不全是多种心血管疾病发展至终末阶段的共同结果，其基本病因包括心肌舒缩

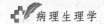

功能障碍和心脏负荷过重两个方面（表 12 - 1）。

表 12 - 1　心功能不全的常见病因

心肌舒缩功能障碍		心脏负荷过重	
心肌病变	心肌代谢障碍	压力负荷过重	容量负荷过重
心肌炎	维生素 B_1 缺乏	高血压	主（肺）动脉瓣关闭不全
心肌病	缺血缺氧	主动脉瓣狭窄	二（三）尖瓣关闭不全
心肌梗死		肺动脉高压	动 - 静脉瘘
心肌纤维化		肺动脉瓣狭窄	室间隔缺损
克山病		肺栓塞	甲状腺功能亢进
			严重贫血

（一）心肌舒缩功能障碍

心肌病变如心肌炎、心肌病、心肌梗死、心肌纤维化等，均可造成原发性心肌损害，导致心肌的舒缩功能障碍。慢性心肌缺血缺氧、维生素 B_1 缺乏等可引起心肌能量代谢障碍，使心肌舒缩功能减弱。此外，多柔比星（阿霉素）等药物和酒精可以损害心肌的代谢和结构，影响心肌的舒缩功能。

（二）心脏负荷过重

1. 压力负荷过重

压力负荷过重（excessive pressure load）又称为后负荷（afterload）过重。压力负荷是指心肌在收缩时所承受的阻抗负荷。左心室压力负荷过重常见于高血压、主动脉瓣狭窄等；右心室压力负荷过重常见于肺动脉高压、肺动脉瓣狭窄等；左、右心室压力负荷过重常见于血液黏稠度明显增加等。

2. 容量负荷过重

容量负荷过重（excessive volume load）又称前负荷（preload）过重。容量负荷是指心肌在收缩前所承受的负荷，常用心室舒张末期压力来反映容量负荷。左心室容量负荷过重常见于主动脉瓣或二尖瓣关闭不全；右心室容量负荷过重常见于肺动脉瓣或三尖瓣关闭不全、房间隔和室间隔缺损伴有左向右分流时；左、右心室容量负荷过重常见于严重贫血、甲状腺功能亢进、动 - 静脉瘘等。

二、心力衰竭的诱因

据临床资料统计，约 90％心力衰竭的发生都具有诱因。心力衰竭的诱因是指在心功能不全的基础上促使心力衰竭发生的因素。凡是能增加心脏负担，使心肌耗氧量增加和/或心肌供血供氧减少的因素皆可成为心力衰竭发生的诱因。常见的诱因有：

（一）感　染

感染尤其呼吸道的感染是促使心力衰竭最常见的诱因。其机制主要包括：①发热时，交感神经兴奋引起心率加快，心肌耗氧量增加；②心率加快导致舒张期缩短，冠状动脉血液灌流时间缩短，心肌供血供氧减少；③呼吸道感染时，可出现支气管痉挛、黏膜充血水肿、通气与血流比例失调等，这些因素可导致肺循环阻力增大，增加右心室的压力负荷；

④病原微生物还可产生毒素直接抑制心肌的舒缩功能。

（二）水、电解质代谢和酸碱平衡紊乱

过多、过快输液可使血容量增加，心脏的容量负荷增大而诱发心力衰竭，对老年患者及原有心功能损伤者应该特别注意。

酸中毒主要通过以下机制诱发心力衰竭：①酸中毒时，H^+竞争性抑制 Ca^{2+} 与肌钙蛋白结合、抑制 Ca^{2+} 内流和肌浆网释放 Ca^{2+}，使心肌兴奋-收缩耦联障碍；②H^+抑制肌球蛋白 ATP 酶的活性，使心肌收缩功能障碍；③酸中毒使毛细血管前括约肌松弛，回心血量减少，心排血量减少。

高钾血症和低钾血症易引起心肌的电生理异常，导致心律失常而诱发心力衰竭。

（三）心律失常

心律失常尤其是快速型心律失常，如室性心动过速、心房颤动等可诱发和加重心力衰竭，其机制为：①心率过快使心肌耗氧量增加；②心率过快使舒张期缩短导致冠状动脉灌流不足，心肌处于不同程度的缺血缺氧状态；③心律失常使房室收缩不协调，引起心排血量降低而诱发心力衰竭。

（四）妊娠和分娩

妊娠和分娩常诱发心力衰竭。妊娠期血容量增加，至临产期血容量可增加 20% 以上，血容量增加加大了心脏的容量负荷。分娩时子宫收缩、精神紧张、腹内压增高等，引起交感-肾上腺髓质系统兴奋，其一方面使静脉回流增加，心脏的容量负荷加大；另一方面导致外周小血管收缩，外周阻力增加，左心室压力负荷加重，加上心率加快使心肌耗氧量增加和冠状动脉血流量不足，从而诱发心力衰竭。

此外，过重的体力活动、洋地黄中毒、情绪激动及气候的急剧变化等也可成为心力衰竭的诱因。

三、心力衰竭的分类

（一）按发生的速度分类

按发生的速度可将心力衰竭分为急性心力衰竭和慢性心力衰竭。

（1）急性心力衰竭：发病迅速，心排血量在短时间内急剧下降，心功能常常来不及代偿，见于急性心肌梗死、严重心肌炎等。

（2）慢性心力衰竭：发病缓慢，往往经过较长时间，在心脏肥大代偿阶段后才发生。常见于心脏瓣膜病、高血压病、肺动脉高压等。

（二）按病情严重程度分类

按病情严重程度可将心力衰竭分为轻度心力衰竭、中度心力衰竭和重度心力衰竭。

（1）轻度心力衰竭：心功能代偿完全，处于一级心功能状态（休息或轻度体力活动情况下可不出现心力衰竭的症状和体征）或二级心功能状态（体力活动轻度受限，休息时无症状，一般体力活动可出现乏力、心悸及呼吸困难）。

（2）中度心力衰竭：心功能代偿不完全，处于三级心功能状态（体力活动明显受限，休息时无症状，轻体力活动即出现心力衰竭的症状和体征，休息后可好转）。

（3）重度心力衰竭：心功能失代偿，处于四级心功能状态（不能从事任何体力活动，安静状态下即出现心力衰竭的临床表现）。

（三）按发生部位分类

按发生部位可将心力衰竭分为左心衰竭、右心衰竭和全心衰竭。

（1）左心衰竭（left heart failure）：左心衰竭是最常见、最重要的一种心力衰竭。由于左心室泵血功能障碍，从肺静脉回流到左心的血液不能充分排出，导致肺淤血、肺水肿、心源性呼吸困难和动脉系统供血不足。其多由严重心肌损害和左心室负荷过重引起。常见于高血压病、冠心病、心肌病、先天性主动脉狭窄、主动脉瓣膜病及二尖瓣关闭不全等。

（2）右心衰竭（right heart failure）：由于右心室不能把体循环静脉回流的血液充分排出，导致体循环静脉淤血、静脉压升高等。常见于肺动脉高压、慢性阻塞性肺疾病、三尖瓣关闭不全及肺动脉瓣膜病，也常继发于左心衰竭。

（3）全心衰竭（whole heart failure）：左、右心室同时或先后发生衰竭，称为全心衰竭。多由心肌炎、心肌病、心包炎、严重贫血等引起，也可由一侧心力衰竭发展演变而来。左、右心力衰竭的临床表现皆有。

（四）按心排血量的高低分类

按心排血量的高低可将心力衰竭分为低心排血量型心力衰竭和高心排血量型心力衰竭。

（1）低心排血量型心力衰竭（low output heart failure）：发生心力衰竭时，心排血量减少且低于正常平均水平。常见于心瓣膜病、心肌病、冠心病及高血压病等。

（2）高心排血量型心力衰竭（high output heart failure）：发生心力衰竭时，心排血量较发生心力衰竭之前减少，但不低于正常平均水平。常见于严重贫血、维生素 B_1 缺乏、甲状腺功能亢进和动 - 静脉瘘等。机体患上述疾病时，由于外周血管阻力降低、血容量增加或循环速度加快，静脉回心血量增加，代偿阶段的心排血量高于正常，机体处于高动力循环状态。例如，甲状腺功能亢进患者，心排血量较正常人高约 60%，甚至达正常人的 2～3 倍，由于心脏长期容量负荷过重，供氧相对不足，能量消耗过多，一旦发展至心力衰竭，心排血量较发生心力衰竭之前（代偿阶段）有所下降，不能满足上述病因造成的高水平代谢的需要而出现相关临床表现，但患者的心排血量可不低于或略高于正常人的平均水平。

（五）按心肌的收缩与舒张功能障碍分类

按心肌的收缩与舒张功能障碍可将心力衰竭分为收缩性心力衰竭和舒张性心力衰竭。

（1）收缩性心力衰竭（systolic heart failure）：指因心肌收缩功能障碍而引起的心力衰竭，表现为左心室射血分数（ejection fraction）降低，常见于冠心病、心肌病等。

（2）舒张性心力衰竭（diastolic heart failure）：指在心肌收缩功能正常的情况下，心室顺应性降低，使心室舒张和充盈障碍，需充盈压高于正常水平才能使心室达到正常的充盈量。患者表现为肺循环或体循环淤血，常见于高血压伴左心室肥厚、缩窄性心包炎、肥厚性心肌病等。

在心功能不全的早期，患者的心脏受损可能以单纯的收缩或舒张功能障碍为主，但当心脏受损发展至一定阶段时，心肌的收缩和舒张功能障碍常同时存在。

第二节 心力衰竭的发病机制

一、正常心肌舒缩的过程

（一）心肌舒缩的物质基础

心肌舒缩的基本单位是肌节（sarcomere）。肌节主要由平行交互排列的粗、细肌丝组成，心肌的收缩和舒张实质是肌节的缩短与伸长。

1. 粗肌丝

粗肌丝的主要成分是肌球蛋白（myosin），形似豆芽，杆的一端有两个球形的头。每个肌球蛋白分子由两条重链（myosin heavy chain，MHC）和四条轻链（myosin light chain，MLC）组成。杆状部分由两条重链的尾部相互缠绕而成；头部由两条重链的末端分别结合一对轻链构成，球形的头部连同与它相连的一小段成为"桥臂"的杆状部分称为横桥（cross－bridge），横桥可与细肌丝肌动蛋白（actin）结合。肌球蛋白分子头部的重链部分具有 ATP 酶活性，能水解 ATP 释放出能量，供肌丝滑行需要。

2. 细肌丝

细肌丝由肌动蛋白、向肌球蛋白（tropomyosin）和肌钙蛋白（troponin）组成。肌动蛋白呈球状，相互串联形成双螺旋的细长纤维。肌动蛋白有与横桥头部结合的位点。向肌球蛋白是长杆状分子，也由两条肽链并联形成双螺旋结构，沿肌动蛋白双螺旋的浅沟旁走行，能阻止肌动蛋白分子与横桥头部结合，每个向肌球蛋白还结合一个肌钙蛋白。肌钙蛋白由三个亚单位，即向肌球蛋白亚单位（TnT）、抑制亚单位（TnI）和钙结合亚单位（TnC）组成，每个肌钙蛋白分子可结合 4 个 Ca^{2+}，并通过构象改变启动收缩过程。

肌球蛋白和肌动蛋白直接参与心肌的舒缩，称为收缩蛋白，向肌球蛋白和肌钙蛋白参与心肌收缩蛋白舒缩活动的调节，称为调节蛋白。

（二）心肌收缩

当心肌细胞兴奋去极化时，细胞外的 Ca^{2+} 顺着离子浓度差进入细胞内，同时激发肌浆网释放 Ca^{2+}。当细胞质 Ca^{2+} 浓度从 1×10^{-7} mol/L 升高至 1×10^{-5} mol/L 时，Ca^{2+} 与肌钙蛋白的 TnC 结合，从而改变肌钙蛋白的构型，使 TnI 从肌动蛋白移开，并通过 TnT 使向肌球蛋白旋转到肌动蛋白的双螺旋沟中，暴露被掩盖的肌动蛋白分子上可与肌球蛋白横桥头部接触的作用位点，随后肌动蛋白与肌球蛋白横桥头部接触，形成肌动－肌球蛋白复合体。与此同时，Ca^{2+} 又激活肌球蛋白头部的 ATP 酶，水解 ATP 释放能量，启动肌球蛋白头部定向偏转，使细肌丝沿着粗肌丝向肌节中央滑行，肌节缩短，心肌收缩。该过程把心肌的兴奋与收缩紧密联系在一起，称为兴奋－收缩耦联（excitation-contraction coupling），在此过程中，细胞质 Ca^{2+} 浓度的迅速升高起关键作用（图 12－1）。

（三）心肌舒张

当心肌收缩后复极化时，肌浆网借助于钙泵的作用，将细胞质中的 Ca^{2+} 摄回肌浆网内并储存起来，同时心肌细胞膜上的钙泵也将细胞质中的部分 Ca^{2+} 转移至细胞外，细胞

质内 Ca^{2+} 浓度迅速降低,当降至 1×10^{-7} mol/L 时,Ca^{2+} 与肌钙蛋白解离,肌动蛋白上的横桥作用位点又重新被掩盖。与此同时,肌球蛋白头部的 ADP 被 ATP 置换下来,使肌动 - 肌球蛋白复合体重新解离为肌动蛋白和肌球蛋白,细肌丝向肌节两端滑行,肌节恢复原长度,心肌舒张(图 12 - 1)。

由上可见,心肌的结构、Ca^{2+} 转运以及 ATP 供给和利用正常,是保证心肌进行正常舒缩活动的基本因素,其中任何一个因素改变都会影响心肌的舒缩功能。

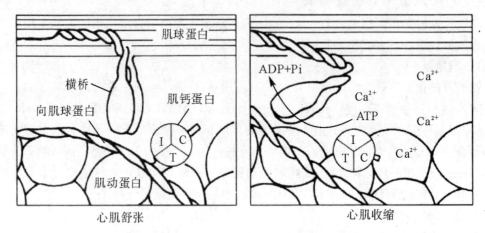

图 12 - 1　心肌舒缩的物质基础及过程

二、心力衰竭的发病机制

心力衰竭最基本的发病机制是由各种原因导致的心肌舒缩功能异常。

(一)心肌收缩性减弱

心肌收缩性(myocardial contractility)是指心肌不依赖于负荷,在其动作电位的触发下产生张力和缩短的能力,是决定心排血量最关键的因素。

1. 心肌结构破坏

正常的心肌结构是保证心肌收缩性的物质基础。各种原因引起心肌细胞结构破坏均可造成原发性心肌收缩性下降。

(1)心肌细胞坏死:各种有害因素作用于心肌,如微生物感染、严重缺血缺氧、毒物毒素作用等均可引起心肌细胞变性坏死,使收缩蛋白遭到破坏,从而导致心肌的收缩性减弱。临床上最常见的原因是急性心肌梗死,当梗死面积达到左心室面积的 23% 时就会发生急性心力衰竭。

(2)心肌细胞凋亡:近年来的研究发现,细胞凋亡在心力衰竭的发病中也具有重要作用。在多种心力衰竭的动物模型及心力衰竭患者(如急性心肌梗死、扩张型心肌病)的心脏中都证实有细胞凋亡现象的存在。细胞凋亡除可直接引起心肌收缩力降低外,还可与心肌肥大一起参与心室重构,而心室重构是心功能不全发展至心力衰竭的重要途径。另外,在心功能不全的发展过程中,心肌细胞凋亡可致室壁变薄,心室进行性扩大。目前,干预心肌细胞凋亡已成为防治心力衰竭的重要靶点之一。

心力衰竭时心肌细胞的凋亡与多种因素有关,如慢性压力负荷过度、氧化应激、某些细胞因子（TNF - α、IL - 1、IL - 6 等）的产生增多、钙稳态失衡以及线粒体功能异常等。

（3）心肌结构改变：受损心脏各部分的心肌结构变化并不是一致的。参与心肌结构改变的因素包括：心肌肥大时，参与细胞代谢和离子转运的蛋白质，如肌浆网钙泵蛋白和细胞膜 L 型钙通道蛋白等合成减少；胎儿期基因表达增多；炎性因子分泌增多；肌原纤维的增加超过细胞膜和线粒体数目的增加，肌原纤维排列紊乱，肌节不规则叠加，导致心肌收缩力减弱。不同部位的心肌，肥大、坏死和凋亡共存，心肌细胞和非心肌细胞的肥大与萎缩、增殖与死亡并存。例如，在缺血中心区往往以心肌坏死为主，而在缺血边缘区可以观察到许多细胞凋亡，在非缺血区发生反应性心肌肥大。细胞外基质过度纤维化及降解失衡，胶原含量增多，导致间质与心肌比值增大，心脏发生纤维化。心力衰竭时的心室扩张与代偿期的心腔扩大不同，心室扩张表现为心腔扩大而室壁变薄，心室横径明显增加，心脏变成球形。心室明显扩张可使乳头肌不能锚定房室瓣，主动脉和肺动脉瓣环扩大，可造成功能性瓣膜反流，后者进一步加重并参与心室重构。可见，在心力衰竭的发病过程中，心脏在多个层次和水平出现的不均一性改变是构成心脏收缩性降低及心律失常的结构基础。

2. 心肌能量代谢障碍

心肌细胞利用脂肪酸、葡萄糖、乳酸等物质，经线粒体有氧氧化产生能量，并以 ATP 和磷酸肌酸（CP）形式贮存，再通过酶的水解将化学能转变为机械能，完成心肌的收缩和舒张活动（图 12 - 2）。心肌的能量代谢可分为能量释放、贮存和利用三个阶段，任何一个环节发生障碍，均可导致心肌收缩性减弱。

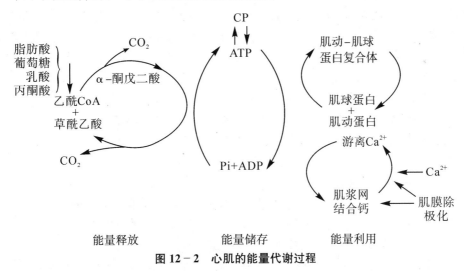

图 12 - 2　心肌的能量代谢过程

（1）能量释放（生成）障碍：在正常心肌，冠状动脉血流的供应足以满足心肌代谢的需要。但在心肌缺血时，心肌能量的生成会发生明显障碍。冠心病是心肌能量生成不足最常见的原因；休克、严重贫血等可减少心肌的供血供氧，造成有氧代谢障碍，ATP 生成不足；维生素 B_1 缺乏时，由于焦磷酸硫胺素生成不足，使丙酮酸氧化脱羧过程发生障碍，丙酮酸不能转变为乙酰辅酶 A 进入三羧酸循环，ATP 生成不足。肥大的心肌也存在能量释放障碍，由于肌原纤维增粗、增长，细胞体积增大，心肌细胞周围毛细血管至细胞轴心的距离增大，氧和营养物质弥散的距离增加；此外，毛细血管的生长速度不及心肌细胞生长的速度，导致过度肥大的心肌常处于缺血、缺氧状态；且肥大心肌细胞内线粒体总体积占心肌细胞体积的比例降低，造成过度肥大的心肌能量供给相对不足。

心肌细胞物质代谢产生的能量，70%用于心肌的收缩和舒张活动，15%用于钙的运转，5%用于 $Na^+ - K^+$ 泵的运转，另外，心肌蛋白质的合成与更新也需要能量。因此，能量释放障碍可通过影响兴奋－收缩耦联的多个环节使心肌收缩性减弱。

（2）能量储备减少：心肌以 ATP 和磷酸肌酸的形式进行能量的储存。肌酸分子质量小，在心肌细胞内的浓度比 ADP 大 100 倍。在磷酸肌酸激酶的催化下，肌酸与 ATP 之间发生高能磷酸键转移而生成磷酸肌酸，迅速将线粒体中产生的高能磷酸键以储存形式转移至细胞质。随着心肌肥大的进展，磷酸肌酸激酶同工型发生转换，活性降低，使储存形式的磷酸肌酸含量减少，能量储备减少。

（3）能量利用障碍：心肌细胞对能量的利用是将化学能转变为机械能的过程，该过程主要取决于肌球蛋白头部 ATP 酶的活性。实验证明，当心脏压力负荷增加时，随着心肌的肥大及其收缩力的增强，肌球蛋白 ATP 酶的活性增高；但当压力负荷继续增加，心肌肥大从代偿发展至失代偿时，心肌的用氧量及 ATP 含量并不减少，而肌球蛋白 ATP 酶的活性降低，在心肌收缩时对 ATP 的水解作用减弱，不能为心肌收缩提供足够的能量，即化学能转变为机械能的过程障碍。

人和大鼠心脏表达的肌球蛋白均由两条重链（MHC）和四条轻链（MLC）组成，其重链有 MHC-α 和 MHC-β 两型，两型通过不同组合形成 αα、αβ 和 ββ 三种肌球蛋白同工型 ATP 酶，其中 αα（V_1 型）ATP 酶的活性最高，ββ（V_3 型）的活性最低，αβ（V_2 型）的活性居中。用大鼠实验发现，负荷过重引起的肥大心肌，其 V_1 型肌球蛋白 ATP 酶减少，而 V_3 型增多，因而 ATP 酶活性下降，对能量利用的能力降低，心肌收缩速率减慢，同时心肌的耗氧量也减少，这可能是一种减少耗能的适应性机制。但正常人的心室肌中，MHC-β 占 90%（成年大鼠仅占 10%），因此，虽然在人的衰竭心室肌中也观察到 MHC-α减少，但用肌球蛋白同工型 ATP 酶转换的机制显然不足以解释人类衰竭心肌 ATP 酶活性的降低。近来的研究认为，人类衰竭心肌中肌球蛋白 ATP 酶活性的降低主要与心肌调节蛋白的改变有关，如肌球蛋白轻链－1 和肌钙蛋白 T 亚单位的胎儿同工型增多等使肌球蛋白头部 ATP 酶的活性下降，心肌能量利用障碍，心肌收缩性降低。

3. 兴奋－收缩耦联障碍

Ca^{2+} 在把兴奋的电信号转化为心肌收缩的机械活动中起着极为关键的作用，心肌兴奋－收缩耦联障碍的主要机制就是 Ca^{2+} 的转运异常。因此，任何影响心肌细胞 Ca^{2+} 转运和分布的因素均会影响钙稳态，从而导致心肌兴奋－收缩耦联障碍。

（1）肌浆网 Ca^{2+} 转运功能障碍：肌浆网释放的 Ca^{2+} 是心肌收缩时细胞质 Ca^{2+} 浓度瞬间升高的主要钙源。肌浆网上的多种钙转运蛋白通过摄取、储存和释放三个环节，维持细胞质 Ca^{2+} 的动态变化，从而调节心肌的收缩性。过度肥大或衰竭的心肌肌浆网钙释放通道蛋白的数量或活性降低，释放的 Ca^{2+} 减少；肌浆网 $Ca^{2+} - ATP$ 酶的数量或活性降低，肌浆网摄取和储存的 Ca^{2+} 减少，去极化时释放至细胞质的 Ca^{2+} 也减少。由于细胞质 Ca^{2+} 浓度不能迅速升高达到激发心肌收缩的阈值（1×10^{-5} mol/L），从而引起心肌兴奋－收缩耦联障碍。

（2）Ca^{2+}内流减少：Ca^{2+}内流在心肌收缩活动中的作用最重要。Ca^{2+}内流可直接提高细胞质Ca^{2+}的浓度，更重要的是可触发肌浆网大量释放Ca^{2+}，因此，Ca^{2+}内流减少将导致细胞质Ca^{2+}的浓度不能迅速升高达到收缩的阈值，引起兴奋 - 收缩耦联障碍。目前认为，细胞外的Ca^{2+}主要通过 L - 型钙通道顺浓度梯度进入细胞。长期心脏负荷过重或心肌缺血缺氧时，心肌内去甲肾上腺素的合成减少及消耗增多，导致去甲肾上腺素的含量降低；过度肥大的心肌细胞β肾上腺素能受体的密度相对减少，或对去甲肾上腺素的敏感性降低，均可造成 L - 型钙通道开放减少，Ca^{2+}内流减少，心肌兴奋 - 收缩耦联障碍。

（3）肌钙蛋白与Ca^{2+}结合障碍：Ca^{2+}与肌钙蛋白结合是心肌从电活动转为机械收缩活动的关键环节，不仅需要细胞质Ca^{2+}浓度迅速升高达到一定的阈值，而且还需要Ca^{2+}能与肌钙蛋白迅速结合。当心肌缺血缺氧或其他原因引起酸中毒时，心肌细胞内H^+增多，H^+与Ca^{2+}竞争结合肌钙蛋白，且H^+与肌钙蛋白的亲和力较Ca^{2+}大，H^+取代Ca^{2+}与肌钙蛋白结合，即使细胞质Ca^{2+}浓度已经上升达收缩的阈值，Ca^{2+}也不易与肌钙蛋白结合，因而心肌兴奋 - 收缩耦联受阻。

（二）心室舒张功能异常

心室的舒张对维持心排血量与心脏的收缩同等重要。据统计，约30％心力衰竭患者有心室僵硬度增加、等容舒张期延长、快速充盈期缩短或消失等心室舒张功能异常的表现。心室舒张主要取决于Ca^{2+}与肌钙蛋白解离及肌动 - 肌球蛋白复合体解离的速度。目前认为，心室舒张功能异常涉及的机制有：

1. 钙离子复位延缓

心肌舒张的首要条件是细胞质Ca^{2+}浓度迅速降至"舒张阈值"（即从$1×10^{-5}$ mol/L降至$1×10^{-7}$ mol/L），从而Ca^{2+}与肌钙蛋白解离，肌钙蛋白恢复原有构型，细肌丝才能向肌节两端滑行，心肌舒张。细胞质Ca^{2+}浓度下降的速度取决于肌浆网和细胞膜钙泵的运转能力，通过钙泵的运转可将细胞质中的Ca^{2+}摄入肌浆网或转运至细胞外，直至复位至兴奋前的状态。Ca^{2+}的这种复位是逆浓度差进行的，需要Ca^{2+} - ATP 酶运转和消耗能量。肥大和衰竭的心肌细胞，由于 ATP 供应不足、肌浆网或心肌细胞膜上的钙泵活性降低，使Ca^{2+}复位延缓，细胞质Ca^{2+}浓度下降的速度缓慢，肌钙蛋白与Ca^{2+}解离速度减慢，从而导致心肌舒张延缓或不全，影响心室的充盈。

2. 肌动 - 肌球蛋白复合体解离障碍

心肌舒张除了肌钙蛋白与Ca^{2+}迅速解离外，更重要的是肌球蛋白头部与肌动蛋白分离。这一过程需要 ATP 置换肌球蛋白头部的 ADP，使肌球蛋白 - ADP 复合物转变为肌球蛋白 - ATP 复合物。当心肌缺血缺氧等引起 ATP 不足或Ca^{2+}与肌钙蛋白的亲和力增加时，肌动 - 肌球蛋白复合体不能及时解离，使心肌处于不同程度的收缩状态，导致心肌舒张不全，影响心室的充盈。

3. 心室的舒张势能降低

心室的良好舒张不但取决于心肌本身的舒张性能，还与心脏舒张势能的大小密切相关。心脏收缩时的几何构型改变所形成的舒张势能是心室舒张的重要动能，心室收缩越好，这种势能就越大，心室的舒张也越好。因此，造成心肌收缩性降低的因素均可通过降低心脏的舒张势能而影响心室舒张。另外，心室舒张期冠状动脉血流快速灌注，冠状动脉

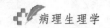

血管迅速饱满充盈而弹开，带动心脏向外扩张，也是促进心室舒张的重要因素。当冠状动脉发生持续痉挛、栓塞等造成其血流量减少和充盈减慢，亦可影响心室的舒张。

4. 心室顺应性降低

心室顺应性是指心室在单位压力变化下引起的容积改变（$\mathrm{d}V/\mathrm{d}p$），而心室僵硬度是指单位容积变化下所引起的压力改变（$\mathrm{d}p/\mathrm{d}V$）。心室顺应性（或僵硬度）常以心室舒张末期压力（纵轴）-容积（横轴）曲线（P-V曲线）表示。当心室顺应性降低（或僵硬度增加）时，P-V曲线向左上移位，反之，则向右下移位（图12-3）。心室顺应性降低的主要原因有心肌炎、心肌纤维化、心肌肥大、心包病变（缩窄或填塞）等。心室顺应性降低可通过以下机制引起心力衰竭：①心室顺应性降低妨碍心室充盈；②P-V曲线明显左移，故当左心室舒张末期容积扩大时，将引起更明显的左心室舒张末期压力升高和静脉压升高，导致肺淤血、肺水肿等左心衰竭的征象；③心室顺应性降低，影响冠状动脉的血液灌流，导致心肌缺血缺氧，加重心力衰竭。

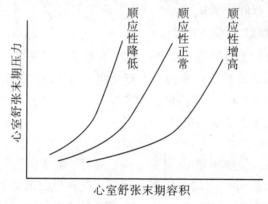

图12-3　心室压力-容积（P-V）曲线

（三）心脏各部分舒缩活动不协调

心脏的舒张和收缩是一种高度协调的节律性活动，一旦舒缩的协调性被破坏，就会引起心脏的泵血功能紊乱而导致心排血量下降。各种严重的心律失常可使心脏舒缩活动的协调性被破坏。引起心力衰竭的各种疾病如高血压性心脏病、冠心病、心肌梗死、肺心病等，其病变区和非病变区的心肌在兴奋性、自律性、传导性、收缩性方面存在差异，可引起心律失常，破坏心脏各部分舒缩活动的协调性。同时，室壁各部分舒缩功能的不一致也使心排血量显著降低。根据心肌受损程度的不一致性，心脏舒缩活动可以表现出多种形式，如受累心肌舒缩性降低、受累心肌完全不能舒缩、部分心肌在心室收缩时膨出以及各部分心肌舒缩不同步等。

第三节　心功能不全时机体的代偿反应

生理条件下，心排血量可以随着机体代谢需要的增加而升高，称为心力储备（cardiac reserve），这是通过调节心率、心室负荷和心肌收缩性而实现的。当心脏的泵血功能减弱时，可激活神经－体液机制，引起心脏及心外组织器官的一系列代偿适应性变化，其中既有迅速启动的功能代偿，又有缓慢持久的结构代偿。在心功能不全的早期阶段，这些变化对维持心脏的泵血功能、血流动力学的稳态及重要器官的血液灌注具有十分重要的作用。但随着病程的进展，这些代偿机制，尤其神经－体液调节机制失衡的有害作用也逐渐表现出来。

一、神经－体液调节机制激活

心脏的泵血功能受损时，心排血量减少可通过多种信息传递途径，引起神经－体液调节机制的改变，这种改变是心脏泵血功能降低时调节心内和心外代偿与适应的基本机制。但近来的研究表明，神经－体液调节机制的失衡亦是促进心功能不全的重要途径。参与神经－体液代偿调节的因素很多，包括交感－肾上腺髓质系统、肾素－血管紧张素－醛固酮系统、心房钠尿肽（atrial natriuretic peptide，ANP）、抗利尿激素、内皮素等，其中最为重要的是交感－肾上腺髓质系统和肾素－血管紧张素－醛固酮系统。

（一）交感－肾上腺髓质系统激活

心功能不全时，心排血量减少可通过动脉压力感受器激活交感－肾上腺髓质系统，肾脏血液灌流量减少也参与交感－肾上腺髓质系统的激活，表现为交感神经兴奋，血浆儿茶酚胺浓度升高。在短期内，交感－肾上腺髓质系统兴奋不但可以使心肌收缩力增强、心率加快、心排血量增加，而且通过对外周血管的调节在维持血流动力学稳态方面起着极为重要的作用，如腹腔内脏等阻力血管收缩有助于维持动脉血压，保证重要器官的血流灌注，这些变化在心功能损害较轻时发挥着有利的代偿效应。但是，交感－肾上腺髓质系统持续兴奋会对机体造成不利的影响，如外周阻力血管收缩会加重心脏的压力负荷；内脏器官供血不足会引起其代谢、功能和结构的改变；去甲肾上腺素长期升高对心脏具有明显的损害作用，使用β肾上腺素能受体阻滞剂可以改善心力衰竭患者的左心室功能和预后。

（二）肾素－血管紧张素－醛固酮系统激活

心脏泵血功能受损时，交感神经兴奋、肾脏血液灌流量降低及低钠血症等因素可激活肾素－血管紧张素－醛固酮系统。血管紧张素Ⅱ（AngⅡ）可以通过直接的缩血管作用升高肾脏血液灌注压，通过肾内血流重新分布维持肾小球滤过率（glomerular filtration rate，GFR）。醛固酮增加可引起钠水潴留，通过维持循环血量而维持心排血量。但这些机制也有明显的不利效应，如：AngⅡ可促进心肌和非心肌细胞肥大或增殖；醛固酮可作用于心脏的成纤维细胞，促进胶原合成及心脏纤维化发生；过度血管收缩可加重左心室压力负荷；钠水潴留可引起血容量增加使心室的充盈压进一步升高。肾素－血管紧张素－醛固酮系统的激活在心功能不全的发展过程中的作用弊大于利，采用血管紧张素转换酶抑制剂（angiotensin converting enzyme inhibitor，ACEI）可改善部分心力衰竭患者的病情。

此外，心功能不全还可上调肿瘤坏死因子、白细胞介素－1、白细胞介素－6、转化生长因子－β和血小板源性生长因子等的表达，引起内皮素和一氧化氮等血管活性物质的改变。以上因素都在不同程度上参与了心功能不全的代偿及失代偿过程。

二、心脏的代偿反应

心脏的代偿包括心率增快、心脏紧张源性扩张、心肌收缩性增强和心室重构

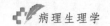

（ventricular remodeling）。其中，心率增快、心脏紧张源性扩张和心肌收缩性增强属于功能性调整，可以在短时间内被动员；而心室重构是伴有明显形态、结构变化的综合性代偿，是心脏在受到损伤时能长期维持泵血功能的主要代偿方式。

（一）心率增快

心排血量等于每搏排血量与心率的乘积。因此，心率是决定心排血量的重要因素。心率增快往往贯穿心功能不全发生和发展的全过程，是一种易被快速调动起来的代偿反应。

心率增快的机制主要是：①当心排血量减少导致动脉血压下降时，颈动脉窦和主动脉弓血管壁压力感受器所受刺激减少，压力感受器的反射活动减弱，心脏迷走神经的紧张性减弱而交感神经的紧张性增强，导致心率增快。②严重心力衰竭时，心室舒张末期的容积和压力增大，静脉回流阻力增加，导致右心房和腔静脉淤血，刺激该处的容量感受器，引起交感神经兴奋，心率增快。③缺氧刺激主动脉体和颈动脉体的化学感受器，反射性引起心率增快。

在一定范围内，心率增快（<180 次/分）可提高心排血量，并可提高舒张压，有利于冠状动脉的血液灌流，对维持动脉血压，保证重要器官的血液供应有积极的意义。然而心率过快（>180 次/分）则会损害心脏的功能，因为：①心率增快，心肌耗氧量增加；②心率过快，舒张期过短，心室充盈不足，使每搏排血量明显减少而失去代偿意义；③舒张期过短，冠状动脉血液灌流不足，影响心肌的供血供氧。

（二）心脏紧张源性扩张

心脏紧张源性扩张是急性血流动力学变化的一种重要代偿机制。根据 Frank-Staring 定律，即在一定范围内，心肌收缩力与其初长度成正比。人体心肌纤维产生最大收缩力的最适肌节初长度是 2.2 μm，而在静息状态下，正常人左心室舒张末期压力在 0～0.8 kPa（0～6 mmHg）的范围内，肌小节的初长度约为 1.7～2.1 μm，说明人的心脏具有强大的代偿潜能。在心泵功能受损初期，由于每搏排血量降低，使心室舒张末期容积和压力增加，容量负荷加大，心肌肌节初长度增加（一般不超过 2.2 μm），心肌的收缩力和心搏出量也增加；当左心室舒张末期压力达到 2.0～2.4 kPa（15～18 mmHg）时，肌节长度达到 2.2 μm，即最适初长度，此时，粗细肌丝处于最佳重叠状态，形成的有效横桥数目最多，心肌收缩力和心搏出量达到峰值，这种伴有心肌收缩力增强的心腔扩大称为心脏紧张源性扩张。该代偿机制有利于将心室内过多的血液及时泵出。

慢性心力衰竭时，衰竭的心脏长期处于容量负荷过重的状态，容量负荷的增加不但不能改善衰竭心脏的收缩功能，反而会加重肺血管充血。患者的心室充盈压升高，但每搏排血量反而下降，提示心室的收缩功能受损。心室长期容量负荷过重，心室舒张末期容积和压力过高，使肌节过度拉长，肌节初长度超过 2.2 μm，心腔明显扩大，心肌收缩力减弱，这种心肌过度拉长伴有心肌收缩力减弱的心腔扩大称为肌源性扩张。肌源性扩张已失去代偿意义。此外，过度的心室扩张还会增加心肌耗氧量，加重心肌损伤。

（三）心肌收缩性增强

心肌收缩性是指不依赖于心脏前后负荷变化的心肌本身的收缩特性，通常用等容收缩期单位时间内心室内压上升的最大速率（$+\mathrm{d}p/\mathrm{d}t_{\max}$）来表示。心肌收缩性主要受神经-体液机制的调节，调节物质包括儿茶酚胺、电解质（如 Ca^{2+}、K^+）及某些药物等。

在心功能损害的急性期，交感－肾上腺髓质系统兴奋及儿茶酚胺释放增加，激活 β 肾上腺素能受体，增加细胞质 cAMP 浓度，激活蛋白激酶 A，使心肌细胞膜钙通道蛋白磷酸化，Ca^{2+} 内流增加，心肌细胞兴奋后细胞质 Ca^{2+} 浓度升高而发挥正性变力作用，心肌收缩性增强。在慢性心力衰竭时，心肌 β 肾上腺素能受体对儿茶酚胺的敏感性下降，血浆中虽存在大量儿茶酚胺，但正性变力作用减弱。

（四）心室重构

心脏由心肌细胞、非心肌细胞（包括成纤维细胞、血管平滑肌细胞、内皮细胞等）及细胞外基质组成。心室重构（ventricular remodeling）是心室在损伤因素的长期作用下，如容量负荷和压力负荷增加以及慢性心肌缺血等，通过改变心室的结构、代谢和功能而发生的慢性代偿适应性反应。心室重构主要包括心肌肥大（myocardial hypertrophy）和心肌表型（phenotype）改变，以及非心肌细胞改变引起的纤维化。

1. 心肌肥大

心肌肥大是心脏长期负荷过重而逐渐发展的一种重要的慢性代偿机制。心肌肥大在细胞水平上是指心肌细胞体积增大，即细胞的直径增宽，长度增加；在器官水平上表现为心室质（重）量增加，心室壁增厚。虽然大多数学者认为，哺乳类动物于出生后不久，心肌细胞即丧失了有丝分裂的能力而成为终末分化细胞，但是心肌肥大到一定程度（成人心脏重量超过 500g）时，心肌细胞亦有数量的增多。

神经－体液因素改变引起的化学性刺激和张力变化等机械性刺激是造成心肌肥大的主要原因。按照心肌对负荷过重的反应方式不同分为向心性肥大（concentric hypertrophy）和离心性肥大（eccentric hypertrophy）。向心性肥大是心脏长期承受过度的压力负荷，收缩期室壁张力持续增加，导致心肌肌节呈并联性增生，心肌细胞以增粗为主。向心性肥大的特征是心室壁显著增厚而心腔容积正常或减小，使心室壁厚度与心腔半径之比增大，常见于高血压性心脏病及主动脉瓣狭窄等。离心性肥大是心脏长期承受过度的容量负荷，舒张期室壁张力持续增加，导致心肌肌节呈串联性增生，心肌细胞增长，心腔容积增大，而心腔增大又使收缩期室壁应力增大，进而刺激肌节并联性增生，使室壁有所增厚。离心性肥大的特征是心腔容积显著增大与室壁轻度增厚并存，室壁厚度与心腔半径之比基本保持正常或者降低，常见于二尖瓣或主动脉瓣关闭不全等。心肌细胞为何会对压力和容量负荷过度产生不同的反应，目前并不清楚。但无论是向心性肥大还是离心性肥大都是对室壁应力增加产生的适应性改变。

单位重量的肥大心肌，其舒缩性能是降低的。但由于整个心脏的总重量增加，所以心肌的总收缩力是增加的，这有助于维持心排血量，使心脏在较长一段时间内能满足机体的需求，具有代偿意义。另外，肥大心肌的室壁张力是降低的，可减少心肌的耗氧量，有利于减轻心脏的负担。但是，心肌肥大的代偿作用也是有限的，过度肥大的心肌可发生不同程度的缺血、缺氧、能量代谢障碍和心肌舒缩性能减弱，从而失去代偿意义。

2. 心肌细胞的表型改变

心肌细胞的表型改变指心肌细胞的性质发生改变，即其所合成的蛋白质的种类发生变化。在心肌肥大的过程中，某些处于静止状态的胎儿期基因（如 ANP 基因、β－肌球蛋白重链基因等）被激活，合成胎儿型蛋白质增加；或是某些功能基因的表达受到抑制，发生同工型蛋白之间的转换，引起细胞表型发生改变。转型的心肌细胞还可分泌局部激素和细

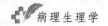

胞因子，进一步促进细胞生长、增殖及凋亡，从而改变心肌的舒缩性能。

3. 非心肌细胞及细胞外基质的变化

在心功能不全的发病过程中，许多因素如缺血、缺氧、炎性因子等均可引起非心肌细胞的结构和功能改变，如血管内皮细胞损伤和血管平滑肌细胞增殖等，使心肌微血管发生纤维增生和管壁增厚，导致冠状动脉循环的储备能力和供血量降低。细胞外基质是存在于细胞间隙、肌束之间及血管周围的结构糖蛋白、蛋白聚糖及糖胺聚糖的总称，其中最主要的是Ⅰ型胶原和Ⅲ型胶原纤维。Ⅰ型胶原是与心肌平行的粗大纤维的主要成分，Ⅲ型胶原形成较细的纤维网状结构。胶原网络与细胞膜上的结合蛋白质连接，维持心肌细胞的有序排列，为心肌提供高强度的抗牵拉能力；另外，胶原网络还将心肌收缩和舒张时伴随的张力变化传递至心肌的各个部分。胶原纤维的量和成分是决定心肌顺应性及僵硬度的重要因素。在心功能不全的发病过程中，增加的血管紧张素Ⅱ、去甲肾上腺素和醛固酮等可促进非心肌细胞的活化和增殖，分泌大量不同类型的胶原及细胞外基质；同时又合成降解胶原的间质胶原酶和明胶酶等，通过改变胶原的合成与降解，导致心肌间质发生重构。一般而言，在重构的早期以Ⅲ型胶原增多较为明显，这有利于肥大心肌肌束的重新排列和心室的结构性扩张；而在后期以Ⅰ型胶原增加较为明显，有利于提高心肌的抗张强度，防止在室壁应力过高的情况下，心肌细胞侧向滑动造成室壁变薄和心腔扩大。但是失衡的基质重构，如Ⅰ型胶原/Ⅲ型胶原比值增大，可降低室壁的顺应性而导致心脏舒张功能下降；同时，这种间质的重构还会影响心肌细胞之间的信息传递和舒缩活动的协调性。

三、心脏以外的代偿

（一）血容量增加

血容量增加是慢性心功能不全时的主要代偿方式之一，是钠水潴留所致。

1. GFR 下降

心力衰竭时，心排血量减少导致肾脏的血液灌流减少，可直接引起 GFR 下降；交感-肾上腺髓质系统兴奋导致肾动脉收缩，使肾脏的血流进一步减少，GFR 进一步降低；交感神经兴奋和肾血流减少可刺激近球细胞分泌肾素，激活肾素-血管紧张素-醛固酮系统，导致血管紧张素Ⅱ分泌增加，引起肾动脉强烈收缩，使 GFR 降低。肾缺血还可导致 PGE_2 的合成和释放减少，使肾血流进一步减少。GFR 下降导致肾排出钠水减少，机体血容量增加。

2. 肾小管重吸收钠水增加

（1）在交感神经兴奋及血管紧张素Ⅱ的作用下，肾内血流重新分布，近髓肾单位（髓旁肾单位）的血流量增加，使钠水重吸收增加。

（2）肾小球滤过分数（filtration fraction，FF，FF＝GFR/肾血浆流量）增加。心力衰竭时，由于交感神经兴奋导致肾小动脉收缩，以出球小动脉收缩较为明显，GFR 可相对增大，使血液中非胶体成分滤出相对增多，当血液流经肾小管周围的毛细血管时，血液的流体静压降低而胶体渗透压增大，近端小管重吸收钠水增加。

（3）促进钠水重吸收的激素增多。心力衰竭时，肾素-血管紧张素-醛固酮系统激活，醛固酮增多；如果并发了肝功能损害，醛固酮的灭活亦减少，增加的醛固酮可使远端小管和集合管重吸收钠水增多。

（4）抑制钠水重吸收的激素减少。PGE_2和ANP可促进钠、水的排出。在严重心力衰竭时，PGE_2和ANP的合成及分泌减少，促进钠水潴留。

血容量增加在提高心排血量和维持动脉血压方面有积极的代偿意义，但过多则会增加心脏的容量负荷，使心排血量降低而加重心力衰竭。

（二）血流重新分布

心力衰竭时，由于交感-肾上腺髓质系统兴奋，使外周血管选择性收缩，表现为皮肤及腹腔器官的血管收缩，血流量减少，其中以肾脏血流量减少最为显著。血流重新分布可维持动脉血压和保障心、脑等重要器官的血流量，具有代偿意义。但是持续的缺血缺氧将导致相应器官的功能减退。此外，外周血管收缩可增加心脏的压力负荷，导致心排血量降低。

（三）红细胞增多

心力衰竭时，体循环淤血，血流速度减慢可引起循环性缺氧。缺氧刺激肾脏合成红细胞生成素增多，促进骨髓造血功能，使红细胞和血红蛋白增多，其对提高血液的携氧能力，改善机体缺氧有积极的意义。但红细胞过多又可使血液黏稠度增大，加重心脏的负荷。

（四）组织用氧能力增加

心力衰竭时，由于周围组织的供氧减少，组织细胞将调整自身的功能、代谢和结构以适应供氧减少的状况。例如，线粒体数目增多，表面积加大；细胞色素氧化酶活性增强；磷酸果糖激酶活性增强，增强糖酵解能力；肌红蛋白增多，改善肌肉储存和利用氧的能力等。

综上所述，心功能不全时，在神经-体液调节机制的作用下，机体将动员心脏和心脏以外的多种代偿机制进行代偿，并且这些代偿机制贯穿于心功能不全的全过程。在心功能受损的急性期，神经-体液调节机制激活，通过加快心率、增加心肌收缩性及外周阻力，维持血压和器官血流灌注；同时启动包括心肌肥大在内的心室重构机制，使心功能维持在相对正常的水平。随着病情的进展，心室重构的副作用日益明显，终将导致心力衰竭。对于急性的、严重的心功能受损，如急性大面积心肌梗死、严重心肌炎等，起病急，机体往往来不及充分发挥代偿作用，患者在短时间内即发生严重的心力衰竭；相反，对于起病缓慢的慢性心功能受损，如高血压病、心脏瓣膜疾病等，机体往往可以充分调动各种适应性机制，患者可以在数月、数年甚至更长的时间处于代偿状态。

第四节　心功能不全时临床表现的病理生理基础

心脏泵血功能障碍及神经-体液调节机制过度激活可以引起多种临床表现，主要为两个方面的血流动力学障碍：心排血量减少，导致动脉血管充盈不足；静脉系统淤血，表现为肺循环和体循环淤血。

一、心排血量不足

患者心排血量减少在临床上表现为低排血量综合征，又称为前向衰竭（forward

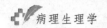

failure)。

（一）心脏泵血功能降低

心力储备反映心脏的代偿能力。心力衰竭时最根本的变化是心脏泵血能力降低，后者首先表现为心力储备降低，心排血量减少。

1. 心排血量减少及心脏指数降低

心排血量是反映心脏泵血功能的重要指标之一，但其在个体之间的横向可比性较差，且受心率、体循环血管阻力和左心室扩张程度等多种因素的明显影响。心脏指数（cardiac index，CI）是心排血量经过单位体表面积标准化后的心脏泵血功能指标，横向可比性好。心脏泵血功能受损的早期阶段，心力储备减少，随着病情的发展，心排血量明显降低，心排血量常常依赖升高的充盈压、增快的心率才能满足组织代谢的需要。心力衰竭时，心排血量都有相对或绝对减少，多数患者心排血量低于 3.5 L/min，心脏指数低于 2.2 L/(min·m^2)。

2. 射血分数降低

射血分数是评价心室射血效率的常用指标，能较好地反映心肌收缩能力的变化。射血分数是指每搏排血量占心室舒张末期容积（ventricular end diastolic volume，VEDV）的百分比，正常人应大于 60%。心力衰竭时，每搏排血量降低，而 VEDV 增大，因此射血分数降低。一般认为，射血分数为 50%～60% 时，心室的收缩功能尚可；射血分数为 40%～55% 时，心室收缩功能轻度受损；30%～40% 时，心室收缩功能中度受损；射血分数低于 30% 时，心室收缩功能严重受损。此外，反映心肌收缩性的指标，如等容收缩期心室内压上升的最大速率（$+\mathrm{d}p/\mathrm{d}t_{\max}$），以及反映心肌舒张性能的指标，如等容舒张期心室内压下降的最大速率（$-\mathrm{d}p/\mathrm{d}t_{\max}$），在心力衰竭时也有不同程度的降低。

3. 心室充盈受损

心功能障碍时，由于射血分数降低，心室射血后余血量增多，使心室收缩末期容积增大，心室充盈受限及充盈压增加。通常以肺毛细血管楔压（pulmonary capillary wedge pressure，PCWP）反映左心房和左心室舒张末期压力（left ventricular end diastolic pressure，LVEDP）；以中心静脉压（central venous pressure，CVP）反映右心房和右心室舒张末期压力（right ventricular end diastolic pressure，RVEDP）。在心力衰竭的早期阶段即可出现心室舒张末压和心室舒张末期容积明显增大。

4. 心率增快

由于交感神经兴奋，患者在心力衰竭早期即有明显的心率增快。随着心排血量的进行性降低，心排血量的维持更加依赖心率的增快。因此，心悸常作为心力衰竭患者最早和最明显的症状。但心率过快反而会加重心肌的损害。

（二）器官血流重新分布

1. 动脉血压的变化

急性心力衰竭时，由于心排血量急剧下降，导致动脉血压明显降低，甚至发生心源性休克。慢性心力衰竭时，在神经－体液系统的代偿调节作用下，体循环阻力血管广泛收缩，外周阻力增大，且血容量增多，动脉血压一般可维持在正常范围，这有利于保证生命重要器官心、脑的血液供应，维持机体的功能活动。

2. 器官血流重新分布

心功能不全引起的持续交感神经兴奋，使体循环阻力血管广泛收缩，而心、脑小动脉并无明显变化，体循环器官血流重新分配。心力衰竭较轻时，心、脑血流量可维持正常，而骨骼肌、皮肤、肾脏及内脏的血管床因含 α 肾上腺素能受体较多，对心力衰竭时交感神经兴奋的反应较为明显，而表现为血流量显著减少。心力衰竭严重时，心、脑的血流量亦可减少。

（1）骨骼肌血流量减少：由于骨骼肌的血流量减少，心力衰竭患者早期的症状之一就是容易疲劳，对体力活动的耐受力降低。但是，由于心力衰竭患者的血管内皮功能受损，导致缺血及运动引起的扩血管反应减弱，骨骼肌血液灌流不足。长期低灌注可导致骨骼肌萎缩、细胞内氧化酶活性降低及线粒体数减少等，这是心力衰竭患者体力活动受限的主要机制。

（2）脑血流量减少：随着心排血量的进一步减少，部分患者可出现头晕、晕厥等直立性低血压的表现。脑供血不足可出现头晕、头痛、失眠、记忆力减退、烦躁不安等。

（3）皮肤血流量减少：表现为皮肤苍白、皮肤温度降低，如合并缺氧，可以出现发绀表现。

（4）肾脏血流量减少：心力衰竭时，心排血量减少，加上交感神经兴奋使肾动脉收缩，肾脏血流量减少较为明显。由于 GFR 减少和肾小管重吸收增加，患者表现为尿量减少及钠水潴留，亦可出现氮质血症的相关表现。患者的尿量在一定程度上可以反映心功能的状况，随着心功能的改善，尿量增加。

二、静脉系统淤血

在心力衰竭时，由于心肌的收缩性降低，心脏射血功能下降，导致心室舒张末期的容积和压力增大，静脉回流受阻，造成静脉淤血，亦称为后向衰竭（backward failure）。根据静脉淤血的主要部位分为肺循环淤血和体循环淤血。

（一）肺循环淤血

左心衰竭时，由于左心泵血功能障碍，心室内残留的血液增多，压力升高，导致肺循环淤血，严重时引起肺水肿、心源性呼吸困难。

1. 肺水肿

肺水肿是急性左心衰竭最严重的表现。此时，患者出现发绀、气促、端坐呼吸、咳嗽、咳粉红色泡沫样痰等症状和体征。其发生是由于肺循环严重淤血引起毛细血管内压力升高和毛细血管壁通透性增大，使血浆渗出到肺间质与肺泡而引起。

2. 心源性呼吸困难

呼吸困难是左心衰竭最常见、最早出现的症状。呼吸困难的基本机制是肺静脉淤血和肺水肿：①肺淤血、肺水肿引起肺泡通气/血流比例失调，发生低氧血症，反射性兴奋呼吸中枢，引起呼吸运动加快；②支气管黏膜充血、肿胀，使气道阻力增加，患者感到呼吸费力；③肺淤血、肺水肿使肺顺应性降低，要吸入正常量的空气，就必须增加呼吸肌做功，消耗更多的能量，故患者感到呼吸费力；④肺淤血、肺水肿，使肺毛细血管压增高及间质水肿，刺激肺泡毛细血管旁感受器，反射性地引起呼吸中枢兴奋。

随着肺淤血、肺水肿的逐渐加重，左心衰竭患者可先后出现以下三种呼吸困难：

（1）劳力性呼吸困难：是左心衰竭失代偿的早期表现，其特征为患者在体力活动时出现呼吸困难，休息后症状可减轻或消失。劳力性呼吸困难的发生机制是：①体力活动时回心血量增多，肺淤血加重。②体力活动时，心率加快，舒张期缩短，一方面使冠状动脉灌注不足，加重心肌缺血缺氧；另一方面使左心室充盈减少加重肺淤血。③体力活动时机体需氧量增加，但衰竭的左心室不能相应地提高心排血量，机体缺氧进一步加重，刺激呼吸中枢，出现呼吸增快。

（2）端坐呼吸：严重左心衰竭患者平卧时呼吸困难加重，而被迫采取坐位或半坐位，以减轻呼吸困难的程度，称端坐呼吸。其机制是：①端坐位时下肢血液回流减少，肺淤血减轻。②端坐时膈肌下移，胸腔容积增大，肺活量增加，通气改善。③端坐位可减少下肢水肿液的吸收，使血容量减少，减轻肺淤血。

（3）夜间阵发性呼吸困难：患者常在夜间入睡后（多在入睡 1~3 小时后）突然感到胸闷憋气而被惊醒，在被迫坐起喘气和咳嗽后症状才有所缓解，称夜间阵发性呼吸困难。夜间阵发性呼吸困难是左心衰竭造成严重肺淤血的典型表现。其发生机制是：①平卧后，下半身静脉血液回流增多，且在白天因重力关系积聚在下垂部位和组织间隙的水肿液吸收入血亦增多，加重肺淤血、肺水肿，肺扩张受限。②入睡后膈肌上移，肺活量减少。③入睡后迷走神经兴奋性相对增高，支气管收缩，气道阻力增加。④熟睡时，中枢神经系统处于抑制状态，对外周传入刺激的敏感性降低。只有当肺淤血比较严重，动脉血氧分压降低至一定程度时，才足以刺激呼吸中枢，使患者感到气闷而突然惊醒。

应该注意的是，左心衰竭引起长期肺淤血，将导致肺循环阻力增加，使右心室压力负荷增大，随着病程的进展，可引起右心衰竭。当病情发展至右心衰竭时，由于部分血液淤积在体循环，肺淤血的程度可较单纯左心衰竭时有所减轻。

（二）体循环淤血

在右心衰竭或全心衰竭时，发生体循环淤血，主要表现为体循环静脉系统过度充盈，压力增高，内部器官淤血、水肿等。

（1）静脉淤血和静脉压升高：右心衰竭时，因钠水潴留以及右心室舒张末期压力升高，使上、下腔静脉回流受阻，静脉淤血，充盈过度，压力上升。主要表现为颈静脉充盈或怒张、肝-颈静脉反流征阳性等。

（2）水肿：亦称为心性水肿。其特征为水肿首先出现于身体的低垂部位。水肿的发生主要与静脉压升高和钠水潴留有关。此外，摄食减少、肝功能障碍导致的低蛋白血症也是导致心性水肿的因素。

（3）肝大、压痛和肝功能异常：因体循环静脉淤血，导致肝淤血、肿大。肿大的肝脏牵张肝包膜引起疼痛。肝脏长时间淤血缺氧，加之心排血量减少，肝动脉血液灌流不足，造成肝功能障碍，严重时可引起肝细胞变性、坏死、纤维组织增生、黄疸，甚至发生心源性肝硬化。

（4）胃肠功能障碍：慢性右心衰竭的患者，由于胃肠淤血、水肿和血液灌流不足，可出现胃肠功能紊乱，表现为消化能力降低、食欲缺乏、腹泻等症状，加上肝脏淤血肿大，患者常感腹部隐痛不适。

第五节 心功能不全防治的病理生理基础

近十年来，心力衰竭的治疗模式发生了质的飞跃，从改善血流动力学紊乱、减轻症状，提高生活质量，转为针对心肌改建和心室重构的机制进行治疗。治疗的目的是改变衰竭心脏的生物学性质，防止和延缓心室重构的发生、发展，从而提高心力衰竭患者的生活质量和延长寿命。

一、防治原发病因及消除诱因

采取积极有效的措施防治导致心力衰竭的原发性疾病，如采用溶栓、放置支架或冠状动脉搭桥技术尽早解除冠状动脉堵塞。通过控制高血压，降低左心室的压力负荷，改善心功能等。及时消除各种诱因，如控制感染、合理补液、纠正电解质和酸碱平衡紊乱、避免过度紧张和劳累等。另外，戒烟、限酒、适量运动等良好的生活方式和控制肥胖等也有助于减缓心功能不全的发展过程。

二、调整神经－体液系统失衡及干预心室重构

目前认为，神经－体液系统的功能紊乱是引起心室重构和心力衰竭发生、发展的最重要的机制。因此，阻断神经－体液系统的过度激活和干扰心室重构是治疗心力衰竭的关键。血管紧张素转换酶抑制剂（ACEI）、血管紧张素Ⅱ受体阻滞剂、β肾上腺素能受体阻滞剂及醛固酮拮抗剂的选择性使用，不仅可以阻止心室重构的发展，并能在一定程度上使过度改建的心肌逆转，改善慢性心力衰竭患者的心功能，提高生存质量，降低病死率。

三、调整心脏压力负荷和容量负荷

（一）调整心脏压力负荷

心力衰竭时可通过各种神经－体液机制使心脏的压力负荷增加，从而加大心室的射血阻抗和降低心脏的射血量。适当、合理地选用 ACEI 或动脉扩张剂等药物可降低左心室的压力负荷，提高心排血量和改善外周血液灌流；同时，由于射血阻抗和血压降低以及室壁张力减小，心肌的耗氧量亦减少。

（二）调整心脏容量负荷

对有钠水潴留的心力衰竭患者，应当适当限制钠的摄入。利尿剂通过抑制肾小管对钠或氯的重吸收，排出体内多余的液体，降低容量负荷而减轻淤血和水肿，同时改善心脏的泵血功能。静脉扩张剂如硝酸甘油等，可增加静脉容量，减少回心血量，降低心脏的容量负荷。

四、改善心脏的舒缩功能

对心肌收缩功能障碍型的心力衰竭患者，选用正性肌力药物如强心苷、钙增敏剂等提高收缩期心肌细胞中的 Ca^{2+} 浓度，以提高心肌收缩性及心排血量。对舒张功能障碍型的

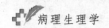

心力衰竭患者，尽早持续使用钙拮抗剂、ACEI 等，降低持续激活的神经－体液调节机制，可减轻甚至逆转进行性加重的心室重构对心功能产生的影响，改善心肌的舒张功能。

五、其　他

严重心力衰竭特别是左心衰竭时，因血流速度减慢和肺换气功能障碍引起机体缺氧。吸氧可提高血氧分压和血浆内溶解的氧量，改善组织供氧。心肌能量药物如能量合剂、葡萄糖等可能具有改善心肌代谢的作用。此外，对于有严重血流动力学障碍的瓣膜狭窄或反流的患者，可考虑做瓣膜置换或修补术。对难治性严重的心力衰竭患者可考虑采用人工心脏或心脏移植。

【思考题】

1. 为什么心率过快可作为心力衰竭的重要标志？
2. 简述心肌收缩性减弱导致心力衰竭的机制。
3. 简述心肌舒张功能障碍导致心力衰竭的机制。
4. 简述心源性呼吸困难的发生机制及其临床表现形式。
5. 简述右心衰竭对机体的主要影响。

（李丽娟　徐海燕）

参考文献

［1］石明隽. 心功能不全［M］//郭兵. 病理生理学. 成都：四川大学出版社，2008.

［2］吴立玲. 心功能不全［M］//金惠铭，王建枝. 病理生理学. 7 版. 北京：人民卫生出版社，2009.

［3］吴立玲. 心功能不全［M］//肖海鹏，杨惠玲. 临床病理生理学. 北京：人民卫生出版社，2009.

［4］吴伟康. 心功能不全［M］//金惠铭，王建枝. 病理生理学. 6 版. 北京：人民卫生出版社，2004.

［5］高广道. 心血管功能障碍［M］//陈主初. 病理生理学. 北京：人民卫生出版社，2005.

第十三章 呼吸功能不全

【内容提要】呼吸衰竭是指由于外呼吸功能严重障碍，以致机体在静息状态下动脉血氧分压（PaO_2）低于 8 kPa（60 mmHg），伴有或不伴有动脉血二氧化碳分压（$PaCO_2$）高于 6.67 kPa（50 mmHg），并表现出一系列临床症状和体征的综合征。根据血气变化特点，呼吸衰竭分为Ⅰ型（低氧血症型）和Ⅱ型（低氧血症型伴高碳酸血症型）。引起呼吸衰竭的原因虽然很多，但无外乎都是通过影响外呼吸功能而发挥作用的。根据发病的主要环节不同，呼吸衰竭的发病机制分为肺通气功能障碍和肺换气功能障碍。肺通气功能障碍，包括限制性和阻塞性通气不足；肺换气功能障碍，包括弥散障碍、肺泡通气与血流比例失调以及解剖分流增加。肺的通气及换气功能障碍，均可导致机体出现 PaO_2 降低或伴有 $PaCO_2$ 升高，从而使机体各组织器官，包括呼吸系统、循环系统及中枢神经系统的功能、代谢发生变化。呼吸衰竭的主要治疗原则是在防治与去除病因的基础上降低 $PaCO_2$ 和提高 PaO_2。对于慢性Ⅱ型呼吸衰竭患者，治疗时应注意控制其吸入的氧浓度，以免缺氧完全纠正后反而出现呼吸抑制。

第一节 概 述

呼吸是机体摄取、利用 O_2 和排出 CO_2 的生理过程。完整的呼吸过程包括外呼吸、气体在血液中的运输和内呼吸。外呼吸过程包括肺通气和肺换气两个基本环节。肺通气是指肺泡气与外界气体交换的过程；肺换气是指肺泡与肺泡毛细血管血液之间进行气体交换的过程。内呼吸则是指血液与组织细胞之间的气体交换过程，即组织细胞利用 O_2 的过程。

一、呼吸衰竭的概念

呼吸衰竭（respiratory failure）简称呼衰，是指由于外呼吸功能严重障碍，以致机体 PaO_2 降低，伴有或不伴有 $PaCO_2$ 升高，并表现出一系列临床症状和体征的综合征。其诊断标准为：在海平面、静息状态吸入新鲜空气的情况下，机体 PaO_2 低于 8 kPa（60 mmHg），或伴有 $PaCO_2$ 高于 6.67 kPa（50 mmHg）。但正常人的 PaO_2 随年龄、运动状态及所处的海拔高度而异，成年人在海平面静息时 PaO_2 的正常值范围为（13.3～0.043×年龄）±0.66 kPa，$PaCO_2$ 极少受年龄影响，正常值范围为 4.39～6.25 kPa（33～46 mmHg）。因此，当吸入气的氧浓度（FiO_2）不足 21％ 时，可采用氧合指数或呼吸衰竭指数（respiratory failure index，RFI）作为呼吸衰竭的诊断指标。即 RFI＝PaO_2/FiO_2，呼吸衰竭时，RFI 小于或等于 300。

在外呼吸功能受损的发展过程中，肺储备功能下降，静息时尚能维持较为正常的血气水平，但在体力活动、发热等因素导致呼吸负荷加重时，患者出现 PaO_2 降低或伴有

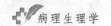

$PaCO_2$ 升高，并出现相应的症状与体征，称为呼吸功能不全（respiratory insufficiency）。

呼吸功能不全和呼吸衰竭没有本质区别，只是程度不同，呼吸衰竭是呼吸功能不全的严重阶段。

二、呼吸衰竭的分类

（一）按原发病变部位分类

按原发病变部位可将呼吸衰竭分为中枢性呼吸衰竭和外周性呼吸衰竭。

（1）中枢性呼吸衰竭：主要由于中枢神经系统（特别是呼吸中枢）受损或功能抑制引起。

（2）外周性呼吸衰竭：常由呼吸器官或胸腔疾病所致。

中枢性呼吸衰竭与外周性呼吸衰竭在处理上差异很大，此分类对治疗有一定意义。

（二）按发病速度和病程长短分类

按发病速度和病程长短可将呼吸衰竭分为急性呼吸衰竭和慢性呼吸衰竭。

（1）急性呼吸衰竭：发病迅速，机体往往来不及启动代偿机制就陷入了严重的呼吸衰竭。

（2）慢性呼吸衰竭：发生缓慢，持续时间较长，在早期或轻症时机体一般可以代偿，只有当代偿失调时才发生严重的病理生理变化。

（三）按血气变化分类

按血气变化可将呼吸衰竭分为低氧血症型（Ⅰ型）呼吸衰竭和低氧血症型伴高碳酸血症型（Ⅱ型）呼吸衰竭。

（1）低氧血症型（Ⅰ型）呼吸衰竭：PaO_2 低于 8 kPa（60 mmHg），不伴有 $PaCO_2$ 升高。

（2）低氧血症型伴高碳酸血症型（Ⅱ型）呼吸衰竭：PaO_2 低于 8 kPa（60 mmHg），并伴有 $PaCO_2$ 高于 6.67 kPa（50 mmHg）。

（四）按主要发病机制分类

按主要发病机制可将呼吸衰竭分为通气功能障碍型呼吸衰竭和换气功能障碍型呼吸衰竭。

（1）通气功能障碍型呼吸衰竭：包括因限制性通气不足和阻塞性通气不足引起的呼吸衰竭，其血气变化特点一般属于Ⅱ型呼吸衰竭。

（2）换气功能障碍型呼吸衰竭：包括因弥散障碍、肺泡通气与血流比例失调以及解剖分流增加引起的呼吸衰竭，其血气变化特点通常属于Ⅰ型呼吸衰竭。

第二节　病因和发病机制

呼吸衰竭是呼吸功能障碍引起的临床综合征。从呼吸中枢至外周气道以及肺泡的病变，凡可严重阻碍呼吸运动和肺内气体交换者，皆可引起呼吸衰竭，其基本机制包括肺通气功能障碍和/或肺换气功能障碍。

一、肺通气功能障碍

正常成年人在静息时的肺通气量约为 6 L/min，除去 30％的死腔通气量，肺泡通气量（即有效通气量）约为 4 L/min。当肺泡扩张受限或气道狭窄、阻塞时可导致肺通气功能障碍，引起呼吸衰竭的发生。根据受损机制，肺通气功能障碍可分为限制性通气不足和阻塞性通气不足。

（一）限制性通气不足

限制性通气不足（restrictive hypoventilation）是指吸气时肺泡扩张受限制所引起的肺泡通气不足。通常吸气运动是呼吸肌收缩引起的主动过程，呼气则是肺泡弹性回缩和胸廓借重力作用复位的被动过程。主动过程较被动过程更容易发生障碍，导致肺泡扩张受限。限制性通气不足的发病原因和发生机制如下：

1. 呼吸肌活动障碍

呼吸肌的正常舒缩活动依赖于呼吸中枢、神经冲动的传导调控及呼吸肌自身的功能正常。

（1）中枢或周围神经的器质性病变：如脑和脊髓外伤、脑肿瘤、脑血管意外、脑部感染、脑水肿、脊髓灰质炎及多发性神经炎等。

（2）呼吸中枢功能受到抑制：如镇静催眠药或麻醉药等使用过量。

（3）呼吸肌受损：如呼吸肌（特别是膈肌）疲劳、呼吸肌萎缩、重症肌无力、有机磷中毒、低钾血症、缺氧及酸中毒等均可累及呼吸肌，导致其收缩功能减弱，引起呼吸肌活动障碍，以致肺泡不能正常扩张而发生限制性通气不足。

由于机体存在胸式呼吸和腹式呼吸两种呼吸运动形式，且二者可以相互代偿，所以，往往在肋间肌和膈肌同时受损时，才易引起明显的血气变化。

2. 胸廓和肺的顺应性降低

胸廓与肺的顺应性（compliance）用于表示胸廓与肺的可扩张性，即扩张的难易程度，它是弹性阻力的倒数。如弹性阻力大，则顺应性低，肺就难以扩张。

（1）胸廓的顺应性降低：胸廓的顺应性和胸膜腔的完整性对维持肺的正常通气功能十分重要。严重的胸廓畸形、胸膜纤维化及多发性肋骨骨折等，可降低胸廓的顺应性，从而限制肺的扩张。

（2）肺的顺应性降低：肺的顺应降低见于：①肺严重纤维化。多由慢性肺部疾病，如慢性支气管炎、肺气肿等慢性阻塞性肺疾病（chronic obstructive pulmonary disease，COPD）所致。②肺泡表面活性物质（pulmonary surfactant，PS）减少。肺泡表面活性物质由Ⅱ型肺泡上皮细胞分泌，主要活性成分是二棕榈酰磷脂酰胆碱，其覆盖于肺泡、肺泡管和呼吸性细支气管的液体层表面，主要作用是降低肺泡液体层的表面张力，即降低肺泡的弹性回缩力，防止肺泡萎陷。肺泡表面活性物质减少的主要原因有：Ⅱ型肺泡上皮细胞发育不全（婴儿呼吸窘迫综合征）和急性受损（急性呼吸窘迫综合征、肺部感染等使肺泡表面活性物质生成减少）、肺过度通气（肺泡表面活性物质过度消耗）及肺水肿（肺泡表面活性物质被稀释和破坏）；磷脂酶活性增强也可使其分解加快（急性胰腺炎）。③肺淤血、肺水肿和肺实变。见于左心衰竭或大叶性肺炎、间质性肺炎等肺部感染性疾病。以上情况均可使肺的顺应性降低，从而导致肺泡不易扩张而发生限制性通气不足。

3. 胸膜腔积液和气胸

胸膜腔大量积液压迫肺组织使肺扩张受限；张力性气胸使胸膜腔内空气增多，压力升高，导致肺扩张受限；开放性气胸时，伤侧肺组织压缩，纵隔向健侧移位，健侧肺扩张受限，从而发生限制性通气功能障碍。

（二）阻塞性通气不足

阻塞性通气不足（obstructive hypoventilation）指气道狭窄或阻塞所致的通气障碍。生理状态下气道阻力 80％以上在直径大于 2 mm 的气管和支气管，不足 20％位于直径小于 2 mm 的外周小气道。影响气道阻力的因素有气道内径、长度和形态、气流速度和形式（层流、湍流）等，其中最主要的是气道内径。气管痉挛、管壁肿胀或纤维化，管腔被黏液、渗出物、异物或肿瘤等阻塞，或肺组织弹性降低以致对气道管壁的牵引力减弱等，均可使气道内径变窄或不规则而增加气流阻力，引起阻塞性通气不足。根据气道阻塞的部位不同，可分为中央性气道阻塞和外周性气道阻塞。

1. 中央性气道阻塞

中央性气道阻塞指气管分叉处以上的气道阻塞（如声带麻痹、炎症、水肿，气管肿瘤和异物等）。中央性气道阻塞可分为固定阻塞和可变阻塞。固定阻塞见于气道壁密集瘢痕形成、肿瘤或气道外压迫，病变部位僵硬固定，呼吸时的跨壁压变化不引起阻塞区气道壁的收缩或扩张。此类阻塞无论发生在胸膜腔内还是胸膜腔外，吸气和呼气都受到阻碍。当气流流经阻塞部位时，因克服阻力消耗较多的能量，引起吸气和呼气流速均减慢。

可变阻塞则不同，阻塞若位于中央气道的胸外部分，吸气时气体流经病灶引起压力降低，使气道内压明显低于大气压，导致气管狭窄加重；呼气时则因气道内压大于大气压而使阻塞减轻，患者表现为吸气性呼吸困难（inspiratory dyspnea），特别是在患者极度用力吸气时，可出现胸骨上窝、锁骨上窝和肋间隙凹陷的"三凹征"。阻塞若位于中央气道的胸内部分，吸气时由于胸膜腔内压降低，气道内压大于胸膜腔内压，使阻塞减轻；用力呼气时由于胸膜腔内压增高而压迫气道，气道狭窄加重，患者表现为呼气性呼吸困难（expiratory dyspnea）（图 13-1）。

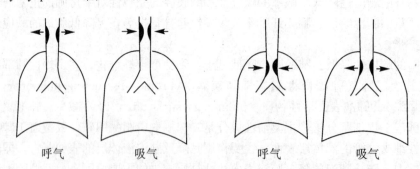

| 呼气 | 吸气 | 呼气 | 吸气 |

图 13-1 不同部位气道阻塞所致呼气与吸气时气道阻力的变化

2. 外周性气道阻塞

外周性气道阻塞又称为小气道阻塞，主要见于 COPD，包括支气管哮喘、慢性支气管炎和阻塞性肺气肿等。此类阻塞常发生于内径小于 2 mm 的小气道，其管壁薄而无软骨支撑，与周围的肺泡组织紧密相连，因此可随着呼吸时的跨壁压改变，使自身内径扩大和缩小。吸气时随着肺泡的扩张，细支气管受周围组织牵拉，其管径变大和管道伸长；呼气时则相反，小气道缩短变窄，加速肺泡气的排出。COPD 主要侵犯小气道，不仅可使管壁增厚、痉挛和顺应性降低，而且管腔也可被分泌物堵塞。肺泡壁的损坏还可降低对细支气管的牵张力，因此小气道阻力明显增加，尤其是用力呼气时，由于胸膜腔内压的增高可导致小气道受压而闭合阻塞，患者主要表现为呼气性呼吸困难。

小气道阻塞导致肺泡气难以呼出的机制是等压点（equal pressure point）上移。用力呼气时胸膜腔内压大于大气压，此时气道内也为正压，压力由小气道至中央气道逐渐下降，在气道上必然有一部位气道内压与胸膜腔内压相等，称为等压点。正常人的等压点位于软骨性气道，即使胸膜腔内压大于气道内压，位于等压点以下的气道也不会受压而闭合。但对于慢性支气管炎的患者，炎症引起小气道壁充血水肿、增生、纤维化和支气管痉挛等，导致小气道狭窄变形，气道阻力增大，呼气时气流通过狭窄区使气道内压迅速下降，等压点因而上移（移向肺泡端）；或肺气肿的患者，肺组织因破坏而对细支气管的牵拉扩张作用减弱，肺弹性回缩力降低，使胸膜腔内压增高，导致等压点上移，移至无软骨支撑的膜性气道，其下游端（通向鼻腔的一端）的气道内压低于胸膜腔内压，气道受压后缩窄甚至闭合，导致气体在肺泡内潴留（图 13-2）。

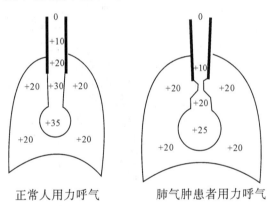

正常人用力呼气　　　　　　　　肺气肿患者用力呼气

图13-2　用力呼气使气道等压点上移引起气道闭合

（压力单位为 cmH_2O，$1\ cmH_2O = 0.098\ kPa$）

3. 肺通气不足时的血气变化

无论是限制性通气不足还是阻塞性通气不足，均可导致 O_2 的吸入和 CO_2 的排出受阻，使肺泡气氧分压（P_AO_2）下降和二氧化碳分压（P_ACO_2）升高，以致流经肺泡毛细血管的血液得不到充分气体交换，导致 PaO_2 降低和 $PaCO_2$ 升高，发生 II 型呼吸衰竭。当全肺呈单纯限制性通气功能障碍（呼吸泵衰竭），如呼吸中枢受损或抑制而致呼吸运动减弱时，肺泡通气量减少，导致 P_AO_2 下降和 P_ACO_2 升高呈一定比例关系，由于换气过程没有受损，弥散平衡后，PaO_2 降低和 $PaCO_2$ 升高亦呈一定比例关系，其比值相当于呼吸商（respiratory quotient，R）。计算公式如下：

$$R = \frac{P_ACO_2 \times V_A}{(PiO_2 - P_AO_2) \times V_A}$$

PiO_2 为吸入气氧分压（PO_2 of inspired gas），在海平面为 20.0 kPa（150 mmHg）；V_A 为肺泡通气量（alveolar ventilation）。由上式可得：

$$P_AO_2 = PiO_2 - P_ACO_2/R$$

当 V_A 减少一半时，P_ACO_2 由正常的 5.3 kPa（40 mmHg）增加至 10.7 kPa（80 mmHg），在 R 为 0.8 时，P_AO_2 就由正常的 13.3 kPa（100 mmHg）降至 6.7 kPa（50 mmHg）。$PaCO_2$ 升至 10.7 kPa，比正常升高 5.3 kPa，PaO_2 比正常降低 6.7 kPa，两变化值之商为 0.8，等于呼吸商，这是单纯性肺通气功能障碍时血气变化的特点。

二、肺换气功能障碍

肺换气功能障碍包括弥散障碍、肺泡通气与血流比例失调以及解剖分流增加。

（一）弥散障碍

弥散障碍（diffusion impairment）是指由于呼吸膜面积减少、呼吸膜异常增厚和弥散时间缩短引起的气体交换障碍。肺泡与肺泡毛细血管血液之间进行气体交换的过程是一个物理弥散的过程（图 13-3）。气体弥散速度取决于呼吸膜（肺泡-毛细血管膜）两侧的气体分压差、呼吸膜的面积与厚度、气体的弥散能力（分子质量和溶解度）以及血液与肺泡接触的时间等，其中任何一个环节异常，均可导致弥散障碍。

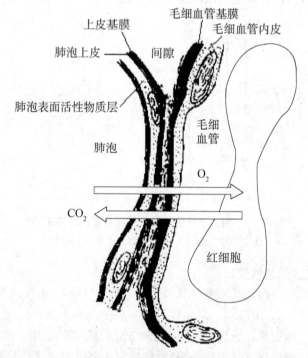

图 13-3　呼吸膜结构示意图

1. 弥散障碍的主要机制

（1）呼吸膜面积减少：正常成人约有 3 亿个肺泡，总面积可高达 50~100 m^2。静息时参与换气的呼吸膜面积为 35~40 m^2，运动时增加。由于其储备量大，因此只有当呼吸膜面积减少一半以上时，才会发生换气功能障碍。呼吸膜面积减少见于肺气肿、肺实变、肺不张和肺叶切除等。

（2）呼吸膜厚度增加：呼吸膜的薄部为气体交换的部位，它主要由肺泡上皮、毛细血管内皮及二者共有的基膜所构成，其平均厚度约为 $0.6\ \mu m$。虽然气体从肺泡腔到达红细胞内还需经过肺泡表面的液体层、血管内血浆层和红细胞膜，但总厚度也不会超过 $5\ \mu m$，故正常气体交换很快。当严重的肺水肿、肺泡透明膜形成、肺间质纤维化及肺泡毛细血管扩张或稀血症等导致呼吸膜厚度增加时，可因弥散距离增宽使气体弥散速度减慢。

（3）弥散时间缩短：弥散时间缩短是指因肺血流速度加快，血液流经肺泡毛细血管的时间缩短，气体弥散量减少。正常人在静息状态时，流经肺泡壁毛细血管的血液与肺泡接触的时间约为 0.75 秒，由于弥散距离很短，O_2 仅需要 $0.25\sim0.3$ 秒即可完成气体交换，CO_2 需要的时间更短，仅需 0.13 秒（图 13 - 4）。即使剧烈运动时血流速度加快，血液与肺泡的接触时间缩短到 0.34 秒，也足以满足气体交换所需要的时间。但在病理情况下，如肺泡膜广泛纤维化或呼吸膜因水肿而过度增厚时，O_2 的弥散速率明显降低，加上体力负荷增加引起心排血量增加和肺血流速度加快，使得血液与肺泡的接触时间过短，气体交换不充分而发生低氧血症（图 13 - 4）。

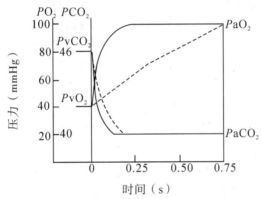

图 13 - 4　血液通过肺泡毛细血管时的血气变化

实线为正常人，虚线为肺泡膜增厚患者。

2. 弥散障碍时的血气变化

呼吸膜的病变加上心排血量增加和肺血流量增快可引起 PaO_2 降低，但 $PaCO_2$ 不增高。因为 CO_2 在水中的弥散速率比 O_2 大 20 多倍，呼吸膜不存在对 CO_2 的阻挡作用，血液中的 CO_2 很快就能充分地弥散入肺泡，使 $PaCO_2$ 与 P_ACO_2 取得平衡。若患者肺泡通气量正常，则 P_ACO_2 与 $PaCO_2$ 正常；如果存在代偿性通气过度，则可使 P_ACO_2 与 $PaCO_2$ 低于正常。此类患者常发生 I 型呼吸衰竭。

（二）肺泡通气血流比例失调

血液流经肺泡时能否进行有效的气体交换，以获得足够的 O_2 和充分地排出 CO_2，使血液动脉化，不仅取决于呼吸膜的面积与厚度、肺泡总通气量与总血流量，还取决于肺泡通气量与血流量的比值。如肺的总通气量和总血流量正常，但肺泡通气和/或血流不均匀，可造成肺泡通气与血流比例失调（ventilation-perfusion imbalance），引起气体交换障碍，导致呼吸衰竭。这是肺部疾病引起呼吸衰竭最主要的机制。

正常成人在静息状态下，平均肺泡通气量（$\dot{V}_A$）约为 4 L/min，平均肺血流量（$\dot{Q}$）约为 5 L/min，通气/血流比值（$\dot{V}_A/\dot{Q}$）约为 0.8。正常肺的各部分通气与血流的分布是不均匀的。在直立位时，由于重力作用，胸腔内负压上部比下部大，故肺尖部的肺泡扩张的程度较大，肺泡顺应性较低，因而吸气时上肺泡流入的气量较少，肺泡通气量自上而下递增。重力对血流的影响更大，上肺与下肺的血流量差别明显，因此肺部的 $\dot{V}_A/\dot{Q}$ 自上而下递减，其比值于肺上部可高达3.0，而肺底部仅为0.6，但是通过自身调节机制，机体能使 $\dot{V}_A/\dot{Q}$ 保持在最合适的生理比值（0.8）。当肺发生病变时，其轻重程度与分布的不均匀，使各部分肺的通气与血流比例不一，可能造成严重的肺泡通气与血流比例失调，导致肺换气功能障碍。

1. 肺泡通气－血流比例失调的基本形式

（1）部分肺泡通气不足——$\dot{V}_A/\dot{Q}$ 降低：支气管哮喘、慢性支气管炎和阻塞性肺气肿等引起的气道阻塞，以及肺间质纤维化、肺水肿等引起的限制性通气功能障碍的通气－血流比例分布往往是不均匀的。病变重的部位肺泡通气明显减少，而血流未相应减少，甚至还可因炎性介质作用使局部血流增多（如大叶性肺炎早期），导致 $\dot{V}_A/\dot{Q}$ 显著降低，以致流经这部分肺泡的静脉血未经充分气体交换便掺入动脉血内，这种情况类似动－静脉短路，称为功能性分流（functional shunt），又称静脉血掺杂（venous admixture）（图13-5）。正常成人由于肺内通气分布不均形成的功能性分流约仅占肺血流量的3%，慢性阻塞性肺疾病严重时，功能性分流明显增加，可达肺血流量的30%～50%，因而严重影响换气功能而导致呼吸衰竭。

（2）部分肺泡血流不足——$\dot{V}_A/\dot{Q}$ 增高：肺动脉栓塞、肺内DIC、肺动脉炎及肺血管收缩等破坏了肺泡毛细血管床或肺血管受压扭曲，可导致部分肺泡血流不足，$\dot{V}_A/\dot{Q}$ 显著大于正常。患部肺泡血流少而通气多，吸入的空气没有或很少参与气体交换，犹如增加了肺泡死腔量，这种情况称为死腔样通气（dead space like ventilation）（图13-5）。此时肺总有效通气量必然减少，因而引起血气异常。正常人的生理死腔量（physiological dead space，V_D）约占潮气量（tidal volume，V_T）的30%，发生上述疾病时可使功能性死腔量（functional dead space）明显增多，V_D/V_T 可高达60%～70%，从而导致呼吸衰竭。

2. 肺泡通气与血流比例失调时的血气变化

无论是部分肺泡通气不足引起的功能性分流增加，还是部分肺泡血流不足引起的功能性死腔增加，均可导致 PaO_2 降低，而 $PaCO_2$ 正常或降低，极严重时也可升高。

部分肺泡通气不足时，病变部位肺的 $\dot{V}_A/\dot{Q}$ 可低至0.1以下，流经此处的静脉血不能充分动脉化，其 PO_2 与 O_2 含量降低而 PCO_2 与 CO_2 含量增高。这种血气变化引起代偿性呼吸运动增强和总通气量增加，通过使无通气障碍或通气障碍较轻的肺泡通气量增加，该部分肺泡的 $\dot{V}_A/\dot{Q}$ 可显著大于0.8，流经这部分肺泡的血液 PO_2 升高，但 O_2 含量增加很少（氧离曲线特性决定），而 PCO_2 与 CO_2 含量均降低（CO_2 解离曲线决定）。最终来自 $\dot{V}_A/\dot{Q}$ 降低区与 $\dot{V}_A/\dot{Q}$ 增高区的血液混合，表现为动脉血的 PO_2 和 O_2 含量较正常水平降低，PCO_2 和 CO_2 含量则可正常。例如，代偿性通气增强过度，可使 $PaCO_2$ 低于正常；如肺通气障碍的范围较大，加上代偿性通气增强不足，使总的肺泡通气量低于正常，则 $PaCO_2$ 高于正常（表13-1）。

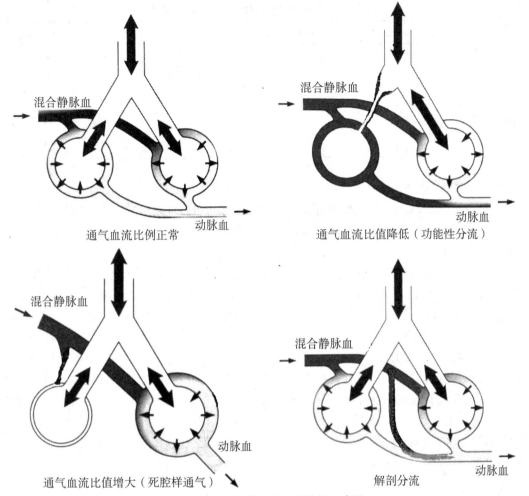

图 13 - 5　肺通气血流比例失调示意图

部分肺泡毛细血管血流灌注不足时，病变区肺的 $\dot{V}_A/\dot{Q}$ 可高达 10 以上，流经的血液 PO_2 升高，但其 O_2 含量却增加较少。而健肺则因血流量增加导致其 $\dot{V}_A/\dot{Q}$ 低于正常，这部分血液不能充分动脉化，其 PO_2 与 O_2 含量降低，PCO_2 与 CO_2 含量升高。来自病变区肺组织与正常肺组织的血液汇聚后导致 PaO_2 降低，但 $PaCO_2$ 的变化则随代偿性呼吸增强的程度，表现为降低、正常或升高（表 13 - 2）。

表 13 - 1　功能性分流时肺动脉血的血气变化

	病变肺区	健康肺区		全　肺	
$\dot{V}_A/\dot{Q}$	<0.8	>0.8	=0.8	>0.8	<0.8
PaO_2	↓↓	↑↑	↓		
CaO_2	↓↓	↑	↓		
$PaCO_2$	↑↑	↓↓	N	↓	↑
$CaCO_2$	↑↑	↓↓	N	↓	↑

表 13 - 2　死腔样通气时肺动脉血的血气变化

	病变肺区	健康肺区		全　肺	
$\dot{V}_A/\dot{Q}$	>0.8	<0.8	=0.8	>0.8	<0.8
PaO_2	↑↑	↓↓	↓		
CaO_2	↑	↓↓	↓		
$PaCO_2$	↓↓	↑↑	N	↓	↑
$CaCO_2$	↓↓	↑↑	N	↓	↑

（三）解剖分流增加

生理状态下，肺内也存在解剖分流（anatomic shunt），即部分静脉血经支气管静脉和极少的肺内动 - 静脉交通支直接流入肺静脉，也称真性分流（true shunt）（图 13 - 5）。这些解剖分流的血流量在正常情况下一般占心排血量的 2%～3%。

支气管扩张症可伴有支气管血管扩张和肺内动 - 静脉短路开放，使解剖分流增加，静脉血掺杂增多，导致呼吸衰竭。当真性分流达 20%～29% 时可危及患者生命，尤其是在心血管功能较差的患者。吸入纯氧可有效地提高功能性分流（即部分肺泡通气不足时）的 PaO_2，而对真性分流的 PaO_2 则无明显作用，用这种方法可鉴别功能性分流与真性分流。

在患者呼吸衰竭的发病机制中，单纯的通气不足、弥散障碍、通气与血流比例失调或解剖分流增加的情况较少见，往往是多种因素同时存在或相继发生作用。例如，阻塞性肺气肿主要为阻塞性通气功能障碍，但阻塞性肺气肿常与肺间质纤维化并存，因而肺顺应性降低，故也存在限制性通气功能障碍；肺气肿时由于肺泡融合，肺泡毛细血管网破坏，因而呼吸膜面积减少而致弥散障碍，甚至可因小气道阻塞或部分肺泡通气减少而致静脉血掺杂，或部分肺血管闭塞而致死腔样通气。

第三节　机体主要的代谢和功能变化

呼吸衰竭时发生的低氧血症和高碳酸血症是机体发生功能代谢变化的基础，它们对机体的影响取决于其发病的速度、严重程度、持续的时间以及机体原有的功能状态。

一、酸碱平衡及电解质紊乱

外呼吸功能障碍可引起代谢性酸中毒、呼吸性酸中毒、呼吸性碱中毒，也可合并代谢性碱中毒，临床常见混合性酸碱平衡紊乱，尤以混合性酸中毒最为多见。

（一）代谢性酸中毒

Ⅰ型和Ⅱ型呼吸衰竭均有低氧血症发生。严重缺氧使无氧代谢增强，乳酸等酸性产物增多，引起代谢性酸中毒。此外，呼吸衰竭时可能出现功能性肾功能不全，肾小管排酸保碱功能降低，或存在引起呼吸衰竭的原发病或病理过程，如感染、休克等，均可导致代谢性酸中毒。此时血液中的电解质主要有以下变化：①高钾血症：酸中毒可使细胞内 K^+ 逸出，肾小管排 K^+ 减少，导致血 K^+ 浓度增高；②高氯血症：代谢性酸中毒时，由于

HCO_3^-浓度降低，可使肾排Cl^-减少。

（二）呼吸性酸中毒

Ⅱ型呼吸衰竭时，大量CO_2潴留可引起呼吸性酸中毒。此时血液中的电解质主要有以下变化：①高钾血症。②低氯血症。高碳酸血症使红细胞内HCO_3^-生成增多，细胞外Cl^-转移入红细胞与HCO_3^-交换；酸中毒时肾小管上皮细胞产生NH_3增多和HCO_3^-重吸收增多，导致NH_4Cl和$NaCl$的排出增加，血清Cl^-浓度降低。当呼吸性酸中毒合并代谢性酸中毒时血Cl^-可正常。

（三）呼吸性碱中毒

Ⅰ型呼吸衰竭的患者如伴有肺通气过度，导致CO_2排出过多可发生呼吸性碱中毒。此时血中K^+浓度可降低，Cl^-浓度则可增高。

（四）代谢性碱中毒

呼吸衰竭的患者还可合并代谢性碱中毒，多为医源性。例如，使用人工呼吸机时频率设置过快，排出大量CO_2，而机体代偿增加的HCO_3^-又不能迅速排出，患者表现为血中HCO_3^-浓度增高和碱中毒；纠正酸中毒时使用$NaHCO_3$过量也可引起代谢性碱中毒。

二、呼吸系统的变化

外呼吸功能障碍造成的低氧血症和高碳酸血症可引起呼吸中枢兴奋性的改变，由此引起呼吸强度、频率和节律的变化。一方面，PaO_2降低可刺激颈动脉体与主动脉体外周化学感受器，当PaO_2低于8 kPa（60 mmHg）时，可反射性增强呼吸运动，使呼吸加深加快；当PaO_2进一步下降低于4 kPa（30 mmHg）时，则直接抑制呼吸中枢，这种作用超过了外周化学感受器的反射性兴奋作用而使呼吸抑制。另一方面，$PaCO_2$升高作用于中枢化学感受器，反射性增强呼吸运动，使呼吸加深加快；但当$PaCO_2$超过10.7 kPa（80 mmHg）时，反而抑制甚至损害呼吸中枢，使呼吸变浅变慢，此时的呼吸运动主要依靠低PaO_2对外周化学感受器的刺激得以维持（图13-6）。在这种情况下，氧疗只能吸入浓度不超过30%的氧，以免缺氧完全纠正后反而出现呼吸抑制，使高碳酸血症更加严重，病情更加恶化。

呼吸中枢功能障碍、衰竭时，呼吸浅而慢，呼吸节律紊乱，可出现潮式呼吸（陈-施氏呼吸）、间歇呼吸、抽泣样呼吸和叹气样呼吸等。其中潮式呼吸最为常见，其机制可能是呼吸中枢因兴奋性过低而引起呼吸暂停，从而使血液中CO_2逐渐增多，当$PaCO_2$升高到一定程度后，呼吸中枢受到刺激，恢复呼吸运动，排出CO_2；当$PaCO_2$降低到一定程度后，又可导致呼吸暂停，如此形成周期性呼吸运动。肺顺应性降低所致的限制性通气障碍的疾病，可因牵张感受器或肺毛细血管旁感受器（juxtapulmonary capillary receptor，J感受器）受刺激而反射性引起呼吸运动变浅而快。阻塞性通气功能障碍时，由于气流受阻，呼吸运动加深，基于阻塞的部位不同，可表现为吸气性呼吸困难或呼气性呼吸困难。

慢性呼吸衰竭患者存在长时间增强的呼吸运动，呼吸肌耗氧增加，加上血氧供应不足，可导致呼吸肌收缩力减弱；且长期疾病导致的营养不良将引起骨骼肌的消耗、萎缩，呼吸肌也会逐步变薄，肌力下降。呼吸肌疲劳导致呼吸变浅变快，肺泡通气量减少，加重呼吸衰竭。

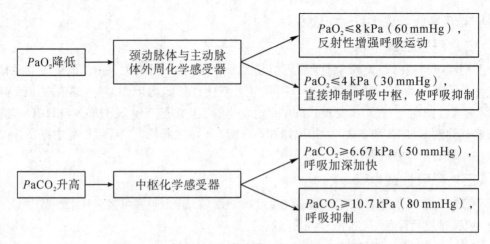

图 13-6 低氧血症和高碳酸血症对呼吸功能的影响

三、循环系统的变化

低氧血症与高碳酸血症对心血管的调节具有协同作用。呼吸衰竭的患者早期，由于 PaO_2 降低和 $PaCO_2$ 升高，一般都有心血管运动增强（如心率加快、心肌收缩力增强、心排血量增加和外周血管收缩等）的代偿适应性表现。但晚期、严重的患者和慢性呼吸衰竭的患者，因严重缺氧与 CO_2 潴留可直接抑制心血管中枢、抑制心脏活动和扩张血管，导致血压下降、心肌收缩力下降及心律失常等严重后果。

慢性呼吸衰竭可累及心脏，主要引起右心肥大与衰竭，即肺源性心脏病。其导致右心衰竭的主要发病机制如下：

（一）肺动脉高压

肺动脉高压形成的主要原因为：①肺血管收缩。缺氧使肺血管收缩，高碳酸血症和酸中毒增加肺血管对缺氧的敏感性，导致肺血管收缩更明显，从而加重右心负荷。②肺小动脉重塑。长期缺氧刺激肺血管内皮细胞和平滑肌细胞产生并释放生长因子，促使肺血管平滑肌细胞和成纤维细胞增生、肥大；同时胶原蛋白与弹性蛋白合成增加，导致肺血管增厚、硬化及管腔变窄，引起持久与稳定的肺动脉高压。③肺毛细血管床减少。肺毛细血管内皮细胞肿胀、微血栓形成，使毛细血管床大量破坏和减少，肺血管阻力增加。低氧性肺动脉高压的发病机制复杂，尚未完全明了，舒和/或缩血管活性物质的平衡失调，如一氧化氮（NO）、一氧化碳（CO）等舒血管物质产生不足，内皮素-1、血管紧张素Ⅱ等缩血管活性物质产生增加，是其重要的机制之一。

（二）心肌受损

缺氧、高碳酸血症及由此引起的酸中毒和电解质紊乱可直接损害心肌，使心肌收缩力减弱。此外，心肌受损还和心肌负荷增加有关，如肺动脉高压；机体为代偿缺氧而引起的心动过速，导致心肌耗氧量增加；长期慢性缺氧刺激骨髓引起代偿性红细胞增多，血液黏稠度增加，这些都加重右心的负荷。

（三）心室舒缩活动受限

呼吸困难时，用力吸气使胸膜腔内压降低，限制右心收缩，而用力呼气则使胸膜腔内压升高，心肌舒张受限，妨碍心室舒张。

目前认为，呼吸衰竭也可累及左心。肺源性心脏病患者心功能失代偿时有半数病例存在肺动脉楔压增高，提示左心功能不全，可能有部分病例合并冠心病；成人呼吸窘迫综合征的死亡病例中也有半数发生左心衰竭，这些都支持肺部疾病可累及左心的观点。其机制可能有：①低氧血症和酸中毒同样能导致左心室肌收缩性降低；②胸膜腔内压的高低同样也影响左心的舒缩功能；③右心扩大和右心室压增高将室间隔推向左心，可降低左心室的顺应性，导致左心室舒张功能障碍。

四、中枢神经系统的变化

呼吸衰竭时，低氧血症和高碳酸血症导致中枢神经系统功能障碍而出现一系列神经精神症状的病理过程，称为肺性脑病（pulmonary encephalopathy）。轻度低氧血症可使中枢兴奋性升高，严重时将发生一系列中枢神经系统的功能障碍，甚至危及生命。当 PaO_2 低于 $8\,kPa$（$60\,mmHg$）时，中枢神经系统的症状较轻，智力和视力轻度减退；当 PaO_2 降至 $5.33\sim6.67\,kPa$（$40\sim50\,mmHg$）时，会出现一系列神经精神症状，如失眠、头痛、精神恍惚、神志淡漠、记忆障碍和精神错乱等；当 PaO_2 低于 $2.7\,kPa$（$20\,mmHg$）时，可造成中枢神经系统的不可逆性损伤。慢性呼吸衰竭时，CO_2 潴留和缺氧都是主要的危害因素，尤其是前者。当 $PaCO_2$ 超过 $10.7\,kPa$（$80\,mmHg$）时，轻者出现表情淡漠、头痛、头晕、烦躁不安及言语不清等，重者表现为定向力丧失、肌肉震颤、精神错乱、嗜睡甚至昏迷等中枢神经系统功能障碍，即所谓的"二氧化碳麻醉"。低氧血症和高碳酸血症的作用很难截然分开，但一般认为在 Ⅱ 型呼吸衰竭患者肺性脑病的发生中 $PaCO_2$ 升高的作用大于 PaO_2 降低的作用。肺性脑病的发病机制与下列因素有关：

（一）酸中毒和缺氧对脑血管的作用

酸中毒和缺氧均可引起脑血管扩张、脑血流增多，可损伤血管内皮使其通透性增高导致脑间质水肿。脑充血、水肿可使颅内压增高，压迫脑血管，进一步加重脑缺氧，由此形成恶性循环，甚至引起脑疝。此外，脑血管内皮损伤还可发生脑血管内凝血。

（二）酸中毒和缺氧对脑细胞的作用

正常脑脊液 pH 值较低（$7.33\sim7.40$），对酸碱的缓冲作用也较弱，其 PCO_2 却比 $PaCO_2$ 高。由于血液中的 HCO_3^- 及 H^+ 不易通过血－脑脊液屏障入脑，故脑脊液的酸碱调节需较长时间。呼吸衰竭时脑脊液的 pH 值变化比血液更为明显。当脑脊液 pH 值低于 7.25 时，脑电波变慢，pH 值低于 6.8 时脑电活动完全停止。神经细胞内酸中毒一方面可增加脑细胞谷氨酸脱羧酶的活性，使 γ－氨基丁酸生成增多，导致中枢抑制；另一方面可增强磷脂酶的活性，使溶酶体水解酶释放，引起神经细胞和组织的损伤。

缺氧还可导致细胞 ATP 生成减少，影响脑细胞膜钠泵功能，导致细胞内 Na^+ 及水增多，引起脑细胞水肿。

五、肾功能障碍

呼吸衰竭时肾功能可受损，轻者尿中出现蛋白质、红细胞、白细胞及管型等，严重时可发生急性肾衰竭，出现少尿、氮质血症和代谢性酸中毒。此时肾结构常无明显改变，为功

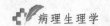

能性肾衰竭，外呼吸功能改善后，肾功能可较快地恢复正常。肾衰竭的发生机制，一般认为是由于缺氧与高碳酸血症反射性地引起交感神经兴奋，使肾血管收缩、肾血流量严重减少所致。

六、消化系统功能障碍

呼吸衰竭时，严重缺氧可使胃壁血管收缩，降低胃黏膜的屏障作用；CO_2 潴留可增强胃壁细胞碳酸酐酶的活性，使胃酸分泌增多，加之有的患者还可合并 DIC、休克等。因此，呼吸衰竭时可出现胃肠黏膜糜烂、坏死、出血与溃疡形成等病变。

第四节　急性呼吸窘迫综合征

急性呼吸窘迫综合征（acute respiratory distress syndrome，ARDS）是指严重感染、创伤及休克等肺内外因素作用于机体后出现的以急性弥漫性肺泡－毛细血管膜损伤为主要特征的临床综合征，是急性肺损伤（acute lung injury，ALI）的严重阶段。主要表现为进行性呼吸困难、顽固性低氧血症和非心源性肺水肿。ARDS 是急性呼吸衰竭的一种常见形式，常发生于原无心肺疾病而因其他因素造成广泛肺损伤并出现肺水肿的患者。

一、急性呼吸窘迫综合征的病因

ARDS 的致病因素很多，但不同原因造成的肺病理性损害却极为相似，均表现为急性肺泡－毛细血管膜损伤，从而导致急性呼吸衰竭。这些因素可分为直接因素和间接因素。

（1）直接损伤肺的因素：细菌、病毒及真菌所致的肺部感染；脂肪、羊水及血栓等引起肺栓塞；创伤、车祸等引起的肺挫伤；肺移植后的再灌注性肺水肿；吸入烟雾、毒气（氯气、光气、SO_2 等）、胃内容物及淹溺等。

（2）间接损伤肺的因素：肺外严重感染及脓毒症（各种病原菌感染，尤以革兰阴性菌感染多见）、严重胸外创伤伴休克、DIC、多次大量输血及药物使用过量（如海洛因、阿司匹林、巴比妥盐）等。

近年来，由冠状病毒家族新成员引起的严重急性呼吸综合征（severe acute respiratory syndrome，SARS），国内又称传染性非典型肺炎（简称"非典"），是 21 世纪出现的危重的呼吸系统传染病，病程后期患者往往出现 ARDS。

二、急性呼吸窘迫综合征的发病机制

（一）急性肺损伤（肺泡－毛细血管膜损伤）的发病机制

ARDS 的病变主要是肺泡－毛细血管膜损伤引起的肺水肿及继发的细胞增生和纤维化。有些致病因子可直接作用于肺泡膜引起肺损伤，有的则主要通过激活白细胞、巨噬细胞和血小板间接地引起肺损伤。

1. 中性粒细胞的作用

ARDS 患者肺中有大量中性粒细胞。中性粒细胞由于趋化因子（包括 TNF、FDP、TXA_2、IL-1 和 IL-8 等）的作用在肺内聚集、黏附及激活，释放氧自由基和蛋白酶等，导致肺微血管膜及肺泡上皮细胞的损伤。

2. 炎性介质的作用

ARDS 时许多致病因素可导致补体、凝血、纤溶和激肽系统被激活，同时中性粒细胞、肺泡巨噬细胞、肥大细胞、血小板和内皮细胞的激活均可产生和释放一些介质（如组胺、5-羟色胺、C_{5a}、激肽、蛋白水解酶、细胞因子、PLA_2、LTs 和 PGs 等）。以上物质导致肺小动脉收缩，引起肺动脉高压；使支气管平滑肌收缩，加重缺氧；增加肺微血管的通透性，促使肺水肿的形成。此外，它们还能进一步引起中性粒细胞的聚集、黏附及激活，造成恶性循环。

3. 凝血系统在 ARDS 发病中的作用

临床发现 ARDS 患者的严重程度与合并 DIC 有关。中性粒细胞被激活、肺组织损伤释放促凝物质、肺血管内皮损伤和血流停滞，可导致血小板聚集和血管内凝血形成微血栓，后者通过阻断血流进一步加重肺损伤，并可形成纤维蛋白降解产物及释放一些血管活性物质使肺血管通透性增高。

（二）急性肺损伤导致呼吸衰竭的机制

1. 肺泡通气与血流比例失调

（1）死腔样通气：肺内 DIC、肺血管收缩及肺间质水肿造成部分肺泡血流不足，导致死腔样通气。

（2）功能性分流：小气道堵塞、支气管痉挛和肺不张造成部分肺泡通气不足，引起功能性分流。

2. 肺内解剖分流增加

肺不张、肺水肿及炎症引起的肺实变可导致肺内解剖分流增加。

3. 弥散障碍

肺水肿、肺泡内透明膜形成使呼吸膜厚度增加；肺不张、肺实变使呼吸膜面积减少，导致肺弥散功能障碍。

在上述机制中，肺泡通气与血流比例失调是 ARDS 患者发生呼吸衰竭的主要发病机制。由于 ARDS 患者存在肺泡通气与血流比例失调、肺内解剖分流增加及弥散障碍，因此往往导致 PaO_2 降低，引起 I 型呼吸衰竭（图 13-7）。当病程发展至晚期，病情恶化，可引起严重的弥漫性肺泡-毛细血管膜损伤，全肺总的肺泡通气量减少，CO_2 潴留发生高碳酸血症，此时 PaO_2 将进一步降低，患者可表现为 II 型呼吸衰竭。

第五节　呼吸衰竭防治的病理生理基础

一、防治原发病

针对引起呼吸衰竭的原发疾病进行预防，以及发病后及时进行治疗，消除引起呼吸衰竭的原因。对于已有呼吸功能障碍的患者要避免任何可能增加呼吸负荷或加重呼吸功能障碍的因素；呼吸道感染是诱发和加重呼吸衰竭的重要原因，患者肺功能明显减退时，轻度的感染足以使肺功能失代偿，因此，感染能否控制直接关系治疗的成败。

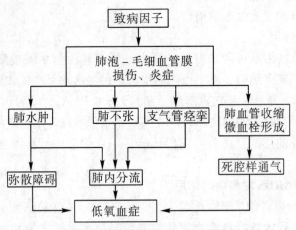

图 13－7　急性呼吸窘迫综合征患者呼吸衰竭发生机制

二、保持呼吸道通畅，降低动脉血二氧化碳分压

提高肺泡通气量是降低 $PaCO_2$ 的关键。常用的方法有：①清除气道内容物或分泌物。②解除支气管痉挛。③控制感染，减轻气道黏膜的肿胀及分泌。④人工辅助通气，可维持肺泡通气量，同时也使呼吸肌得以休息，有利于呼吸功能的恢复，是治疗呼吸肌疲劳的主要方法。⑤增强呼吸动力。可给予呼吸中枢兴奋剂，适用于原发性呼吸中枢抑制所致的限制性通气功能障碍。⑥补充营养。慢性呼吸衰竭患者因呼吸困难影响进食和胃肠消化吸收功能，常有营养不良，导致体重和膈肌重量减轻。膈肌萎缩可使其收缩无力，更易发生呼吸肌疲劳，因此，应该注意补充营养。

三、提高动脉血氧分压

呼吸衰竭必定存在缺氧，应尽快将 PaO_2 提高到 8.0 kPa（60 mmHg）以上。Ⅰ型呼吸衰竭只有缺氧而无 CO_2 潴留，可吸入较高浓度的氧（浓度一般不超过 50%）。慢性Ⅱ型呼吸衰竭者宜吸入较低浓度的氧（30%），如由鼻导管给氧，流速为 1～2 L/min，使 PaO_2 维持在 6.67～8.0 kPa（50～60 mmHg）即可。

四、改善内环境及重要器官的功能

注意纠正酸碱平衡及水、电解质代谢紊乱，保护心、脑、肾等重要器官的功能，以及防治肺源性心脏病及肺性脑病等。

【思考题】

1. 阻塞性通气不足时，不同阻塞部位出现的呼吸困难有何不同，为什么？
2. 死腔样通气与功能性分流的区别是什么？
3. 肺泡通气与血流比例失调时血气如何变化？为什么？
4. 什么是肺性脑病？简述其发病机制。
5. 简述急性呼吸窘迫综合征呼吸衰竭的发病机制。

（唐薇薇　陆德琴）

参考文献

［1］周凤鸣. 缺氧［M］//杨永宗. 病理生理学. 上海：上海科学技术出版社，1990.

［2］王迪浔. 呼吸功能不全［M］//金惠铭. 病理生理学. 第5版. 北京：人民卫生出版社，2000.

［3］龚永生. 呼吸功能不全［M］//肖献忠. 病理生理学. 北京：高等教育出版社，2004.

［4］陆德琴. 呼吸功能不全［M］//郭兵. 病理生理学. 成都：四川大学出版社，2008.

［5］王建枝. 肺功能不全［M］//金惠铭，王建枝. 病理生理学. 7版. 北京：人民卫生出版社，2008.

［6］金咸瑢. 呼吸衰竭［M］//王迪浔，金惠铭. 人体病理生理学. 3版. 北京：人民卫生出版社，2008.

第十四章 肝功能不全

【内容提要】各种因素引起肝实质细胞和非实质细胞损伤，其代谢、分泌、合成、解毒与免疫等功能发生严重障碍，机体出现黄疸、出血、继发性感染、肾功能障碍、肝性脑病等一系列临床表现的综合征，称为肝功能不全。肝功能不全的晚期阶段称为肝衰竭，临床主要表现为肝性脑病和肝肾综合征。肝性脑病是肝功能不全患者最常见的死亡原因，临床可出现一系列神经精神症状。其发病机制迄今尚未完全阐明，目前提出氨中毒、假性神经递质、血浆氨基酸失衡、γ-氨基丁酸等多种学说。肝肾综合征是一种较为严重的并发症，其发病机制主要与肝病使有效循环血量减少和肾血管收缩所致肾灌注量不足有关。

第一节 概 述

肝脏是人体最大的腺体，由实质细胞和非实质细胞构成。肝实质细胞系指肝细胞 (hepatic cell，HC)，非实质细胞包括肝星形细胞（贮脂细胞，Ito 细胞）、肝巨噬细胞（即库普弗细胞，Kupffer cell，KC）、窦内皮细胞 (sinusoidal endothelial cell，SEC) 及 Pit 细胞等。肝脏具有分泌、排泄、合成、生物转化、解毒及免疫等多种生理功能。各种致肝损伤因素使肝细胞（包括肝实质细胞和非实质细胞）发生严重损害，使其代谢、分泌、合成、解毒与免疫功能发生严重障碍，机体往往可出现黄疸、出血、继发性感染、肾功能障碍、肝性脑病等一系列临床综合征，称之为肝功能不全 (hepatic insufficiency)。

肝衰竭 (hepatic failure) 一般是指肝功能不全的晚期阶段。肝衰竭患者绝大多数以肝性脑病而告终。在肝性脑病发生之前或发生过程中往往伴有肾衰竭。根据临床资料报道，死于肝性脑病的肝硬化患者，84％伴有肾衰竭；100 例已发生昏迷的急性重型肝炎（暴发性肝炎）患者，其中 73 例发生了肾衰竭。因此，临床上肝衰竭可表现为肝性脑病与肾衰竭（肝肾综合征）。

一、肝脏疾病的常见病因

（一）生物性因素

肝炎病毒感染是我国引起严重肝损害的主要病因。目前已发现 7 种病毒可导致病毒性肝炎（表 14-1）。其中发现最早、研究最多的是乙型肝炎病毒（HBV）。HBV 引起的乙型肝炎发病率最高，危害最大。据报道，乙型肝炎病毒携带者约占我国人口的 10％，其中部分患者若干年后可演变成慢性活动性肝炎、肝硬化以至肝癌。一般认为，T 淋巴细胞介导的细胞免疫反应是引起病毒性肝细胞损伤的主要因素。

除肝炎病毒外，某些细菌、阿米巴滋养体可引起肝脓肿。某些寄生虫，如肝吸虫、血吸虫也可累及肝脏，造成一定程度的肝损伤。

（二）理化性因素

一些工业毒物、药物、酒精等进入体内后，一般经肝代谢或解毒，所以毒物和药物本身或其代谢产物可造成不同程度肝损伤，导致肝细胞损害。工业毒物如四氯化碳中毒可导致肝细胞大面积坏死，四氯化碳常用于复制肝损害的动物模型。

引起不同程度肝损伤的药物有 200 余种。如氯丙嗪、异烟肼等可引起急性肝炎和肝内胆汁淤积症，甲基多巴等可引起慢性活动性肝炎和肝硬化。近年来，药物引起的肝损伤约占急性肝衰竭的 30%，仅次于暴发性病毒性肝炎，高居第二位。

酒精的代谢与分解主要在肝脏进行，酒精可直接或通过其代谢产物乙醛损伤肝脏。慢性酒精中毒所引起的肝损害包括脂肪肝、酒精性肝炎和肝硬化。

（三）遗传性因素

某些遗传性代谢缺陷及分子病可累及肝脏，造成肝炎、脂肪肝、肝硬化等。如肝豆状核变性时，由于与铜转运相关的 P 型 ATP 酶功能缺陷，过量铜在肝脏沉积，可致肝硬化。原发性血色病时，由于第 6 号染色体短臂单个点突变导致其 282 位上的半胱氨酸变异为酪氨酸，引起小肠黏膜对铁吸收增加，含铁血黄素在肝内沉积也可导致肝损害。遗传性肝病虽然少见，但很多肝病的发生、发展却与遗传性因素有一定的关系（如原发性肝癌患者部分有肝癌家族史）。

（四）营养性因素

人们对营养与肝病的内在联系的认识不断加深，目前倾向于否定营养缺乏是致肝病的直接因素，而视之为条件性因素。长期营养缺乏可促进肝病的发生、发展。如饥饿时，肝糖原、谷胱甘肽等减少，可降低肝脏解毒功能或增强毒物对肝脏损害。而随食物摄入的黄曲霉素、亚硝酸盐、毒蕈等，也可加重肝损害。

（五）免疫性因素

近年的研究证明，肝细胞及各种非实质性肝细胞自分泌和/或旁分泌的很多炎性细胞因子可造成肝细胞损害，如原发性胆汁性肝硬化、慢性活动性肝炎，由于激活了以 T 淋巴细胞介导的细胞免疫功能，尤其是杀伤性 T 细胞而造成肝细胞损害。引起肝脏疾病的常见原因见表 14 - 1。

表 14 - 1　引起肝脏疾病的常见原因

致病因素	病因及疾病
生物性因素	甲型、乙型、丙型、丁型、戊型、己型、庚型肝炎病毒，细菌，以及阿米巴、肝吸虫、血吸虫等寄生虫
化学性因素	含砷杀虫剂、磷、锑、四氯化碳、三氯乙烯、氯仿、硝基苯、硝基甲苯等工业毒物 抗生素、中枢神经类药、麻醉剂等药物 慢性酒精中毒
遗传性因素	肝豆状核变性、原发性血色病、半乳糖血症、Ⅰ-Ⅲ型高脂血症、酪氨酸血症（肝肾型）等
营养性因素	饥饿、摄入黄曲霉素、亚硝酸盐、毒蕈等
免疫性因素	原发性胆汁性肝硬化、慢性活动性肝炎、原发性硬化性胆管炎等

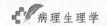

二、肝功能不全分类

肝功能不全按病程经过可分为急性和慢性两种。

（一）急性肝功能不全

急性肝功能不全起病急骤，病情凶险，又称为暴发性肝衰竭。发病 12~24 小时后发生黄疸，2~4 天后即进入嗜睡、昏迷状态，并有明显的出血倾向。其原因主要是严重而广泛的肝细胞变性（主要是脂肪变性）或坏死。急性肝功能不全常见于暴发性病毒性肝炎、对乙酰氨基酚（扑热息痛）中毒、氟烷麻醉中毒、妊娠期急性脂肪肝等。

（二）慢性肝功能不全

慢性肝功能不全病情进展缓慢，病程较长，临床上常因上消化道出血、感染、服用镇静剂、应用麻醉剂、电解质和酸碱平衡紊乱、氮质血症等诱因的作用使病情突然恶化，进而发生昏迷。慢性肝功能不全多见于各种类型肝硬化和肝癌。

三、肝功能不全时机体主要的代谢和功能变化

（一）物质代谢障碍

1. 糖代谢障碍

肝细胞在维持血糖浓度稳定中有重要作用。肝脏通过合成与分解糖原、糖酵解与糖异生来维持血糖浓度的相对稳定。肝功能不全时，由于糖原合成障碍、糖异生能力下降，以及肝细胞坏死使肝糖原储备减少，患者空腹时极易发生低血糖。严重肝病患者甚至因低血糖而诱发昏迷。另外，因糖原合成障碍，部分患者在饱餐后可出现持续时间较长的血糖浓度升高，即糖耐量降低。糖耐量降低发生的主要原因是：肝内糖代谢限速酶——葡萄糖激酶活性降低，导致肝内糖利用障碍；血液中有生长激素、胰高血糖素等胰岛素对抗物质存在，也可使糖的利用速度减慢。

2. 蛋白质代谢障碍

肝脏是蛋白质合成的主要场所。30 余种血浆蛋白质是在肝细胞内合成的，特别是清蛋白。肝脏还合成多种蛋白质分泌到血浆而发挥不同的作用。肝功能不全时，血浆清蛋白浓度下降，出现血浆胶体渗透压降低，导致水肿、腹膜腔积液（腹水）形成；应激时由于急性期反应蛋白的产生不足，使机体防御功能下降。

3. 脂类代谢障碍

肝脏在脂类的消化、吸收、运输、分解与合成等过程中均发挥重要的作用。胆汁酸盐有助于脂类的消化与吸收。肝功能不全时，由于胆汁分泌减少引起脂类吸收障碍，患者可出现脂肪泻、厌油腻食物等临床表现。

肝脏通过合成极低密度脂蛋白和高密度脂蛋白，将其合成的三酰甘油、磷脂及胆固醇分泌入血。当肝功能障碍时，由于磷脂及脂蛋白的合成减少，使肝内脂肪输出障碍，出现脂肪肝。肝脏对胆固醇的形成、酯化及排泄起重要作用，胆固醇在肝脏合成的磷脂酰胆碱胆固醇脂酰转移酶的作用下，生成胆固醇酯，从而提高胆固醇转运能力。肝功能不全时，因胆固醇酯化发生障碍，血浆胆固醇酯与胆固醇的比值下降；同时由于肝脏将胆固醇转化为胆汁酸的能力下降，血浆胆固醇总量升高。

4. 维生素代谢障碍

肝脏在维生素的吸收、储存和转化方面起着重要的作用。脂溶性维生素的吸收需要有胆汁酸盐的协助，维生素 A、维生素 D、维生素 E、维生素 K 等主要储存在肝脏。肝脏还参与多种维生素的代谢过程，如 β - 胡萝卜素转化为维生素 A，维生素 D_3 在 C_{25} 位上的羟化等。因此，肝功能不全时维生素代谢障碍较为常见，尤其是维生素 A、维生素 D、维生素 K 的代谢异常较为常见，可造成体内缺乏，患者可出现夜盲症、出血倾向、骨质疏松等。

（二）激素代谢障碍

肝脏是许多激素代谢的主要场所。当肝功能不全时，必定造成内分泌激素紊乱，出现一系列临床表现。例如，胰岛素是在肝脏内水解而灭活的，当肝细胞损害时，患者发生高胰岛素血症，从而影响糖代谢，造成低血糖及糖耐量降低。又如性激素主要是在肝脏代谢的，因此，当肝功能不全时，性激素灭活减弱，同时雄激素向雌激素转化而导致雌激素水平明显升高，结果女性患者可出现月经失调、闭经、不孕等，男性患者常有性欲减退、睾丸萎缩、乳房发育等表现。此外，雌激素过多引起小动脉扩张，患者可出现蜘蛛痣、肝掌。若醛固酮及 ADH 灭活减弱，可出现钠、水潴留，加重水肿和腹膜腔积液形成。

（三）胆汁代谢障碍

肝细胞不断地生成和分泌胆汁。肝功能不全时，胆红素的摄取、运载、酯化、排泄等过程均发生障碍，可发生高胆红素血症和肝内胆汁淤积。

1. 高胆红素血症

胆红素是一种脂溶性的有毒物质，容易透过细胞膜造成危害，尤其对富含脂质的神经组织影响很大，可严重干扰神经系统的功能。肝脏对胆红素具有强大的处理能力。肝功能不全导致肝细胞对胆红素的摄取、结合及排泄功能障碍，其中排泄功能障碍更为突出，出现高胆红素血症（hyperbilirubinemia），血液中以酯性胆红素增多为主，患者常伴有皮肤、黏膜及内脏等黄染的临床表现，被称为肝细胞性黄疸。

2. 肝内胆汁淤积

肝内胆汁淤积（intrahepatic cholestasis）是指肝细胞对胆汁酸的摄取、转运和排泄功能障碍，以致胆汁成分（胆盐和胆红素）在血液中潴留。血清胆盐含量增高，一般伴有黄疸，但也有少数患者不伴有黄疸。由于小肠内胆盐浓度下降，可引起脂肪和脂溶性维生素吸收不良，并促进肠源性内毒素的吸收，发生内毒素血症。

（四）凝血功能障碍

肝病患者发生凝血功能障碍十分常见，常表现为自发性出血，如鼻出血、皮下出血等。其原因可能与以下因素有关：

1. 凝血因子合成减少

绝大多数凝血因子是在肝脏合成的，如 F Ⅰ、F Ⅱ、F Ⅶ、F Ⅸ、F Ⅹ、F Ⅺ、F Ⅷ，其中 F Ⅱ、F Ⅶ、F Ⅸ、F Ⅹ 为维生素 K 依赖性凝血因子。当肝功能不全时，因维生素 K 的吸收、储存障碍使维生素 K 依赖的凝血因子明显减少。由于一些凝血因子的半衰期较短，所以凝血功能障碍一般出现较早。

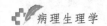

2. 抗凝血因子减少

蛋白C和抗凝血酶Ⅲ是血管内壁上主要的两种抗凝因子。由于蛋白C、抗凝血酶Ⅲ等抗凝血因子主要在肝脏合成，肝功能障碍可使这些抗凝物质明显减少，导致凝血与抗凝血平衡失调。因此，急性肝衰竭和少数失代偿性肝硬化时，易诱发DIC。

3. 纤维蛋白溶解功能异常

肝病患者纤溶亢进发生机制可能是由于 α_2- 抗纤溶酶生成减少，以及肝脏作为单核吞噬细胞系统，清除纤溶酶原激活物的功能减退所致。

4. 血小板数量减少、功能异常

临床上许多肝功能不全患者血小板数明显减少，其发生机制较为复杂。目前认为血小板减少的原因可能与下列因素有关：肝脏合成血小板生成素减少，脾功能亢进导致血小板的破坏过多，发生DIC使其消耗过多。血小板功能异常主要表现为释放障碍、聚集性缺陷和收缩不良。

（五）生物转化功能障碍

肝脏是体内生物转化的主要场所。人体内的一些对机体有一定生物学效应或毒性的物质（包括激素、药物、毒物等），需要及时地清除，以保证各项生理活动的正常进行。这些物质在排出体外之前，常要对其进行生物转化，使之转变为无毒或毒性小的水溶性物质，以便于随胆汁或尿液排出体外。肝功能不全时，由于其生物转化功能障碍，可造成上述物质在体内蓄积，从而影响机体的正常生理功能。如对胆红素的转化障碍可出现黄疸；若从肠道吸收的氨、胺类、γ- 氨基丁酸等毒性代谢产物不能在肝脏进行生物转化而蓄积于体内，可引起中枢神经系统功能障碍，甚至发生肝性脑病；许多药物是在肝脏代谢的，因此肝病患者血中药物的半衰期会延长，易发生药物中毒。

（六）免疫功能障碍

肝脏具有重要的细胞和体液免疫功能，尤其作为消化系统的第二道防线，还可防止肠道内细菌、内毒素等有害物质的入侵，从而维持机体的内环境稳定。当肝功能不全时，由于库普弗细胞功能障碍及补体水平下降，故常伴有免疫功能低下，易发生肠道细菌移位、内毒素血症及感染等。

（七）水、电解质及酸碱平衡紊乱

1. 水 肿

严重肝功能不全患者常有体液的异常积聚，被称为肝性水肿（hepatic edema）。早期主要表现为腹水形成；随着病情的进一步加重，可出现尿量减少、下肢水肿。腹水的发生机制可能与下列因素有关：①假小叶形成使肝静脉回流受阻，肝血窦内压增高，大量液体从血管滤出到肝组织间隙，当超过淋巴回流的代偿能力，液体可经肝脏表面或肝门处漏入腹腔，形成腹水；②肝硬化引起门静脉高压，使肠系膜区的毛细血管流体静压增高，液体由毛细血管滤出增多，肠淋巴液生成增多，导致肠壁水肿并滤入腹膜腔参与腹水的形成。③低蛋白血症使血浆胶体渗透压下降，导致组织液的生成增多；④醛固酮和血管升压素（抗利尿激素）灭活减少，可引起钠水潴留；⑤发生肝肾综合征，则加重钠水潴留。

2. 低钠血症

肝功能不全时虽然伴有高醛固酮血症，但低钠血症仍较常见，往往是病情危重的表现。若血钠浓度低于 125 mmol/L，则提示预后不良。其发生原因可能有：ADH 活性增加使肾小管及集合管对水重吸收增多；长期使用利尿药或大量放腹水导致钠丢失过多；长期限盐饮食，钠摄入不足。由于细胞外液呈低渗状态，水分向细胞内转移，引起脑细胞肿胀，出现中枢神经系统症状。

3. 低钾血症

重症肝功能不全患者易发生低钾血症，主要由食欲缺乏、厌食等导致钾摄入不足，以及因醛固酮增多随尿排钾增加引起。血钾降低，使细胞外 H^+ 进入细胞内，出现代谢性碱中毒，从而促进氨在肠道的吸收，可诱发或加重肝性脑病。

4. 碱中毒

肝功能不全时可发生各种类型酸碱平衡紊乱，其中以呼吸性碱中毒最为常见，其次是代谢性碱中毒。呼吸性碱中毒的发生主要与肝功能不全时常合并低氧血症、贫血及高氨血症，导致通气过度，CO_2 排出过多有关。代谢性碱中毒的发生主要与低钾血症、利尿药应用不当、尿素合成障碍、血氨升高等因素有关。

第二节　肝性脑病

肝性脑病（hepatic encephalopathy）是继发于急性肝衰竭或严重慢性实质性肝脏疾病的一种精神神经综合征。其主要临床表现为中枢神经系统功能障碍，继而出现一系列神经精神症状。轻微的精神症状有欣快感、淡漠、注意不集中、易激惹、烦躁；重者可出现定向障碍以及哭笑失常、衣着不整、健忘、语无伦次等性格和行为方面的异常，最后可出现木僵、嗜睡、昏迷等。神经症状有运动不协调、扑翼样震颤、肌张力增强、腱反射亢进，甚至可出现去大脑强直。

肝性脑病的临床表现除了上述症状外，生化检验方面可以有血氨升高，血浆氨基酸比例失常（如芳香族氨基酸浓度相对升高，支链氨基酸浓度下降），碱中毒，低血糖，血液中有较高浓度的硫醇、短链脂肪酸和生物胺（如苯乙醇胺）等。因肝性脑病的病因和发病机制不同、病情的缓急和肝功能损伤程度的差异，以及诱发肝性脑病的因素不同，每个病例的临床表现和血液的生化检验结果并不都一致。

一、肝性脑病的病因、分类和分期

（一）肝性脑病的分类

1. 根据毒性物质是否经过肝脏解毒分类

根据毒性物质是否经过肝脏解毒可将肝性脑病分为外源性肝性脑病和内源性肝性脑病（表 14-2）。

（1）外源性肝性脑病：主要是指继发于门脉性肝硬化或晚期血吸虫病肝硬化、肝癌等疾病的肝性脑病。患者大都因门脉高压有门-体侧支循环的建立，从肠道中吸收入门脉系统的毒性物质大部分通过侧支循环而绕过肝脏，未经肝脏解毒即直接进入体循环而引起脑病，故又被称为门-体型脑病（portal systemic encephalopathy，PSE）。临床上，外源性肝性脑病的发生大多有诱发因素，如发生在使用利尿药物或镇静药物之后，也可发生于消

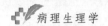

化道出血或高蛋白质饮食等诱发因素之后。只要血液中毒物达到一定浓度就可出现神经、精神症状，每次发作出现精神症状的时间可长可短。经过治疗后临床症状可减轻甚至完全消失，但在诱因作用下又可反复发作。

（2）内源性肝性脑病：是指因急性重型肝炎或肝毒性药物中毒引起肝细胞广泛坏死而出现的脑病，多数呈急性发作，少数呈亚急性发作，故也称暴发性肝衰型脑病（fulminating hepatic failure encephalopathy）。此型脑病的发生一般没有诱因，发作时经过短时期的兴奋后即进入昏迷状态。由于中枢神经系统处于抑制状态，一些神经症状和体征被掩盖。此型脑病呈急性临床经过，经数小时或数天后，如救治不当，患者可能死亡。

表 14 - 2　内源性肝性脑病和外源性肝性脑病的比较

	内源性肝性脑病 （暴发型肝衰型脑病）	外源性肝性脑病 （门 - 体型肝性脑病）
原发病	急性重型肝炎、中毒性肝炎等	慢性肝硬化、肝癌等
毒性物质进入体循环的途径	经过肝脏进入体循环	绕过肝脏进入体循环
发病诱因	常无	常有
起病急缓、病程长短	起病急，病程短	起病缓慢，病程长
肝功能	差	较好
血氨水平	常正常	常升高
预后	差	较好

2. 根据病情发展的缓急分类

根据病情发展的缓急可将肝性脑病分为急性肝性脑病和慢性肝性脑病。

（1）急性肝性脑病：见于急性暴发性肝衰竭的病例，多由重症病毒性肝炎或氟烷、四氯化碳等肝性毒物中毒所致的肝细胞大量坏死发展而来。患者很快出现短期的躁动、谵妄等症状后就出现嗜睡和昏迷，其他精神症状不明显，偶尔有抽搐和去大脑僵直出现。此型相当于内源性肝性脑病。

（2）慢性肝性脑病：多见于严重的肝硬化病例，大多起病比较缓慢，病情轻于急性肝性脑病，病程较长，一般可有较长时间的精神症状，最终可发展为昏迷。慢性肝性脑病相当于外源性脑病，在某些诱因的作用下，可反复发作。

3. 根据血氨是否升高分类

根据血氨是否升高可将肝性脑病分为氨性肝性脑病和非氨性肝性脑病。

急性肝性脑病多由重症病毒性肝炎所致的急性重型肝炎引起，常无血氨浓度升高，故又称非氨性肝性脑病；慢性肝性脑病多见于肝硬化和门腔静脉吻合术者，其发病常与血氨浓度升高有密切关系，故又称氨性肝性脑病。

（二）肝性脑病的分期

根据病情的发展，肝性脑病可分为四期：一期（前驱期）肝性脑病患者有轻微的性格和行为改变，可表现出欣快感、淡漠、注意不集中、易激惹、烦躁，有轻度的扑翼样震颤；二期（昏迷前期）的症状以精神错乱、睡眠障碍、行为异常为主，经常出现扑翼样震颤；三期（昏睡期）有明显的精神错乱和昏睡等症状；四期（昏迷期）患者丧失意识，进入昏迷阶段，称之为"肝昏迷"（hepatic coma），没有扑翼样震颤。可见，以往将肝性脑病称为肝昏迷是不准确的，因为昏迷仅是肝性脑病晚期的临床症状之一，而且慢性肝性脑病也可不出现昏迷或者发展到最后才出现昏迷，所以用肝性脑病一词较好。

二、肝性脑病的发病机制

肝性脑病发生时脑组织并无明显的特异性形态学改变。因此，目前多数学者主张肝性脑病的发生主要与严重肝脏疾病时物质代谢障碍和肝脏解毒功能下降有关，即由于物质代谢障碍和毒物侵入神经系统，使脑组织的代谢和功能障碍而导致脑病发生。目前对肝性脑病发病机制提出了多个学说，每一学说都有其依据和与之相适应的防治原则，且临床实践证明有效，但每一学说都有一定的片面性。现将主要的学说及其论点简述如下。

（一）氨中毒学说

人们很早就发现肝硬化患者在口服铵盐、尿素等含氮物质或进食大量蛋白质后血氨浓度升高，并可发生与肝性脑病相同的症状与脑电图改变；而限制蛋白质饮食后，病情可见好转；80%的肝性脑病患者有血氨浓度升高；临床上各种降血氨的治疗措施有效。这些均说明氨代谢障碍与肝性昏迷有密切关系。

正常情况下，血氨的来源和去路保持着动态平衡，使血氨浓度稳定，一般不超过 $59\ \mu mol/L$（$100\ \mu g/dl$）。氨在肝内通过鸟氨酸循环合成尿素是维持此平衡的关键。当肝功能严重受损时，尿素合成发生障碍，因而血氨浓度升高。增高的血氨通过血-脑脊液屏障进入脑组织，从而引起脑功能障碍。此即氨中毒学说（ammonia intoxication hypothesis）的基本论点。

1. 氨的正常代谢

（1）体内氨的来源：

1）肠道产氨。正常人肠道内每天产氨约 4 g，这是血氨的主要来源。肠道细菌含有氨基酸氧化酶，可将蛋白质分解产物——氨基酸进一步分解产生氨。氨经门静脉入肝后，通过鸟氨酸循环合成尿素而解毒。经过一次鸟氨酸循环，可清除两个氨分子。肝脏内合成的尿素约有 25%再从肠黏膜渗入肠腔，并几乎全部被含有尿素酶的肠道细菌分解而产生氨，此即"尿素的肝肠循环"。肠道对氨的吸收与肠道 pH 值有关，pH 值降低时，肠道吸收氨减少，氨从粪便中排出增多；反之，肠道吸收氨增加，氨从粪便中排出减少。

2）肾脏产氨。肾静脉血中的氨较肾动脉血中高，说明肾脏可产生氨。肾中氨主要是谷氨酰胺水解而产生的，血液中的谷氨酰胺在肾小管上皮细胞内经谷氨酰胺酶分解，生成谷氨酸及氨。一部分氨进入肾小管腔内，与氢离子结合成铵，随尿排出；一部分氨则弥散入血。当谷氨酰胺酶活性增加时，则氨生成增加；若肾小管腔内氢离子浓度降低，与氨结合成铵的作用减弱，则氨弥散入血也随之增加。

3）其他。肌肉、血管壁、肠黏膜和脑也可产氨，但甚少。

（2）体内氨的去路：

1）合成尿素：氨在肝细胞内经过鸟氨酸循环合成尿素，然后由肾排出，这是清除血氨的主要途径。所以肝脏是氨代谢和清除的主要场所。

2）以铵盐形式随尿排出：肾产生的氨，其中一部分进入肾小管腔内，与氢离子结合成铵，随尿排出。

3）转化为谷氨酸和谷氨酰胺：在肌肉、肝、肾、脑等组织，氨与 α-酮戊二酸生成谷氨酸，后者与氨结合生成谷氨酰胺。

2. 血氨浓度升高的机制

血氨浓度升高是氨清除不足和/或氨生成过多所致。其中，肝清除氨的功能发生障碍是导致血氨浓度升高的主要原因。

(1) 氨清除不足：氨的清除主要是指氨在肝脏经鸟氨酸循环合成尿素，再经肾排出体外。通常生成 1 mol 尿素能清除 2 mol 氨，同时消耗 3 mol ATP。如图 14-1 所示，肝性脑病时氨清除不足的原因主要有：

1) ATP 供给不足：肝功能严重障碍时，由于代谢障碍，ATP 供给不足。

2) 肝内鸟氨酸循环障碍：肝内鸟氨酸循环的酶系统严重受损，尿素合成能力显著降低而导致氨的清除不足。

3) 来自肠道的氨绕过肝脏：动物实验和临床观察表明，在已建立肝内、外侧支循环的肝硬化患者和门-体静脉吻合后，血氨浓度升高主要由来自肠道的氨绕过肝脏，直接进入体循环所致。

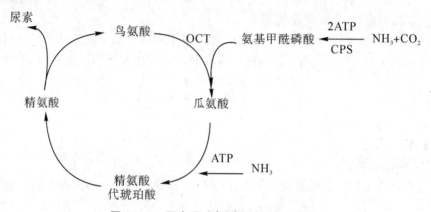

图 14-1　肝内通过鸟氨酸循环合成尿素

OCT：鸟氨酸氨基甲酰转移酶；CPS：氨基甲酰磷酸合成酶。

(2) 氨的产生过多：

1) 肠道产氨增多：肝硬化时，由于门静脉血液回流受阻，消化道淤血、水肿；或由于胆汁分泌减少，食物的消化、吸收及排空发生障碍，导致肠道细菌生长活跃，未经充分消化的蛋白质成分增多，致使肠道产氨增加。肝硬化患者常伴门脉高压，致使侧支循环建立并开放。食管静脉曲张，常发生上消化道出血，血液蛋白质在肠道细菌的作用下生成较多的氨。临床上对这类患者除口服新霉素，减少细菌作用外，还必须及时排出肠道内滞留的血液，否则血氨水平不易下降。肝硬化晚期可因合并肾功能不全而发生尿毒症，由此引起氮质血症，血液中堆积大量尿素，尿素弥散入肠腔，经肠道细菌尿素酶作用产氨增多。

2) 肾脏产氨增加：肾小管上皮细胞产生的氨，是进入肾小管内还是被吸收入静脉血，取决于肾小管腔内原尿的 pH 值。临床上肝硬化腹水患者使用排钾利尿剂时，可使肾小管上皮细胞排钾增加，排 H^+ 减少，H^+ 与氨结合生成 NH_4^+ 减少，氨弥散入血增加。另外，如应用碳酸酐酶抑制剂乙酰唑胺利尿时，则抑制肾小管上皮细胞内碳酸的生成，使 H^+ 与 Na^+ 交换减少，肾小管内 H^+ 即减少，则 NH_4^+ 的生成也减少，氨弥散入血随之增加。

3) 肌肉产氨增加：目前认为肌肉组织中腺苷酸分解也是重要的产氨方式。当肌肉收缩加强时，腺苷酸分解代谢增强，氨产生增加。肝性脑病前期，躁动不安、震颤等肌肉活动增强的症状，可使产氨增加。

3. 氨对脑组织的毒性作用

一般认为氨对所有细胞都有毒性，但其机制尚未肯定。氨可自由通过血－脑脊液屏障进入脑内。对脑组织的代谢和功能产生如下影响：

（1）氨干扰脑组织的能量代谢：大脑皮质是人类精神和意识活动的高级中枢，皮质细胞本身的代谢和功能正常是保持意识清醒和精神正常的基本条件。脑功能复杂、活动频繁，需要的能量特别多，而脑内贮存的糖原甚微，因此脑组织的能量供给主要依赖于血液输送的葡萄糖的有氧氧化。当脑内氨浓度增高时，主要通过干扰葡萄糖的生物氧化过程，从而干扰脑组织的能量代谢，可能包括以下几个环节（图 14-2）：

1）氨可抑制脑组织中丙酮酸脱羧酶的活性，使乙酰辅酶 A 生成减少。由此一方面引起柠檬酸生成不足，三羧酸循环受阻而 ATP 产生减少；另一方面也导致兴奋性神经递质乙酰胆碱的合成减少。

2）脑内增多的氨与 α－酮戊二酸结合形成谷氨酸以解氨毒，后者再与氨结合成谷氨酰胺，其结果是三羧酸循环的重要中间产物 α－酮戊二酸耗竭（因为血液中的 α－酮戊二酸很难通过血－脑脊液屏障），三羧酸循环受阻，致使 ATP 生成不足。

3）在谷氨酸形成时，需要大量消耗还原型辅酶 I（NADH），NADH 为呼吸链完成递氢过程所必需，其减少必然影响呼吸链的递氢过程，从而加剧 ATP 的产生不足。

4）氨与谷氨酸结合生成谷氨酰胺的过程中，需要消耗大量的 ATP。

（2）氨使脑内神经递质发生改变：

1）乙酰胆碱不足：由于氨抑制丙酮酸的氧化脱羧过程，使乙酰辅酶 A 生成减少，结果乙酰辅酶 A 与胆碱结合生成的中枢兴奋性递质乙酰胆碱不足（图 14-2），因而引起脑细胞功能受抑制。

2）谷氨酸减少和谷氨酰胺增多：由于氨与谷氨酸形成谷氨酰胺，导致中枢兴奋性递质谷氨酸减少，而中枢抑制性递质谷氨酰胺增多。

3）γ－氨基丁酸含量的变化：一般认为，肝性脑病过程中 γ－氨基丁酸含量呈先少后多的变化。其原理是：在该病程初期，由于氨与谷氨酸结合，使谷氨酸大量消耗，因而由谷氨酸经脱羧酶作用生成的 γ－氨基丁酸减少，并认为此与肝性脑病时的躁动、精神错乱、抽搐等神经、精神症状有关；肝性脑病晚期，高浓度的氨可能抑制 γ－氨基丁酸转氨酶的活性，从而导致 γ－氨基丁酸降解减少而在脑组织中蓄积，这是肝性脑病晚期患者出现嗜睡、昏迷等脑功能抑制的原因之一。

（3）氨对神经细胞膜的抑制作用：有报道，氨干扰神经细胞膜上的 $Na^+ - K^+ - ATP$酶的活性，从而影响复极后膜的离子转运；氨还有与 K^+ 竞争进入细胞内的作用。这些都可影响 Na^+、K^+ 在神经细胞膜内外的正常分布，使膜电位变化和兴奋性及神经传导活动异常。

（4）氨刺激大脑边缘系统：大脑边缘系统与情绪、记忆、性格和行为有关。电生理研究证实，氨可使以海马、杏仁核为主的大脑边缘系统呈兴奋状态。因此，肝性脑病患者所出现的神经、精神症状很可能与氨刺激大脑边缘系统有关。

大量临床和实验资料支持氨中毒学说，但并不能完全解释肝性脑病的发病机制。因为：①肝性脑病患者中约有 20% 的血氨浓度是正常的，有的肝硬化患者虽然血氨浓度明

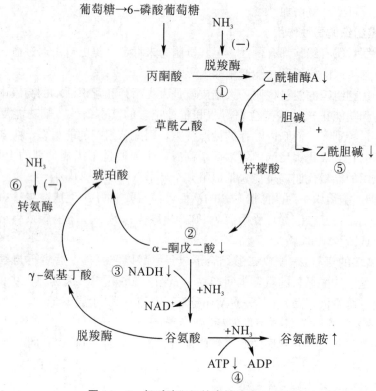

图 14-2　氨对脑组织的毒性作用示意图

①丙酮酸氧化脱羧障碍；②α-酮戊二酸被消耗；③NADH 减少，呼吸链递氢过程受抑；④合成谷氨酰胺时消耗 ATP，谷氨酰胺增多；⑤乙酰胆碱合成减少；⑥γ-氨基丁酸蓄积。

显增高，但并不发生脑病；②肝性昏迷程度与血氨浓度无平行关系；③有些患者昏迷初期，血氨浓度虽明显升高，经处理后血氨浓度已转为正常，但昏迷程度与脑电图波形却无相应好转；④急性重型肝炎患者血氨浓度与其临床表现无相关性，降氨治疗也无效果。以上事实表明，除氨中毒学说外，还有其他机制导致肝性脑病发生。

（二）假性神经递质学说

1970 年 Parkes 首先报道左旋多巴治疗肝性昏迷获得成功。经左旋多巴治疗的急性重型肝炎昏迷患者，其意识迅速恢复，虽然尚未治愈，但此效果为进一步探讨急性重型肝炎产生昏迷的机制提供了启示。其后，Fischer 等对肝性昏迷的发生提出了假性神经递质学说（false neurotransmitter hypothesis）。该学说认为，肝功能障碍和门静脉血绕过肝脏分流时，肠道内产生的某些胺类及其前身物质未经肝脏解毒，而由血液带到外周及中枢神经系统的肾上腺素能神经元内，形成假性神经递质——羟苯乙醇胺和苯乙醇胺，取代了正常的神经递质去甲肾上腺素和多巴胺，结果引起网状结构的神经突触部位冲动传递障碍而导致昏迷。

1. 假性神经递质的形成过程

食物中的蛋白质在消化道经水解产生氨基酸。其中芳香族氨基酸——苯丙氨酸和酪氨酸在肠道细菌氨基酸脱羧酶的作用下，分别被分解为苯乙胺和酪胺。正常时，苯乙胺和酪胺被吸收进入肝脏后，经单胺氧化酶的作用被氧化分解而解毒。肝衰竭或门-体静脉分流时，由于肠道淤血，肠内腐败分解过程增强，生成苯乙胺和酪胺增多；另一方面，由于肝脏解毒功能低下或经侧支循环绕过肝脏直接进入体循环，可使血液中苯乙胺和酪胺显著升高。这些胺类通过血－脑脊液屏障入脑后，在神经细胞内，苯乙胺和酪胺经 β－羟化酶作用分别生成苯乙醇胺（phenylethanolamine）和羟苯乙醇胺（octopamine）。如图 14－3 所示，苯乙醇胺和羟苯乙醇胺在化学结构上与去甲肾上腺素和多巴胺（正常神经递质）十分相似，因而能被肾上腺素能神经元错误地摄取、储存和释放，而竞争性地取代了去甲肾上腺素和多巴胺，但其生理效应远较真性神经递质弱，可导致神经传导发生障碍，故被称为假性神经递质。

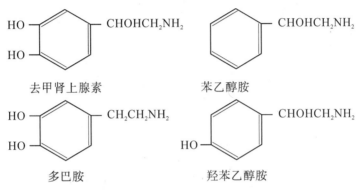

图 14－3　正常及假性神经递质化学结构

2. 假性神经递质的毒性作用

在脑干中轴两旁的一个广泛区域内，神经纤维与神经元交织成网，神经元常发出一些较短的轴突，形成多突轴、非常复杂的神经网络联系，称之为网状结构。网状结构有相当复杂的生理功能，它接受来自脊髓、皮质、基底核和小脑的广泛投射，亦向上、向下发出广泛的投射。它是控制躯体运动和姿势的重要中枢，亦是控制觉醒状态的整合中枢。临床和实验研究结果表明，大脑皮质的部分损伤或切除，并不一定发生意识障碍；而脑干某些特定部位受损往往有意识障碍发生。当病损恰位于脑桥—中脑的上行网状激活系统通路上时，即使病损小而局限，如脑桥的出血、小梗死灶，也可导致深度昏迷。可见，脑干网状结构上行激动系统对维持大脑皮质的兴奋性具有重要作用，当这一系统活动减弱时，大脑皮质就从兴奋转入抑制。

上行激动系统在网状结构中多次更换神经元，所通过的突触较多，突触在传递信息时需要神经递质。脑干网状结构中的神经递质种类较多，其中，去甲肾上腺素和多巴胺在维持脑干网状结构上行激动系统的觉醒功能中具有重要作用。由于假性神经递质与上述两种正常神经递质在化学结构上相似，因此，也被脑内肾上腺素能神经元摄取，并贮存于突触小体的囊泡中，但其突触后膜的生物学效应远较正常的神经递质弱。当脑干网状结构的去甲肾上腺素被结构相似但生理效应极弱的假性神经递质苯乙醇胺竞争取代时，则使上行激动系统维持皮质觉醒的功能减弱，传至大脑皮质的兴奋冲动传递受阻，大脑皮质将从兴奋转入抑制状态，产生昏睡，甚至昏迷。锥体外系基底神经核含有抑制性多巴胺能神经元及兴奋性乙酰胆碱能神经元。多巴胺能神经元主要位于中脑黑质，其神经纤维投射到纹状体，构成多巴胺递质系统，参与机体的协调运动的维持。当多巴胺被假性神经递质取代

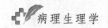

后，多巴胺神经元的作用丧失，乙酰胆碱能神经元便占优势，于是出现肝性脑病的扑翼样震颤（图14-4）。

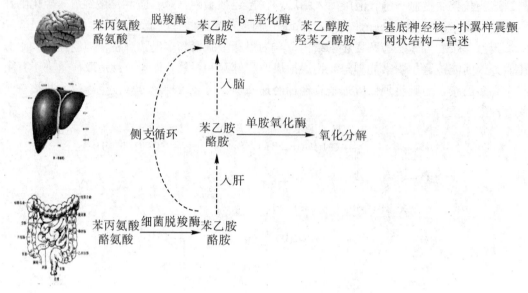

图14-4 假性神经递质的产生及其毒性示意图

假性神经递质学说已得到大量实验和临床资料的支持，如用左旋多巴治疗肝性脑病患者，可使之苏醒，但不能持久。这是因为左旋多巴容易透过血-脑脊液屏障而去甲肾上腺素及多巴胺不能透过血-脑脊液屏障，左旋多巴入脑后在儿茶酚胺能神经元内转变为多巴胺和去甲肾上腺素，与假性神经递质竞争，恢复正常的神经活动。但因肝功能损害未根本消除，故其作用是短暂的。

（三）血浆氨基酸失衡学说

正常情况下，人体和某些实验动物（如狗、大鼠等）的血浆各种氨基酸的含量保持一定的比例。支链氨基酸（branched chain amino acid，BCAA）如缬氨酸、亮氨酸、异亮氨酸与芳香族氨基酸（aromatic amino acids，AAA）如苯丙氨酸、酪氨酸、色氨酸的比值接近3～3.5，而通过对肝硬化患者及实验动物进行血浆氨基酸谱测定，发现其血浆BCAA减少，AAA增多，两者比值可显著地降至0.6～1.2，且与肝性脑病的发生有密切关系，故提出了血浆氨基酸失衡学说。

1. 血浆氨基酸失衡的主要原因和机制

肝脏是灭活胰岛素和胰高血糖素的场所，肝功能严重障碍或门-体侧支循环形成后，胰岛素和胰高血糖素在肝内灭活减弱，致使血液中两者的浓度均增高。此外，高血氨又可刺激胰高血糖素的分泌，使胰高血糖素较胰岛素增多更为显著。胰高血糖素具有增强组织蛋白分解代谢的作用，致使大量AAA由肝和肌肉释放入血，同时又由于受损肝脏将AAA转化为糖（糖异生作用）的能力减弱，于是血液中AAA明显增多。而胰岛素可促进肌组织和脂肪组织对支链氨基酸的摄取和利用，故血浆的BCAA水平下降。

2. 血浆氨基酸失衡的后果

酪氨酸、苯丙氨酸和色氨酸等芳香族氨基酸与亮氨酸、异亮氨酸与缬氨酸等支链氨基酸都属于电中性氨基酸,在生理状态下,它们由同一载体转运通过血-脑脊液屏障被脑细胞摄取。因血液中 BCAA 减少,AAA 竞争性进入脑细胞增多,其中,以苯丙氨酸、酪氨酸、色氨酸增多为主。

正常时,脑神经细胞内的苯丙氨酸和酪氨酸在羟化酶的作用下,分别生成酪氨酸和多巴;多巴在多巴脱羧酶作用下,生成多巴胺;多巴胺在多巴胺 β-羟化酶作用下,生成去甲肾上腺素,这是正常神经递质的生成过程。

当进入脑内的苯丙氨酸和酪氨酸增多时,增多的苯丙氨酸可抑制酪氨酸羟化酶的活性,从而使正常神经递质生成减少。同时,苯丙氨酸和酪氨酸又可在脑内脱羧酶和 β-羟化酶的作用下分别生成苯乙醇胺和羟苯乙醇胺,导致脑内假性神经递质增多。另外,脑内的色氨酸在羟化酶和脱羧酶的作用下,生成大量的 5-羟色胺(5-HT)。5-HT 是中枢神经系统中重要的抑制性神经递质,能抑制酪氨酸转变为多巴胺,阻碍正常神经递质的生成。同时,5-HT 又可被儿茶酚胺能神经元摄取而取代去甲肾上腺素,因此也可认为它是一种假性神经递质(图 14-5)。

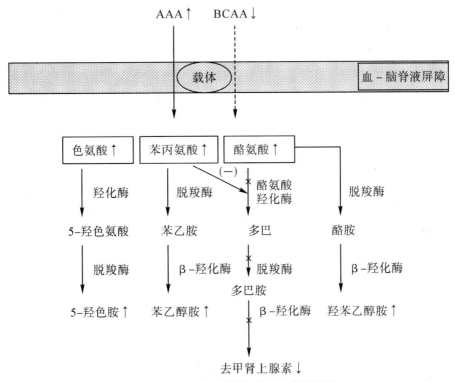

图 14-5 脑内假性神经递质生成模式图

总之,苯丙氨酸、酪氨酸和色氨酸进入脑内增多的结果可使脑内产生大量假性神经递质,并抑制正常神经递质的生成,最终导致昏迷。可见,血浆氨基酸失衡学说是假性神经递质学说的补充和发展。

（四）γ-氨基丁酸学说

Schafer 等于 1980 年首先在家兔实验性肝性脑病中发现外周血清 γ-氨基丁酸（γ-amino butyric acid，GABA）浓度升高，有的高达正常动物的 12 倍。随后的很多实验证明，氨中毒时脑内谷氨酸、乙酰胆碱等兴奋性神经递质减少，而 GABA 等抑制性神经递质增加，且 GABA 是先减少后增加。在发生肝性脑病的动物和死于肝性脑病的患者脑内 GABA 受体数量增多，这些都提示肝性脑病的发生与 GABA 有关。

GABA 被认为是哺乳动物最主要的抑制性神经递质。脑细胞内的 GABA 由谷氨酸经脱羧酶作用生成，GABA 储存于突触前神经元的细胞质囊泡内。当突触前神经元兴奋时，GABA 从贮存囊泡释放到突触间隙，并与突触后神经元的特异性 GABA 受体结合，使细胞外 Cl^- 内流，神经元即呈超极化状态，从而发挥突触后抑制作用。同时，GABA 也具有突触前作用，因为当 GABA 作用于突触前的轴突末梢时，也可使突触膜对 Cl^- 通透性增高。但是，由于轴浆内的 Cl^- 浓度比轴突外高，因而 Cl^- 反向流向轴突外，产生去极化，使末梢在冲动传来时释放神经递质数量减少，从而产生突触前抑制作用。

肠细菌丛是 GABA 的主要来源，大肠埃希菌、脆弱拟杆菌等的谷氨酸脱羧酶均可产生大量 GABA。正常肝脏可分解、清除肠源性 GABA。因为在肝衰竭时肝细胞对来自肠道 GABA 的摄取和代谢降低，而使外周血浆内的 GABA 浓度升高。

在正常情况下，GABA 通常是不能穿过血-脑脊液屏障的，因而也不参与神经系统的生理过程。然而，实验已证明，肝衰竭时在肝性脑病发生前数小时 GABA 异构体 $^{14}C α$-氨基丁酸（^{14}C AIB）通过血-脑脊液屏障量增多。进入脑组织的 GABA 与突触后神经元的特异性 GABA 受体相结合而发挥其抑制作用。

总之，GABA 学说的主要内容为：肝功能障碍时，肝不能清除肠源性 GABA，使血液中 GABA 浓度增高，通过通透性增强的血-脑脊液屏障进入中枢神经系统，导致中枢神经系统功能抑制。与其他学说相比，GABA 学说是从大脑主要抑制性神经递质 GABA 和相应受体相互作用上探讨肝性脑病发病机制的，而不仅限于神经活性物质及其代谢产物的含量，因而逐渐受到人们注意。然而此学说是以动物实验为基础提出的，临床报道甚少，故有待进一步验证。

（五）高血氨-氨基酸失衡综合学说

由于上述学说并不能圆满解释肝性脑病的全部现象，故一些学者转向研究各学说间的相互影响，以此探索并阐明肝性脑病的发生机制。Jones 等研究了氨对脑组织氨基酸代谢的影响，提出了高血氨-氨基酸失衡综合学说，使目前对肝性脑病发生机制的认识有了进一步的提高。该学说认为高血氨的可能作用如下：

（1）高血氨可刺激胰高血糖素的分泌，从而导致来自氨基酸的糖异生与产氨的进一步增高。为了保持血糖的正常水平，这时胰岛素分泌也增多。增高的胰岛素促进肌组织和脂肪组织对 BCAA 的摄取和分解，导致血浆 BCAA 水平下降；由于胰高血糖素增强分解代谢的作用使得血浆 AAA 水平增高，从而使血浆氨基酸失衡（BCAA/AAA 比值下降）。

（2）高血氨在脑内与谷氨酸结合形成谷氨酰胺，后者使中性氨基酸通过血-脑脊液屏障入脑增多或从脑内流出减少。根据这一假设，血浆氨基酸失衡所导致的肝性脑病不但依赖于血浆氨基酸之比值，而且与氨密切相关，氨则通过谷氨酰胺起作用，从而修正了假性神经递质学说和血浆氨基酸失衡学说。血浆氨基酸失衡和谷氨酰胺自脑外逸均可促进脑对芳香族氨基酸的摄取，其结果是假性神经递质生成增多，而正常神经递质合成受阻，从而引发肝性脑病。

（3）高血氨不仅对脑细胞代谢和功能具有直接的毒性作用，它还可使氨基酸代谢紊乱更加严重，如氨进入脑内的量增多，可促进脑内谷氨酰胺形成增多，造成神经毒性作用。

（4）高血氨可抑制 γ - 氨基丁酸转氨酶活性，这使得 γ - 氨基丁酸不易形成琥珀酸半醛而变成琥珀酸进入三羧酸循环。由于脑组织内 γ - 氨基丁酸大量蓄积，导致中枢神经系统抑制加深。

由此学说可看出，高血氨与血浆氨基酸失衡以及假性神经递质的形成是相互依赖、互为因果，共同促进昏迷的发生。临床给肝衰竭的患者注射支链氨基酸溶液，将有助于控制高血氨的毒性作用。这是因为支链氨基酸的分解可形成谷氨酸，后者与氨结合，而使血氨降低。现已充分注意到肝衰竭时的蛋白质代谢紊乱，不仅要纠正高血氨，更要强调氨基酸失衡的防治才能奏效。

综上所述，虽然目前对肝性脑病的发生机制尚未完全定论，但看法逐渐趋向一致。值得注意的是，对不同类型的肝性脑病应进行动态观察与研究。如在慢性肝性脑病时，高血氨是较主要的发病因素，可继而引起血浆氨基酸的失衡。而暴发性肝性脑病的发病机制，则与肝细胞急性大量坏死、代谢障碍造成的氨基酸失衡密切相关。因此，对不同类型的肝性脑病要作具体分析，研究其发生、发展规律，制定出相应的治疗措施，这是治疗肝性脑病的关键。

三、肝性脑病的诱发因素

外源性肝性脑病的病例，大多有明显的诱发因素，这些因素能使患者的脑性毒物产生增多或使脑对毒物敏感性增加。现将常见的诱发因素及其诱发肝性脑病的机制简述如下，熟悉这些因素有助于对肝性脑病的防治。

（一）上消化道出血

上消化道出血是导致肝性脑病发生的最常见的诱发因素。肝硬化患者常有食管下端静脉曲张，曲张的静脉破裂后，大量血液可进入消化道。每 100 ml 血液中含蛋白质 15～20 g，蛋白质在肠道经细菌作用可产生氨及其他毒物，这是诱发肝性脑病的主要机制。其次，出血可引起低血压、低血容量、缺氧等，这些对脑、肝、肾等器官功能的不良影响，在一定程度上促进肝性脑病的发生。

（二）高蛋白质饮食

肝功能不全，尤其是伴有门 - 体分流的慢性肝病患者，肠道对蛋白质的消化、吸收功能降低，若一次大量摄入蛋白质食物，蛋白质被肠道细菌分解，产生大量氨及有毒物质，从而诱发肝性脑病。

（三）利尿剂的使用不当

临床上肝硬化有腹水的患者或有肝肾综合征的患者常需要进行利尿治疗，但利尿剂的使用不当常可诱发肝性脑病。因为利尿可导致低血容量和肾前性氮质血症，呋塞米（速尿）和依他尼酸（利尿酸）等利尿剂还能引起低钾血症性碱中毒。低血容量可使脑血流量

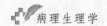

减少，严重者可导致脑缺血；肾前性氮质血症的发生也与低血容量有关。氮质血症时，可有较多的尿素弥散到肠腔，再经细菌尿素酶的分解产生较多的氨，血氨因而升高；碱中毒时，在血液偏碱性的情况下，血液中非离子性氨（NH_3）的比例大于铵（NH_4^+），而NH_3容易透过血-脑脊液屏障进入脑组织；同时，血液偏碱性时，脑组织呈相对酸性，血液和脑组织间的 pH 值梯度增大，这也是有利于氨进入脑组织的因素。

（四）镇静剂和麻醉剂使用不当

严重肝病患者使用镇静、麻醉药物可诱发肝性脑病。其机制是：

（1）对中枢的直接抑制作用，同时因肝脏生物转化功能障碍，引起药物蓄积而增强其抑制效应。

（2）由于中枢的敏感性增高，对低剂量的镇静药品即可发生较强的反应。有人报道，正常人和慢性肝病患者均按 1 ml/min 输注地西泮，患者组出现脑电图变化所需的剂量为17.9 mg，而正常人组则需 27 mg。

（五）感　染

肝功能障碍患者并发重症感染（如肺炎、细菌性腹膜炎、肾盂肾炎等）时，极易诱发脑病。因为感染可导致组织蛋白分解增加，从而导致内源性的氨负荷增加（氨的产生增多）。感染时的发热使呼吸加快可引起呼吸性碱中毒；如果有明显脱水，还可使肾前性氮质血症加重。此外，高热和细菌性产物可增加氨的毒性效应。上述种种变化都对促进肝性脑病的发生起一定作用。

（六）便　秘

便秘时，肠道内容物长时间停留，毒性物质产生和被吸收的量增多，使原来血液中蓄积的毒性物质进一步增多。此外，便秘排便时腹压增加，使门脉压力相应增大，门-体分流量增多，由此直接进入体循环的肠道毒性物质也随之增多。

（七）其他诱发因素

外科手术、酗酒、腹膜腔穿刺放液等因素诱发肝性脑病的发生都有报道。外科手术时使用的镇静、麻醉剂可作为诱发因素（已如前述），手术可使受损组织蛋白质分解，产氨增多；饮酒量多时对中枢神经系统和肝功能有抑制和损伤作用；腹膜腔穿刺放液可使腹腔内压力突然下降，门脉血管发生反应性扩张，使肝脏和全身的血液减少，从而加深肝功能障碍和脑缺血，这些可能都是脑病的诱发因素。

总之，凡能增加毒性物质来源，提高脑对毒性物质的敏感性，以及能与毒性物质发生协同作用的因素，都可能成为肝性脑病的诱因。

四、肝性脑病防治的病理生理基础

肝性脑病可由严重肝病或门-体静脉分流引起。它常由多个因素联合作用所致。治疗上应采用针对性、综合性措施，原则上是发病学治疗与防止诱因相结合，才能提高治疗成功率，降低死亡率。

（一）防止诱因

谨防诱因对慢性肝病患者，特别是失代偿型肝硬化患者尤为重要。如限制蛋白质摄入量，防止食管曲张静脉破裂出血，防止便秘，慎用麻醉、镇静剂，防治感染，纠正水、电解质与酸碱平衡紊乱及低血糖等。

（二）降低血氨

对已有血氨浓度增高的患者，应采取迅速、有效的降血氨措施。精氨酸是鸟氨酸循环中重要的氨基酸，能增加尿素合成，采用静脉输注可获得较好的降血氨效果。必要时，可采取体外离子交换、透析治疗以达到降低血氨浓度的目的。除了采取降低血氨措施外，还要减少氨的来源，如给患者一些不被肠道吸收的抗菌药物或降低肠道 pH 值（如口服乳果糖）的方法来抑制肠道中细菌的作用，以达到减少氨生成的目的。肠道 pH 值下降还可使铵/氨的比例增大，进入血液中的氨量也会减少。

（三）纠正血浆氨基酸失衡和补充正常神经递质

给患者输注支链氨基酸强化的氨基酸溶液（富含支链氨基酸而芳香族氨基酸相对缺乏的混合液），纠正血浆氨基酸失衡。其治疗的生理基础在于：既维持正氮平衡，又纠正血浆氨基酸的失衡，从而减少芳香族氨基酸入脑，使脑内神经递质正常化。

给予左旋多巴补充脑内正常神经递质。左旋多巴是脑内正常神经递质去甲肾上腺素和多巴胺的前体。上述两种正常神经递质不能通过血－脑脊液屏障，故不能直接使用。左旋多巴能通过血－脑脊液屏障，在脑组织中经多巴脱羧酶的作用生成多巴胺，后者可被 β－羟化酶催化而生成去甲肾上腺素，从而恢复中枢神经系统的正常功能。

（四）保护肝脏、注意营养

在临床上可采用高糖、多种维生素及能量合剂，同时忌用高脂肪、高蛋白质饮食，以及有害于肝和脑的药物。

（五）其他措施

为减少氨基酸降解和阻止肠道氨的吸收，可采取导泻和清洁灌肠。灌肠液宜用 0.9% 氯化钠注射液（生理盐水）或弱酸性溶液。切忌用肥皂水灌肠，以免碱性环境下促进氨的吸收。此外，人工肝脏支持系统（简称人工肝）、肝脏移植、交换输血等治疗措施也正在试用中，有待进一步的总结和推广。

第三节　肝肾综合征

一、概念及分类

急、慢性肝功能不全患者，在缺乏其他已知肾衰竭病因、实验室检验及形态学证据的情况下，可能发生一种原因不明的肾衰竭，表现为少尿、无尿、氮质血症、高钾血症、代谢性酸中毒等，这种继发于急、慢性严重肝病的肾衰竭称为肝肾综合征，也称为肝性肾衰竭。肝肾综合征是肝功能不全的一个极为严重的并发症，其发生率较高。

根据肾脏损害和功能障碍的特点可分为功能性肝肾综合征（functional hepatorenal syndrome）和器质性肝肾综合征（parenchymal hepatorenal syndrome）。功能性肝肾综合征以严重的肾低灌流为特征，肾小球滤过率降低，而肾小管功能正常。常发生于大多数肝

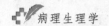

硬化晚期（失代偿期）患者和少数急性重型肝炎患者。其临床表现为少尿、低钠尿、高渗透压尿、氮质血症等。由于肾仍保留部分浓缩功能，故尿中几乎不含钠。一旦肾灌流量恢复，则肾功能迅速恢复。若功能性肝肾综合征得不到及时治疗或病情进一步发展，可发生肾小管坏死而导致器质性肝肾综合征。肾小管坏死的发生机制可能与肠源性内毒素血症有关。

二、发病机制

肝肾综合征的发病机制较为复杂，随着近年来对肝功能不全的研究进展，揭示了门脉高压、腹水形成、消化道出血、感染及血管活性物质的变化等在其中起着重要的作用。

（一）有效循环血量减少

严重肝功能不全患者常合并腹水、消化道出血及感染，均可使有效循环血量下降，肾血流灌注量减少，导致肾小球有效滤过压降低，肾小球滤过率降低而发生少尿。

（二）血管活性物质的作用

肝功能不全时，由于有效循环血量减少，使体循环平均动脉压降低，引起血管活性物质的变化。后者作用于肾血管使肾血流发生重新分布，即皮质肾单位（浅表肾单位）血流明显减少，而近髓肾单位（髓旁肾单位）血流增加，最终造成肾小球滤过率下降，肾小管对钠、水的重吸收增加。这可能是发生功能性肝肾综合征的重要原因。

1. 交感神经系统兴奋

肝功能不全时，由于有效循环血量减少，使交感神经系统反射性兴奋，由此继发肾交感神经活动增强。交感神经系统活动增强，使肾小球滤过分数增加，导致近曲小管对钠、水的重吸收增多；而肾交感神经活动增强，还同时造成肾血流量减少及肾血流重新分布，进一步加重钠、水潴留。

2. 肾素-血管紧张素-醛固酮系统活性增强

有效循环血量下降、肾血流量减少及交感神经兴奋等均可激活肾素-血管紧张素-醛固酮系统。加之肝脏由于功能严重障碍对醛固酮的灭活减弱，使醛固酮在体内蓄积。血管紧张素增高导致肾血管收缩，肾小球滤过率降低；醛固酮增多则促进钠、水潴留。

3. 激肽释放酶-激肽系统活性降低

激肽原经激肽释放酶水解为缓激肽，缓激肽具有明显的拮抗血管紧张素对肾血管的收缩作用。由于肝功能不全时激肽释放酶的生成减少，使肾内缓激肽及其他激肽类等扩血管物质减少、活性不足，加重肾血管收缩，肾血流量减少，肾小球滤过率降低。

4. 前列腺素类与血栓素 A_2 平衡失调

肾是产生前列腺素类（prostaglandins，PGs）的主要器官。肾合成的 PGE_2 和前列环素 I_2（prostacyclin I_2，PGI_2）具有强烈的扩血管作用，并可抑制血小板聚集。血栓素 A_2（thromboxane A_2，TXA_2）主要在血小板内合成，具有强烈的缩血管作用及促使血小板聚集的作用。正常情况下，PGs 及 TXA_2 的合成和释放处于动态平衡，以维持血管张力和血小板的功能。当肝功能不全时，由于肾缺血，使肾合成 PGs 减少；而血小板易发生聚集反应，释放 TXA_2 增多，结果导致肾内缩血管因素占优势，肾血管收缩，加重肾缺血。

5. 假性神经递质蓄积

当肝功能不全时，可能有假性神经递质在外周神经系统蓄积，并取代外周神经末梢的正常神经递质——去甲肾上腺素，引起皮肤、肌肉等组织内的小动脉扩张，从而加重肾缺血，诱发肝肾综合征。

6. 内毒素血症

肝功能不全时，因肝脏清除内毒素功能障碍而发生肠源性内毒素血症。内毒素可使交感神经兴奋，儿茶酚胺释放增加，肾动脉发生强烈收缩，导致肾缺血；内毒素还可损伤血管内皮细胞并促进血小板释放凝血因子，造成肾血管内凝血，导致肾功能障碍及肾小管坏死等。因此，内毒素血症在功能性和器质性肝肾综合征的发生、发展中起着重要的作用。

三、防治原则

（一）改善肾血流量

1. 应用扩血管药物

山莨菪碱（654-2）具有阻断儿茶酚胺、抑制 TXA_2 合成的作用，可扩张肾血管，改善肾血流量，增加肾小球滤过率。酚妥拉明（α受体阻断剂），可使肾血管扩张，增加肾血流量。

2. 应用抑制肾素分泌药物

卡托普利（血管紧张素 II 转化酶抑制剂）可降低肾素水平，最终使肾血管扩张，肾血流量增加。

3. 应用八肽升压素

应用八肽升压素（血管紧张素 II）以激活血管舒缓素（激肽释放酶）及激肽，抑制内皮素释放，改善肾血流量，增加肾小球滤过率。

4. 降低或消除内毒素血症

口服乳果糖能减少或改变肠内细菌丛，从而降低内毒素的吸收。有人认为乳果糖还具有直接抗内毒素的作用。大黄、丹参等中药也可用于防治内毒素血症。

（二）治疗肾功能障碍

及时纠正水、电解质和酸碱平衡紊乱。当发生氮质血症、高钾血症和酸中毒时，以高热量、高维生素、低盐、高糖饮食为宜，严格控制蛋白质摄入量。病情严重者需应用人工肝、血液及腹膜透析治疗。

【思考题】

1. 简述严重肝病时血氨升高的机制。
2. 简述氨中毒时，氨干扰脑内能量代谢的机制。
3. 假性神经递质是如何形成的，在肝性脑病发生中起何作用？
4. 简述血浆支链氨基酸和芳香族氨基酸比例失衡的原因及其导致肝性脑病的机制。
5. 为什么上消化道出血容易诱发肝性脑病？

（杨　婷）

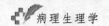

参考文献

［1］郭兵. 肝功能不全［M］//郭兵. 病理生理学. 成都：四川大学出版社，2008.

［2］张海鹏. 肝功能不全［M］//金惠铭，王建枝. 病理生理学. 6 版. 北京：人民卫生出版社，2007.

［3］韩德五. 肝功能不全［M］//金惠铭. 病理生理学. 5 版. 北京：人民卫生出版社，2000.

［4］贾玉杰. 肝功能不全［M］//肖献忠. 病理生理学. 北京：高等教育出版社，2004.

［5］殷秀. 肝功能不全［M］//王树人. 病理生理学. 成都：四川大学出版社，2004.

［6］杨勤. 肝功能不全［M］//姜勇. 病理生理学. 北京：高等教育出版社，2011.

第十五章　肾功能不全

【内容提要】肾功能不全指各种病因引起肾功能障碍，出现水、电解质和酸碱平衡紊乱，代谢废物及毒物在体内潴留，以及肾脏内分泌障碍的病理过程。根据病因与发病的急缓，肾功能不全又可分为急性肾功能不全和慢性肾功能不全。急性肾功能不全是指各种原因在短期内引起的肾脏泌尿功能急剧下降，以致机体内环境出现严重紊乱。其发生机制与各种病因引起肾脏血流动力学异常及肾小管损伤等因素有关。慢性肾功能不全是各种慢性肾脏疾病的共同转归，除泌尿功能障碍外，还出现明显的内分泌功能紊乱。其发生机制与肾单位进行性、不可逆性破坏有关。急、慢性肾功能不全发展到严重阶段，都可出现尿毒症，尿毒症的发生主要与代谢废物及内源性毒物在体内的蓄积有关。

第一节　概　述

一、肾功能不全的概念

肾脏是人体重要的生命器官，具有很多生理功能。①排泄功能：通过泌尿排出代谢废物、药物及毒物；②调节功能：调节水、电解质、渗透压和酸碱平衡，以保持机体内环境的稳定；③内分泌功能：分泌肾素、前列腺素、红细胞生成素、$1-\alpha$ 羟化酶等，并使某些激素灭活，如胃泌素、甲状旁腺激素等。

当各种原因引起肾功能的严重损害，导致水、电解质及酸碱平衡紊乱，各种代谢废物和毒物在体内蓄积，以及肾脏内分泌功能障碍，从而出现一系列的症状和体征，这种临床综合征称为肾功能不全（renal insufficiency）。

肾功能不全与肾衰竭（renal failure）在本质上是相同的，只是在程度上有所区别。肾功能不全指肾功能障碍从轻到重的全过程，既包括肾功能障碍所引起的功能代谢障碍，也包括机体抗损伤的适应代偿反应；肾衰竭则指肾功能不全的晚期阶段。在实际应用中，这两个概念往往是通用的。

二、肾功能不全的分类

根据病因、发病的急缓及病程长短，肾功能不全又可分为急性和慢性两种。急性肾功能不全（acute renal insufficiency）大多数是可逆的，由于机体来不及代偿，主要表现为代谢产物骤然蓄积而引起的水、电解质和酸碱平衡紊乱。慢性肾功能不全（chronic renal insufficiency）时肾单位的破坏呈慢性、进行性、不可逆性，根据肾功能不全的程度可分为代偿期和失代偿期，失代偿期不仅仅有水、电解质和酸碱平衡紊乱，还会表现出内分泌功能的障碍。无论急性还是慢性肾衰竭发展到严重阶段，均以尿毒症而告终。因此，尿毒症是肾衰竭的最终表现。

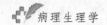

三、肾功能不全的基本发病环节

各种原因引起肾功能不全的基本发病环节包括肾小球滤过功能障碍、肾小管功能障碍和肾脏内分泌功能障碍三个方面。

（一）肾小球滤过功能障碍

肾滤过功能以肾小球滤过率（glomerular filtration rate，GFR）来衡量，正常成人的GFR 平均为 125 ml/min。导致 GFR 降低的因素有：

1. 肾血流量减少

正常成人两肾血流量占心排血量的 20%～30%，其中 95% 流经肾皮质，5% 流经肾髓质。全身血压对肾灌注压有很大影响，当动脉血压在 80～160 mmHg（10.7～21.3 kPa）时，可通过肾脏的自身调节使肾血流量和 GFR 保持稳定。当休克、心力衰竭等使循环血量减少、动脉血压降低或肾血管收缩时，肾血流量显著减少，GFR 随之降低。

2. 肾小球有效滤过压降低

肾小球有效滤过压＝肾小球毛细血管血压－（血浆胶体渗透压＋肾小球囊内压）。正常时，肾小球毛细血管血压约为 60 mmHg（8.0 kPa），血浆胶体渗透压约为 25 mmHg（3.3 kPa），肾小球囊内压为 10 mmHg（1.3 kPa）。因此，肾小球有效滤过压约为 25 mmHg（3.3 kPa）。肾小球毛细血管血压约为全身血压的 60%，当休克、心力衰竭、严重脱水等引起全身动脉血压下降时，肾小球毛细血管血压也随之而降低；当泌尿道梗阻、肾小管阻塞或肾间质水肿压迫肾小管时，肾小球囊内压升高，均可导致肾小球有效滤过压降低，GFR 下降。血浆胶体渗透压降低对肾小球有效滤过压的影响不明显，因为其降低会引起组织液生成增多，使有效循环血量减少，进而通过肾素－血管紧张素系统引起肾小球入球小动脉收缩，结果肾小球毛细血管血压也下降。

3. 肾小球滤过面积减少

成人两肾约有 200 万个肾单位。肾脏储备功能较大，切除一侧肾脏使肾小球滤过面积减少 50%，健侧肾脏往往可功能代偿。但是当肾单位大量破坏时，肾小球滤过面积极度减少，可使 GFR 降低而发生肾功能不全。

4. 肾小球滤过膜通透性改变

肾小球滤过膜由肾小球毛细血管内皮细胞、基膜和肾小球囊脏层上皮细胞（足细胞）三层结构组成。内皮细胞间有 50～100 nm 的小孔，基膜为连续无孔的致密结构，足细胞有相互交叉的足突，基膜和足突间缝隙覆有富含糖胺聚糖并带负电荷的薄膜。肾小球滤过膜的通透性与其结构和电荷屏障有关。炎症、免疫复合物等损伤破坏了滤过膜的完整性或降低了滤过膜负电荷而导致其通透性增加时，可引起蛋白尿和血尿。

（二）肾小管功能障碍

肾小管的重吸收、分泌和排泄功能对维持水、电解质和酸碱平衡起着重要作用。当缺血、感染和毒物等因素导致肾小管上皮细胞变性坏死时，可引起肾功能障碍。此外，醛固酮、抗利尿激素、甲状旁腺素等体液因素也会导致肾小管功能障碍。

1. 重吸收障碍

由于各段肾小管结构和功能不同，功能障碍也表现各异。①近端小管功能障碍：原尿中的蛋白质、葡萄糖、氨基酸、磷酸盐、碳酸氢盐、钠（60%～70%）、钾、钙、磷等绝大部分由近曲小管重吸收。因此，近曲小管功能障碍可导致肾性糖尿、氨基酸尿、钠水潴留和肾小管性酸中毒等。此外，近曲小管还具有排泄功能，可排泄酚磺酞（酚红）、对氨马尿酸等。当近曲小管排泄功能障碍时，肾脏对上述物质的排出也减少。②髓袢功能障碍：髓袢升支粗段主动重吸收 Cl^-，并伴有 Na^+ 的被动重吸收，交感神经兴奋和血管紧张素 II 可增强 NaCl 在髓袢升支粗段的重吸收。③远曲小管和集合管功能障碍：远曲小管和集合管重吸收 Na^+（10%）、Cl^- 和水，分泌 H^+、K^+ 和 NH_3。远曲小管和集合管的重吸收功能受抗利尿激素和醛固酮的调节，其功能障碍可导致钠、钾代谢障碍和酸碱平衡紊乱。

2. 尿液浓缩和稀释功能障碍

肾浓缩稀释功能对维持机体内环境渗透压恒定有着重要意义。髓袢升支粗段重吸收 NaCl，而对水的通透性低，形成了肾髓质间质的高渗状态，有利于尿液的浓缩。髓袢功能障碍时，肾髓质高渗状态破坏，可导致多尿、低渗尿或等渗尿。

3. 酸碱平衡功能障碍

肾脏可通过排泌 NH_4^+、可滴定酸，以及重吸收 HCO_3^- 而排酸。当肾小管功能障碍或 GFR 严重降低时，会导致酸性代谢产物的蓄积而引起代谢性酸中毒的发生。

（三）肾脏内分泌功能障碍

肾脏可以合成、分泌或降解多种激素和生物活性物质，在调节血压、水、电解质、红细胞生成和钙磷代谢中发挥重要作用。肾脏病变可累及其内分泌功能，出现一系列病理反应，如高血压、贫血、肾性骨营养不良等。

1. 肾素－血管紧张素－醛固酮系统功能减低

肾素作用于血管紧张素原，生成血管紧张素 I（Ang I）。Ang I 在血管紧张素转换酶的作用下生成血管紧张素 II（Ang II），Ang II 有强烈的缩血管作用。Ang II 在血管紧张素酶 A（氨基肽酶 A）的作用下生成血管紧张素 III（Ang III），Ang II 和 Ang III 作用于肾上腺皮质球状带产生醛固酮。肾素－血管紧张素－醛固酮系统（renin-angiotensin-aldosterone system，RAAS）参与维持循环血量、血压和水钠代谢的调节。

2. 红细胞生成素形成减少

红细胞生成素（erythropoietin，EPO）是多肽类激素，90% 由肾脏产生，可促进骨髓造血干细胞分化成原始红细胞，促进网织红细胞入血和加速血红蛋白合成。慢性肾衰竭时贫血的发生与肾实质破坏导致 EPO 形成减少有关。

3. 1－α 羟化酶生成障碍

肾皮质细胞线粒体含有 1－α 羟化酶系，可将肝脏生成的 25－羟维生素 D_3 羟化成 1,25－二羟维生素 D_3，可促进肠黏膜对钙磷的吸收，还能激活成骨细胞和破骨细胞，促进骨盐溶解和钙化。低血钙、低血磷和甲状旁腺素可激活肾脏 1－α 羟化酶，降钙素则相反。慢性肾衰竭时，可由于 1,25－二羟维生素 D_3 的产生不足而诱发肾性骨营养不良，并发生维生素 D 治疗无效的低钙血症。

4. 激肽释放酶－激肽－前列腺素系统活性下降

肾脏富含激肽释放酶，可作用于血浆中激肽原而生成缓激肽，肾髓质间质细胞可合成

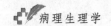

前列腺素 E_2、前列腺素 A_2 和前列腺素 $F_{2\alpha}$。激肽、PGE_2 和 PGA_2 均可扩张血管、降低外周阻力、促进肾小管钠水的排出，因此，慢性肾衰竭时激肽释放酶－激肽－前列腺素系统 (kallikrein-kinin-prostaglandin system，KKPGS) 活性下降是引起肾性高血压的原因之一。

第二节　急性肾衰竭

急性肾衰竭 (acute renal failure，ARF) 是指各种原因在短期内引起肾脏泌尿功能急剧下降，以致机体内环境出现严重紊乱的病理过程。主要表现为尿量减少，多数患者发生少尿乃至无尿，同时出现氮质血症、代谢性酸中毒及高钾血症等。

急性肾衰竭虽发病急，病情凶险，但如果诊断及时并采取正确的治疗措施，肾功能可以完全恢复。近年来发现部分病例尿量减少不显著，未达到少尿的程度，相对典型的少尿型急性肾衰竭而言称为非少尿型急性肾衰竭，其病情相对较轻。一般说来，急性肾衰竭很少转变为慢性肾衰竭。

一、病因与分类

许多原因均可引起急性肾衰竭，概括起来分为肾前性、肾性和肾后性因素（表 15-1）。

表 15-1　急性肾衰竭的原因和机制

	原　因	机　制
肾前性 ARF	严重脱水、各种类型休克、心力衰竭、肾动脉狭窄、肾动脉栓塞或血栓形成、镰状细胞危象	肾血流量下降
肾性 ARF	缺血性坏死、肾毒素、自身免疫或同族免疫异常、肾外伤、急性肾小球肾炎、急性间质性肾炎、横纹肌溶解症	肾实质性疾病
肾后性 ARF	前列腺肥大、泌尿道结石、肾脏或泌尿道肿瘤、先天性阻塞性泌尿道病、逼尿肌反射消失、输尿管损伤	肾小管压力增高而阻止滤出

（一）根据发病原因分类

1. 肾前性急性肾衰竭

肾前性急性肾衰竭 (acute prerenal failure) 是由于肾灌流量急剧降低所致的 ARF，肾脏无器质性病变，一旦肾灌流量恢复，则肾功能也迅速恢复，所以这种肾衰竭又称功能性肾衰竭或肾前性氮质血症。引起肾前性 ARF 的原因有：

（1）低血容量：见于大量失血、外科手术、创伤、烧伤、严重的呕吐、腹泻和大量利尿等引起的低血容量性休克。

（2）心力衰竭：见于心肌梗死等原因引起的心源性休克，心排血量急剧下降时。

（3）血管床容量扩大，有效循环血量减少：见于过敏性休克及脓毒性休克时血管床容量扩大，大量血液淤积在外周血管中，使回心血量减少而导致有效循环血量减少。

上述因素直接影响血压和肾灌流，当血压低于 80 mmHg（10.7 kPa）时，肾小球毛细血管压明显降低，引起 GFR 下降。

肾前性 ARF 时肾脏本身无器质性病变，仅有 GFR 降低，而肾小管功能尚正常。及时治疗原发病，恢复血容量和有效循环血量，肾的血液供应和泌尿功能可迅速恢复。但是，如果持续肾缺血，将导致肾小管坏死，引起肾性 ARF。

2. 肾性急性肾衰竭

由各种原因引起的肾实质病变而产生的急性肾衰竭，又称器质性 ARF，主要病理改变为肾小管上皮细胞变性、坏死。肾性 ARF 的病情严重，病死率高，部分患者需要透析治疗。但近年来的研究结果表明，绝大多数患者不出现肾小管的严重坏死而主要是变性和功能紊乱，并且修复速度较快，因此对 ARF 是否仅以肾小管细胞坏死为病理形态基础存在着争议。引起肾性 ARF 的原因有：

（1）急性肾缺血：肾前性肾衰竭的各种病因（如休克），在早期未能得到及时抢救，持续肾缺血就会引起急性肾小管坏死（acute tubular necrosis，ATN），即功能性肾衰竭转为器质性肾衰竭。这种肾小管坏死的病理特点是呈局灶性坏死，部位弥散，基膜破坏，上皮细胞刷状缘丧失、线粒体溶解。目前研究认为，急性肾缺血损伤更容易出现在再灌注之后，称为再灌注损伤，其中再灌注损伤产生的氧自由基可能是导致 ATN 的主要因素之一。

（2）急性肾中毒：毒素作用于肾小管细胞，是引起急性肾小管坏死的另一种主要原因。引起肾中毒的毒素包括工业化学物质，如铅、汞、铀、锑等重金属；有机化学物质，如四氯化碳、乙二醇、甲醇；一些生物毒物，如蛇毒、蕈毒和生鱼胆均可引起 ATN。目前认为许多药物（庆大霉素、卡那霉素及多粘菌素等氨基糖苷类抗生素，磺胺）及放射性造影剂对肾的损伤更为常见。还有许多药物，如别嘌醇、氨苄西林、羧苄西林、头孢菌素、新型青霉素Ⅰ和Ⅲ、甲苯异噁唑青霉素、苯妥英钠、吲哚美辛（消炎痛）、苯巴比妥、利福平、磺胺嘧啶等可以引起急性肾小管间质性肾炎。感染、内毒素血症、病毒感染（流行性出血热）也是引起 ATN 的常见病因。

（3）血红蛋白和肌红蛋白对肾小管的阻塞：这是引起 ATN 的常见病因，如输血时血型不合或葡萄糖-6-磷酸脱氢酶（G-6-PD）缺乏和疟疾引起的溶血，挤压综合征、创伤和外科手术引起的横纹肌溶解症，过度运动、中暑、妊娠期高血压疾病、长期昏迷、病毒性心肌炎引起非创伤性横纹肌溶解症，从红细胞和肌肉释出的色素蛋白或血管收缩物质，可引起肾小管色素管型形成，并堵塞肾小管，引起 ATN。此外，骨髓瘤的凝溶蛋白（本周蛋白）及尿酸盐结晶也可堵塞并损伤肾小管。

（4）急性肾实质性疾病：如急性肾小球肾炎、急进型高血压病、狼疮性肾炎、急性肾盂肾炎、坏死性肾乳头炎和肾动脉粥样硬化栓塞都能引起 ARF。

3. 肾后性急性肾衰竭

由肾以下泌尿道（俗称尿路，即从肾盏到尿道口任何部位）梗阻引起的肾功能急剧下降称肾后性肾衰竭（postrenal failure），又称阻塞性肾衰竭，由于肾实质并未破坏，又称为肾后性氮质血症。只要泌尿道梗阻消除，肾功能可迅速恢复。但是，若长期泌尿道梗阻，肾小球囊内压升高，可造成肾实质损伤而发展为肾性肾衰竭。肾后性 ARF 主要见于结石、肿瘤或坏死组织引起的双侧输尿管内梗阻；肿瘤、粘连和纤维化引起的双侧输尿管外梗阻，以及前列腺肥大、盆腔肿瘤等压迫。早期泌尿道梗阻出现肾盂积水，肾间质压力升高，肾小球囊内压升高，引起肾小球有效滤过压下降，直接影响肾小球滤过率。如果及

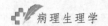

时解除梗阻，肾泌尿功能可很快恢复。

（二）根据临床表现分类

肾性 ARF 由于病因不同，患者的个体状况及治疗措施的差异，其临床表现和肾脏的病理变化也不尽相同，临床将其分为少尿型和非少尿型。

1. 少尿型 ARF

少尿型 ARF 在临床上较多见，患者尿量明显减少，出现少尿（24 小时尿量<400 ml）和无尿（24 小时尿量<100 ml），同时出现明显的氮质血症、血清肌酐浓度迅速进行性升高，并有高钾血症和代谢性酸中毒。

2. 非少尿型 ARF

部分 ARF 患者尿量虽有所减少，但并无少尿和无尿，24 小时尿量在 500 ml 以上，但出现氮质血症、高钾血症和代谢性酸中毒等肾衰竭的表现，临床上称之为非少尿型ARF。近年来其发病率有增高的趋势，大约占 ARF 的 30%～40%。非少尿型 ARF 多数因大量使用具有肾毒性的抗生素所致，病情轻，病程短，预后较好。但是，非少尿型ARF 患者如治疗不当可转化为少尿型，病情加重；而少尿型 ARF 如治疗得当，可转为非少尿型，使病情减轻。非少尿型 ARF 由于不出现少尿和无尿，临床表现也不严重，易被忽视而漏诊，应特别警惕。

二、发病机制

通过大量的实验和临床研究，对急性肾衰竭有了较深刻的认识，但迄今为止其发病机制仍未完全明了，并且有些结果是相互矛盾的，这表明了其发病机制的复杂性。鉴于临床多数 ARF 是由于肾缺血和肾中毒所致的急性肾小管坏死引起的，故本文主要阐述肾缺血和肾中毒引起的少尿型 ARF 的发病机制。

（一）肾血液灌注减少

大量的动物实验及临床观察证明，在 ARF 的初期，肾前性肾衰竭和肾后性肾衰竭都存在肾血流灌注不足和肾内血流分布异常的现象，而且肾缺血的程度及形态学损害与功能障碍存在着平行关系。因此，现在多数学者肯定肾缺血是 ARF 初期的主要发病机制。造成肾缺血主要与肾灌注压降低、肾血管收缩和肾的再灌注损伤有关。

1. 肾灌注压下降

肾灌注压受全身血压的影响很大，因为肾动脉粗、短，几乎呈直角与腹主动脉相连，所以全身血压的变化，立刻影响肾灌注压。

肾血流能自身调节，当动脉血压在 10.7～21.4 kPa（80～160 mmHg）时，通过肾血管自身调节，使肾血流（renal blood flow，RBF）和 GFR 保持稳定。即全身血压降低到10.7 kPa（80 mmHg）时，肾血管平滑肌舒张，外周阻力降低，使 RBF 和 GFR 保持不变。这种调节很迅速，一般认为这是通过前列腺素系统进行的。但是，当全身血压降低到6.7～9.3 kPa（50～70 mmHg）时，肾血流失去自身调节，肾血管平滑肌收缩，外周阻力增加，RBF 和 GFR 降低 1/2～2/3。当血压降低到 5.3 kPa（40 mmHg）时，RBF 和 GFR几乎为零。在严重缺血时，全身血流重新分布，肾是最早受影响的器官。

（1）肾前性肾衰竭全身动脉血压常低于 6.7 kPa，肾动脉血压一般相当于全身动脉血压的 60%，肾小球毛细血管血压下降，导致肾小球有效滤过压降低。

（2）肾后性肾衰竭是由于泌尿道梗阻引起肾小球囊内压增加，当囊内压和血浆胶体渗透压之和超过肾小球毛细血管压时，肾小球有效滤过压也可降到零。同时，泌尿道梗阻、肾盂积水、肾间质压明显升高，也压迫肾皮质和血管，引起肾缺血和肾萎缩。尿液引流不畅继发感染，可加重肾损伤。

2. 肾血管收缩

在全身血容量降低、肾缺血时，引起肾入球小动脉收缩、肾血流重新分配。Kew 通过肾动脉注入 ^{133}Xe 后，体外扫描，发现在氮质血症前期，RBF 即降低，尤以肾皮质外层血流降低得最明显。休克时动脉血压下降，就可以引起全身血管收缩，特别是皮质肾单位（浅表肾单位）的入球动脉收缩。入球动脉收缩可先于全身血管收缩，而且比较持久，当血压恢复后，入球动脉痉挛仍然维持，所以动脉血压不能反映肾血流动力学的改变。入球动脉收缩的后果是影响 GFR 以及相应肾单位的肾小管缺血，是肾前性 ARF 和肾性 ARF 的早期的主要发病机制。

入球动脉痉挛、肾皮质血管阻力增加的机制与许多体液因素有关：

（1）体内儿茶酚胺增加：临床上休克或创伤引起的 ARF，体内儿茶酚胺浓度急剧增加。动物实验证明，在肾动脉灌注肾上腺素后再做肾动脉造影，肾皮质血管不显影，而髓质血管显影正常，这与 ARF 的改变类似。皮质肾单位分布在肾皮质外 1/3，其入球动脉对儿茶酚胺敏感，因而皮质呈缺血改变。

（2）肾素－血管紧张素系统激活：缺血时肾灌注压降低，刺激近球细胞分泌肾素，肾素产生增多，促使血管紧张素Ⅱ生成增加，引起入球小动脉及出球小动脉收缩。

支持肾素－血管紧张素激活，引起肾血管收缩这一学说的临床证据有：ARF 患者，用放射免疫法测定 AngⅡ是增加的；挤压综合征患者被证实肾近球细胞肥大。动物实验给大鼠注射 AngⅡ可复制大鼠 ARF 的模型。但也有反对的意见，因为用肾素的抗血清和 AngⅡ拮抗剂不能预防甘油所致的 ARF，说明除肾素－血管紧张素外还有其他的体液因素参与。

（3）激肽和前列腺素产生减少：肾是产生激肽和前列腺素的主要器官。肾缺血和肾中毒时，肾髓质间质细胞合成激肽和前列腺素减少，结果导致肾血管痉挛、收缩，血流阻力增加。如庆大霉素引起的肾中毒，在 GFR 下降前，PGE_2 减少。使用前列腺素合成抑制剂——吲哚美辛，引起血管收缩，加重甘油所致的 ARF。

（4）内皮素（ET）与一氧化氮（NO）的产生失衡：肾缺血使肾血管内皮细胞受损，引起 ET 释放增多，同时 NO 释放减少，从而导致持续的肾血管收缩和肾血流量减少，GFR 降低。

3. 血液流变学改变

肾血液流变学的改变可影响肾微循环状态，加重肾缺血，促进急性肾衰竭的发展。急性肾衰竭时肾血液流变学的改变可能与以下因素有关：

（1）血液黏稠度增高：急性肾衰竭时，血液中纤维蛋白原增加、血小板聚集、红细胞变形能力下降并发生聚集，以及白细胞黏附、嵌顿等均可使血液黏稠度增加，影响肾小球毛细血管床微循环状态，导致 GFR 下降。部分患者甚至可发生肾内 DIC 而堵塞血管。

（2）微血管阻塞：肾缺血使肾血管内皮细胞膜上"钠泵"失灵，肾血管内皮细胞肿胀；肾是对缺血最敏感的器官之一，当恢复肾灌注时，可产生大量氧自由基，损伤血管内皮细胞，引起内皮细胞肿胀、管腔狭窄，严重时引起血管阻塞；加之急性肾衰竭时白细胞黏附、嵌顿等进一步加重肾血管阻塞，使得肾灌注障碍更加严重。

（二）肾小球病变

急性肾小球肾炎、狼疮性肾炎等，肾小球受累，滤过膜面积减少，导致 GFR 降低。

（三）肾小管阻塞

病理切片检查证明肾小管管腔中有管型和肾小管细胞肿胀。根据这些观察结果认为，肾小管被管型和碎片阻塞，管内压力上升，从而使肾小球有效滤过压降低而产生少尿。但是有人提出反对意见，因为在 ARF 患者死亡后的尸体检查中，大部分没有管型堵塞，所以提出管型阻塞不是少尿的原因，而是肾小管尿流变慢的结果。因此，肾小管阻塞学说曾一度被忽视。但是，Tanner（1976 年）的工作又充分肯定管型阻塞的作用，他在钳夹鼠两侧肾动脉造成 ARF 的模型中，用显微穿刺技术测定肾小管管内压，判断阻塞下端是否有管型阻塞。当肾衰竭发生后，菊粉清除率下降，尿液明显减少，近曲小管内压力比正常增高 3 倍左右。若在 1 分钟内注射 15 μl 有色平衡液，肾小管内压力高达 20 kPa（150 mmHg），其压力超过肾小球毛细血管压力，但不久压力又立即降低，远曲小管内出现染料颜色。经过 3 分钟后做第二次注射，注射量比第一次大 3 倍多，达 50 μl，但是测定管内压力未见上升，与第一次注射结果不同。作者认为：管型阻塞在近曲小管的后方，第一次注射时，管内压力升高，管型被冲走；当第二次注射时，由于管道已通，虽然注射量比第一次大3 倍多，但压力不增高，再次肯定了管型阻塞在 ARF 发病中的作用。除了缺血型 ARF 有肾小管阻塞外，溶血性疾病在肾小管可见到大量的血红蛋白管型，挤压综合征和肌内注射 50％的甘油造成横纹肌溶解症的动物模型中，均可在肾小管见到肌红蛋白管型。其他如多发性骨髓瘤本周蛋白，肌红蛋白、磺胺结晶、尿酸盐结晶均可造成肾小管阻塞。目前认为，管型阻塞在 ARF 持续期中是导致 GFR 减少的重要因素。但在重金属（铀、汞）中毒、妥布霉素、庆大霉素、头孢菌素及其他氨基糖苷类抗生素引起的 ARF 中，管型阻塞并不起主要作用，如硝酸铀引起的 ARF，肾小管内压力并不升高。这表明不同病因引起的肾衰竭其主导环节不同。

（四）肾小管原尿回漏入间质

持续肾缺血或肾毒物引起肾小管上皮坏死、基膜断裂，通透性增加，原尿可经受损肾小管壁处反漏入周围肾间质。一方面造成尿量减少，另一方面引起肾间质水肿，压迫肾小管及其周围毛细血管。肾小管受压，囊内压增高，GFR 下降，毛细血管受压，肾小管供血进一步减少，肾损害加重，形成恶性循环。

用微穿刺将染料注入肾小管，在用钳夹肾动脉造成缺血引起的 ARF 模型中，发现一种不被肾小管重吸收的染料丽丝胺绿（lissamine green）出现在肾间质。用荧光标记的菊粉注入一侧坏死的近曲小管中，发现菊粉从对侧肾排出。注入相对分子质量为40 000的辣根过氧化物酶，该酶也在间质中发现。上述资料证实了 ARF 尿液反流回间质的存在。除肾缺血外，肌内注射氯化汞、硝酸铀以及氨基糖苷类抗生素所致的 ARF，均可看到肾小管上皮细胞广泛坏死，基膜断裂，尿液经断裂的基膜扩散到肾间质。尿液反漏回间质学说，在某些类型 ARF 发病机制中起到重要作用，特别对解释肾衰竭持续期少尿的发生机制有较大意义。

（五）肾组织细胞的损伤

ATN 是以肾小管细胞损伤为主的病理过程。近年来发现内皮细胞、系膜细胞等受损也参与了急性肾衰竭的发病。

1. 受损细胞类型及其特征

（1）肾小管细胞：ATN 时肾小管细胞的损伤表现出两种病理特征，肾持续性缺血时损伤的病理特点是肾小管上皮细胞呈局灶性坏死，部位弥散，基膜破坏，上皮细胞刷状缘丧失、线粒体溶解，可累及肾小管各段；肾毒性损伤引起的病理特点是肾小管坏死呈片段状，损伤部位主要是近曲小管，可累及所有肾单位，但基膜完整，细胞器（如线粒体）没有溶解。

（2）内皮细胞：肾血管内皮细胞具有调节血管通透性、血管张力、炎症反应和凝血的功能。急性肾衰竭时，肾血管内皮细胞肿胀，血管腔变窄，血流阻力增加，肾血流流量减少；内皮细胞受损，激发血小板聚集、微血栓形成及毛细血管内凝血；肾小球内皮细胞窗孔变小，可直接影响超滤系数，使 GFR 下降；内皮细胞释放舒血管因子减少、缩血管因子增多，造成肾血管持续收缩。以上因素均可导致 GFR 持续降低。

（3）系膜细胞：肾缺血和肾中毒时，机体释放的体液因子如血管紧张素、儿茶酚胺等可引起系膜细胞收缩，使肾小球血管阻力增加、滤过面积减少，导致 GFR 持续降低。

2. 细胞损伤机制

急性肾损伤时，缺血、毒物或二者共同作用引起了肾小管细胞的损伤，细胞内 ATP 不足以及 ATP 依赖的膜转运系统的破坏是细胞损伤的主要因素，其他如自由基的作用、磷脂酶的异常激活以及细胞骨架结构改变也参与了细胞损伤的发生。

（1）ATP 产生减少及离子泵失灵：肾缺血、低灌注时可因缺氧、代谢底物的缺乏导致细胞线粒体氧化磷酸化速度减慢，ATP 生成不足。ATP 减少不仅减弱肾小管的主动重吸收功能，而且由于 Na^+-K^+-ATP 酶活性减弱，细胞内钠、水潴留，造成细胞水肿；由于 $Ca^{2+}-ATP$ 酶活性减弱，细胞内钙泵出减少、肌浆网摄钙减少，造成细胞内钙超载，又加重了线粒体的损伤，ATP 生成进一步减少，形成恶性循环，甚至导致细胞死亡。

（2）自由基生成增多与清除减少：肾缺血及缺血后再灌注可使自由基产生增加和清除减少。自由基过多导致脂质过氧化、细胞蛋白的氧化及 DNA 的损伤，造成细胞膜完整性破坏、蛋白质功能丧失及细胞损伤修复障碍。

（3）磷脂酶活性增高：缺血性损伤时，细胞内 Ca^{2+} 超载，还原型谷胱甘肽减少，导致磷脂酶 A_2 活性增强，分解膜磷脂，使细胞骨架结构解体。同时，膜磷脂分解释放出花生四烯酸，在脂加氧酶和环加氧酶作用下生成前列腺素、白三烯等，可影响血管张力，促进血小板聚集。

（4）细胞骨架结构改变：细胞骨架在维持细胞正常的形态、结构、功能和信号转导中均发挥重要作用。肾缺血和肾中毒时，ATP 产生减少，细胞内骨架改变，如调控微绒毛重吸收面积的肌动蛋白脱耦联，导致细胞的主体结构及膜的极性出现异常，引起细胞膜面积减少，肾小管上皮的连续性破坏。

（5）细胞凋亡的激活：急性肾衰竭时，主要通过线粒体死亡通路和 Fas 配体死亡通路，肾小管细胞凋亡增加。

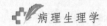

三、功能和代谢变化

（一）少尿型急性肾衰竭

少尿型 ARF 发病过程经历少尿期（或无尿期）、多尿期和恢复期三个阶段，反映肾功能从损害到恢复时机体的变化。

1. 少尿期

少尿期常在发病后 24 小时内开始，持续时间为 10~14 天，视病因、病情及治疗措施等情况持续时间最短的可能只有几天，而有的可持续数周。病程长短与预后密切相关，持续时间越长、预后越差。少尿期是病情最严重的时期，此期内环境严重紊乱，ARF 死亡的患者多数在少尿期。少尿期机体变化有如下几方面。

（1）尿的变化：①少尿或无尿。多数患者出现少尿（<400 ml/d）或无尿（<100 ml/d），与肾血液灌注减少、原尿回漏及肾小管阻塞等因素有关。②尿钠增高、尿渗透压及尿密度降低。由于肾小管上皮细胞变性、坏死，重吸收水、钠功能障碍，尿钠含量增高；由于尿素、肌酐等物质的排出减少，尿渗透压降低（<350 mmol/L），尿相对密度低而固定（1.010~1.012）。③尿中有管型、蛋白质及各种细胞。因肾小球滤过膜通透性改变和肾小管上皮细胞坏死、脱落，尿中可检出蛋白质、红细胞、白细胞、上皮细胞及各种管型。

功能性肾衰竭和器质性肾衰竭都有少尿和氮质血症，但两者不仅在少尿的发生机制上不同，尿液的成分也有区别（表 15-2），治疗原则也截然不同。功能性肾衰竭是由于肾的灌注不足所引起的，应尽早采取输液或输血恢复血容量，从而可使 RBF 和 GFR 恢复正常。临床输液的原则是充分扩容。但是，如病情已发展到器质性肾衰竭，则应严格控制输入液量，使出入液量处于动态平衡，以防止水中毒、肺水肿和心力衰竭的发生。此期临床输液的原则是量出而入，宁少勿多。

表 15-2 功能性与器质性 AFR 尿变化的不同特点

	功能性急性肾衰竭	器质性急性肾衰竭
尿相对密度	>1.020	<1.015
尿渗透压（mOsm/L）	>500	<350
尿钠（mmol/L）	<20	>40
尿/血肌酐比值	>40 : 1	<20 : 1
尿蛋白	阴性或微量	+~++++
尿常规	正常	各种管型和细胞
肾衰竭指数	<1	>2
钠排泄分数	<1	>2

（2）水中毒：ARF 时由于肾小球滤过率降低，水排出减少，体内分解代谢加强使内生水增多，以及摄入或输入较多的水而使大量水在体内潴留，导致血容量增多和稀释性低钠血症及细胞水肿，严重时可发生脑水肿、肺水肿及心力衰竭。

（3）电解质代谢紊乱：

1）高钾血症。ARF 少尿期引起高钾血症的原因有：①尿量减少，尿钾排出减少；

②组织损伤和分解代谢加强，细胞内钾逸出到细胞外；③代谢性酸中毒使细胞内钾外移；④摄入钾盐或输入库存时间较长的血液。高钾血症可以使心肌的兴奋性、传导性、自律性和收缩性均降低，引起心律失常、传导阻滞，甚至发生心室颤动和心搏骤停。高钾血症是ARF患者死亡的最重要因素。

2）高镁血症。镁主要从肾脏排出，ARF时镁排出减少，同时组织分解使细胞内镁释出至细胞外使血镁增高。当血镁浓度高于3 mmol/L时，往往引起症状，表现为心血管和神经系统功能抑制。

（4）代谢性酸中毒：由于GFR下降及肾小管排酸保碱功能的障碍，使酸性代谢产物排出减少，在体内蓄积而引起代谢性酸中毒，具有进行性、不易纠正的特点。

（5）氮质血症：是指血液中尿素、肌酐、尿酸等非蛋白含氮物质增高。由于肾脏排泄功能障碍和体内蛋白质分解代谢增加（感染、中毒等），非蛋白氮排出障碍而产生增多，潴留在体内，使血液中浓度增高而产生氮质血症。

2. 多尿期

尿量进行性增多是肾功能逐渐恢复的信号。当尿量增加到每24小时大于400 ml，标志着患者已进入多尿期。典型的病例，患者尿量每天增加1倍，到第3天每24小时可达1 L，再过几天每24小时可达3~4 L。但有的患者尿量增加较慢，每天只增加100~200 ml；有的患者在少尿期后尿量可突然增多，达每天3~5 L，个体间差异较大。进入多尿期的机制可能为：①肾血流量和肾小球滤过功能逐渐恢复；②肾小管上皮细胞再生，但新生的上皮细胞重吸收水、钠功能尚不健全；③肾间质水肿消退和肾小管阻塞解除；④滞留在血中的尿素等代谢产物经肾小球滤过，引起渗透性利尿。有研究结果表明，少尿期血液中尿素浓度越高，多尿期的尿量就越多。

多尿期开始几天内，尿量虽然成倍增加，但由于肾功能尚未完全恢复，GFR仍明显低于正常，不足以排出每天的代谢产物，氮质血症、高钾血症和酸中毒不能很快得到纠正。通常在5~7天后血液中尿素和肌酐开始下降，内环境紊乱才逐渐得以纠正。

多尿期肾浓缩功能尚未恢复，调节水和电解质能力差，很容易出现水和电解质的负平衡，可出现脱水、低血钾、低血钠或高血钠，需要细心地控制摄入的水和电解质的量。一些少尿期的严重并发症，如感染、胃肠出血和心血管功能障碍可以在多尿期早期继续存在或出现，即使应用透析治疗，患者仍可死于多尿期，其死亡率大约占死于ARF患者总数的1/4。多尿期平均持续1个月左右。

3. 恢复期

一般ARF发病1个月便进入恢复期。在多尿期与恢复期之间无明确界限，多尿期本来就意味着肾功能在逐步恢复，但临床上习惯于把患者血液生化指标恢复正常水平视为进入恢复期，而实际上此时肾功能尚未完全恢复正常，尤其是肾小管的浓缩功能需要3个月至1年或更长时间才能趋于正常。有研究结果表明，在ARF发病1年后，约2/3患者GFR较正常低20%~40%，肾小管浓缩功能和酸化功能也低于正常。一般来说，少尿期越长，肾功能恢复需要的时间也越长，老年患者要比年轻患者恢复的时间长。一般肾功能在若干年后可完全恢复，少数患者可残留泌尿道感染及高血压后遗症。所以ARF是一个自限性的病理过程，一旦病因去除，则坏死的肾小管上皮可通过修复再生而痊愈，是有可能逆转的器官衰竭。

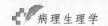

（二）非少尿型急性肾衰竭

非少尿型 ARF 不表现出少尿或无尿，患者平均尿量在 1 L/d 左右。非少尿型 ARF 的致病因素与少尿型不同，多数由肾毒性物质所引起，尤其以氨基糖苷类抗生素及造影剂的应用者为多见。本型患者临床症状较轻，病程相对较短，并发症少，病死率也低，预后较好。但由于尿量不少，容易被临床忽略而漏诊。

非少尿型 ARF 病理损害较轻，GFR 下降程度不严重，肾小管部分功能还存在。但是，尿浓缩功能障碍，所以尿量较多，尿钠含量较低，尿密度也较低。尿沉渣检查时，细胞和管型较少。此型仍有氮质血症。

四、防治的病理生理基础

（一）病因学防治

首先是尽可能明确引起 ARF 的病因，采取特殊措施消除或逆转，如解除泌尿道阻塞，解除肾血管的痉挛，治疗肾盂肾炎，尽快清除肾的毒物，纠正血容量不足，抗休克等。

（二）对症治疗

（1）透析治疗：包括腹膜透析和血液透析，能有效地纠正水中毒、电解质紊乱，使急性肾衰竭的治疗和预后得到很大的改进。目前主张早期透析或预防透析，原则上早做、多做。透析治疗可使患者顺利度过少尿期，减少并发症，恢复肾功能，降低死亡率。

（2）水、电解质平衡的维持：严格控制水、钠的摄入量，"量出为入"；预防高血钾。

（3）纠正酸中毒。

（4）控制氮质血症。

（5）防治感染。

（6）饮食和支持疗法：限制蛋白质摄入，滴注葡萄糖和必需氨基酸，多尿期注意补充水、钠、钾及维生素。

（三）针对发病机制用药

针对发病机制可使用自由基清除剂、RAAS 阻断剂、钙拮抗剂、膜稳定剂等。

第三节　慢性肾衰竭

慢性肾衰竭（chronic renal failure，CRF）是在各种病因作用下，肾单位发生慢性、进行性、不可逆性破坏，残存的肾单位不能充分排出代谢废物和维持体内环境恒定，因而出现代谢废物潴留，水、电解质、酸碱平衡紊乱，以及肾内分泌功能障碍为主要表现的病理过程。CRF 是一个慢性渐进性发展过程，其病程是进行性加重的，肾小球和肾间质发生明显的纤维结缔组织成分沉积，预后较差。

一、发病原因

CRF 的病因很多，各种原发的和继发的肾脏疾病，只要病变持续进展，引起肾实质进行性破坏，均可使肾小球滤过功能、肾小管重吸收功能以及肾内分泌功能受损，导致 CRF。引起 CRF 病因有以下几方面：

（一）慢性肾实质疾病

（1）慢性肾小球肾炎：如新月体肾炎度过急性期者、膜性肾炎、膜增生性肾炎、部分微小病变型肾炎及链球菌感染后肾炎等。

（2）肾脏的感染性疾病：如慢性肾盂肾炎、肾结核等。

（3）先天性肾疾病：如多囊肾、肾发育不全。

（4）其他原因引起的肾疾病：如肾肿瘤、药物性肾损伤、肾外伤等。

（二）全身性疾病累及肾脏

（1）血管性疾病：如高血压肾动脉硬化、肾动脉栓塞、结节性多动脉周围炎等。

（2）代谢性疾病：如糖尿病肾病、肾淀粉样变、尿酸性肾病、黏多糖肾病等。

（3）自身免疫性疾病：如狼疮性肾炎、硬皮病肾损害等。

（三）泌尿道慢性梗阻

泌尿道结石、前列腺肥大、膀胱肿瘤等引起尿液反流，可导致间质性肾损害。

在我国，慢性肾小球肾炎是引起 CRF 的主要病因。近年来的研究结果显示，糖尿病性肾病及高血压性肾损害引起的 CRF 逐渐呈上升趋势。

二、发展过程

肾脏具有强大的代偿储备能力，CRF 是进行性的发展过程。在病因的作用下肾脏发生病变，但肾脏可发挥其代偿功能，维持机体内环境相对稳定，不出现明显症状和体征，只有当肾脏代偿不全时才出现肾衰竭的临床表现。根据肾脏功能受损的程度可将 CRF 发展的全过程分为四个时期，即储备功能降低期或称代偿期、肾功能不全期、肾衰竭期和尿毒症期，后三期称为代偿不全期或失代偿期（表 15-3 和图 15-1）。

表 15-3　CRF 的临床分期

分　期	内生肌酐清除率（ml/min）	血浆肌酐（$\mu mol/L$）	主要临床表现
代偿期	>50	<178	无，但肾脏储备功能减低
失代偿期			
肾功能不全期	20~50	186~442	轻度贫血，乏力，食欲减退
肾衰竭期	10~20	451~707	酸中毒，贫血，高磷、低钙血症，多尿、夜尿
尿毒症期	<10	>707	低蛋白血症，全身中毒症状，各器官系统功能障碍

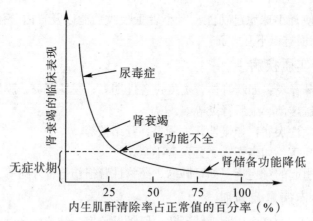

图 15-1　CRF 的临床表现与肾功能的关系

（一）肾脏储备功能降低期

肾脏共有 200 万个肾单位，如果切除一侧肾脏，即剩余 100 万个肾单位，仍能维持内环境稳定，剩余的肾脏只发生肥大不会发展成慢性肾衰竭。动物实验表明，只有切除 3/4 的肾组织后，剩余的 1/4 肾组织明显增生肥大，发生进行性肾小球和肾间质纤维化，最终发生肾衰竭。临床常通过测定内生肌酐清除率（creatinine clearance）来评估肾功能状况。正常时内生肌酐清除率为 90～140 ml/min，与肾小球滤过率的值相近。当内生肌酐清除率在正常值的 30％以上（>40 ml/min），肾脏通过健存肾单位的代偿，维持水、电解质代谢和酸碱平衡，血尿素氮和肌酐在正常范围，除原发症外无肾衰竭的表现。但是，如果受到外来因素的影响，则易引起内环境紊乱。

（二）肾功能不全期

当内生肌酐清除率降到正常值的 25％～30％时，肾脏已不能维持内环境的稳定。患者出现肾功能不全的临床表现，有轻度的氮质血症（血尿素氮和肌酐轻度升高），轻度酸中毒和贫血，多有疲乏无力、食欲减退、夜尿等症状。

（三）肾衰竭期

此期内生肌酐清除率在正常值的 20％～25％，患者出现典型的肾衰竭的临床表现。具体表现为明显的氮质血症，血浆非蛋白氮明显升高，酸中毒，贫血，水、电解质和钙磷代谢紊乱。多数患者有肾性高血压，有明显的临床症状。

（四）尿毒症期

此期内生肌酐清除率降至正常值的 20％以下，肾衰竭的表现很严重，并且出现全身中毒症状。尿毒症期是肾衰竭最严重阶段，如不及时进行透析等治疗，可导致死亡。

三、发病机制

（一）有关慢性肾衰竭的几个主要学说

CRF 呈进行性发展，在这个过程中，除原发病造成肾组织的损伤外，尚有很多因素参与，机制十分复杂。尽管进行了大量研究，提出了很多学说，但尚无一种学说可以阐明 CRF 的发病机制，可能是多种因素综合作用的结果。目前关于 CRF 发病机制的学说有以下几种：

1. 健存肾单位学说

在慢性肾疾病时，肾单位不断被破坏而失去功能，另有一部分肾单位轻度受损或仍属正常，称为健存肾单位。代偿期，健存肾单位发生代偿性肥大，增强肾小球滤过功能、肾小管重吸收和排泄功能，以维持内环境恒定。

随着疾病的发展，残留肾单位的代偿活动对维持肾脏基本功能固然有利，但是这种代偿活动的结果是使残留肾单位负荷增加，肾血流动力学改变，残留肾单位出现代偿性肥大，促使肾小球硬化和间质纤维化的发生，造成残留肾单位进一步减少，肾功能进行性减退。这就是健存肾单位学说（intact nephron hypothesis）。

2. 矫枉失衡学说

矫枉失衡学说（trade-off hypothesis）是指机体对肾小球滤过率降低的适应过程中所发生的新的失衡，这种失衡使机体进一步受到损害。当肾损害使肾单位进行性减少时，为了排出体内过多的溶质（如血磷过高），机体可通过分泌某些体液因子（如甲状旁腺素，PTH）来影响肾小管上皮细胞的转运功能，减少对滤液中磷的重吸收以增加磷的排泄，使血磷水平趋向正常。但这种体液因子（PTH）除影响肾小管功能外，长期超量也可影响机体其他系统的功能。例如，溶骨活动增强而引起肾性骨营养不良、软组织坏死、皮肤瘙痒与神经传导障碍等相继发生。因此，这种矫枉失衡使肾衰竭进一步加剧。

3. 肾小球过度滤过学说

随着有功能的肾单位减少，健存肾单位的肾小球毛细血管内压增高，血流量增加，滤过率增加，这促进了肾小球的代偿性肥大及产生机械性损伤；同时，肾小球基膜通透性改变，血浆中大分子物质通过毛细血管壁进入系膜区，刺激系膜细胞增生及基质生成增多，系膜区扩张，最终导致肾小球硬化而失去功能。这就是肾小球过度滤过学说（glomerular hyperfiltration hypothesis）。

4. 肾小管－肾间质损伤学说

肾功能障碍不仅累及肾小球，与肾间质的变化也有很大关系，可引起肾间质损伤。在代偿期每个残存肾单位都发生代偿性肥大，耗氧量增加，反映其代谢增强。这可能与肾生长因子增加、溶质滤过负荷增加、脂质过氧化作用增强、酶活性增强、细胞内 Ca^{2+} 增多等因素有关。肾小管的高代谢引起残存肾单位内氧自由基生成增多，自由基清除剂减少，因此脂质过氧化作用增强，细胞和组织损伤，导致肾单位进行性损害。炎性细胞释放各种生物活性物质，以及成纤维细胞分泌Ⅰ型和Ⅲ型胶原，使间质纤维化，肾小管萎缩。

上述四种学说是随着对慢性肾衰竭认识的不断深入而发展起来的。在慢性肾衰竭的缓慢渐进的发展过程中，这些机制可能都参与了发病过程。现将四种学说阐述的机制及其相互关系归纳于图 15 - 2，以便更全面地了解慢性肾功能不全由代偿转向衰竭的过程及机制。

（二）肾单位功能丧失的机制

1. 原发病的作用

各种慢性肾脏疾病及累及肾脏的全身性疾病可通过不同机制引起肾单位进行性破坏，使其丧失功能，比如通过炎症反应（如慢性肾小球肾炎、慢性肾盂肾炎等）、免疫反应（如狼疮性肾炎、膜性肾小球肾炎等）、缺血（如肾动脉狭窄、结节性多动脉周围炎等）、

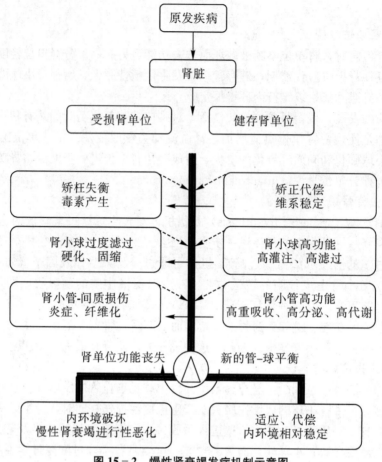

图 15 - 2 　慢性肾衰竭发病机制示意图

大分子物质沉积（如淀粉样变性病等）及肾小管机械性阻塞（如泌尿道梗阻性疾病等）等多种机制引起损伤。但是，有些病例即使原发疾病已被控制，肾单位却仍不断地丧失，提示肾单位功能丧失不仅有原发病因的作用，还有继发性机制存在。

2. 继发性进行性肾小球硬化

原发疾病引起肾单位功能丧失后，尽管原因可能已被消除，但仍发生慢性肾衰竭，其主要原因是继发了进行性肾小球硬化。进行性肾小球硬化主要与残存肾单位的肾小球血流量增加及毛细血管压增高有关。当肾脏原发疾病引起部分肾单位功能丧失时，残存的肾单位代偿性肥大，肾小球血流量增加，滤过率增高，同时肾小球基膜通透性增加，血浆中大分子物质通过毛细血管壁进入系膜区，刺激系膜细胞过度生长及细胞外基质生成增多，系膜区扩张，最终导致肾小球硬化而失去功能。全身性疾病如糖尿病、高血压病及高血脂病引起的肾单位丧失的机制也主要与进行性肾小球硬化有关。

3. 肾间质慢性缺血、缺氧

在慢性肾衰竭时肾间质存在慢性缺血、缺氧。这种慢性缺血、缺氧不仅造成肾小管功能结构损坏，而且导致肾小球纤维化及硬化。其机制为：因缺血、缺氧，组织产生的各种细胞因子、生长因子等促进肾小球系膜纤维组织增生、细胞外基质代谢紊乱，以及肾小球内各种细胞损伤，最终导致肾小球纤维化乃至硬化。此外，慢性肾间质缺血、缺氧可引起肾小管受损而导致其萎陷，出现无小管肾小球，进一步转变成萎缩硬化的肾小球。

4. 肾组织局部炎症反应

在高血压、糖尿病或高脂血症时，肾小球内皮细胞受损，从而引起肾小球内发生微炎症反应（microinflammation）。这种肾小球炎症可导致炎性细胞（如巨噬细胞）与系膜细胞相互作用，从而使系膜细胞激活、增殖和功能紊乱，细胞外基质大量产生，肾小球发生纤维化甚至硬化。

5. 细胞因子与生长因子的作用

肾小球内发生的微炎症反应还可使各种细胞因子和生长因子产生增加，影响肾小球硬化过程。如 TGF-β_1 可使系膜细胞返祖成系膜母细胞（即成系膜细胞）并产生大量的细胞外基质，导致系膜区扩大，最终肾小球硬化。相反，肝细胞生长因子（HGF）、血管内皮生长因子（VEGF）和骨形成蛋白-1（BMP-1）则是对抗肾小球硬化的内源性因子。这些损伤与抗损伤因子共同作用决定肾小球硬化发生的程度与进程。

四、功能和代谢变化

（一）泌尿功能障碍

1. 尿量变化

（1）夜尿：正常成人每日尿量约为 1 500 ml，白天尿量约占总尿量的 2/3，夜间尿量只占 1/3；每天必须排除溶质约 450 mmol。CRF 患者，早期即有夜间排尿增多的症状，即夜间解尿的次数增多，这种情况称之为夜尿（nocturia）。其发生机制可能与 CRF 时伴随 GFR 下降，尿渗透压也在减少有关。机体每天要排出 450 mmol 溶质，必须以增加尿量作为代偿，故表现为稀释尿和夜尿。

（2）多尿：每 24 小时尿量超过 2 000 ml 时称为多尿（polyuria）。CRF 时，由于多数肾单位遭到破坏，流经残留的肥大肾小球的血量呈代偿性增加，因而此时滤过的原尿量超过正常量，加之原尿中溶质多、流速快，通过肾小管时未能及时重吸收，从而出现多尿。此外，在慢性肾盂肾炎时，由于髓襻发生病变，髓质间质不能形成高渗环境，因而也使尿液不能被浓缩，故出现多尿。

（3）少尿：当肾单位极度减少，GFR 小于 10 ml/min，便不再有夜尿增多和多尿，开始出现少尿。尽管残存的尚有功能的每个肾单位生成尿液仍多，但每日生成终尿总量可少于 400 ml。

2. 尿渗透压变化

临床上，由于测定方法简便，常以尿相对密度来判断尿渗透压的变化。正常人尿相对密度的变动范围为 1.002～1.035。在早期 CRF 患者，肾浓缩功能减退而稀释功能正常，因而出现低密度尿。当尿相对密度最高只能到 1.020 时，称为低渗尿。随着病情发展，肾浓缩和稀释功能均告丧失，终尿的渗透压接近血浆渗透压，尿相对密度固定在 1.008～1.012，尿渗透压为 266～300 mmol/L（正常为 360～1 450 mmol/L），称为等渗尿。

3. 尿液成分改变

（1）蛋白尿：很多肾疾病可使肾小球滤过膜通透性增强，致使肾小球滤出蛋白质增多；或肾小球滤过功能正常，但因肾小管上皮细胞受损，使滤过的蛋白质重吸收减少；或两者兼而有之，均可出现蛋白尿。

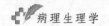

（2）血尿和脓尿：尿中混有红细胞时，称为血尿。尿沉渣中有大量变性白细胞时称之脓尿。一些慢性肾疾病，如肾小球肾炎、肾盂肾炎，由于基膜可出现局灶性溶解破坏，通透性增高，血液中的红细胞和白细胞则可从肾小球滤过，随尿排出。

（二）体液内环境改变

1. 氮质血症

肾衰竭时，由于 GFR 下降，含氮的代谢终产物如尿素、肌酐、尿酸等在体内蓄积，因而血中非蛋白氮（non-protein nitrogen，NPN）的含量增加（>28.6 mmol/L，相当于 >4 g/L），称为氮质血症（azotemia）。

（1）血液尿素氮（blood urea nitrogen，BUN）：CFR 患者 BUN 的浓度与肾小球滤过率的变化密切相关。在早期，当肾小球滤过率减少到正常值的 40% 以前，BUN 浓度虽有缓慢升高，但仍在正常范围内。当肾小球滤过率减少到正常值的 20% 以下时，血液中 BUN 浓度可高达 71.4 mmol/L（>200 mg/dl）以上。由此可见，BUN 浓度的变化并不是反映肾功能改变的敏感指标。此外，BUN 浓度还与外源性（蛋白质摄入量）与内源性（感染、肾上腺皮质激素的应用、胃肠出血等）尿素负荷的大小有关，因此根据 BUN 浓度判断肾功能变化时，应考虑这些尿素负荷的影响。

（2）血清肌酐（serum creatinine，Scr）：Scr 浓度和蛋白质摄入量无关，但对早期肾小球滤过率下降则和 BUN 一样，Scr 浓度同样不敏感。因此，临床上必须同时测定血清肌酐浓度和尿肌酐排泄率，根据肌酐清除率＝尿肌酐浓度×每分钟尿量/血清肌酐浓度，反映 GFR，故与肾功能密切相关。肌酐清除率和肾的结构改变也有很大关系，如纤维性变、功能肾单位数目减少等。因此，在某种意义上，肌酐清除率代表仍具功能的肾单位数目。

（3）血浆尿酸氮：CRF 时，血浆尿酸氮虽有一定程度的升高，但较尿素、肌酐为轻。这主要与肾远曲小管分泌尿酸（uric acid）增多和肠道尿酸分解增强有关。

慢性肾衰竭患者 NPN 增高还包括中分子质量多肽类、氨基酸、胍类等蛋白质分解产物的增多，这些物质对机体均具有毒性作用。

2. 代谢性酸中毒

在 CRF 的早期，如果肾小球滤过率尚在正常范围内（$>25\%$），则 HPO_4^{2-}、SO_4^{2-} 等阴离子尚不至发生潴留，这时产生的酸中毒主要是由肾小管上皮细胞氨生成障碍使 H^+ 分泌减少所致。由于分泌 H^+ 减少，使换回的 Na^+ 也减少，故 $NaHCO_3$ 重吸收也减少。Na^+ 随尿排出增多也伴有水排出增多，因而细胞外液容量有所减少，从而激活肾素-血管紧张素-醛固酮系统，使来自饮食的 NaCl 滞留，因而血氯增高，结果发生高血氯性酸中毒。

在严重 CRF 患者当其肾小球滤过率降至正常人的 20% 以下时，每天可积蓄 $20\sim30$ mmol 的 H^+，血浆中非挥发性酸代谢产物不能随尿排泄，特别是硫酸、磷酸等在体内积蓄，此时 HCO_3^- 浓度下降，Cl^- 浓度无明显变化，故发生正常血氯性酸中毒。

3. 电解质代谢紊乱

（1）钠代谢障碍：慢性肾衰竭的肾为"失盐性肾"。尿钠含量很高。正常人肾排钠量和尿量完全无关，而在肾炎患者肾排钠与尿量密切相关。所有 CRF 患者均有不同程度的失钠，往往形成恶性循环而威胁患者生命。失钠引起细胞外液和血容量减少，因而进一步降低肾小球滤过率，加重尿毒症。患者因食欲缺乏、恶心、呕吐而变得衰弱，影响钠的摄入，而肾仍持续失钠，故经常补钠以阻断这种恶性循环则是一种救命措施。但不少患者同时伴有高血压，补钠有可能加重高血压甚至引起充血性心力衰竭，故应慎之。

CRF 时失钠的原因争论很多，目前认为可能与下列因素有关：①渗透性利尿。慢性肾衰竭伴有氮质血症，通过残存肾单位排出的溶质（如尿素）增多，影响近曲小管对水钠的重吸收。②在 CRF 时，体内甲基胍的蓄积，可抑制肾小管对钠的重吸收。

（2）钾代谢障碍：CRF 患者，只要尿量不减少，血钾可以长期维持正常。大约半数 CRF 患者，直到终末少尿期血钾浓度仍保持正常。CRF 患者肾小球滤过率虽已降低，但由于醛固酮分泌增多和肾小管上皮细胞 $Na^+ - K^+ - ATP$ 酶活性增强，远曲小管代偿性分泌的钾也增多，故血钾得以维持正常水平。

值得注意的是，CRF 时尿中排钾量固定，和摄入量无关，因此如摄入量超过排泄速度可很快出现致命的高钾血症；反之，如患者进食甚少或兼有腹泻则可出现严重的低钾血症。严重酸中毒、急性感染、应用钾盐过多或急性并发症引起少尿，均可很快发展成威胁生命的高钾血症。高钾血症和低钾血症均可影响神经肌肉和心脏活动，严重时可危及生命。

（3）钙和磷代谢障碍：CRF 时，往往有血磷增高和血钙降低。

1）高血磷：人体正常时 $60\% \sim 80\%$ 的磷随尿排出。然而在 CRF 早期，尽管 GFR 逐渐下降，但血磷并不明显升高。这是因为在肾小球滤过率下降时血磷暂时上升，但由于钙磷乘积为一常数，血中游离钙为之减少，刺激甲状旁腺分泌 PTH，后者可抑制肾小管对磷的重吸收，使磷排出增多。严重 CRF 时由于肾小球滤过率极度下降（<30 ml/min），继发性 PTH 分泌增多已不能使磷充分排出，故血磷水平显著升高。PTH 的增多又加强溶骨活动，使骨磷释放增多，从而形成恶性循环导致血磷水平不断上升。

2）低血钙：在 CRF 时出现低血钙，其原因为：①血磷升高。血浆 $[Ca] \times [P]$ 为一常数，在肾功能不全时出现高磷血症时，必然导致血钙下降，同时在血磷增高时，磷从肠道排出增多，在肠内与食物中的钙结合成难溶解的磷酸钙排出，妨碍钙的吸收。②维生素 D 代谢障碍。由于肾功能减退，肾小管将肝合成的 $25 -$ 羟维生素 D_3 羟化为 $1,25 -$ 二羟维生素 D_3 的功能减退，从而影响肠道对钙的吸收。③血磷升高刺激甲状旁腺 C 细胞分泌降钙素，抑制肠道对钙的吸收，促使血钙降低。④体内某些毒性物质的滞留可使小肠黏膜受损而使钙的吸收减少。

低血钙可使血浆 Ca^{2+} 减少而出现手足搐搦，但慢性肾功能不全患者常有酸中毒，使血液中结合钙趋于解离，故 Ca^{2+} 浓度得以维持。因此，必须避免过快纠正酸中毒，否则，可引起手足搐搦。

（三）其他病理生理变化

1. 肾性高血压

肾功能很差而需要透析维持生命的患者几乎均有高血压，其中 3/4 的患者用低盐饮食和透析除去体内过剩的细胞外液后，即能控制高血压。另外 1/4 的患者即使用透析除去过剩的钠和水之后，仍有高血压。肾性高血压（renal hypertension）的发生机制如图 15 - 3 所示。

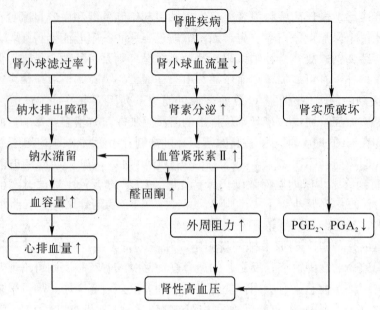

图 15-3　肾性高血压发生机制示意图

（1）肾素-血管紧张素系统的活动增强：在某些肾疾病，由于肾相对缺血，激活了 RAS，产生强烈的缩血管作用而引起高血压，称为肾素依赖性高血压（renin-dependent hypertension）。

（2）钠水潴留：CRF 时，由于肾排钠、排水功能降低，钠、水在体内潴留，血容量增加和心排血量增大，动脉系统灌注压升高，反射性地引起血管收缩，使外周阻力增加，产生高血压，称为钠依赖性高血压（sodium-dependent hypertension）。

（3）肾分泌的抗高血压物质减少：正常肾髓质能产生前列腺素 A_2 和 E_2 等血管舒张物质。此类物质能舒张肾皮质血管及增加其血流量，并有抑制肾素分泌的作用。此外，这类物质还有排钠、排水的效应。这些物质与肾素-血管紧张素系统既互相对抗又维持着平衡。

2. 肾性贫血

97% 的 CRF 患者伴有贫血。部分患者以贫血为首发症状而就诊。肾性贫血（renal anemia）发生的机制如下：

（1）红细胞生成素（EPO）减少：由于肾实质破坏，EPO 生成减少，从而使骨髓干细胞形成红细胞受到抑制，红细胞生成减少。

（2）血液中的毒性物质：如甲基胍对红细胞生成具有抑制作用，或者可引起溶血和出血，因而加重贫血。

（3）红细胞破坏速度加快：在严重肾衰竭时，红细胞膜上与供能有关的 ATP 酶受到抑制，钠泵能量供应不足，导致钠不能排出，使红细胞内处于高渗状态，红细胞脆性增加，而易于溶血。此外，肾血管内常有纤维蛋白沉着，妨碍红细胞在血管内流动，致使红细胞易受到机械损伤而破裂。

（4）铁的再利用障碍：严重肾衰竭患者血清铁浓度和铁结合力均降低，但单核吞噬细胞系统的铁储量正常，这是由于铁从单核吞噬细胞系统释放受阻所致。

（5）出血：肾衰竭患者常有出血倾向与出血，因而可加重贫血。

3. 出血倾向

急、慢性肾衰竭患者都有出血倾向（hemorrhagic tendency），表现为皮下淤斑和黏膜出血，其中鼻出血和胃肠黏膜出血最为常见。出血可能是由于血小板功能异常而非数量减少所引起。正常情况下，ADP 释放血小板第三因子，后者活化凝血过程，但尿毒症患者血浆能抑制血小板第三因子的释放；肾衰竭患者的血小板黏附性降低和聚集能力减弱，因而出血时间延长。

4. 肾性骨营养不良

肾性骨营养不良（renal osteodystrophy）是 CRF 尤其是尿毒症的严重并发症，亦称肾性骨病。见于幼儿的肾性佝偻病、成人的骨软化、骨质疏松和骨硬化。其发病机制如图 15 - 4 所示。

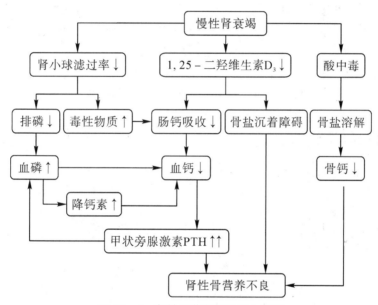

图 15 - 4　肾性骨营养不良发生机制

（1）钙磷代谢障碍和继发性甲状旁腺功能亢进：CRF 患者由于高血磷导致血钙水平下降，后者刺激甲状旁腺引起继发性甲状旁腺功能亢进，分泌大量 PTH，致使骨质疏松和硬化。

（2）维生素 D 代谢障碍：在慢性肾衰竭患者由于 1,25 - 二羟维生素 D_3 合成减少，致使肠道对钙磷吸收发生障碍以及影响骨和软骨基质的钙盐沉积。病变如发生在生长中的骨骼，则为佝偻病；病变发生在成年人，骨的生长已停止者，则为骨软化症。

（3）酸中毒：由于体液中 $[H^+]$ 持续升高，于是动员骨盐来缓冲，促进骨盐溶解。现已证明，在肾衰竭发生慢性酸中毒时伴有钙负平衡现象。此外，酸中毒还干扰 1,25 - 二羟维生素 D_3 的合成，抑制肠对钙磷的吸收，促进肾性佝偻病或骨软化症的发生。

第四节 尿毒症

尿毒症是急、慢性肾衰竭发展到最严重的阶段，由于代谢终末产物和内源性毒性物质在体内潴留，水、电解质和酸碱平衡发生紊乱以及某些内分泌功能失调，从而引起一系列自体中毒症状，称为尿毒症（uremia）。

一、发病机制

慢性肾衰竭时，体内许多蛋白质的代谢产物蓄积于体内，其中有些代谢产物经临床观察与动物实验证明是有毒的，可以引起尿毒症的某些症状，但尚无一种毒物可以引起尿毒症的全部症状。尿毒症的发病机制，除蓄积的毒性物质之外，可能还与水、电解质、酸碱平衡紊乱及某些内分泌功能障碍有关。本节重点阐述毒性物质在尿毒症发病机制中的作用。

目前已从尿毒症患者血液中分离到 200 多种代谢产物或毒性物质，其中的 100 种含量比正常值高，或者为尿毒症所独有。但尿毒症毒素究竟是哪些，尚未有肯定的结论。现仅介绍几种比较公认的尿毒症毒素（uremic toxin）。

（一）甲状旁腺素

早在 1972 年就有人提出尿毒症的许多表现可用血液中甲状旁腺素（parathyroid hormone，PTH）增多来解释。动物实验和临床研究资料表明，PTH 引起尿毒症的表现有下列几方面：

（1）PTH 使骨质脱钙引起肾性骨营养不良及全身多系统广泛的钙磷沉积，尤其是在肾间质沉积，使肾功能损害进一步加重。

（2）PTH 可引起皮肤瘙痒，切除甲状旁腺可使瘙痒减轻或消失。

（3）PTH 使细胞外钙转移入细胞内，使细胞内钙沉积，引起细胞功能紊乱，最终导致细胞坏死。

（4）血浆 PTH 持久增高，可促使钙进入神经膜细胞（又称施万细胞、雪旺细胞）和轴突，使周围神经传导速度减慢及损伤。PTH 使钙进入脑细胞，引起脑细胞功能障碍，同时使铝在脑细胞中蓄积，产生尿毒症痴呆。

（5）PTH 增高可影响心肌细胞的功能代谢和心脏的电生理过程。

（6）PTH 增高可刺激胃泌素释放，刺激胃酸分泌，促进溃疡形成。

（7）PTH 可促进蛋白质分解，加重氮质血症，同时使血脂增高。

（8）PTH 通过抑制红细胞及血红蛋白的合成，减少红细胞的生成，降低红细胞的膜稳定性，使红细胞易被破坏。此外 PTH 过多可促使骨髓纤维化，使红骨髓减少，造血功能受抑制。

（二）胍类化合物

胍类化合物（guanidine compounds）是体内精氨酸的代谢产物。正常情况下精氨酸主要在肝通过鸟氨酸循环不断生成尿素、胍乙酸和肌酐。肾衰竭晚期，这些物质的排泄发生障碍，因而精氨酸通过另一途径转变为甲基胍和胍基琥珀酸。

甲基胍是毒性最强的小分子物质。正常人血浆中甲基胍含量甚微，约为 $80\ \mu g/L$，而尿毒症时可高达 $6\ mg/L$。动物实验表明，给狗注入大剂量甲基胍后，可出现体重减轻、血尿素氮增加、红细胞寿命缩短、呕吐、腹泻、便血、运动失调、痉挛、嗜睡、心室传导阻滞等十分类似人类尿毒症的表现。在体外，甲基胍可降低乳酸脱氢酶和 ATP 酶活性，抑制氧化磷酸化过程。

胍基琥珀酸的毒性比甲基胍弱，它能抑制脑组织的转酮醇酶的活性，可影响脑细胞功能，引起脑病变。若将胍基琥珀酸注入动物体内，可引起抽搐、心动过速、溶血与血小板减少，且可抑制血小板第三因子，引起出血。

（三）尿 素

尿素（urea）在尿毒症发生中的作用是有争议的，但目前已被多数学者肯定。临床观察仅有一部分患者血液中尿素浓度异常升高；给正常人投以尿素，使血液中尿素水平与慢性肾衰竭患者的水平一样高，仅引起口渴和少尿。尿毒症患者的症状并不一定与尿素水平相关，因而在 20 世纪 70 年代尿素一度被认为是低毒物质。

最近研究结果显示，当在透析液中加入尿素，使血液中尿素浓度持续高达 107.1 mmol/L（300 mg/dl）以上时，可引起厌食、头痛、恶心、呕吐、糖耐量降低和出血倾向等症状。体外实验也表明，尿素可抑制单胺氧化酶、黄嘌呤氧化酶以及 ADP 对血小板第三因子的激活作用。因此，有些学者指出，对尿素的否定态度是由于观察时间太短，而尿素的长期作用是十分重要的。近年来又进一步证实尿素的毒性作用与其代谢产物——氰酸盐有关，氰酸盐与蛋白质作用后产生氨基甲酰衍生物，突触膜蛋白发生氨基甲酰化后，高级神经中枢的整合功能可受损，产生疲乏、头痛、嗜睡等症状。以上事实表明，尿素虽不是剧烈毒性作用的尿毒症毒素，但它在尿毒症发病机制中是占有重要地位的。

（四）中分子毒性物质

中分子毒性物质是指分子质量在 $500\sim5\,000\ u$ 的化学物质。其化学本质还没确定，它包括正常代谢产物、细胞代谢紊乱产生的多肽、细胞或细菌碎裂产物等。这些物质可以透过腹膜而不能透过血液透析时所用的赛璐珞膜。

高浓度中分子物质可引起周围神经病变、中枢神经病变、红细胞生长受抑制、降低胰岛素与脂蛋白酶活性、血小板功能受损害、细胞免疫功能低下、性功能障碍和内分泌腺萎缩等。根据中分子毒性物质的这些特性，使腹膜透析近年来重新受到重视。

（五）胺 类

胺类（amines）包括脂肪族胺、芳香族胺和多胺。脂肪族胺可引起肌阵挛、扑翼样震颤和溶血，还可抑制某些酶活性。芳香族胺（苯丙胺、酪胺）对脑组织氧化作用、琥珀酸氧化过程及多巴羧化酶活性均有抑制作用。多胺（精胺、腐胺与尸胺）可引起厌食、恶心、呕吐和蛋白尿，并能促进红细胞溶解，抑制红细胞生成素的生成，抑制 Na^+-K^+-ATP 酶和 $Mg^{2+}-ATP$ 酶的活性，还能增加微血管通透性，促进尿毒症时肺水肿、腹水和脑水肿的发生，故日益为人们所重视。

（六）其他毒性物质

实验证明，肌酐可引起溶血、嗜睡；尿酸高的患者并发心包炎者多，故尿酸在心包炎

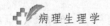

的发病中可能起一定作用;酚类可引起动物昏迷,可抑制血小板第三因子的活性和阻碍血小板的集聚,因此酚类可能是导致尿毒症时出血倾向的原因之一。

最近有人提出膜功能紊乱假说。这一假说认为,尿毒症时各种毒素及机体的代谢与电解质紊乱等均可使细胞膜的结构和功能异常,引起细胞膜转运异常,细胞内液组成异常(如细胞内钠含量增多,钾含量减少),以及细胞内渗透压升高、细胞水肿,细胞内酶活性降低,细胞代谢障碍,因而在临床上出现多种多样复杂的症状。以此试图把各种尿毒症毒素等引起膜功能紊乱为其最终的共同途径。

综上所述,尿毒症所出现的临床症状和体征甚为复杂,难以用单一毒性物质去解释,很可能是各种毒性物质和代谢障碍等综合作用的结果。

二、功能和代谢变化

在尿毒症时,除泌尿功能障碍,水、电解质和酸碱平衡紊乱,氮质血症,以及贫血、出血、高血压等进一步加重外,还出现各系统的功能障碍和物质代谢紊乱。

(一)神经系统

有资料报道,尿毒症患者出现神经症状者可高达86%,主要表现为两种形式。

1. 尿毒症性脑病

中枢神经系统早期受累的表现为大脑抑制。开始有淡漠、疲乏、记忆力减退等。病情加重时出现记忆力、判断力、定向力和计算力障碍,并常出现欣快感或抑郁状、妄想和幻觉,最后可有嗜睡和昏迷。病理形态学变化为脑实质出血、水肿或点状出血,神经细胞变性,胶质细胞增生。这些变化以大脑皮质、网状结构等处较为严重。其发生机制尚不十分清楚,可能与下列因素有关:某些毒性物质(如胍类)蓄积,使 $Na^+ - K^+ - ATP$ 酶活性降低,能量代谢障碍,脑细胞膜通透性增高,造成脑细胞内钠含量增加,产生脑水肿。此外,还与高血压所致脑血管痉挛加重脑缺血、缺氧有关。

2. 周围神经病变

常见下肢疼痛、灼痛和痛觉过敏,运动后消失,故患者常活动腿。进一步发展则有肢体无力、步态不稳、腱反射减弱,最后可出现运动障碍。病理形态变化为神经脱髓鞘和轴索变性,其原因为尿毒症患者血液中胍基琥珀酸或 PTH 增多,抑制了神经中的转酮醇酶,故髓鞘发生变性而表现外周神经症状。

(二)心血管系统

约有50%慢性肾衰竭和尿毒症患者死于充血性心力衰竭和心律失常。晚期可出现尿毒症性心包炎(发生率为40%～50%)。水钠潴留可引起心力衰竭、肺水肿。高血压、贫血及血管硬化可使心力衰竭加重。其他如高血钾、低血钙、酸中毒和高脂血症也起一定作用。尿毒症性心包炎多为纤维素性心包炎,临床上可听到心包摩擦音。心包炎可能是尿毒症毒性物质直接刺激心包所致。自开展透析疗法以来,大部分心包炎在透析后4～15天消失。

(三)呼吸系统

尿毒症时的酸中毒使呼吸加深加快,严重时由于呼吸中枢兴奋性降低,可出现潮式呼吸或深而慢的 Kussmaul 呼吸。患者呼出气体有氨味,这是由于尿素经唾液中的酶分解成氨所致。

严重患者可出现肺水肿、纤维素性胸膜炎或肺钙化等病变。肺水肿可能与心力衰竭、低蛋白血症、钠水潴留以及毒性物质所致的肺毛细血管通透性增高等有关。大约 20％患者有纤维素性胸膜炎，这可能是尿素刺激所致。肺钙化是磷酸钙在肺组织内沉积引起的。

（四）消化系统

消化系统的症状是尿毒症患者最早出现和最突出的症状。早期表现为厌食，以后出现恶心、呕吐、腹泻、口腔黏膜溃疡，以及消化道出血等症状。其发生可能与消化道排出尿素增多，受尿素酶分解生成氨，刺激胃黏膜产生炎症以至溃疡发生。此外，因肾实质破坏使胃泌素灭活减弱，PTH 增多又刺激胃泌素释放，故胃泌素增加，刺激胃酸分泌，促使溃疡发生。

（五）内分泌系统

肾脏作为内分泌的一个器官能产生一系列激素，在全身和肾脏局部发挥着重要的生理作用。肾脏分泌的激素有 $1,25$ - 二羟维生素 D_3、EPO、肾素、前列腺素、激肽释放酶 - 激肽等。肾脏又是许多内分泌激素的靶器官，如甲状旁腺素对钙、磷代谢和抗利尿激素对水代谢等，均是通过肾脏起调节作用的。此外，肾脏又是一些激素代谢、降解或排泄的器官，如胰岛素、胰高血糖素、生长激素、PTH、ANP 等。所以，肾脏与内分泌关系密切，患者可出现各种内分泌代谢异常，这些内分泌代谢异常同激素代谢障碍、合成或分泌紊乱，靶器官细胞膜上受体含量减少，以及血浆中载体蛋白减少等有关。

患者由于内环境的稳定性被破坏，各激素之间相互平衡的功能失调，因此相互之间的反馈作用常发生障碍。

尿毒症患者由于血磷升高、血钙降低，刺激 PTH 分泌增加，同时 PTH 从肾脏排出减少，使血液中 PTH 水平增高。

尿毒症患者体内某些毒素抑制了甲状腺素和甲状腺素结合球蛋白的结合，而出现甲状腺功能减低，临床上出现疲乏无力、畏寒、嗜睡、水肿、皮肤干燥、神经反射减弱等症状可能与此有关。

尿毒症患者常有性功能异常，男性常表现为性欲减退、勃起功能障碍、精子数减少、乳房发育；女性常有月经失调、不育、流产等。这些症状可能为肾脏对泌乳素排出减少，血液中水平增高及黄体生成素增高，睾酮减少所致。

尿毒症患者，醛固酮水平往往升高，这可能与血钾升高，低钠及使用利尿剂有关。

尿毒症患者，肾脏排出黑素细胞刺激素减少而使患者皮肤黑色素沉着。肾脏对生长激素（GH）灭活减少，使其血浓度升高。

（六）皮肤变化

尿毒症患者因贫血面色苍白或呈黄褐色，这种肤色改变一度认为是尿色素增加之故，现已证明皮肤色素主要为黑色素。皮肤瘙痒似与继发性甲状旁腺功能亢进有关，因切除甲状旁腺后能立即解除这种痛苦的症状。如仔细观察患者的皮肤，可见很细小的白色结晶堵塞汗腺，即体液内高浓度尿素形成的所谓的尿素霜。

（七）免疫系统

60％以上尿毒症患者常有严重感染，并为其主要死因之一。这可能是免疫功能低下之故，主要表现为细胞免疫反应明显受到抑制，而体液免疫反应正常或稍减弱。血液中中性

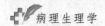

粒细胞吞噬和杀菌能力减弱。尿毒症患者的皮肤和器官移植物存活期延长，迟发性变态反应降低，淋巴细胞转化试验反应减弱。尿毒症患者所出现的细胞免疫异常，可能因毒性物质对淋巴细胞分化和成熟有抑制作用，或者对淋巴细胞有毒性作用。

（八）代谢紊乱

（1）糖代谢：50％～75％的尿毒症患者糖耐量降低，呈现为轻型糖尿病曲线，但空腹血糖正常，不出现尿糖。给予外源性胰岛素后血糖浓度仍延迟降低。这提示患者有胰岛素拮抗物存在，使外周组织对胰岛素反应降低。

（2）蛋白质代谢：由于尿毒症毒素的影响，机体蛋白质合成障碍，分解增加。加之患者厌食，蛋白质和热量摄入不足，而造成负氮平衡和低蛋白血症。其特点是血清清蛋白和运铁蛋白减少，必需氨基酸水平降低。

（3）脂肪代谢：患者常有高脂血症，主要是血清三酰甘油（甘油三酯）增高。这是由于胰岛素拮抗物质使肝合成三酰甘油增加，也可能与脂蛋白酶活性降低致使三酰甘油清除率降低有关。

三、防治原则

（1）治疗原发病：某些原发病经过适当治疗后，可防止肾实质的继续破坏，而使肾功能得到改善，从而缓解病情。

（2）减轻肾脏的负荷：控制感染、减轻高血压、心力衰竭与急性应激（创伤、大手术等），避免使用血管收缩药物与肾毒性药物。

（3）纠正水、电解质和酸碱平衡紊乱。

（4）透析疗法：包括血液透析和腹膜透析疗法。①血液透析疗法（人工肾）：是根据膜平衡原理，将尿毒症患者血液与含有一定化学成分的透析液同时引入透析器内，在透析膜的两侧流过，两侧可透过半透膜的分子便做跨膜移动，达到动态平衡，从而使尿毒症患者体内蓄积的毒素得以清除。②腹膜透析：其基本原理与血液透析法相同，但所利用的半透膜就是腹膜而非人工透析膜。将透析液注入腹膜腔内，便可达到透析的目的。

（5）肾移植：是治疗慢性肾衰竭晚期尿毒症最根本的方法。随着我国移植技术逐步成熟，新免疫抑制剂的应用，移植肾的存活率已有明显提高。但目前存在供肾来源困难、移植肾被排斥及移植受者感染等问题，因而限制了肾移植的广泛开展。随着移植技术不断提高，更有效的免疫抑制剂的应用以及异种器官移植研究的进展，这些措施将会给肾移植带来光明的前景。

【思考题】

1. 急性肾衰竭少尿期最危险的并发症是什么？简述其发生机制。

2. 试比较急性肾衰竭多尿期与慢性肾衰竭的多尿，在临床表现、病情轻重和发生机制等方面的异同。

3. 试述肾性高血压的发病机制。

4. 简述慢性肾衰竭时肾性骨营养不良的发生机制。

（石明隽）

参考文献

［1］肖瑛. 肾功能不全［M］//郭兵. 病理生理学. 成都：四川大学出版社，2008.

［2］冯大明. 肾功能不全［M］//肖献忠. 病理生理学. 2版. 北京：高等教育出版社，2008.

［3］徐长庆. 肾衰竭［M］//金惠铭，王建枝. 病理生理学. 7版. 北京：人民卫生出版，2008.

［4］何志巍. 泌尿系统的病理生理学［M］//姜勇. 病理生理学. 北京：高等教育出版社，2011.

［5］Naveen Singri，et al. Actue renal failure［J］. JAMA，2003，289（6）：745－751.

第十六章　脑功能不全

【内容提要】脑是对全身各系统、器官功能进行调节的高级神经中枢，在学习、记忆、综合分析、意识等高级神经活动过程中发挥非常重要的作用。脑功能不全主要包括认知障碍及意识障碍。认知障碍是指与学习、记忆以及思维判断有关的大脑高级智能加工过程出现异常，从而引起严重的学习和记忆障碍，同时伴有失语、失用、失认或失去执行功能等改变的病理过程。意识障碍是指高级神经功能受抑制，机体对自身及周围环境反应能力减弱或丧失，不能对外界刺激作出正确的应答反应，主要表现为觉醒程度下降及意识内容减少。治疗意识障碍的主要原则是保持呼吸道通畅、维持有效循环、保护大脑以及迅速查明原因并进行治疗。

第一节　概　述

脑是对全身各系统、器官功能进行调节的高级神经中枢，在学习、记忆、综合分析、意识等高级神经活动过程中发挥非常重要的作用。脑的初级功能有运动功能、感觉功能、视觉功能、听觉功能等。脑的高级功能包括语言、记忆、推理、学习、综合分析、精神活动、情感活动等。脑功能异常对人的精神、情感、行为、意识以及几乎所有的器官功能都会产生不同程度的影响。

一、脑功能不全的概念

脑功能不全是指由于某些病因所导致的大脑功能障碍，不能维持机体正常的意识、情绪等活动，从而导致患者思维能力、学习记忆能力、逻辑推理能力、语言表达能力、精神活动、意识水平等降低的临床综合征或病理过程。

脑功能不全包括意识障碍、认知障碍（包括感知障碍、思维障碍、注意障碍、记忆障碍等）及非认知性脑功能障碍。意识障碍可以表现为觉醒程度降低（如嗜睡、昏睡、昏迷等）或意识内容减少。认知障碍表现为记忆能力降低、语言功能减退、计算能力减弱、意念性失用（不能执行简单的动作如穿衣、梳头等）、失认（对熟悉的物件甚至家人的认识能力丧失）等。非认知性脑功能障碍表现为空间认识障碍、判断能力障碍、人格障碍、精神障碍、行为障碍等。

二、脑功能不全的病因

各种病因直接或间接损害脑组织，均可导致不同程度的脑功能损害，产生意识、认知、计算、记忆等障碍。常见病因包括以下几大类：

（一）脑血管疾病

急性脑血管疾病，如脑出血、蛛网膜下腔（蛛网膜下隙）出血、脑梗死等，常出现不同程度意识障碍；重症脑血管疾病，如脑干出血直接波及网状结构、幕上大量脑出血或大面积脑梗死（图16-1）则更容易产生意识障碍。反复发生脑梗死或慢性缺血性脑血管疾病常导致智能水平降低，如多发梗塞性痴呆。皮质下动脉硬化性脑病常有高级神经活动异常。

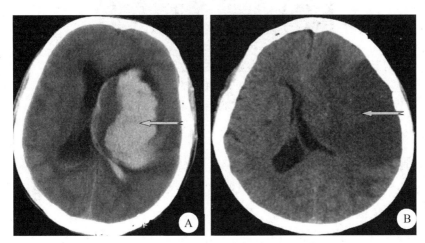

图 16-1　重症脑血管疾病患者头颅计算机体层摄影图像
A. 大量脑出血；B. 大面积脑梗死。

（二）颅内感染性疾病

颅内急性病毒感染、细菌感染、寄生虫感染、真菌感染等常有意识障碍，恢复阶段或后遗症期常伴有不同程度的认知功能障碍；慢病毒或螺旋体感染，如亚急性硬化性全脑炎、皮质纹状体变性、获得性免疫缺陷综合征、神经梅毒、神经莱姆病等，常导致智能水平低下甚至痴呆。

（三）神经系统变性病

神经系统变性疾病常导致认知功能下降，如帕金森病（Parkinson disease，PD）、亨廷顿舞蹈病（Huntington disease，HD）、肝豆状核变性等。

（四）脱髓鞘性白质脑病

脱髓鞘性白质脑病常导致意识障碍或智能水平降低，常见疾病有多发性硬化、急性播散性脑炎、变态反应性脑炎、脑白质营养不良等（图16-2）。

（五）药物因素

药物既可导致意识障碍，也可损害高级神经活动，从而产生认知、思维、判断等精神活动异常。可导致脑功能不全的药物包括精神类药物、镇静催眠药、麻醉剂、抗生素、抗胆碱能药物、抗惊厥药物、抗炎药、心血管药物、拟交感药（苯丙醇胺）、盐酸氧可酮等。

（六）代谢性疾病

代谢性疾病是引起意识障碍的常见原因，主要有酮症酸中毒、低血糖昏迷、高渗性昏

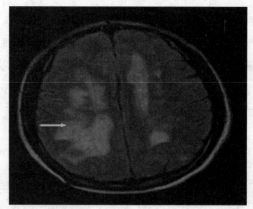

图 16 - 2　急性脱髓鞘脑炎

磁共振成像呈现高信号影，患者认知障碍。

迷、尿毒症性脑病、肝性脑病等。

（七）营养缺乏性疾病

维生素 B_1（硫胺素）、维生素 B_6（吡哆醇）、叶酸、维生素 B_{12}、烟酸等缺乏均可导致不同程度的脑功能障碍。

（八）痴呆性疾病

痴呆性疾病以痴呆为突出症状，如阿尔茨海默病（Alzheimer Disease，AD）、Pick 病等。AD 以迅速发展的智能水平降低为主要症状，以老年斑、神经元纤维缠结为病理特点。Pick 病也称脑叶萎缩症，所有患者都会出现智能减退、认识自身的能力降低或丧失、记忆力障碍等症状，额叶、顶叶病变者可致失语、失用及失认。

（九）颅脑外伤

颅脑外伤直接损伤脑组织，产生弥漫性或局限性脑损害，患者呈现不同程度意识障碍或精神异常，某些患者出现认知功能损害，严重者长期以植物状态生存。

脑功能不全主要包括认知障碍和意识障碍，因此本章从这两个方面进行阐述。

第二节　认知障碍

认知是人脑接受外界信息，经过加工处理，转换成内在的心理活动，从而获取知识或应用知识的过程，包括学习、记忆、语言、视空间、执行、计算和理解判断等方面。认知障碍是指与学习记忆以及思维判断有关的大脑高级智能加工过程出现异常，从而引起严重的学习和记忆障碍，同时伴有失语、失用、失认等改变的病理过程。

一、认知障碍的物质基础

（一）大脑皮质

认知的结构基础是大脑皮质及其下行的传导通路。大脑皮质是脑的最重要的部分，是高级神经活动的物质基础。机体各种功能活动的最高中枢在大脑皮质上都具有比较明确的定位，从而形成很多重要的神经中枢。但是，这些中枢只是执行某种功能的核心部分，因而大脑皮质功能定位概念是相对的。学者们根据皮质各部细胞的纤维构筑，将全部皮质分为若干区（Brodmann 将皮质分为 52 区，图 16－3）。

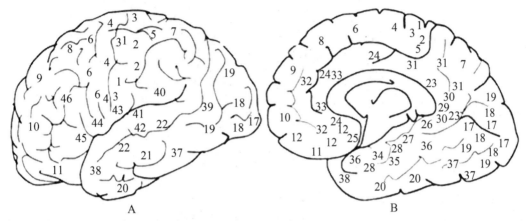

图 16－3　大脑 Brodmann 功能分区示意图
A. 上外侧面；B. 内侧面。

颞叶主要与听觉和记忆有关，优势半球的颞叶是语言中枢的重要组成部分。颞叶内侧的海马结构属于边缘系统的一个重要结构，在调节学习、记忆和情绪反应中有重要的作用；颞叶前部与记忆、联想、比较等高级神经活动有关；颞叶还可以接受听觉刺激，感觉性语言中枢（22 区）能调整自己的语言和听懂别人的语言，若该中枢受损，患者的理解能力下降。

额叶皮质区的主要功能与躯体运动、语言及高级思维活动有关，额叶损伤后会出现痴呆、人格改变、瘫痪、言语障碍、书写障碍和共济失调等表现。

顶叶与躯体感觉、味觉及语言有关，该区的损伤可导致肢体的深、浅感觉障碍或感觉性癫痫发作；运用中枢位于优势半球的缘上回，损伤时会导致失用症；视觉性语言中枢位于角回，角回受损时出现失读症，此时患者的视觉无障碍，但不能理解文字符号的意义。

枕叶主要有视觉中枢，该区的损伤可导致视野改变、视幻觉、视觉失认、视物变形等。

（二）边缘系统

边缘系统在陈述性记忆形成中具有重要作用。来自外界的信息传递到大脑的感觉皮质，经过加工、整合后进入边缘系统，经颞叶内侧的边缘结构投射至内侧丘脑，丘脑的内侧核团发出投射纤维到额叶的腹内侧后部，与基底前脑的胆碱能系统相连。基底前脑的胆碱能系统是在陈述性记忆中具有重要作用的脑神经结构，它与边缘系统之间存在着双向联系，可回返性地投射到皮质的广泛区域，从而形成一个陈述性记忆的神经回路（图 16－4）。

（三）基底神经核

基底神经核（神经节）在非陈述性记忆回路中具有重要作用。边缘系统中的颞叶部分

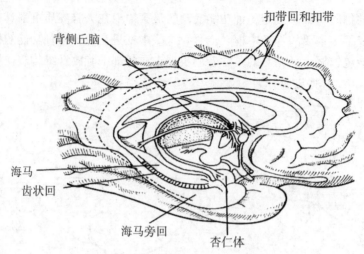

图 16 - 4　边缘系统构成示意图

或内侧丘脑受损时陈述性记忆受损；基底神经核受损时，将导致非陈述性记忆的严重障碍，但不影响其陈述性记忆功能。基底神经核通过释放神经递质如谷氨酸、γ－氨基丁酸（gamma-amino butyric acid，GABA）、乙酰胆碱、P 物质等调节肢体运动功能和认知能力。

二、认知障碍的主要表现形式

（一）学习、记忆障碍

学习、记忆是动物和人类中枢神经系统的高级功能。学习是指依赖于经验或训练引起自身行为适应性变化的神经活动过程，记忆则是对先前学习中所获得的信息进行存储和表达的神经活动过程。

学习和记忆的神经生物学基础是突触的可塑性。突触的可塑性是指神经元在持续刺激的影响下发生特异性形态、结构和功能的变化，前者包括突触体积的增大或数目的增多，树突大小、传导性及其内部化学物质组成的改变；后者改变表现为突触前膜突触小体数目、大小以及神经递质释放数量的变化以及突触后膜受体密度、离子通道蛋白以及胞内信号蛋白含量的变化。突触可塑性能够诱导新神经回路的建立，是记忆形成和巩固的重要环节。按照保持信息时间的长短，记忆分为短期记忆和长期记忆。短期记忆的形成仅涉及神经电流传导的变化和信号转导蛋白的修饰以调节突触传递的强弱，短期记忆转变成长期记忆则需要产生新的 mRNA 和蛋白质分子。

当突触的可塑性发生异常，新的神经回路建立障碍，以及参与记忆过程的蛋白质的基因表达异常时，患者出现学习和记忆障碍。大脑皮质不同部位受损伤时，可引起不同类型的记忆障碍，如颞叶海马区受损主要引起空间记忆障碍，蓝斑、杏仁核区受损则引起情感记忆障碍等。

（二）轻度认知障碍

轻度认知障碍是指介于正常老化和痴呆之间的一种临床状态，处于这种状态的个体存在超出其年龄和文化所允许范围的记忆障碍，但其他功能完好。很多痴呆性疾病的早期阶段仅表现为轻度认知障碍，如 AD 极早期阶段以记忆障碍为其最基本和最主要的特征。

（三）痴　呆

痴呆（dementia）是认知障碍最严重的表现形式，是一种以认知功能缺损为核心症状的获得性智能损害综合征。认知损害可涉及记忆、学习、定向、理解、判断、计算、语言、视空间等功能，其智能损害的程度足以干扰日常生活能力或社会执业功能。AD 是老年痴呆的主要类型，以显著的记忆障碍和其他认知功能损害为主要表现，并可伴有精神症状和行为异常，严重影响患者的日常生活和工作。以痴呆为突出表现的疾病还有血管性痴呆（vascular dementia，VD）、路易体痴呆、额颞叶痴呆等。

（四）局灶性神经功能缺损导致的认知障碍

1. 失语症

失语症是由于脑损害所致的语言交流能力障碍。患者在意识清晰、无精神障碍及严重智能障碍的前提下，无视觉及听觉缺损，亦无口、咽、喉等发音器官肌肉瘫痪和/或共济运动障碍，却听不懂别人及自己的讲话，说不出要表达的意思。失语症主要分为运动性失语、感觉性失语等，前者表现为语言理解能力正常但表达困难，而后者则表现为语言理解能力降低但表达相对正常。

2. 失用症

失用症是指脑部疾病时，患者在无任何运动功能障碍、感觉障碍、意识及智能障碍的情况下，不能正确地使用一部分肢体功能去完成那些本来已经形成习惯的动作，如患者不能按要求有意识地做伸舌、吞咽、洗脸、刷牙、划火柴和开锁等简单动作，但在不经意的情况下却能自发地完成这些动作。

3. 古茨曼综合征

优势半球顶叶角回皮质的损害会导致古茨曼综合征。古茨曼综合征也称为"四失综合征"，包括不能计算（失算症）、不能辨别左右（左右失认症）、不能辨别手指（手指失认症）及不能书写（失写症）。顶叶病变时会出现体象障碍，指对身体各部位的存在、空间位置及相互关系的认识发生障碍；当右侧顶叶邻近角回区域损害时可出现自体认识不能，患者否认病变对侧（左侧）肢体的存在或认为对侧肢体不是自己的，穿衣、活动时只使用右侧的肢体，修面、梳头时常常忽视左侧。

4. 其　他

额极损害可有人格改变，表现为表情淡漠、反应迟钝、行为幼稚等。

三、认知障碍的发病机制

认知是大脑皮质及其下行传导通路对脑的高级功能的反映。任何直接或间接导致大脑皮质结构和功能慢性损伤的因素均可通过不同机制引起认知障碍，现将其归纳如下：

（一）脑功能调节分子异常

1. 神经递质及其受体异常

大多数神经元之间的信息传递是通过神经递质及其相应的受体完成的，这些神经递质或受体的异常改变均可导致不同类型和不同程度的认知异常。

（1）多巴胺（dopamine，DA）：是神经系统中重要的儿茶酚胺类神经递质，以酪氨酸为底物，在酪氨酸羟化酶和多巴脱羧酶的作用下合成。约有 75% 的 DA 储存在囊泡中。DA 通过黑质－纹状体通路调节机体的运动功能，中枢多巴胺能系统（特别是黑质－纹状体束）在躯体运动中具有重要作用，其释放可能是所有躯体运动的基本条件。临床上很多疾病都与 DA 的黑质－纹状体通路功能异常密切相关。

例如，PD 患者黑质多巴胺能神经元进行性退变，导致轴突终末消失，基底神经核多巴胺水平降低，乙酰胆碱功能相对增强，出现特有的运动异常；PD 患者存在广泛的认知障碍，在早期主要表现为执行能力下降、视空间障碍、记忆力下降等，而在晚期则主要表现为痴呆。

精神分裂症是一种常见的、病因尚未完全阐明的精神疾病，临床特点有恒定的思维障碍、幻觉、妄想、行为古怪等，患者丧失与外界社会和人群的交往能力。精神分裂症患者还伴有认知功能缺损及学习记忆障碍。动物实验发现多巴胺 D_2 受体密度增高与精神分裂症的发病有关，几乎所有的抗精神病药物都是通过拮抗 D_2 受体而发挥药理作用的。

（2）乙酰胆碱：胆碱能系统是公认的与认知最为相关的神经通路。在外周神经系统中，乙酰胆碱（acetylcholine，Ach）是躯体运动神经在神经肌肉接头处的递质，也是自主神经系统的主要递质，对躯体和内脏运动功能的调节具有关键性的作用。在中枢神经系统内，Ach 的功能涉及感觉、学习和记忆、疼痛和针刺镇痛、睡眠和觉醒、体温调节、摄食和饮水等复杂功能。

脑内的胆碱能神经元分为两类，即局部环路神经元和投射神经元，自 Meynert 基底核发出的胆碱能纤维投射至皮质的额叶、顶叶、颞叶和视皮质，此通路与学习记忆功能密切相关。AD 患者在早期便有 Meynert 基底区胆碱能神经元减少，导致皮质胆碱乙酰转移酶活性和乙酰胆碱含量显著降低，是引起 AD 患者记忆障碍的重要机制之一。神经病理学研究结果表明，长期用药的精神病患者大脑皮质中 M 受体的表达和密度均有降低。在未给药的精神病患者皮质中 M 受体区域选择性降低，而在给予抗精神病药的大鼠的一些脑区（海马、黑质纹状体、伏隔核）M_1 受体的 mRNA 升高，这表明胆碱能系统直接参与了精神分裂症的病理过程。而新的研究表明，乙酰胆碱受体在精神分裂症患者的关键脑区调节多巴胺的水平，表明胆碱能系统和多巴胺系统有着复杂的相互作用关系。

（3）谷氨酸（glutamate）：广泛分布于哺乳动物的中枢神经系统，是中枢神经系统中含量最高的一种氨基酸。谷氨酸通过 N－甲基－D－天冬氨酸（N－methyl－D－aspartate，NMDA）受体和非 NMDA 受体起作用。NMDA 受体通道对 Ca^{2+} 有高通透性，当 NMDA 受体通道开放时可使细胞内 Ca^{2+} 浓度短暂升高，激活突触后神经元的多种钙依赖性蛋白酶，触发一系列的生化反应，导致突触信号转导强度的变化，参与神经系统发育和突触形成。NMDA 受体活化引起持久的突触可塑性改变，研究者在哺乳类动物中枢神经系统中发现多种形式的突触可塑性，其中比较确定的是海马 CA1 区锥体神经元兴奋性突触反应的长时程增强（long-term potentiation，LTP）和长时程抑制（long-term depression，LTD），LTP 和 LTD 均需要突触后 NMDA 受体的活化以及细胞内 Ca^{2+} 浓度的增高。目前认为，LTP 和 LTD 对突触强度的双向控制是某些形式的学习和记忆过程的机制。

（4）去甲肾上腺素（nonepinephrine）：是最早发现的单胺类神经递质，是多巴胺在囊泡中经 β－羟化酶催化生成的产物。脑内去甲肾上腺素能神经元的作用非常广泛，几乎参与了所有脑功能的调节，如调节注意、意识、睡眠－觉醒周期、警觉、学习和记忆、焦虑和疼痛、情绪、神经内分泌等。

总之，认知障碍的形成不是单个神经递质功能异常的结果，它通常涉及多个神经递质环路，由多种神经递质异常引起，如 PD 伴认知障碍的患者，包括有 Ach 减少、DA 能神经通路损伤、谷氨酸活性增加以及 5－羟色胺、去甲肾上腺素、腺苷等的异常。

2. 神经肽异常

神经肽（neuropeptide）是生物体内的一类生物活性多肽，主要分布于神经组织。神经肽常与神经递质共存于同一神经元，二者相互协调、彼此拮抗，从而保证了信息处理的高效率和精确性。每个神经肽在体内具有各自的分布特征。在细胞内，神经肽可单独存储于囊泡内，也可与经典递质共存于同一囊泡内。研究发现，脑内神经肽水平的变化及其利用率的高低是影响智能水平高低的重要因素。目前普遍认为，精氨酸加压素（arginine vasopressin，AVP）可易化记忆巩固和再现过程，而与其结构相似的神经垂体激素缩宫素对记忆巩固与再现过程存在减退效应。

神经肽 Y（NPY）是中枢神经系统中含量最丰富的多肽之一，主要分布在中枢神经系统的大脑皮质、海马、丘脑、下丘脑及脑干等处，尤以海马浓度最高，而海马作为边缘系统的重要组成部分，在调节学习记忆和情绪反应中有重要的作用。因 AD 患者临床上都伴有学习记忆能力下降，而病理检查发现患者海马、皮质、杏仁核中 NPY 免疫反应阳性神经元明显减少，同时伴有 NPY 结合水平显著下降，提示 NPY 在学习记忆中可能起到重要作用。

生长抑素（somatostatin，SS）和精氨酸加压素是具有生物活性的多肽，与学习、记忆密切相关。有研究结果表明，痴呆患者脑脊液中 SS 含量与 VD 严重程度呈明显负相关，因而有研究者提出 SS 可能通过对多种神经递质的调节及相互作用，参与痴呆的发病和记忆损害过程。资料表明，在多发性脑梗死痴呆、AD 和 PD 等疾病中，脑脊液和血浆中 SS 含量明显降低，且痴呆程度越重，血浆中 SS 含量越低。AVP 可抑制突触前膜摄取 GABA 从而增加其效应，促进谷氨酸摄取而有利于谷氨酸依赖的长时程增强产生，具有明显增强记忆，减少遗忘的作用。

3. 神经营养因子缺乏

神经营养因子（neurotrophic factor，NTF）是机体神经细胞或神经胶质细胞分泌的一种通过信号转导级联反应影响神经组织的发育、分化和存活的蛋白质，包括神经生长因子（nerve growth factor，NGF）、睫状神经营养因子（ciliary neurotrophic factor，CNTF）、脑源性神经营养因子（brain-derived neurotrophic factor，BDNF）、胶质源性神经营养因子（glia-derived neu-rotrophic factor，GDNF）等。NTF 不仅在胚胎发育中发挥作用，还在成年神经系统中具有抑制神经元凋亡、调节神经递质传递和突触可塑性等多方面的功能。NTF 能促进神经元发育、存活、突触生长及调节神经再生，还具有快速调节离子通道活性，调节递质释放及突触可塑性等作用。BDNF 广泛分布在中枢和周围神经系统，尤其在海马和大脑皮质含量最高。研究结果表明，BDNF 可以影响神经元细胞的分化、突触连接和修复过程，还可调节活动依赖性突触可塑性，增强海马区的长时程增强效应（LTP），因而与学习、记忆等认知过程密切相关。在诸如水迷宫、被动回避等认知功能测试中都显示，BDNF 抑制可以导致 LTP 减少，记忆功能受损。研究结果表明 BDNF

可能参与了脑梗死进展为认知障碍的病理生理过程，在多种慢性神经系统退变性疾病中存在神经营养因子含量明显减少。已经证实 BDNF 在 AD 发生、发展过程中发挥重要作用，AD 患者海马、内嗅皮质及颞叶区域 BDNF 蛋白水平降低；PD 患者黑质－纹状体通路中 NGF、BDNF、GDNF 的含量下降；血管性认知功能障碍患者外周血中 BDNF 水平明显低于正常人群。

（二）遗传性因素

1. 基因异常

目前已发现多种基因异常参与神经细胞的退行性变性。PD 患者存在 α－神经突触蛋白（α－synuclein）、*Parkin* 和 *UCHL1* 基因突变。α－synuclein 是分布于脑内突触前末梢的一组蛋白质，参与 DA 的神经传递过程和突触内囊泡的转运。研究发现 α－synuclein 突变体引起神经元退行性变的主要原因与该蛋白质在脑内含量的异常增高和寡聚体的形成有关。α－synuclein 基因第 209 位的核苷酸发生了 G－A 错义突变，使其蛋白质第 53 位的丙氨酸变成了苏氨酸，变异的蛋白质是 PD 患者神经细胞的细胞质中特征性嗜酸性包涵体，即路易（Lewy）小体的重要成分。

AD 患者的主要病理学特征是在脑中形成神经元纤维缠结（neurofibrillary tangles，NFT）、大量的老年斑（senile plaques，SP）以及弥漫性脑萎缩。NFT 的主要成分是异常过度磷酸化的微管相关蛋白 tau，而老年斑的主要成分是 β－淀粉样多肽（β－amyloid peptide，Aβ）。根据遗传特点，临床上可把 AD 分为家族性和散发性，家族性 AD 为单基因遗传病，其发病与淀粉样前体蛋白（amyloid precursor protein，APP）基因和早老蛋白－1（presenilin－1，PS－1）基因突变有关。

2. 表观遗传学异常

表观遗传修饰参与大脑的学习和记忆过程，并在突触可塑性中发挥重要的调控作用。起初对 AD 的研究曾将学习和记忆能力的丧失简单地归结为脑内神经元的丢失，但临床发现认知障碍的患者有时也表现出明显的临时性清晰记忆，即所谓的"波动性记忆（fluctuating memories）"，有些记忆丧失患者经过训练以后记忆得以恢复。这些现象均提示 DNA 甲基化、组蛋白修饰、RNA 干扰等表观遗传修饰参与了学习和记忆过程，并且是互相影响和共同作用的。

（三）慢性脑缺血性损伤

脑组织的能量储备极少，几乎没有蛋白质和脂肪的储存，主要依赖血液中葡萄糖的有氧氧化供能，因此所有神经细胞对缺血、缺氧非常敏感。血流中断，脑组织缺血、缺氧将产生一系列的变化，导致神经元损伤。脑缺血造成大脑皮质损伤是引起不同类型认知障碍的常见原因。空间认知缺陷包括空间学习记忆能力损害，是缺血性脑卒中发生后的一种常见病症。空间学习记忆主要依赖于海马，因此，海马齿状回的神经元再生对学习记忆至关重要。脑卒中后伴有认知障碍的患者约占其发病人数的 43.5%，其中出现记忆障碍者约占 50%。

1. 离子通道与缺血性神经元死亡

脑缺血引起脑能量供给障碍，且很快引起神经细胞膜电位及细胞膜内外离子浓度的变化。在神经细胞缺氧的最初几分钟内，细胞膜内外的大多数离子浓度差变化缓慢，但是

K^+ 浓度变化较为明显，导致细胞膜去极化，引起低氧性去极化反应（anoxic depolarization）。当缺氧发生后，细胞外 K^+ 浓度迅速升高，伴细胞内 Na^+、Cl^- 和 Ca^{2+} 的浓度明显增加。缺氧时细胞膜内外离子分布的变化与神经元死亡有着密切的关系：①细胞内 K^+ 丢失和外流是细胞凋亡或坏死发生的关键环节，阻断 K^+ 通道后，在缺血动脉模型上可观察到脑保护效应，神经细胞的凋亡减少；②神经元缺血缺氧诱导细胞外 Ca^{2+} 内流和细胞内的 Ca^{2+} 释放，导致胞内游离 Ca^{2+} 的浓度增高，细胞内 Ca^{2+} 超载是缺血缺氧性损伤造成神经细胞死亡的主要环节之一；③Na^+ 通道是电压依赖性的，可分为介导瞬态 Na^+ 电流和持续 Na^+ 电流两种，在缺氧情况下，瞬态 Na^+ 电流明显降低而持续 Na^+ 电流增加，前者对细胞可能具有保护作用，而后者将导致 Na^+ 内流增多，膜电位出现去极化，加剧细胞损伤；④在缺血的早期大量的 Cl^- 内流引发细胞水肿，由于同时激活 $GABA_A$ 受体，其介导的 Cl^- 通道对缺血损伤有保护作用。

2. 神经递质的毒性作用

兴奋性神经递质（如谷氨酸、天冬氨酸）在缺血性脑损伤及多种神经系统疾病导致的脑损伤中发挥重要作用。研究结果表明，谷氨酸引起神经元死亡的作用是通过兴奋突触后膜上的离子型谷氨酸受体来实现的，称之为"兴奋性毒性"。兴奋性神经毒理论的主要内容包括：①脑缺血引起谷氨酸在突触间隙的堆积，从而过度兴奋突触后膜上谷氨酸受体，导致神经元死亡，谷氨酸的 NMDA 受体参与认知、学习、和记忆功能；②谷氨酸释放激活 NMDA 受体后，打开配体门控离子通道，使细胞外 Ca^{2+} 流入细胞内，Ca^{2+} 的内流参与了 NMDA 受体兴奋性传递作用，同时也是造成谷氨酸细胞毒作用的机制之一；③谷氨酸转运体参与缺血性神经元损伤病理反应，在脑缺血后，缺血边缘脑区神经胶质细胞和神经元上谷氨酸转运体表达均增加，若采用药物抑制谷氨酸转运体活性，或者用反义寡核苷酸阻断各不同谷氨酸转运体蛋白合成，则明显地加剧脑缺血后引发的神经元死亡；④谷氨酸兴奋性神经毒的分子机制表现为谷氨酸与 NMDA 受体结合后，打开 Ca^{2+} 通道，细胞外 Ca^{2+} 进入细胞内可直接产生超氧阴离子（O_2^-），Ca^{2+} 与钙调蛋白（calmodulin，CaM）结合，激活神经型一氧化氮合酶（neuronal nitric oxide synthase，nNOS），同时激活钙神经素（calcineurin）导致 NOS 的 Ser741 及 Ser847 位点去磷酸化，进一步激活 NOS 从而产生 NO，O_2^- 与 NO 结合形成 $ONOO^-$，后者可造成 DNA 损伤和抑制线粒体的呼吸链功能，导致 ATP 生成障碍。

3. 氧化损伤

大脑在氧化代谢过程中会产生各种活性氧簇（reactive oxygen species，ROS），ROS 攻击细胞的蛋白质、脂质及核苷酸等成分，造成氧化应激损伤（oxidative stress damage）。在正常脑代谢的过程中，脑细胞每天发生数万次的氧化损伤，但由于脑内具有完善的抗氧化系统，脑细胞的氧化损伤又很快被修复。在脑缺氧或脑卒中后，受损伤的脑细胞内氧化应激反应剧增，造成氧化损伤和抗氧化修复之间失去平衡，神经细胞内氧化损伤产物大量堆积，从而改变细胞的结构和功能，严重时导致细胞死亡。

4. 神经细胞凋亡及其调节机制

缺血损伤导致的神经元死亡方式包括坏死和凋亡两种。一般认为脑缺血引起的急性期神经元死亡以坏死（necrosis）为主，而继发性死亡（secondary neuronal death）或迟发性死亡（delayed neuronal death）则以凋亡为主。前者发生在缺血中心区，后者多发生在缺血半暗带区或周边区。细胞凋亡是一个主动过程，是通过合成新的蛋白质来实现的。在中枢神经系统，参与缺血性神经细胞凋亡的因子很多，主要有 caspases 家族酶蛋白，Bcl-2 家族蛋白、丝裂原激活的蛋白激酶家族酶蛋白，以及其他多种线粒体释放的蛋白质、细胞溶酶体释放的多种酶蛋白、细胞核因子 NF-κB、细胞因子以及抑癌基因 P53 等。

5. 免疫炎症反应

免疫炎症反应在缺血性脑损伤中发挥重要作用。参与脑内缺血损伤免疫炎症反应的细胞因子（cytokines）主要包括白细胞介素（interleukins，IL）、肿瘤坏死因子（tumor necrosis factor，TNF）等。在缺血性脑损伤的病理生理过程中，IL-1、IL-6 和 TNF-α 参与脑内的炎症反应和促细胞凋亡反应。IL-1 和 TNF-α 分别具有诱导星型神经胶质细胞、小胶质细胞和血管内皮细胞分化和增殖，并促进炎性细胞吸附到血管壁的作用，炎症反应时二者的作用相加，加重脑内细胞死亡。从总体上来讲，二者的促炎症反应和促神经细胞凋亡的作用，对缺血损伤脑组织的修复是不利的。

（四）脑组织蛋白质异常聚集

脑组织中蛋白质异常聚集可见于神经系统的多种退行性变性疾病，如 AD、PD、HD、亚急性海绵状脑病（Creutzfeldt Jakob disease，CJD）等。AD 患者脑中发现的 tau 蛋白异常修饰包括：异常磷酸化、异常糖基化、异常糖化、异常泛素化、异常截断作用和异常硝基化。tau 蛋白以多种异常修饰形式参与 AD 的发病过程，异常修饰的 tau 蛋白沉积在神经细胞中形成神经元纤维缠结。蛋白质磷酸化是调节蛋白质生物功能的重要方式之一，蛋白激酶（protein kinases）使磷酸基团转移到底物蛋白的特定氨基酸残基上，使蛋白质磷酸化；而蛋白磷酸酶（protein phosphatases）则使磷酸基团从残基上去除，使蛋白质去磷酸化。二者的调节使蛋白磷酸化和去磷酸化成为机体中一种普遍存在的可逆性调节机制。大量的体外和动物整体水平的研究表明，可能有多种蛋白激酶参与了 AD 患者 tau 蛋白的异常磷酸化过程。蛋白磷酸酯酶可催化蛋白质去磷酸化，因而 AD 患者脑中蛋白磷酸酯酶的活性明显降低，tau 蛋白去磷酸化减弱，导致 AD 患者脑中 tau 蛋白异常过度磷酸化。异常修饰的 tau 蛋白在神经细胞内聚集是 AD 患者神经细胞退化的重要环节。

（五）感染因素

中枢神经系统朊蛋白（朊病毒）感染是导致认知功能障碍的常见原因之一，人类朊蛋白病主要有 CJD、kuru 病、Gerstmann-Straussler 综合征、致死性家族性失眠症等，CJD 是最常见的由朊蛋白感染引起的人类中枢神经系统退行性疾病，即亚急性海绵状脑病，也称皮质-纹状体-脊髓变性病、朊病毒病、蛋白粒子病、感染性海绵状脑病。朊蛋白（Prion protein，PrP）是一种特殊的具有感染性的蛋白粒子，其本身不是病毒，因而不具备核酸。PrP 有两种异构体，即存在于正常细胞的 PrP^c（不可溶性 PrP）和引起朊蛋白病的 PrP^{sc}（分泌性 PrP），两者序列无差别，但蛋白质空间构型不同。PrP^c 是一种单基因编码的糖蛋白，由 253 个氨基酸组成，是保护神经系统信息传递不可缺少的重要物质。在某些条件下 PrP^c 发生变异，细胞膜上的蛋白 PrP^c 变成 PrP^{sc}，PrP^{sc} 具有很强的传递性、致病性，耐高热、耐酸碱，不易被灭活。

正常人的 PrP^c 变成 PrP^{sc} 后，可通过内源性神经毒作用，引起脑内的神经元凋亡和缺失，脑组织出现海绵状变性和淀粉样斑块，导致患者出现进行性痴呆和运动障碍。

（六）颅脑外伤

颅脑外伤，特别是额叶、颞叶、顶叶、基底核区损伤与认知功能受损具有相关性。脑外伤后出现认知障碍的最大特点是认知能力突然下降，这种认知能力的突然下降主要是因为外部损伤导致脑部认知功能区域某些部位受损而引起。患者在中、重度脑外伤后经常会出现一些认知功能上的障碍，主要包括感觉、记忆、注意、推理及应变等能力下降。一般轻度脑外伤导致的认知功能障碍在一定的时间内是可以恢复的，但是大多数中、重度脑外伤引起的认知功能障碍是不可逆的。

（七）脑衰老

衰老是人类生命过程的必然规律，认知功能随着年龄增高而下降。年老者脑部血液供应减少，这与认知功能障碍关系密切。衰老及相关增龄性疾病（如 AD）均系衰老综合征的表型。衰老与 AD 之间有很多相似之处：①ApoEε4 既是衰老机制中的重要遗传因子，又是 AD 发病中的重要危险因素；②氧化应激可以损伤脑细胞而促进衰老，同时在 AD 发病机制中发挥重要作用；③微循环障碍既是衰老的发病机制之一，又可导致 AD 的发生发展；④动脉硬化是威胁中、老年人生命的重要病理改变，动脉硬化将加重器官衰老进程及功能减退，同时有学者发现动脉硬化是轻度认知功能损害及 AD 的重要发病原因。

（八）慢性全身性疾病

常见的慢性全身性疾病如高血压病、糖尿病、慢性阻塞性肺疾病等，可通过减少大脑血液供应等机制，继发性降低大脑功能而引起认知障碍。心脏病患者患轻度认知障碍的风险增加，尤其对于女性来说，这种相关性更加明显，心脏病的预防和治疗可以降低患者发生轻度认知障碍的风险。同时患有糖尿病及收缩期高血压的患者发生 VD 的风险较大，糖尿病和心脏病对促进 VD 的发生有协同作用。2 型糖尿病患者发生 AD 的危险性是非糖尿病患者的 2 倍，使用胰岛素治疗的患者发生 AD 的风险是非糖尿病患者的 4 倍。糖尿病或血糖浓度升高可能是 AD 发病的独立危险因素。糖尿病通过微血管损伤而引起 VD，胰岛素抵抗与 AD 发病之间有密切的关系。

（九）精神、心理异常

精神心理因素可导致认知能力下降。日常生活能力障碍者认知功能降低，无社会工作、不参加社会活动、与亲人和朋友交流少等情况也会影响认知功能，经常感到心情郁闷者、丧偶或离异者、易受负性生活事件影响者、处境困难者的认知功能均可不如正常人群。轻松、愉快、多彩的生活环境可促进实验动物大脑皮质神经元的增长，不易导致认知功能障碍。老年痴呆的危险因素有高龄、文化程度低、丧偶独居等。据研究报道，受教育程度是影响认知功能的重要因素，从学历层次来看，发生老年痴呆者以文盲为最多，老年痴呆的患病率随文化程度的升高而下降。

（十）环境与饮食的影响

体内叶酸、维生素 B_{12} 不足可以引起血液中半胱氨酸水平增高，从而促进认知障碍的发生。超重和肥胖可增加患认知障碍的风险，超重会导致患认知障碍症的风险较体重正常人群增加 2 倍，而肥胖会使患该病的风险增加 4 倍。另外，长期饮酒可导致患者出现酒精

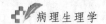

依赖，引起前额叶代谢产物浓度改变，饮酒导致的认知功能损害可能与酒精对前额叶代谢产物浓度的影响有关。部分一氧化碳中毒的患者可发生迟发型脑病，其中轻度认知障碍的发生率可达 67%，表现为记忆力障碍、遗忘症、精神异常、痴呆等。

四、认知障碍的防治原则

对认知障碍的防治必须根据其病因和发病机制，采用相应的措施。

（一）神经保护性治疗

认知障碍的治疗分为药物性治疗和非药物性治疗。针对认知障碍的病因和发病机制，可应用不同的神经细胞保护剂，如脑循环改善剂、能量代谢激活剂、神经递质和神经生长因子保护剂、钙拮抗剂、谷氨酸盐受体拮抗剂、抗氧化剂、胶质细胞调节剂和非类固醇类（非甾体类）抗炎剂等均被广泛应用于治疗不同疾病引起的认知障碍。另外，增加认知障碍者的脑力劳动、进行智能训练和体能训练可降低其患老年痴呆症的危险性。长期适量运动或体育锻炼可以改善随年龄增加而出现的精神和运动功能减退，改善脑功能，从而延缓衰老进程。

（二）恢复和维持神经递质的正常水平

多种认知障碍与神经递质异常有关。PD 最有效的治疗就是维持纹状体内多巴胺和乙酰胆碱两种神经递质的平衡。各种针对降低胆碱能系统、提高多巴胺能系统功能的治疗策略相继产生，既可使用抗胆碱能药来抑制乙酰胆碱的功能，也可使用左旋多巴来补充黑质－纹状体系统内多巴胺的不足。AD 患者胆碱能神经元退化，治疗上可利用胆碱酯酶抑制剂来减少突触间隙乙酰胆碱的降解，从而提高神经系统乙酰胆碱的含量。

第三节 意识障碍

意识（consciousness）是指大脑维持觉醒状态，并对自身和周围环境进行识别、觉察、理解、判断等，以及由此做出对外界刺激的各种应答反应。大脑皮质、丘脑和脑干上行网状激活系统的功能完整是维持清醒意识的物质基础。如果这些神经结构发生功能紊乱，即可出现意识障碍，轻者觉醒程度下降，对外界刺激反应减弱；严重者造成昏迷，即使强烈的刺激也不能将其唤醒，意识内容也随之消失。因此，意识障碍（conscious disorder）是指高级神经活动受抑制，机体对自身和周围环境的反应能力减弱或丧失，不能对外界刺激做出正确的应答反应。

一、意识障碍的物质基础

意识的维持不仅有赖于大脑皮质、丘脑、脑干网状结构功能的完整，还有赖于周围神经信号的正常传入。与维持意识活动有关的神经结构包括特异性上行投射系统、非特异性上行投射系统、边缘系统及大脑皮质。

（一）特异性上行投射系统

特异性上行投射系统包括传导四肢及躯干深、浅感觉的内侧丘系和脊髓丘系，传导面部感觉的三叉丘脑束（三叉丘系），传导听觉的外侧丘系，传导视觉的视束等。各传导束通过特定的感受器和传入途径，沿特定通路向大脑皮质中央后回或特定感觉中枢投射，产生特定的感觉，这些传导系还发出侧支与非特异性投射系统联系，起到一定维持意识觉醒的作用。

（二）非特异性上行投射系统

1. 上行网状激活系统

上行网状激活系统由脑干网状结构（包括旁正中缝际区核群、内侧网状区的神经元、外侧网状区的神经元）、丘脑的非特异投射核团（腹前核、网状核、中央核、髓板内核群等）和紧张性激动的驱动结构（下丘脑和中央灰质）组成，该系统的纤维弥散性地投射到大脑皮质，起到维持觉醒的作用。

2. 上行网状抑制系统

上行网状抑制系统位于脑桥腹侧网状结构，包括脑桥中部、延髓下部、尾状核、下丘脑前区，这些上行纤维将抑制性信息传递到大脑皮质，调节觉醒和睡眠。

（三）边缘系统

边缘系统位于大脑半球内侧面，包括海马、穹隆、扣带回、海马旁回、杏仁核、隔核、额叶眶后回、岛叶前部、上丘脑、下丘脑、丘脑前核、中脑被盖内侧区、外侧部、脚间部等，这些神经结构不仅参与自主神经调节，还主宰情感、情绪、智能、记忆和学习。

（四）大脑皮质

双侧大脑皮质是意识内容产生的部位。大脑皮质受到上行网状激活系统和上行网状抑制系统的调节，保持觉醒状态并对外界刺激做出正确的应答反应。若双侧大脑半球广泛损害，一侧半球急性广泛损害压迫对侧半球或脑干均会造成意识障碍。

二、意识障碍的主要临床表现形式

（一）觉醒程度下降

1. 嗜 睡

嗜睡是指表现为病理性睡眠过多的状态。患者能被各种刺激唤醒，能基本正确回答问题，尚能配合检查，刺激一旦停止又进入睡眠状态。

2. 昏 睡

昏睡是指持续熟睡状态，唤醒困难；必须在持续强烈的刺激下患者才能睁眼、呻吟、躲避；只能作简单、含糊、不完整的应答，当刺激停止后即处于沉睡状态。

3. 昏 迷

根据昏迷程度又分为浅昏迷、中昏迷及深昏迷。

（1）浅昏迷：不能觉醒，对语言刺激无反应，不能执行命令，对疼痛刺激（如压迫眶上缘）有躲避动作和痛苦表情，可有无意识的自发动作，生理反射存在（如角膜反射、瞳孔对光反射、有咳嗽和吞咽动作等），生命体征平稳或轻度改变（如脉搏、呼吸、血压、体温等）。

（2）中度昏迷：介于浅昏迷和深昏迷之间的一种昏迷，对强烈疼痛刺激可有逃避的防御反应，眼球无活动，大小便潴留或尿失禁。生命体征如血压、脉搏、呼吸发生异常，角

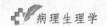

膜反射减弱，瞳孔对光反射迟钝，甚至可伴有四肢强直。

（3）深昏迷：对外界任何刺激均无反应，全身肌肉松弛，眼球固定，生命体征明显改变（血压下降，呼吸不规则），大小便失禁。生理反射和病理反射均消失，有些患者出现去脑强直和去皮质强直的发作。

（二）意识内容减少

1. 意识模糊

意识模糊是指觉醒较差，认知和定向障碍，躁动不安、注意涣散、记忆力减退、对外部刺激不能清晰感知。

2. 精神错乱

精神错乱是指患者与周围的接触障碍，定向力和自知力减退，思维、记忆、理解、判断能力减退，言语不连贯或大叫，常有兴奋、躁动、恐惧、紧张，甚至出现幻觉和妄想等。

3. 谵妄状态

谵妄状态是一种急性意识混浊状态，其特征是症状发展迅速、病情波动、意识水平改变、广泛认知障碍、思维紊乱及知觉异常。发生谵妄时患者意识内容明显障碍，除精神错乱外还有幻觉（幻视、幻听、幻触）、错觉、妄想，睡眠和觉醒周期紊乱；表现为恐惧、躲避、逃跑、攻击、激越、躁狂、大喊大叫、言语不连贯等，行为无目的，间歇期可处于安静状态。

4. 精神抑郁状态

精神抑郁状态是指在强烈的精神创伤后，患者突然表现出僵卧不语、对刺激无反应，双目紧闭、眼睑瞬动、眼球向上转动，呼吸急促，四肢乱动或肌张力增高，病理反射阴性。给予适当处理可迅速恢复。

5. 木僵状态

木僵状态是指患者无意识障碍，表现为不语、不动、不食，伴有蜡样屈曲和违拗症状，对强烈刺激无反应，但能感知周围情况。

（三）特殊类型的意识障碍

1. 持续性植物状态

持续性植物状态可因急性颅脑外伤、脑血管疾病、缺血缺氧性脑病、代谢性和变性脑病等导致。患者认知功能丧失，无意识活动，不能执行指令，能自主睁眼或在刺激下睁眼，有睡眠－觉醒周期，可有无自主的眼球跟踪活动，不能理解和表达语言，保持自主呼吸和血压，下丘脑和脑干功能均基本保存，持续性植物状态包括去皮质综合征和睁眼昏迷。

去皮质综合征也称为无反应性清醒状态综合征，是大脑皮质广泛损害、功能丧失，但皮质下中枢及脑干功能仍存在的一种状态。患者能无意识地睁眼和闭眼，有觉醒和睡眠周期，眼球游动，能有无意识的吞咽动作，瞳孔对光反射、角膜反射存在，但大小便不能自控，四肢肌张力增高，病理反射阳性，有吸吮、强握、强直性颈反射。去皮质综合征也称去皮质强直（decorticate rigidity），表现为上肢内收屈曲、下肢伸直性强直。

睁眼昏迷又称无动性缄默症（akinetic mutism），患者脑干上部或丘脑的网状激活系统受损，而大脑半球及传出通路正常。患者清醒但极度冷漠，缺乏有意识的运动，眼球能注视周围，有觉醒－睡眠周期，但无言语和肢体活动，大小便失禁，肌肉松弛，病理体征阴性，患者貌似清醒但对外界刺激无反应。

2. 闭锁综合征

闭锁综合征（locked-in syndrome）又称失传出状态，是脑桥基底部病变（如脑血管疾病、肿瘤等）损害皮质延髓束及皮质脊髓束所致的一种神经病理状态。因其大脑半球及脑干被盖部的网状激活系统无损害，故患者意识保持清醒，高级神经功能保留，视觉及听觉功能正常，但不能言语，四肢不能活动，脑桥以下脑神经瘫痪，仅能以眼球上下运动或眨眼示意与周围环境建立联系，常误认为是昏迷，脑电图表现正常。

意识障碍的临床表现归纳为图16－5。

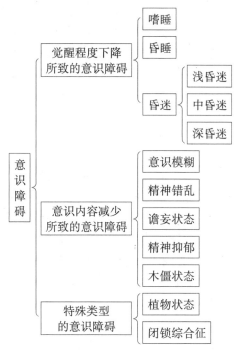

图 16－5　意识障碍的主要临床表现形式

三、意识障碍的发病机制

意识障碍的发病机制非常复杂，各种原因均可以通过不同机制损害意识活动的神经结构（脑干网状结构－丘脑－大脑皮质）和/或其功能而导致意识障碍。目前对意识障碍发病机制的认识主要有以下三个方面。

（一）中毒机制

引发脑中毒的毒物包括内源性和外源性毒物。脑毒物可通过影响神经递质合成和释放、引起脑能量代谢异常、损伤神经突触传递功能，从而导致意识障碍。内源性脑毒物可因代谢异常、感染等因素而产生，如脑缺血缺氧、肝性脑病、肾性脑病、肺性脑病、感染中毒性脑病、胰腺性脑病等。外源性脑毒物包括工业毒物、动物性毒物、植物性毒物、镇静催眠药、酒精等。

1. 神经递质合成和释放异常

神经递质合成和释放异常表现为兴奋性神经递质减少或抑制性神经递质增加，尤其是兴奋性神经递质（乙酰胆碱、多巴胺、去甲肾上腺素、谷氨酸等）的合成或释放减少，如脑缺血、缺氧、代谢性脑病，可导致意识障碍。脑内抑制性神经递质 GABA 浓度增高也可产生意识障碍。例如，肝性脑病时，因肝功能受损不能清除来自肠道的内源性 GABA，血液中的 GABA 透过血－脑屏障进入中枢神经系统而至脑内的 GABA 浓度增高，从而导致脑神经细胞处于超极化状态，产生抑制效应。再如，生理状态下，谷氨酸在谷氨酸脱羧酶作用下生成 GABA，严重代谢性酸中毒时，谷氨酸脱羧酶活性增高从而导致 GABA 产生过多，神经细胞处于抑制状态；代谢性碱中毒时则相反，谷氨酸脱羧酶活性降低导致 GABA 生成减少，脑细胞处于兴奋状态。

2. 突触传递功能障碍

突触是神经冲动在细胞间传递的重要结构，最容易受到药物或毒物影响而出现传递障碍。网状结构上行激活系统具有多突触传递的特点，是最容易受到药物或毒物干扰的部位。大脑皮质的广泛性突触结构也是药物或毒物攻击的位点，如麻醉剂或镇静剂中毒、代谢性毒物中毒、pH 值降低、电解质紊乱都会引起突触后膜对神经递质的敏感性极度降低，促使大脑、脑干、突触传递阻滞，大脑皮质与脑干网状结构联系中断或丧失，最后导致不同程度意识障碍，严重者昏迷不醒。

3. 脑的能量代谢异常

在严重肝脏疾病时，机体内氨生成过多，而肝脏对氨的清除能力降低，致使血氨水平显著增高。高浓度的血氨能通过血－脑屏障进入脑组织，氨与脑细胞内的 α－酮戊二酸结合生成谷氨酸，一方面是三羧酸循环中间产物 α－酮戊二酸减少，影响了脑细胞内糖的有氧代谢，同时又消耗了大量还原性辅酶Ⅰ（NADH），妨碍了呼吸链中的递氢过程，以致 ATP 生成不足。另一方面氨进一步与谷氨酸结合形成谷氨酰胺的过程中又消耗了大量 ATP。因此，氨通过干扰脑的能量代谢使脑细胞活动所需的能量不足，最终导致意识障碍（详见肝功能不全之肝性脑病）。

（二）损伤机制

1. 缺血缺氧性脑损伤

脑内能量主要来源于葡萄糖有氧氧化，而脑组织内葡萄糖储备极少，当脑细胞处于缺血、缺氧、血糖降低的状态下，脑内氧和葡萄糖明显减少，无氧代谢条件下乳酸明显增加，ATP 生成明显减少，细胞膜上 Na^+-K^+-ATP 酶功能受损，离子转移紊乱，膜磷脂代谢障碍，脑神经细胞水肿，神经元突触传递抑制或衰竭，最后导致意识障碍。患者轻则意识模糊，重则昏迷不醒。急性缺血、缺氧性脑病常见于心搏骤停、失血性休克、急性呼吸衰竭等。研究结果表明，100 g 脑组织的血流量大于 24 ml/min 时人脑无缺血表现，脑血流量在 16～17 ml/min 时自发脑电活动消失，患者表现为意识障碍，脑血流量小于 12 ml/min 时则诱发脑电也消失，患者呈深度昏迷。在缺血缺氧引起意识障碍的过程中，能量不足、酸中毒、钙离子失衡、自由基产生、兴奋性氨基酸毒性作用以及神经递质异常等是引起缺血、缺氧性脑损伤发生的重要环节。除低血糖、急性缺血缺氧外，酸中毒、碱中毒、电解质紊乱、严重维生素缺乏等也是引起脑组织中高能磷酸酯（三磷酸腺苷和磷酸肌酸）急剧下降的常见原因。

2. 颅内破坏性病变损伤

颅内发生破坏性病变，如急性坏死性脑炎、流行性乙型脑炎、急性脑血管性疾病（大量脑出血、大面积脑梗死、脑干梗死等）等直接破坏双侧大脑皮质、脑干网状结构时，机体不能维持觉醒状态，也不能对外界刺激产生正确应答反应，从而出现不同程度意识障碍。

（三）压迫机制

因颅内占位性病变损伤产生意识活动的神经结构而引起意识障碍。颅内占位性病变如颅内肿瘤、颅内血肿、颅内脓肿等，可导致局限性或弥漫性颅内压升高，使脑组织受挤压向下移位，压迫脑干并使之变形、扭曲，网状结构受损，最终出现意识障碍。

四、意识障碍对机体的影响

意识障碍患者由于机体自身调节能力及对外界环境的适应能力降低，常会产生各种继发性损害。导致意识障碍的各种原因还可直接波及脑干的呼吸中枢或循环中枢，甚至威胁生命，如脑出血、脑肿瘤等可直接压迫脑干，最终导致脑干衰竭。

（一）呼吸功能减弱，大脑缺氧加重

颅内病变可直接或间接压迫呼吸中枢，导致呼吸功能受到抑制，二氧化碳潴留而氧气供给不足，大脑缺氧加重，反过来又使得意识障碍恶化。意识障碍患者由于呼吸功能减弱、咽喉部反射减弱导致排痰功能下降，容易并发吸入性肺炎；严重颅内病变时肺部自主神经功能紊乱，分泌物增加，容易继发细菌感染，肺部感染后又进一步导致通气及换气功能障碍，氧分压下降而二氧化碳分压增高，加重意识障碍。

（二）循环功能障碍

颅内病变所致意识障碍患者，由于病变可以直接或间接抑制心血管中枢，从而产生循环功能障碍，有效循环血量下降而加重意识障碍；颅外严重疾病所致意识障碍患者，如感染性休克，细菌毒素、血管活性物质等可直接抑制外周循环功能，血压下降，缺血、缺氧加重。

（三）水、电解质及酸碱平衡紊乱

意识障碍患者失去调节水、电解质以及维持酸碱平衡的能力，治疗过程中常使用降颅内压药物、利尿药物等导致水分丢失或补液过度，颅内病变直接或间接波及维持内环境稳定的相关中枢，这些因素均可导致各种类型的水、电解质及酸碱平衡紊乱，进一步加重患者的意识障碍，导致病情恶化。

五、意识障碍的治疗原则

（一）急救处理

1. 维持呼吸道通畅

患者取平卧位，舌根下坠时取头后仰和颌上举位，必要时可放置口咽导管；清除呼吸道、口腔分泌物和呕吐物，防止窒息；供给氧气，使用呼吸兴奋剂洛贝林、尼可刹米（可拉明）、二甲弗林（回苏灵）、东莨菪碱、阿托品等。

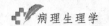

2. 维持有效循环

尽早开放静脉通道，维持正常血压，伴有心力衰竭者应注射毛花苷丙（西地兰），心搏骤停者应立即行心肺复苏，出现心室颤动、电机械分离时应马上给予电除颤、起搏。

3. 降低颅内压，控制脑水肿

因颅内疾病所致意识障碍者应给予脱水剂降低颅内压，如甘露醇、复方甘油、甘油果糖等，有条件的可以进行颅内压持续监测。

4. 维持水、电解质和酸碱平衡

根据每天记录的 24 小时出入量、血液生化（电解质、酸碱度、肝肾功能）监测结果来决定补液量。

5. 镇静、止痛

对出现兴奋、躁动、抽搐的患者可用地西泮（安定）、苯巴比妥、苯妥英钠等药物；抽搐持续状态可用地西泮。使用地西泮应严密监测，防止发生呼吸抑制。

6. 降温、护脑

头部放置冰帽或冰袋，使体温降至 35～37 ℃，必要时可以加人工冬眠疗法或亚冬眠疗法，亚低温有利于保护脑细胞，体温维持在 34～36 ℃对保护大脑最有利。

（二）迅速明确病因并进行治疗

迅速采集病史和进行体格检查获取相关信息；迅速采集血液及尿液进行下列检查：血糖和尿糖、酮体、血和尿淀粉酶、血氨、电解质、肝肾功能、血气分析、毒物定性定量检测、碳氧血红蛋白测定、心肌酶、肌钙蛋白测定等；迅速做神经系统专项检查：脑电图、头颅 CT、MRI 以及腰椎穿刺检查脑脊液常规、生化等。对昏迷者明确病因，对因治疗是最有效的措施，如发现颅内占位性病变、颅脑外伤所致颅内血肿、脑出血等应尽早给予开颅手术或血肿清除术；急性中毒者及时清除毒物、洗胃、补液和使用特殊解毒药物等；脑血管疾病按出血性或缺血性脑卒中治疗；颅内外感染性疾病行抗感染、抗病毒等治疗；代谢性疾病、各种器官损害、各种原因所致休克和物理性因素引起的昏迷均按不同病因进行治疗。

（三）应用抗生素预防感染

昏迷者很容易合并感染，一般常规使用抗生素治疗。严重感染者在使用抗生素前，先做必要的细菌培养，如采集血、尿、痰、伤口分泌物、脑脊液等培养，同时做药物敏感试验，选用合适的抗生素。

（四）应用脑保护剂

脑保护剂能降低脑代谢，阻止脑细胞发生不可逆的损伤。巴比妥类药物能抑制脑细胞代谢、清除脑内自由基、降低颅内压和减轻脑水肿，在有条件进行血液浓度监测的情况下可使用硫喷妥钠、硫戊巴比妥钠或巴比妥钠等。纳洛酮是吗啡受体拮抗剂，能拮抗 β - 内啡肽引起的脑细胞抑制，对麻醉过量、乙醇中毒、药物中毒引起的昏迷患者具有保护脑细胞的作用。

【思考题】

1. 何谓意识障碍？大脑皮质在意识活动中有什么作用？
2. 认知功能与哪些神经结构有关？
3. 哪些神经递质与认知功能障碍的发生有关？
4. 维持意识的神经结构有哪些？
5. 脑干网状结构在意识过程中发挥什么作用？

（王丽琨　伍国锋）

参考文献

［1］郝伟. 精神病学［M］. 北京：人民卫生出版社，2010.

［2］史玉泉，周孝达. 实用神经病学［M］. 上海：上海科学技术出版社，2004.

［3］孙凤艳. 医学神经生物学［M］. 上海：上海科学技术出版社，2008.

［4］Alberini C M. Transcription factors in long-term memory and synaptic plasticity［M］. Physiol Rev，2009.

［5］Scahill L，Leckman J F，Schultz R T，et al. A placebo-controlled trial of risperidone in Tourette syndrome［J］. Neurology，2003，60：1130－1135.

第十七章　多器官功能障碍和衰竭

【内容摘要】多器官功能障碍综合征（MODS）是指在严重创伤、休克、感染或心肺复苏病情平稳后，原无器官功能障碍的患者同时或相继出现两个或两个以上的系统或器官功能障碍，以致机体内环境的稳定必须依靠临床干预才能维持的综合征。MODS发生过程中几乎可以累及体内所有重要系统、器官的功能和代谢。目前认为，MODS的发生可能与失控的全身炎症反应、器官血流量减少和缺血－再灌注损伤、肠屏障功能损伤及肠道细菌移位、细胞代谢障碍等因素有关。MODS一旦发生，病情往往非常危重，治疗十分困难，因此应以预防为主。目前，临床对MODS主要采用对症治疗和器官功能支持疗法。

20世纪70年代以来，由于医疗技术和医学理论研究的进展以及器官支持疗法的发展，使单个器官衰竭的抢救成功率提高。一些危重病患者存活时间明显延长，使危重病症中原先隐蔽的或较轻微的器官功能障碍表现出来，因患者可出现两个以上的器官衰竭，因此提出了多系统器官衰竭（multiple system organ failure，MSOF）这一概念。尽管MSOF一词曾普遍应用于临床，但由于MSOF过分强调器官衰竭的诊断标准，而忽略了器官功能从异常（障碍）发展到衰竭的动态变化过程，因而不利于早期的诊断与治疗。为此，1991年美国胸科医师学会（American College of Chest Physicians，ACCP）和危重病医学会（Society of Critical Care Medicine，SCCM）建议用"多器官功能障碍综合征（multiple organ dysfunction syndrome，MODS)"一词取代MSOF。MODS除了可发生在心、肺、肝、肾、脑等重要器官外，还可累及消化、骨骼肌、血液、内分泌、免疫及代谢等系统。由于MODS的发病机制尚未完全明了，许多治疗措施尚处于对症阶段，因此病死率极高。统计显示，MODS的死亡率高达30%～100%，平均为70%。如果患者同时有4个以上系统或器官衰竭，则病死率可达100%。因此，MODS是重症监护病房、外科和创伤患者死亡的重要原因。

目前认为，MODS是指在严重创伤、休克、感染或复苏病情平稳后，原无器官功能障碍的患者同时或相继出现两个或两个以上的系统或器官功能障碍，以致机体内环境的稳定必须依靠临床干预才能维持的综合征。MODS主要出现在急性的危重病患者。那些原患有某些器官功能障碍的慢性病患者继发引起的另一器官功能障碍（如肺源性心脏病、肺性脑病、慢性心力衰竭引起肾衰、肝肾综合征和肝性脑病）不属于MODS。

尽管MODS是一种危重的临床综合征，治疗比较困难，但如果医务人员能尽早发现并及时给予治疗，可使病情逆转。且一旦治愈，器官功能可完全恢复。但如未得到有效的控制，病情进一步加重，则可发展成MSOF。

第一节 病因和分型

一、病　因

引起多器官功能障碍的病因很多，一般分为感染性与非感染性两大类。在很多情况下，MODS的病因是复合性的。

（一）感染性病因

感染性病因主要见于严重感染和脓毒症。据报道，70％左右的MODS由感染引起，而严重感染所引起的脓毒症又使感染难以控制。脓毒症的细菌主要为大肠埃希菌和铜绿假单胞菌（绿脓杆菌）。老年人中，以肺部感染作为原发病因者最多；而青壮年患者中，腹腔脓肿或肺部侵袭性感染后MODS发生率高。研究发现，腹腔内有感染的患者手术后发生MODS的概率为30％～50％，且病死率可高达70％。有些MODS患者有全身感染表现，但找不到感染病灶，血细菌培养阴性，因此有人称其为"非菌血症性临床脓毒症（non-bacteremic clinical sepsis）"，可能是由肠源性内毒素血症或炎性介质引起的。

（二）非感染性病因

非感染性病因如大手术、严重创伤、大面积烧伤与休克。MODS最早发现于大手术后，至今仍认为它是大手术后的一个重要并发症。有人报道，在101例大手术后的患者中51例发生MODS。严重创伤后，在有或无感染的情况下均可发生MODS。另外，严重休克，特别是休克晚期，由于组织器官持续低灌流，加之血液中某些体液性物质如TNF-α、溶酶体酶等明显增多，也可引起MODS。如果休克合并DIC，则更容易发生MODS。此外，急性出血性坏死性胰腺炎也是引起MODS的一个重要原因。

除上述病因外，某些医源性因素如大量输血、输液，吸氧浓度过高，人工透析等，以及器官储备功能低下、营养不良、慢性消耗性疾病、免疫功能明显低下、单核吞噬细胞系统功能明显降低等均可诱发或促进MODS的发生。

二、分　型

从MODS的发病形式进行分类，一般分为单相速发型和双相迟发型。

（一）单相速发型

单相速发型MODS的特点是：损伤直接引起两个以上的器官衰竭（如多发性创伤），或损伤直接引起一个系统器官衰竭，进一步导致其他系统器官衰竭（如挤压伤引起肾衰，又引起尿毒症性消化道障碍）。这类患者常常在严重创伤或休克后短时期内迅速发生MODS，故称为单相速发型。由于该型患者病情发展较快，病变的进程只有一个时相，即器官功能损伤只有一个高峰，故又称其为原发型或一次打击型。

（二）双相迟发型

双相迟发型MODS患者在创伤、失血、休克经处理后有一个稳定的缓解期，但很快被迅速发生的脓毒症所打断。脓毒症常常首先引起呼吸衰竭的发生，以后相继发生肝、

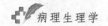

肾、胃肠和凝血系统衰竭。由于患者病情发展呈双相，即器官功能损伤有两个高峰出现，故又称其为继发型。此型 MODS 并非仅由原始病因直接引起，而要经历"二次打击"（double hit）。一次打击（如创伤）可以是轻度的，不足以引起 MODS，但能使免疫系统处于预激活状态，机体出现异常反应，炎症失控，此时继发的二次打击（如感染）可能具有致死性，并迅速造成多个器官功能障碍或衰竭，故又称为二次打击型。

第二节 发病机制

各种病因引起 MODS 的机制尚未完全阐明。目前一般认为，其发病可能与机体多个环节功能障碍有关。

一、失控的全身炎症反应

传统观念认为，MODS 是感染或创伤的直接后果。但大量实验及临床研究发现细菌毒素或组织损伤并不是导致 MODS 的根本原因，其发生可能与机体的炎症反应失衡有关。即机体遭受创伤或感染打击时，炎性细胞激活，炎性介质过量释放并涌入循环产生持续的全身性炎症反应；针对全身炎症反应，体内又可出现代偿性抗炎反应。这两者均是机体炎症反应失控的表现，也是形成 MODS 或 MSOF 的基础。

（一）全身炎症反应综合征

当创伤、感染、休克等损伤因素作用于机体后，机体为对抗损伤所产生的防御反应维持着内环境的稳定，而在这一系列防御反应中最突出的就是炎症反应。众所周知，炎症反应是机体对抗外来致病因素的保护性反应，适当的炎症反应可以杀灭细菌、中和毒素、清除坏死组织、促进组织修复等。但是，如果炎症反应过分强烈，即炎性细胞过度激活、炎性介质过量释放，机体的炎症反应便可能失控而导致全身炎症反应综合征（systemic inflammatory response syndrome，SIRS）的发生。

SIRS 是指感染或非感染性致病因素作用于机体，引发各种炎性介质过量释放和炎性细胞过度激活，而产生的一系列连锁反应或称"瀑布样效应（cascade effects）"的一种全身性过度炎症反应。1991 年美国胸科医师学会（ACCP）和美国危重病医学会（SCCM）提出，具备以下各项中的两项或以上，SIRS 诊断即可成立：①体温超过 38 ℃或低于 36 ℃；②心率超过 90 次/分；③呼吸急促（呼吸超过 20 次/分）或通气过度（$PaCO_2$ 低于 4.3 kPa）；④白细胞计数超过 $12×10^9$/L，或低于 $4.0×10^9$/L，或白细胞分类幼稚粒细胞超过 0.10。

应该指出的是，在临床实践过程中，由于 ACCP、SCCM 的诊断指标过于宽松，SIRS 在内、外、妇、儿等科的急危重病患者中普遍存在，因此临床指导意义有限。为了弥补这一缺点，2001 年 12 月，ACCP、SCCM、欧洲重症监护学会（European Society of Intensive Care Medicine，ESICM）、美国胸科学会（American Thoracis Society，ATS）及外科感染学会（Surgical Infection Society，SIS）的 30 多位专家聚于美国华盛顿，经过讨论后修正了 SIRS 的诊断标准。（表 17 - 1）。

表 17-1 SIRS 的临床诊断标准

指 标	诊断标准
一般标准	发热（中心体温>38.3℃）或低温（中心体温<36℃） 心率大于 90 次/分或大于同年龄组正常心率＋2 个标准差 呼吸急促，频率大于 30 次/分 意识改变 明显水肿或液体正平衡（>20 ml/kg 超过 24 小时） 高血糖（血糖>7.7 mmol/L 或 1.1 g/L）且无糖尿病史
炎症反应参数	白细胞增多症（白细胞计数>12×10^9/L） 白细胞减少症（白细胞计数<4×10^9/L） 白细胞计数正常，但未成熟细胞所占比例大于 10% 血浆 C-反应蛋白大于正常值＋2 个标准差 血浆降钙素原（procalcitonin）大于正常值＋2 个标准差
血流动力学参数	动脉低血压［收缩压<90 mmHg（12.0 kPa），平均动脉压<70 mmHg（9.3 kPa），或成人收缩压下降大于 40 mmHg（5.3 kPa），或血压<同年龄组正常血压－2 个标准差］ 混合静脉血氧饱和度大于 70% 心排指数大于 3.5 L/(min·m^2)
器官功能障碍指标	动脉低氧血症（PaO_2/FiO_2<300） 急性少尿［尿量<0.5 ml/(kg·h)］ 肌酐增加≥5 mg/L 凝血异常（国际标准化比率>1.5 或活化部分凝血活酶时间>60 秒） 腹胀（肠鸣音消失） 血小板减少症（血小板计数<100×10^9/L） 高胆红素血症（总胆红素>40 mg/L 或 70 mmol/L）
组织灌流参数	高乳酸血症（>3 mmol/L） 毛细血管再充盈时间延长或皮肤出现花斑

SIRS 患者体内主要的病理生理变化是过度炎症反应、高动力循环状态及持续高代谢状态。过度炎症反应（exaggerated inflammatory response）主要指机体在严重感染、创伤、休克等致病因素作用下，体内多种炎性介质过度释放，并引起局部和全身性炎症反应；高动力循环状态主要表现为心排血量增加和外周血管阻力降低；持续高代谢状态表现为静息状态下耗氧量和通气量增加，血糖浓度、血乳酸浓度升高，蛋白质分解加速等。

参与 SIRS 的炎性细胞包括单核细胞、中性粒细胞、血管内皮细胞、淋巴细胞和血小板等。当机体遭受创伤、感染、休克后，在致病因素的作用下炎性细胞会发生变形、脱颗粒的变化，分泌炎性介质、溶酶体酶、氧自由基等，同时细胞表面表达黏附分子或原有的无黏附活性的黏附分子变得有黏附活性，这一过程就是炎性细胞激活的过程。炎性细胞被激活后主要通过释放炎性介质参与 SIRS 的发生、发展。

参与 SIRS 的炎性介质种类繁多，它们之间构成一个复杂的网络，共同促进 SIRS 的发生发展。这些炎性介质包括：多种细胞因子（如 TNF-α、IL-1、IL-2、IL-6、IL-8、IL-12、IL-17、IFN、集落刺激因子、趋化因子等）、前列腺素、白三烯、血栓素、血小板活化因子及细胞黏附分子等。这些促炎介质进入血液循环后，可直接损伤血管内皮细胞，导致血管壁通透性升高和血栓形成，并且还可引起远隔器官的损伤。此外，这些炎性介质还可促进白细胞与血管内皮细胞的激活，使内皮细胞表面的细胞间黏附分子-1（intercellular adhesion molecule-1，ICAM-1）、E-选择素以及白细胞膜表面的整合素家族黏附分子表达增多，从而使白细胞与血管内皮细胞发生牢固黏附。黏附于血管内皮上的白细胞可以释放多种活性介质，如各种活性氧、酸性或中性蛋白水解酶、花生四烯酸代谢产物（如白三烯等）以及血小板活化因子，从而对微血管和组织器官造成损伤。因此，有人认为白细胞与血管内皮细胞之间的相互作用及其引起的一系列变化在MODS的发生、发展上有重要作用。

在众多的炎性介质中，TNF-α和IL-1是参与SIRS和MODS最重要的炎性介质。TNF-α在SIRS中发挥的生物学作用有：①TNF-α可作用于多种细胞，作为重要的始发因子启动一系列炎症级联反应或"瀑布效应"，诱导IL-1、IL-6、IL-8、血小板活化因子等多种促炎介质的产生；②损伤血管内皮细胞、增加毛细血管通透性，导致局部缺血和血栓形成；③通过上调黏附分子的表达、促进氧自由基的产生对组织细胞造成损伤；④激活凝血和补体系统，从而促进DIC的发生；⑤参与创伤后高代谢状态的形成，引起发热、蛋白质分解增加等。IL-1在SIRS中的作用与TNF-α相似，在调节炎性介质基因表达、介导组织细胞损伤等方面同样起着十分重要的作用。

（二）代偿性抗炎反应综合征

所谓代偿性抗炎反应综合征（compensatory anti-inflammatory response syndrome，CARS）是指机体受到感染或创伤时产生的可引起免疫功能降低和对感染易感性增加的内源性抗炎反应。在SIRS发展过程中随着促炎介质的增多，作为机体的一种代偿机制，体内的内源性抗炎介质（anti-inflammatory mediators），如IL-4、IL-10、IL-11、IL-13、可溶性TNF-α受体等也随之增多。适量的抗炎介质有助于控制炎症，恢复内环境稳定；但抗炎介质过量，即可产生免疫功能抑制和对感染的易感性增加。所以内源性抗炎介质的失控性释放可能是导致机体在感染或创伤早期出现免疫功能损害的另一重要原因。

CARS的发病机制尚未完全阐明。目前的研究认为内源性抗炎介质、抗炎性内分泌激素和免疫细胞凋亡可能在CARS的发生中具有重要作用。内源性抗炎介质如IL-4、IL-10、IL-13、TGF-β等均具有明显的抗炎作用，它们可抑制吞噬细胞合成和释放TNF-α及IL-1，并降低其活性。另一方面，抗炎性内分泌激素如糖皮质激素对机体免疫功能及炎症反应也具有强烈的抑制作用，它能显著下调TNF-α、IL-1等炎性介质的合成，说明糖皮质激素过度释放可能同样是导致CARS的重要原因。近年来的研究结果还表明，免疫细胞凋亡亦是诱导CARS的因素之一。严重感染和创伤使淋巴细胞及分布于全身的淋巴组织容易发生细胞凋亡；巨噬细胞的凋亡也直接导致宿主免疫功能低下，使机体对感染的易感性增强。

机体的促炎反应与抗炎反应作为对立的两面，正常时两者保持平衡，内环境保持稳定。当机体促炎反应占优势时表现为SIRS，而抗炎反应占优势时则表现为CARS。此外，当CARS与SIRS并存时，如彼此间的作用相互加强，则最终形成对机体损伤更重的免疫失衡，这种变化称为混合性拮抗反应综合征（mixed antagonists response syndrome，MARS）。不论SIRS、CARS还是MARS，都是炎症反应失控的结果，均能使自身组织遭到损害，并打击远隔器官，导致MODS的发生（图17-1）。

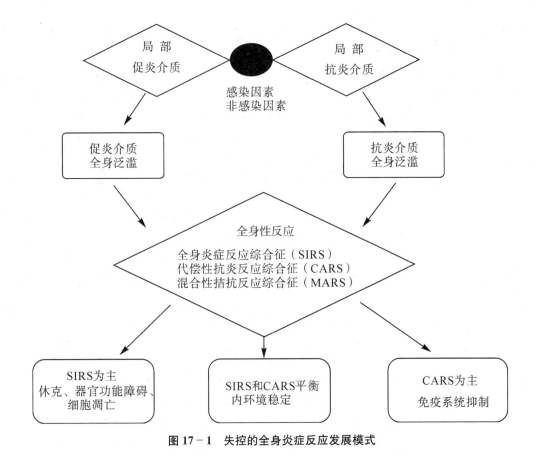

图 17 − 1　失控的全身炎症反应发展模式

二、器官血流量减少和缺血 − 再灌注损伤

　　缺血、缺氧导致组织器官损伤也是引起 MODS 的一个重要原因。在严重创伤、烧伤、休克的过程中，由于有效循环血量减少，使机体重要器官的血液灌流量随之降低。同时由于交感 − 肾上腺髓质系统兴奋引起血液重新分配，而进一步加重肝、肾、肠等器官的低灌注状态。此外，白三烯和血栓素等产生增加也促使小血管收缩，从而加重器官缺血。组织器官的持续性低灌流使组织出现缺氧、酸中毒、代谢障碍和能量产生减少，导致器官代谢障碍和器官衰竭。微血栓也参与了器官血流量减少的发生。MODS 死亡病例的肺、肝、肾等组织切片中常可见微血栓，提示微血栓在器官衰竭中起重要作用。如严重的组织创伤和严重感染可通过启动外源性或内源性凝血系统而引起 DIC，DIC 形成的微血栓可阻碍微循环血流，进一步加重组织器官的损伤。此外，微血管内皮细胞可在损伤和炎症刺激下产生趋化因子，吸引中性粒细胞黏附到炎症区的血管内皮上，造成进一步的内皮损害，促进凝血，形成微血栓，使微循环血流淤滞，导致细胞缺血损伤而引起器官功能不全，从而促进 MODS 的发生。MODS 也可发生在复苏后，此时其发病与体内发生的缺血 − 再灌注损伤有关。缺血 − 再灌注损伤造成 MODS 的机制，目前一般认为与自由基增多有关。自由基可引起细胞膜脂质过氧化和重要器官实质细胞的明显损伤，从而导致 MODS 的发生。

三、肠屏障功能损伤及肠道细菌移位

肠道是机体最大的细菌和内毒素贮存库。正常情况下，生理机能完整的肠黏膜对肠道中的细菌和内毒素起屏障作用，使之不能进入血液循环。但是在严重创伤、烧伤、休克等致病因素的作用下，内脏血管收缩造成肠缺血，肠黏膜屏障作用削弱，此时细菌就可以通过肠黏膜侵入血液循环，并且可以在器官中生长繁殖。这种肠道细菌透过肠黏膜屏障入血，经血液循环（门静脉循环和体循环）抵达远隔器官的过程称为肠道细菌移位（bacterial translocation）。肠道细菌移位后可通过细菌的直接毒性作用和体液因素的介导引起 MODS 的发生。

目前研究认为，肠道细菌移位可能与下列因素有关：①肠道机械屏障损伤。肠道黏膜上皮细胞及细胞间紧密连接、肠蠕动等构成肠道的机械屏障。任何原因所致肠黏膜缺血、损伤都可损害肠道的机械屏障，导致肠道细菌移位。②肠道化学屏障损伤。胃肠分泌的大量消化液如胃酸、胆汁、多种消化酶、溶菌酶、糖胺聚糖、糖蛋白等组成肠黏膜的化学屏障。如果患者持续禁食、胃肠减压时间超过 1~2 周，由于胃肠长期处于无负荷状态，消化液产生减少，胃肠减压又导致消化液大量丢失，肠黏膜化学屏障可被破坏，导致肠道细菌发生移位。③肠道生物屏障损伤。正常肠道内细菌达 500 种以上，它们相互依赖、制约构成肠道的微生物生态系统，即肠道生物屏障。任何原因引起肠道菌群失调（如长期大量使用抗生素、肠梗阻、肠麻痹），优势繁殖的细菌（主要是大肠埃希菌、克雷伯菌属、肠球菌）便有可能突破肠黏膜屏障而发生移位。④肠道免疫屏障损伤。肠黏膜免疫屏障由肠相关淋巴组织和弥散免疫细胞组成，其中起核心作用的是分泌型 IgA（SIgA）。SIgA 是肠道分泌物中含量最丰富的免疫球蛋白，能中和酶、毒素、病菌和其他生物活性抗原，并与细菌结合形成抗原 - 抗体复合物，使细菌不能从肠腔进入肠壁。当机体发生创伤、应激等情况时可引起肠道免疫功能低下，从而给细菌移位可乘之机。

MODS 时多种病因均可造成肠黏膜的屏障功能受损，使大量细菌和内毒素进入血液循环并通过门静脉系统进入肝脏。由于危重病患者常伴有单核吞噬细胞系统功能明显降低，此时肝库普弗细胞（Kupffer 细胞，又称枯否细胞）对内毒素的滤过灭活能力下降，使细菌和内毒素进入体循环，继而激活各处的效应细胞释放多种炎性介质，促进 SIRS 和 MODS 的发生、发展。

四、细胞代谢障碍

从细胞和亚细胞水平研究发现，线粒体能量代谢缺陷、组织氧摄取和底物利用障碍、ATP 产生减少和高代谢是 MODS 时机体代谢障碍的基础。

（一）氧债增大

氧债是指机体组织代谢所需的耗氧量与实际测得的耗氧量之差，反映供氧不足的情况。创伤、休克、大手术后，因循环灌流不足或血流重新分布使组织的实际耗氧量减少，氧债增大，影响 ATP 生成，组织器官的代谢和功能发生障碍。氧债的程度与 MODS 的严重程度及患者存活与否有关。

（二）能量代谢障碍

组织低灌流和缺血 - 再灌注损伤都能损害线粒体的结构和功能，引起氧化磷酸化过程

出现障碍。此时线粒体上 NADH 增多而 NAD^+ 减少。NAD^+ 有助于三羧酸循环进行，而 NADH 则起抑制作用。故 NAD^+/NADH 降低使三羧酸循环受阻，糖和脂肪代谢发生障碍，ATP 产生减少，引起器官衰竭。

（三）高代谢

创伤和感染患者常表现为高代谢状态，主要表现为静息时能量消耗增加、氧耗量和 CO_2 产生增加、糖原分解和糖异生作用增强、肌肉蛋白分解增强、尿氮排出增多。这些都显示体内分解代谢旺盛，患者可很快出现中度到重度营养不良。高分解代谢引起的组织消耗是引起器官衰竭的重要原因。高代谢产生的机制有以下三种：

1. 应激激素分泌增多

创伤或感染时，应激激素分泌增多。应激激素主要是儿茶酚胺、胰高血糖素和糖皮质激素，其次是生长激素和甲状腺素。这些激素分泌增多使蛋白质分解增强，机体出现负氮平衡。

2. 创面热量散失

烧伤和创伤的创面水分蒸发增多，带走大量热能并使代谢率升高。但这只是创伤后高代谢的部分原因。即使创面全部愈合，代谢率也未能全部恢复正常。

3. 细胞因子的作用

近年来的研究发现，在创伤和感染时，吞噬细胞激活后可产生肿瘤坏死因子和白细胞介素－1 等炎性介质。它们能诱导产生急性期蛋白，造成机体发热和高代谢，并大量分解自身蛋白质尤其是肌肉蛋白，可造成恶病质，使组织器官结构受损而发生衰竭。

总之，引起 MODS 发生的机制非常复杂，目前还不能用单一学说加以阐明，因而推测其发生可能是多种致病因素综合作用的结果，且各种致病因素互为因果，形成恶性循环，最终导致 MODS 的发生。

第三节　各系统器官的功能代谢变化

MODS 在发生过程中几乎可以累及体内所有重要系统、器官的功能和代谢。这些变化既构成了 MODS 临床表现的基础，又成为临床诊断的依据。现将几个重要器官的变化分述如下。

一、肺的功能代谢变化

肺是 MODS 发病过程中最容易和最早受到损害的器官，轻者出现急性肺损伤，重者可发生急性呼吸窘迫综合征（acute respiratory distress syndrome，ARDS）。肺之所以特别容易受累，主要与下述因素有关：①肺既是全身静脉血液回流的主要过滤器，又是一个重要的代谢器官。全身组织中引流出的许多代谢产物在这里被吞噬、灭活和转换，因此极易受累。②肺是炎性细胞激活和聚积的重要场所。肺泡面积达 $50\sim100\ m^2$，巨大的毛细血管床内含有大量中性粒细胞，活化的中性粒细胞可与血管内皮细胞发生黏附，从而对肺组织造成损伤。此外，大量炎性细胞在肺内聚集、激活，可释放大量炎性介质，从而介导肺组织损伤。

有人在实验性 MSOF 模型中，借助光学显微镜和电子显微镜发现：肺毛细血管管腔缩小，有明显的白细胞淤积，毛细血管被中性粒细胞、淋巴细胞和细胞碎片阻塞，中性粒细胞黏附于毛细血管肿胀的内皮细胞上，内皮细胞有时可脱落，造成微血管基膜暴露；肺泡上皮细胞肿胀，II 型肺泡上皮细胞排列紊乱，细胞内板层数目减少，因而肺泡表面活性物质明显减少。实验表明，白细胞激活后释放的白三烯是引起肺微血管通透性升高、中性粒细胞黏附、肺循环内大量白细胞滞留的重要物质。另外，内毒素通过激活补体系统，使白细胞在肺血管内聚集活化，造成肺组织损伤和水肿，肺防御功能明显削弱，更有利于细菌从呼吸道入侵并进行繁殖。以上这些变化均是 ARDS 时肺水肿、肺出血、肺不张和肺泡内透明膜形成的病理生理基础。肺水肿、肺不张使肺顺应性降低，且肺通气障碍、肺小气道阻塞和动 - 静脉分流增加，最后导致 ARDS 的发生。临床上患者主要表现为顽固的低氧血症和进行性呼吸困难，动脉血氧分压（PaO_2）低于 6.7 kPa（50 mmHg）或需要吸入浓度在 50% 以上的氧气才能维持 PaO_2 在 6.0 kPa（45 mmHg）以上。

二、肾的功能代谢变化

MODS 时肾功能障碍主要表现为急性肾衰竭。病理上出现急性肾小管坏死，临床表现为尿量可多可少，但血浆肌酐持续高于 177 $\mu mol/L$（2 mg/dl）、尿素氮大于 18 mmol/L（50 mg/dl），同时伴有水、电解质和酸碱平衡紊乱。目前认为，MODS 时肾功能障碍甚至衰竭的原因是肾血流量的改变。各种原因引起机体有效循环血量减少时，不仅直接使肾血流量下降，还可通过交感 - 肾上腺髓质系统激活而使肾血管收缩，肾血流量进一步减少，肾小球滤过率明显降低。肾缺血、缺氧造成肾血管内皮细胞肿胀及小血管内微血栓形成，导致管腔狭窄或阻塞，血管阻力增加，加重肾缺血，肾小管上皮细胞肿胀、坏死，造成肾小管阻塞及原尿反漏。此外，内毒素及组织破坏产物对肾小管的毒性作用也是引起急性肾衰竭的原因。肾功能障碍在决定病情的转归中起关键作用，MODS 患者如伴有急性肾衰竭，预后较差，这可能与肾衰竭时内环境紊乱不易纠正有关。

三、肝的功能代谢变化

发生 MODS 时，肝的功能代谢变化在临床上主要表现为黄疸和肝功能不全。患者血清总胆红素大于 34 $\mu mol/L$（2 mg/dl），血清丙氨酸转氨酶、天冬氨酸转氨酶、乳酸脱氢酶和碱性磷酸酶均达正常值上限的 2 倍以上。由于肝代偿能力较强，因此有时虽有肝的形态改变，但生化指标仍可正常，因而肝功能不全常不能及时被临床医师和常规检验所发现。肝损伤的原因有：①MODS 时肝线粒体功能障碍，导致氧化磷酸化障碍和能量产生减少；②各种损伤因素促发内源性细菌与毒素吸收、迁移进入血液循环，可直接损害肝实质细胞或通过库普弗细胞介导对肝细胞的损害。一系列实验结果说明，肝在 MODS 的恶性循环中起重要作用，创伤和感染均能使肝功能发生障碍，使肝脏对毒素的清除能力下降，并引起机体能量代谢障碍，这些变化又反过来加剧机体的损伤。因此，在感染引起的MODS 中，患者如有严重肝功能障碍，则病死率较高。

四、胃肠的功能代谢变化

胃肠的功能代谢变化主要表现为胃黏膜损害、应激性溃疡和肠缺血。休克、严重感染、严重创伤等引起机体有效血容量减少，交感－肾上腺髓质系统强烈兴奋，使微小血管痉挛而引发胃肠缺血、缺氧，导致消化液分泌障碍，SIgA 生成减少，胃肠运动功能减弱；小肠绒毛缩短及数量减少，肠壁水肿或坏死，从而出现消化不良、腹胀、肠麻痹、胃肠屏障功能减弱及消化道出血等一系列胃肠功能障碍或衰竭症状。由于胃肠黏膜损害使胃肠屏障功能减弱；危重病患者单核吞噬细胞系统功能发生障碍，机体免疫力下降；大量长期使用抗生素使肠道正常菌群失调，致病性革兰阴性肠道杆菌大量繁殖等因素，肠道细菌容易移位到腹膜腔及肠系膜淋巴结，并不断向门、体循环释放细菌和毒素，使胃肠成为诱发和加重 MODS 的病源。

五、心脏的功能代谢变化

MODS 时，心功能不全的主要表现为突发低血压，平均动脉压低于 60 mmHg（8.0 kPa），心脏指数小于 $2\,L/(min \cdot m^2)$，对正性肌力药物不起反应。除此以外，患者还可出现心动过速或心动过缓，甚至发生心搏骤停。病理检查可见心肌局灶性坏死，心肌细胞内线粒体减少和心内膜下出血。

心功能不全发生的可能机制有：①严重创伤、休克晚期，由于有效循环血量急剧降低，可使心肌供血不足；而心肌的高代谢率、高耗氧率又进一步加重了心肌的缺血、缺氧。②酸中毒和高钾血症可抑制心脏的功能。③内毒素、TNF－α 对心肌细胞的损伤作用。

六、凝血系统功能障碍

MODS 时凝血系统功能障碍主要表现为血小板计数进行性下降（$<50 \times 10^9/L$），凝血时间、凝血酶原时间均延长达正常值的 2 倍以上，常需补充凝血因子才能纠正。纤维蛋白原低于 2 g/L，并有纤维蛋白（原）降解产物存在。部分患者有 DIC 的证据。

七、免疫系统的变化

MODS 早期，患者免疫系统被激活，血浆中 C3a 和 C5a 水平升高。C3a 和 C5a 可影响微血管通透性，激活白细胞和组织细胞。MODS 晚期，整个免疫系统处于全面抑制状态，此时体内中性粒细胞的吞噬和杀菌功能低下，血浆纤连蛋白（fibronectin）减少，吞噬细胞功能降低，外周血淋巴细胞数减少，Th/Ts 降低，B 淋巴细胞分泌抗体的能力减弱，感染容易扩散。

MODS 发展过程中，各器官系统相互影响，一个器官的功能状态取决于其他器官的功能状态。若时间过长，则一个器官衰竭可引起其他器官衰竭，使器官衰竭序贯发生。

第四节　防治的病理生理基础

MODS 一旦发生，救治将十分困难，因此关键在于预防。目前临床上多采用综合治疗以及多器官功能支持疗法。治疗的目的主要是消除病因，控制感染，改善微循环，恢复与维持适量的氧供应和营养支持，最大限度地保护各器官系统功能，切断它们可能存在的

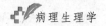

恶性循环。其防治原则如下：

（一）积极治疗原发病

严重创伤、休克、感染均为 SIRS 的诱发因素，与 MODS 的发生、发展密不可分，因此原发病的处理是决定 MODS 预后的重要因素。外科患者感染多有明确的原因，此时腹腔以及切口的处理尤其重要，必须清除明确的感染灶，彻底清除坏死组织。对休克和感染的患者应及早补充血容量，改善微循环并正确及时地使用有效的抗菌药物。

（二）一般支持疗法

为维持和保护肠黏膜的屏障功能，患者应缩短禁食时间，及早并尽可能鼓励患者经口摄食。对一般患者，应做营养支持，确保热量平衡；对危重病患者，则应做代谢支持，确保正氮平衡。针对体内出现的高代谢状态，应提高患者蛋白质和氨基酸的摄入量。在摄入的营养中可补充谷氨酰胺，它是目前唯一可供临床使用的胃肠特需的营养物质，可提高胃肠对创伤和休克的耐受力。

（三）防治休克及缺血-再灌注损伤

防治休克及缺血-再灌注损伤，及时补充血容量，保持充足的有效循环血量极为重要。为预防缺血-再灌注损伤出现，必要时可酌情使用细胞保护剂、小分子抗氧化剂及自由基清除剂。

（四）阻断炎性介质的有害作用

由于 MODS 发生过程中伴有多种炎性介质释放，且存在炎症反应失控，因此适当使用炎性介质的阻断剂与拮抗剂在理论上有重要意义。例如，使用小剂量糖皮质激素、非类固醇性抗炎药（如吲哚美辛）、TNF-α 及 IL-1 的单克隆抗体等。尽管上述治疗有一定的成效，尤其在抗细胞因子作用的动物实验中取得了良好效果，但实际应用的疗效还有待于进一步研究总结。近年来，有不少学者发现采用血液滤过可清除患者血液中大量的炎性介质和抗炎介质，有助于改善失控的全身炎症反应。血液滤过采用对流及吸附的方式，能有效清除血浆中的促炎介质和抗炎介质，同时在滤出大量血浆的同时，补充与滤出液近似相等的置换液，使机体的内环境接近生理状态。相对单纯超滤、血液透析等净化手段，此疗法在避免低血压、维持血流动力学平稳、维持内环境平衡及循环稳定上具有独特的优越性。

【思考题】

1. 根据发病形式可将 MODS 分为哪两种类型，其各自的特点是什么？
2. 试从 SIRS 与 CARS 的关系来解释 MODS 的发生。
3. 试述 MODS 发生时，机体各主要系统器官功能代谢的变化。

（谢汝佳）

参考文献

[1] 姜勇. 全身炎症反应综合征与多器官功能障碍 [M] //肖献忠. 病理生理学. 北京：高等教育出版社，2008.

[2] 肖献忠. 全身炎症反应综合征 [M] //姜勇. 病理生理学. 北京：高等教育出版社，2011.

［3］刘晓臣，白顺滟，彭燕. 重症急性胰腺炎时肠屏障功能障碍的发生机制［J］. 泸州医学院学报，2007，30（1）：77－79.

［4］陈绍礼，白长学. 全身炎症反应综合征相关问题研究的新进展［J］. 世界急危重病医学杂志，2006，3（1）：1113－1116.

［5］余月明，段建. 多器官功能障碍综合征的病理生理与新治疗策略［J］. 西南军医，2005，7（3）：50－54.

中英文索引

A

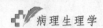

calcium binding protein，CaBP	钙结合蛋白
calcium channel blocker	钙通道阻滞剂
calcium dyshomeostasis	钙稳态失衡
calcium overload	钙超载
calcium paradox	钙反常
calcium sensing receptor，CaSR	钙敏感受体
calcium	钙
calmodulin，CaM	钙调蛋白
carboxyhemoglobin，HbCO	碳氧血红蛋白
cardiac insufficiency	心功能不全
cardiogenic shock	心源性休克
caspase	凋亡蛋白酶
catecholamines	儿茶酚胺
cell culture	细胞培养
central venous pressure，CVP	中心静脉压
chemokinesis	化学激活作用
chronic fatigue syndrome，CFS	慢性疲劳综合征
chronic obstructive pulmonary disease，COPD	慢性阻塞性肺部疾病
chronic renal failure，CRF	慢性肾衰竭
ciliary neurotrophic factor，CNTF	睫状神经营养因子
circulatory hypoxia	循环性缺氧
cold shock	冷休克
colloid osmotic pressure	胶体渗透压
compensatory anti-inflammatory response syndrome，CARS	代偿性抗炎反应综合征
complete recovery	完全康复
concentric hypertrophy	向心性肥大
congestive heart failure	充血性心力衰竭
conscious disorder	意识障碍
consciousness	意识
corticotropin releasing hormone，CRH	促肾上腺皮质激素释放激素
creatinine clearance	内生肌酐清除率
Creutzfeldt Jakob disease，CJD	亚急性海绵状脑病
crystalloid osmotic pressure	晶体渗透压
cytokines	细胞因子
cytotoxic brain edema	细胞毒性脑水肿

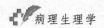

eustress	良性应激
evidence based medicine，EBM	循证医学
exhaustion stage	衰竭期
exogenous pyrogen	外致热原
expiratory dyspnea	呼气性呼吸困难
extracellular fluid，ECF	细胞外液
exudate	渗出液

F

false neurotransmitter hypothesis	假性神经递质学说
fastigium	高峰期或热稽留期
feed-back	反馈
fibrin degradation product，FDP	纤维蛋白降解产物
fibrin，Fbn	纤维蛋白
fibrinogen，Fbg	纤维蛋白原
fibronectin，FN	纤连蛋白
fixed acid	固定酸
fluctuating memories	波动性记忆
frank edema	显性水肿
free radical	自由基
fulminating hepatic failure encephalopathy	暴发性肝衰型脑病
functional dead space	功能性死腔量
functional hepatorenal syndrome	功能性肝肾综合征
functional shunt	功能性分流

G

gene disease	基因病
general adaptation syndrome，GAS	全身适应综合征
generalized Shwartzman reaction，GSR	全身性 Shwartzman 反应
genetic predisposition	遗传易感性
glia-derived neu-rotrophic factor，GDNF	胶质源性神经营养因子
glomerular filtration rate，GFR	肾小球滤过率
glomerular hyperfiltration hypothesis	肾小球过度滤过学说
glomerulo-tubular balance	球－管平衡
glucagon	胰高血糖素

glucocorticoid，GC	糖皮质激素
glutamate	谷氨酸
GTR-binding protein	三磷酸鸟苷结合蛋白
guanidine compounds	胍类化合物

H

health	健康
heart failure	心力衰竭
heat shock protein，HSP	热休克蛋白
heat shock transcription factor，HSF	热休克转录因子
hematologic stress syndrome	血液应激综合征
hemic hypoxia	血液性缺氧
hemorheology	血液流变学
hemorrhagic shock	失血性休克
hemorrhagic tendency	出血倾向
hepatic coma	肝昏迷
hepatic edema	肝性水肿
hepatic encephalopathy	肝性脑病
hepatic failure	肝衰竭
hepatic insufficiency	肝功能不全
high molecular weight kininogen，HMW－K，HK	高分子激肽原
high altitude pulmonary edema，HAPE	高原性肺水肿
histogenous hypoxia	组织性缺氧
homeostasis	稳态
human genome project	人类基因组计划
Huntington disease，HD	亨廷顿舞蹈病
hyperbilirubinemia	高胆红素血症
hypercalcemia	高钙血症
hypercapnic respiratory failure	高碳酸血症型呼吸衰竭
hyperkalemia	高钾血症
hypermagnesemia	高镁血症
hypernatremia	高钠血症
hyperphosphatemia	高磷血症
hyperthermia	过热
hypertonic dehydration	高渗性脱水

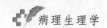

hypervolemic hypernatremia	高容量性高钠血症
hypervolemic hyponatremia	高容量性低钠血症
hypocalcemia	低钙血症
hypokalemia	低钾血症
hypokalemic periodic paralysis	低钾性周期性麻痹
hypomagnesemia	低镁血症
hyponatremia	低钠血症
hypophosphatemia	低磷血症
hypothalamus-pituitary-adrenal cortex system，HPA	下丘脑－垂体－肾上腺皮质激素系统
hypotonic dehydration	低渗性脱水
hypotonic hypoxia	低张性缺氧
hypovolemic hypernatremia	低容量性高钠血症
hypovolemic hyponatremia	低容量性低钠血症
hypovolemic shock	低血容量性休克
hypoxanthine	次黄嘌呤
hypoxemic respiratory failure	低氧血症型呼吸衰竭
hypoxia	缺氧

I

idiopathic edema	特发性水肿
immunodeficiency disease	免疫缺陷病
in vitro	体外
incomplete recovery	不完全康复
infectious shock	感染性休克
infirmity	病痛
inosine	肌苷
inspiratory dyspnea	吸气性呼吸困难
insulin-like growth factor，IGF	胰岛素样生长因子
intact nephron hypothesis	健存肾单位学说
intercalated cells	闰细胞
intercellular adhesion molecule－1，ICAM－1	细胞间黏附分子－1
interferon，IFN	干扰素
interleukin－1，IL－1	白细胞介素－1
interleukin－6，IL－6	白细胞介素－6
interleukins，IL	白细胞介素（简称白介素）

interstitial brain edema | 间质性脑水肿
interstitial fluid | 组织间液
intracellular fluid，ICF | 细胞内液
intrahepatic cholestasis | 肝内胆汁淤积
invasiveness | 侵袭力
inward rectifier potassium current，IK_1 | 内向整流钾电流
ischemia injury | 缺血性损伤
ischemia-reperfusion injury | 缺血－再灌注损伤
ischemic anoxia phase | 缺血性缺氧期
isobaric point | 等压点
isotonic dehydration | 等渗性脱水
isovolemic hypernatremia | 等容量性高钠血症
isovolemic hyponatremia | 等容量性低钠血症

K

kallikrein，KK | 激肽释放酶
kinin | 激肽
kininogen | 激肽原

L

leucocytic pyrogen，LP | 白细胞致热原
leukotriene，LTs | 白三烯
ligand gated calcium channel，LGCC | 配体门控性钙通道
limbic cortex | 边缘皮质（皮层）
lipocortin－1 | 脂皮质蛋白－1
lipomodulin | 脂调蛋白
lipopolysaccharide binding protein，LBP | 脂多糖结合蛋白
lipopolysaccharide，LPS | 脂多糖
locked-in syndrome | 闭锁综合征
locus ceruleus-sympathetic-adrenal medulla，LC-NE | 蓝斑－交感－肾上腺髓质系统
long-term depression，LTD | 长时程抑制
long-term potentiation，LTP | 长时程增强
lymphokine | 淋巴因子
lysis | 热的渐退

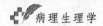

M

macrocortin	巨皮质素
macrophage inflammatory protein－1，MIP－1	巨噬细胞炎性蛋白－1
magnesium	镁
margination	染色质边集
mechanism	基本机制
α－melanocyte stimulating hormone，α－MSH	α－黑素细胞刺激素
metabolic acidosis	代谢性酸中毒
metabolic alkalosis	代谢性碱中毒
metastatic calcification	迁移性钙化
microangiopathic hemolytic anemia，MAHA	微血管病性溶血性贫血
microtubulin assembly	微管装配
mismatch repair，MMR	错配修复
mixed antagonists response syndrome，MARS	混合性拮抗反应综合征
molecular chaperone	分子伴娘
molecular disease	分子病
molecular pathology	分子病理学
molecular policeman	分子警察
monogene disease or single gene disorder	单基因病
mononuclear chemoattractant protein－1，MCP－1	单核细胞趋化蛋白－1
multifactorial disease	多因子疾病
multiple organ dysfunction syndrome，MODS	多器官功能障碍综合征
multiple system organ failure，MSOF	多系统器官衰竭
myocardial depressant factor，MDF	心肌抑制因子
myosin	肌球蛋白

N

N－methyl－D－aspartate，NMDA	N－甲基－D－天冬氨酸
Na－dependent hypertension	钠依赖性高血压
necrosis	坏死
nerve growth factor，NGF	神经生长因子
neurofibrillary tangles，NFT	神经元纤维缠结
neurogenic shock	神经源性休克
neuronal nitric oxide synthase，nNOS	神经型一氧化氮合酶
neuropeptide	神经肽

neurotrophic factor, NTF	神经营养因子
nitric oxide, NO	一氧化氮
nitric oxide synthase, NOS	一氧化氮合酶
nocturia	夜尿
non-bacteremic clinical sepsis	非菌血症性临床脓毒症
nondiffusible calcium	非扩散钙
nonepinephrine	去甲肾上腺素
non-protein nitrogen, NPN	非蛋白氮
no-reflow phenomenon	无复流现象
no-reflow	无复流
Northern blot	RNA 印迹法
NPY	神经肽 Y
nuclear factor-kappa B, NF－κB	核因子－κB
nucleotide excision repair, NER	核苷切除修复

O

obstructive hypoventilation	阻塞性通气不足
organ culture	器官培养
organum vasculosum laminae terminalis, OVLT	下丘脑终板血管区
oxidative stress damage	氧化应激损伤
oxidized low density lipoprotein, ox－LDL	氧化型低密度脂蛋白
oxygen binding capacity, CO_2 max	血氧容量
oxygen content, CO_2	血氧含量
oxygen debt	氧债
oxygen intoxication	氧中毒
oxygen paradox	氧反常
oxygen saturation of hemoglobin, SO_2	血氧饱和度

P

parathyroid hormone, PTH	甲状旁腺素
paraventricular nucleus, PVN	室旁核
parenchymal hepatorenal syndrome	器质性肝肾综合征
Parkinson disease, PD	帕金森病
partial pressure of oxygen, PO_2	氧分压
pathogenesis	发病学

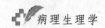

pathogenetic cause	发病学原因
pathophysiology	病理生理学
percutaneous transluminal coronary angioplasty，PTCA	经皮腔内冠脉血管成形术
permeability transition pore，PTP	通透性转换孔
pH paradox	pH 反常
physiological dead space，VD	生理死腔量
plasminogen activator inhibitor type，PAI	纤溶酶原激活物抑制物
plasminogen，PLg	纤溶酶原
plasmin	纤溶酶
polygenic disease or multigene disease	多基因病
polyuria	多尿
portal systemic encephalopathy，PSE	门－体型脑病
precipitating factor	诱发因素
prekallikrein，PK	激肽释放酶原
preoptic anterior hypothalamus，POAH	视前区下丘脑前部
presenilin－1，PS－1	早老蛋白－1
principal cells	主细胞
Prion Protein，PrP	朊蛋白
prognosis	转归
programmed cell death，PCD	程序性细胞死亡
proinflammatory mediators	促炎介质
prostacyclin，PGI_2	前列环素
protein kinase	蛋白激酶
protein phosphatase	蛋白磷酸酶
prothrombin time，PT	凝血酶原时间
psychogenic dwarf	心因性侏儒
psychosocial short status	心理社会呆小状态
pulmonary artery wedge pressure，PAWP	肺动脉楔压
pulmonary encephalopathy	肺性脑病
pump failure	泵衰竭

Q

quality of life，QOL	生命质量

R

reactive oxygen species，ROS	活性氧簇
receptor operated calcium channel，ROCC	受体操纵性钙通道
recessive edema	隐性水肿
recovery	康复
remodeling	心肌的重建或重塑
renal anemia	肾性贫血
renal blood flow，RBF	肾血流
renal edema	肾性水肿
renal failure	肾衰竭
renal hypertension	肾性高血压
renal osteodystrophy	肾性骨营养不良
renal tubular acidosis，RTA	肾小管酸中毒
renin-dependent hypertension	肾素依赖性高血压
resistance stage	抵抗期
respiratory acidosis	呼吸性酸中毒
respiratory alkalosis	呼吸性碱中毒
respiratory burst	呼吸爆发
respiratory failure	呼吸衰竭
resting tension	静止张力
restrictive hypoventilation	限制性通气不足
resuscitation	复苏
risk factor	危险因素

S

salt and water intoxication	盐、水中毒
secondary neuronal death	继发性死亡
self－regulation	自我调节
senile plaques，SP	老年斑
septic shock	脓毒性休克
serum creatinine，Scr	血清肌酐
severe acute respiratory syndrome，SARS	严重急性呼吸综合征
Sheehan's syndrome	席汉综合征
shock lung	休克肺
shock	休克

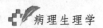

somafostatin，SS	生长抑素
Southern blot	DNA 印迹法
stadium decrement or defervescence	退热期
stadium increment	体温上升期
stagnant anoxia phase	淤血性缺氧期
standard bicarbonate，SB	标准碳酸氢盐
state of complete well-being	完好状态
steroid	类固醇
store operated calcium channel，SOCC	钙库操纵性钙通道
stress protein，SP	应激蛋白
stress response	应激反应
stress ulcer	应激性溃疡
stressor	应激原
stress	应激
sub-health	亚健康
susceptibility gene	易感基因
syndrome of inappropriate ADH secretion，SIADH	抗利尿激素异常分泌综合征
syndrome	综合征
α－synuclein	α－神经突触蛋白
systemic inflammatory response syndrome，SIRS	全身炎症反应综合征

T

thrombin time，TT	凝血酶时间
thrombomodulin，TM	血栓调节蛋白
thromboxane A_2，TXA_2	血栓素 A_2
thyrotropic hormone，TSH	促甲状腺激素
thyrotropin－releasing hormone，TRH	促甲状腺激素释放激素
tidal volume，VT	潮气量
tissue culture	组织培养
tissue factor pathway inhibitor，TFPI	组织途径抑制物
tissue factor，TF	组织因子
tissue plasminogen activator，tPA	组织型纤溶酶原激活物
trade-off hypothesis	矫枉失衡学说
transcellular fluid	跨细胞液
transmembrane protein	跨膜蛋白

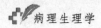

X

xanthine	黄嘌呤
xanthine dehydrogenase，XD	黄嘌呤脱氢酶
xanthine oxidase，XO	黄嘌呤氧化酶